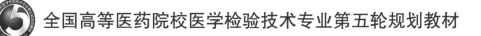 全国高等医药院校医学检验技术专业第五轮规划教材

临床基础检验

（供医学检验技术专业用）

主　　编　胥文春　王剑飚

副 主 编　闫立志　王小中　李小龙　张　杰　郑峻松

编　　者　（以姓氏笔画为序）

王小中（南昌大学医学部）　　　　　王也飞（上海交通大学医学院）

王剑飚（上海交通大学医学院）　　　王海霞（重庆医科大学）

刘咏梅（贵州医科大学）　　　　　　闫立志（南方医科大学）

江新泉（山东现代学院医学院）　　　许　健（浙江中医药大学）

孙可歆（吉林医药学院）　　　　　　李小龙（温州医科大学）

李文娟（济宁医学院）　　　　　　　杨　硕（北京大学第三临床医学院）

张　杰（齐鲁医药学院）　　　　　　陈晓延（上海健康医学院）

林斯恩（厦门医学院）　　　　　　　郑　沁（四川大学华西临床医学院）

郑峻松（陆军军医大学）　　　　　　宫海燕（广东医科大学）

胥文春（重庆医科大学）　　　　　　曹　喻（遵义医科大学）

章亚惊（成都中医药大学）　　　　　梁松鹤（哈尔滨医科大学）

程　龙（皖南医学院）　　　　　　　程真珍（新疆医科大学）

编写秘书　王海霞

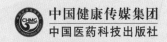

中国健康传媒集团

中国医药科技出版社

内 容 提 要

本教材是"全国高等医药院校医学检验技术专业第五轮规划教材"之一，系根据医学技术类教学质量国家标准（医学检验技术专业）对本科生培养的基本要求编写而成。全书共有 19 章，涵盖人体血液、体液、排泄物、分泌物的一般检验以及脱落细胞学检验等内容。在阐述基本理论、基本知识和基本技能的基础上，紧跟学科前沿，密切联系临床，详细介绍新技术、新仪器在临床基础检验中的应用。本教材具有较强的先进性和实用性，图文并茂，大量图片有利于形态学知识的学习和巩固。本教材为书网融合教材，即纸质教材有机融合电子教材、教学配套资源（PPT、微课、视频、图片等）。

本教材供高等医药院校医学检验技术专业及相关专业各层次（本科、专科和专升本）教学使用，也可作为临床检验人员日常工作、继续教育和职称考试的参考书。

图书在版编目（CIP）数据

临床基础检验 / 胥文春，王剑飚主编. -- 北京：中国医药科技出版社，2025. 1. --（全国高等医药院校医学检验技术专业第五轮规划教材）. -- ISBN 978-7 -5214-4850-4

Ⅰ. R446.1

中国国家版本馆 CIP 数据核字第 202455XT04 号

美术编辑　陈君杞
版式设计　友全图文

出版　**中国健康传媒集团** | 中国医药科技出版社
地址　北京市海淀区文慧园北路甲 22 号
邮编　100082
电话　发行：010 - 62227427　邮购：010 - 62236938
网址　www. cmstp. com
规格　889mm × 1194mm $^1/_{16}$
印张　23 $^1/_4$
字数　664 千字
版次　2025 年 1 月第 1 版
印次　2025 年 1 月第 1 次印刷
印刷　天津市银博印刷集团有限公司
经销　全国各地新华书店
书号　ISBN 978 - 7 - 5214 - 4850 - 4
定价　**89.00 元**

获取新书信息、投稿、为图书纠错，请扫码联系我们。

出版说明

全国高等医药院校医学检验技术专业本科规划教材自2004年出版至今已有20多年的历史。国内众多知名的有丰富临床和教学经验、有高度责任感和敬业精神的专家、学者参与了本套教材的创建和历轮教材的修订工作，使教材不断丰富、完善与创新，形成了课程门类齐全、学科系统优化、内容衔接合理、结构体系科学的格局。因课程引领性强、教学适用性好、应用范围广泛、读者认可度高，本套教材深受各高校师生、同行及业界专家的高度好评。

为深入贯彻落实党的二十大精神和全国教育大会精神，中国医药科技出版社通过走访院校，在对前几轮教材特别是第四轮教材进行广泛调研和充分论证基础上，组织全国20多所高等医药院校及部分医疗单位领导和专家成立了全国高等医药院校医学检验技术专业第五轮规划教材编审委员会，共同规划，正式启动了第五轮教材修订。

第五轮教材共18个品种，主要供全国高等医药院校医学检验技术专业用。本轮规划教材具有以下特点。

1. **立德树人，融入课程思政**　深度挖掘提炼医学检验技术专业知识体系中所蕴含的思想价值和精神内涵，把立德树人贯穿、落实到教材建设全过程的各方面、各环节。

2. **适应发展，培养应用人才**　教材内容构建以医疗卫生事业需求为导向，以岗位胜任力为核心，注重吸收行业发展的新知识、新技术、新方法，以培养基础医学、临床医学、医学检验交叉融合的高素质、强能力、精专业、重实践的应用型医学检验人才。

3. **遵循规律，坚持"三基""五性"**　进一步优化、精炼和充实教材内容，坚持"三基""五性"，教材内容成熟、术语规范、文字精炼、逻辑清晰、图文并茂、易教易学、适用性强，可满足多数院校的教学需要。

4. **创新模式，便于学生学习**　在不影响教材主体内容的基础上设置"学习目标""知识拓展""重点小结""思考题"模块，培养学生理论联系实践的实际操作能力、创新思维能力和综合分析能力，同时增强教材的可读性及学生学习的主动性，提升学习效率。

5. **丰富资源，优化增值服务**　建设与教材配套的中国医药科技出版社在线学习平台"医药大学堂"教学资源（数字教材、教学课件、图片、微课/视频及练习题等），邀请多家医学检验相关机构丰富优化教学视频，使教学资源更加多样化、立体化，满足信息化教学需求，丰富学生学习体验。

本轮教材的修订工作得到了全国高等医药院校、部分医院科研机构以及部分医药企业的领导、专家与教师们的积极参与和支持，谨此表示衷心的感谢！希望本教材对创新型、应用型、技能型医学人才培养和教育教学改革产生积极的推动作用。同时，精品教材的建设工作漫长而艰巨，希望广大读者在使用过程中，及时提出宝贵意见，以便不断修订完善。

中国医药科技出版社

2025年1月

全国高等医药院校医学检验技术专业第五轮规划教材

◆ 编审委员会 ◆

数字化教材编委会

前言 PREFACE

随着科学技术的迅猛发展，医学检验的理论和技术日新月异。为了适应我国高等医学检验教育的改革与发展，培养"新医科"背景下能快速适应社会发展需要的高质量检验医学人才，在教育部、国家药品监督管理局的指导下，决定对《临床检验基础》（第4版）进行修订，以供不同层次的医学检验技术专业学生和临床检验诊断学专业研究生使用，同时可供卫生专业技术资格考试、研究生入学考试和临床工作参考。

本次教材改版启动之际，决定把前几版沿用的书名《临床检验基础》改为《临床基础检验》，以便能更清晰地体现本门课程的定位和内涵。

本版教材继续以医学检验技术本科培养目标为导向，充分体现"三基"（基本理论、基本知识和基本技能），突出"五性"（思想性、科学性、先进性、启发性和实用性），紧跟学科前沿，密切联系临床。在上版教材的基础上，本版教材主要做了以下几方面的修订。

1. 突出基本检验技能 把医学检验技术本科生必须掌握的手工操作基本技能，如标本采集、涂片、染色以及细胞计数等技术集中编排在第二章，便于师生教学以及检验工作者查阅。

2. 注重形态学内容编写 尽管 AI 技术发展迅猛，但形态识别依然是今后较长时间检验专业工作人员必备的重要技能，因此也是本科教学的重点内容。本版教材采用了更多原创性的图片供学生学习，除了纸质教材以外，更多图片以数字资源形式呈现。

3. 注重自动化仪器在临床检验中的应用 本版增加了血细胞形态分析仪、血凝仪、阴道分泌物分析仪等的介绍。

4. 反映学科前沿和发展趋势 按照相关机构，如国际血液学标准化委员会、国家卫生健康委员会等的指南和最新标准，更新了部分标本采集要求、名词术语以及报告方式等。

5. 增减了部分内容 临床几乎不用的项目简写或不写，如胃液、十二指肠引流液及羊水的一般检验，新增支气管灌洗液检验。删除血型和输血，增加止凝血障碍常用筛查试验。

6. 充分发挥数字资源的优势 数字资源包括大量的视频、图片、微课及习题等，是纸质版教材的有益补充，也是满足教育向数字化和个性化转变的需求。

本教材在编写过程中，得到了所有编者及其所在单位领导的大力支持，在此表示衷心的感谢！感谢第4版全体编者，他们的辛勤付出是本版教材的坚实基础。

由于受编者学识水平所限，本教材中难免有疏漏及不足之处，恳请广大师生及业界同仁对本教材不吝赐教、予以斧正。

编 者
2024 年 9 月

CONTENTS 目录

第一章 绪 论

PPT

检验医学（clinical laboratory medicine）是采用多种实验方法和技术，对取自人体的各种标本进行实验室检查，其结果可为疾病预防、诊断、疗效监测、预后判断以及健康评估等提供依据的一门学科。它包括多个亚学科，如临床基础检验、临床血液学检验、临床生物化学检验、临床免疫学检验、临床微生物学检验以及分子诊断等。因此，临床基础检验是医学检验技术专业的专业必修课之一。

一、临床基础检验的任务及主要内容

临床基础检验的任务是采用多种方法、技术和仪器对人体的血液、尿液、粪便、分泌物和体腔液等标本的理学性质、有形成分和部分化学成分进行简单快速的定性或定量检查，以满足临床筛查和诊断疾病的基本需要。

临床基础检验所用的方法和技术有多种，常因检验项目的不同而有所不同。标本理学性质的检查包括标本量、比重、渗透压、粘稠度、颜色、透明度、性状及气味等项目，常采用物理学方法进行检查，甚至直接通过人的肉眼观察或嗅觉感知；人体标本中化学成分非常复杂，而在临床基础检验这个亚学科中，通常采用化学和免疫学方法只对其中部分化学成分进行定性或半定量检查，例如尿蛋白、尿糖等以阴性或"1 + ~4 +"报告，鲜有定量检测的项目；标本中的有形成分包括细胞、细菌、管型、结晶、寄生虫虫体和虫卵、原虫及其他有形成分等，常通过仪器或显微镜对其数量和形态进行检查。

临床基础检验包括的项目是临床检验中最常用、最经济的一类检验项目，如血液一般检验、尿液一般检验、粪便检验等，长久以来主要以手工操作为主。但是近年来，随着检验医学的发展，越来越多的新技术、新方法和新仪器应用到其中，因此，本教材除了介绍传统手工检验方法以外，还将详细介绍这些新技术、新仪器在临床基础检验中的应用。

本教材包括以下内容：基本实验技术、血液一般检验、出血与血栓一般检验、尿液一般检验、粪便检验、分泌物检验、体腔液检验以及脱落细胞学检验。

二、临床基础检验的发展简史

古人通过观察洒在地上的尿液是否招引蚂蚁来判断患者排出的尿液是否为"蜜尿"，这可能是人们所知最早的尿糖检查方法。公元前400年，希腊医生希波克拉底（Hippocrates）开始通过感官法检查尿液颜色和气味，以辅助诊断相关疾病。这些方法开启了最原始的临床基础检验。

1. 显微镜技术的发展　17世纪末荷兰人列文·虎克发明了显微镜，揭开了微观世界的奥秘。人们相继用显微镜观察到血液中的红细胞（1673年）、白细胞（1749年）和血小板（1842年）。此后，一些具有特殊功能的显微镜相继问世，暗视野显微镜（19 世纪初）、电子显微镜（1931 年）、相差显微镜（1932 年）、扫描电子显微镜（1965 年）、扫描隧道显微镜（1981 年）使人们能够观察到更细小的有形成分形态乃至于细胞内部超微结构，而荧光显微镜（1904 年）和激光扫描共聚焦显微镜（20 世纪 80 年代）则可观察到细胞内生物大分子如蛋白质、DNA 等的量及所处位置。然而，时至今日，普通光学显微镜仍然是临床实验室应用最广泛且必不可少的检验工具。

2. 染色技术的发展 1879 年德国医生埃尔利希（Ehrlich）将酸性染料品红和碱性染料美兰混合发明了血细胞染色法，使血细胞在显微镜下更易辨认，便于区分血液中的各种细胞。1891 年俄国医生罗曼诺斯基（Romanowsky）创立了含有伊红和亚甲蓝的罗氏染色法，并证明伊红 – 亚甲蓝染液越陈旧其染色效果越好。20 世纪初，英国解剖学家瑞特（Wright）、德国化学家吉姆萨（Giemsa）分别在罗氏染液基础上进行了改进，创立了瑞氏染色法和吉姆萨染色法。随后，结合二者优点的瑞 – 吉染色法也得到了广泛应用。目前，这些染色法依然是血细胞、疟原虫以及其他寄生虫检验的主要染色方法。

1882 年德国细菌学家埃尔利希（Ehrlich）首创并经齐尔（Ziehl）改进发明了抗酸染色，1884 年丹麦病理学家革兰（Gram）创立了革兰染色，使微生物的形态观察变得更容易。1928 年希腊细胞病理学家 Papanikolaou 发明了巴氏染色。苏木素 – 伊红染色（hematoxylin – eosin staining，HE staining）的原理基本同巴氏染色，用伊红染液代替巴氏染色中的橘黄 G6 等染料，主要用于病理组织切片染色。

另外苏丹Ⅲ染色、结晶紫 – 沙黄染色、新亚甲蓝活体染色等染色法的出现，提高了对脂滴、尿液有形成分、网织红细胞等的检测能力。

3. 显微镜下有形成分计数技术的发展 1852 年德国科学家菲罗特（Vierdordt）发明了显微镜下计数红细胞的方法，但该法费时费力。经过不断改进，20 世纪初问世的改良牛鲍计数板（improved Neubauer hemacytometer）被广泛认可，成为显微镜下对多种有形成分计数（包括人和动物的细胞、管型、微小粒子等）的主要器材，并一直沿用至今。此外，针对特定有形成分设计的菲斯 – 罗森塔（Fuchs – Rosenthal）计数板、精子计数板、虫卵计数板、霉菌计数板、定量尿沉渣计数板等满足了临床基础检验中不同项目的检验。这些计数板的发明奠定了显微镜下对各种有形成分准确计数的基础。

4. 自动化仪器的发展 1953 年美国人库尔特（Coulter）发明了世界上第一台血细胞计数仪。20 世纪 90 年代后，血液分析仪的开发得到快速发展，各种半自动和全自动血液分析仪相继问世，功能也越来越强大，从最初只能计数红细胞和白细胞 2 个参数，到现在可以检测血红蛋白、血小板、有核红细胞、网织红细胞、白细胞五分类等几十个参数，甚至还可用于胸腹水、脑脊液等体液中的细胞计数。血液分析仪因其检测速度快、精度高、操作简便，在临床上得到广泛应用。

1883 年英国医师奥利弗（Oliver）发明了测定尿蛋白和尿葡萄糖的滤纸片，标志着尿液干化学试纸检测的诞生。20 世纪 50 年代，检测试带从单个检测项目逐渐发展到多个检测项目，检测结果通过肉眼观察试带颜色与标准色板进行比较而得；70 年代，可自动判读试纸结果的尿液干化学分析仪应运而生；随后的几十年，干化学试纸条和全自动尿液分析仪得到迅猛发展。

近年来精液分析仪、粪便分析仪、阴道分泌物自动化分析仪也不断应用于临床。血液分析仪、推片仪、染色仪以及血细胞形态分析仪联用组合成的血细胞分析流水线，尿液干化学分析仪与尿液有形成分分析仪组合成的尿液分析流水线，加上自动报告审核系统，这种全自动化实验室、一体化实验室已在许多临床实验室应用，这也是未来实验室的发展方向。

5. 人工智能的应用 近年来，随着光学、计算机科学和人工智能（artificial intelligence，AI）的快速发展，之前制约临床基础检验技术全面自动化的瓶颈——有形成分的自动化分析获得了较大突破，例如通过 AI 可实现对血细胞、骨髓细胞、阴道脱落细胞等的自动、快速和准确识别。检验报告自动审核也是人工智能与检验医学的完美结合，实现了检验后检验程序的标准化、自动化、智能化。通过人工智能解读大量国内外多学科医学指南及患者的检验数据，可辅助建立指标与疾病之间的关系脉络，随后运用特定的算法进行检验报告解读，为临床决策提供准确性高、解释性强的实验室诊断分析。人工智能在检验医学科学研究方面也展现出巨大的潜能，如通过大数据分析，运用特殊算法，建立由多个现有疾病标志物的不同组合模型，并对这些模型赋予新的临床诊疗价值。

6. 质量管理水平的提高　最早的医学检验质量管理始于 1918 年美国外科学会的《实验室技术员的需求与培训》，要求医院要有足够的临床实验室人员和设备，并对医学检验实验室实施质量检查。为了保证临床实验室质量，美国国会于 1967 年通过了专门针对临床实验室质量管理的法律，即临床实验室改进法案（Clinical Laboratory Improvement Act，CLIA）1967。1988 年美国国会又通过了临床实验室改进法案修正案，即 CLIA 1988。2005 成立的美国临床和实验室标准协会（Clinical and Laboratory Standards Institute，CLSI）致力于提供标准化的指南、协议和准则，以确保实验室检测结果的准确性、可靠性和一致性。我国于 1982 年成立了国家卫生部（现国家卫生健康委员会）临床检验中心，其主要工作职责是组织全国临床检验质量管理和控制活动，组织开展全国医疗机构实验室室间质量评价。

2003 年，国际标准化组织（International Organization for Standardization，ISO）发布了医学实验室的管理标准，即 ISO 15189《医学实验室质量和能力的专用要求》。该标准经过多次修订，目前已更新至 2022 年版。该标准是医学实验室质量和能力的基本要求，以风险管理为基础，以患者为中心，鼓励医学实验室持续改进，以更好地满足患者和用户需求。2006 年成立的中国合格评定国家认可委员会（China National Accreditation Service for Conformity Assessment，CNAS）是按照我国有关法律法规、国际和国家标准、规范等实施实验室认可的组织，也是中国负责实施 ISO 15189 认可的唯一官方机构。目前越来越多的临床实验室通过了 ISO 15189 实验室认可，推动了我国检验医学的发展。

在科学技术快速发展的今天，临床基础检验与检验医学的其他亚学科一样，具有标本微量化、试剂商品化、检测自动化、报告智能化、管理规范化、信息网络化、生物安全制度化等特点，运用循证医学和循证检验医学的理论，为临床提供有价值、经济、合理的检验项目和快速、准确的检验结果，以更好地服务于临床诊疗活动。

> **▸ 知识拓展 ◂**
>
> #### 临床实验室生物安全
>
> 临床实验室与其他实验室的最大不同之处在于其接收的标本中可能含有潜在的致病性病原生物，因此，实验室操作人员必须牢固树立生物安全意识。在标本采集、运送、检测、检验后标本和器材的处理等各个环节，所有操作均应符合实验室生物安全管理原则，并严格按照《医疗废弃物管理条例》处理使用后的废弃物。有潜在致病性的感染性废物应弃置于有"生物危害"标识的黄色专用塑料袋或垃圾桶内，采血针、玻璃等利器应置于耐刺、防渗漏的锐器盒内，所有废弃物应视情况集中收集后进行消毒或焚烧等清除污染处理。

三、临床基础检验的应用

临床基础检验主要包括血液一般检查、尿液一般检查等常规检查项目，由于每种常规检测项目可同时检测标本的理学性质、有形成分和主要化学成分，因此它可从多方面反映人体的生理病理状态，且检测方法简单快速、经济实用，在临床上应用非常广泛。

1. 疾病的诊断和鉴别诊断　有些检查项目可以明确诊断疾病，有些项目可用于疾病的鉴别诊断。如在粪便中检出寄生虫虫卵、原虫滋养体可确诊为相应的寄生虫感染；在阴道分泌物中检出阴道毛滴虫可确诊为阴道滴虫病；外周血中血红蛋白检测可用于判断有无贫血，而平均红细胞体积、红细胞体积分布宽度和网织红细胞检测等可用于贫血类型的初步鉴别等。

2. 预后判断与治疗效果监测 如尿液中发现蜡样管型提示患者病情严重，提示预后较差；检测血液中的网织红细胞可及时判断缺铁性贫血铁剂治疗效果。

3. 用药监测 许多药物的副作用如肝脏、肾脏损伤以及骨髓抑制等，可通过实验室检查进行监测，以便及时调整用药。如血常规检查中的白细胞、血小板数量可提示药物有无引起骨髓造血功能抑制，通过尿液一般检查提示药物是否引起肾脏损害。

4. 疾病预防 如粪便中发现鱼群穿梭样弧菌，则提示可能存在霍乱弧菌感染，可及时为防止传染病的传播、制定预防或控制措施提供依据。

5. 健康普查 通过血液一般检查、尿液一般检查，可及早发现一些隐匿性的疾病，如贫血、糖尿病、肾脏疾病等，有利于早期诊断和早期治疗，这些检查已经作为健康体检的常规项目。

6. 科学研究 通过大量实验室检查数据，可为开展循证医学和循证检验医学等科学研究提供有价值的数据，促进医疗水平的提高，同时也促进临床基础检验学科自身的发展。

四、临床基础检验的学习要求

1. 夯实理论基础 临床基础检验包括的项目很多，对每一个检验项目必须明白做什么、怎么做、怎么做好、为什么做，即应从检验项目的背景知识、检测原理、操作流程、质量保证、方法学评价、参考区间和临床意义等方面深入学习和理解相关理论知识。也只有在坚实的理论基础指导下，实验操作能力才会显著提升。在学习过程中，以临床标本为中心、以报告单为主线对检验项目进行梳理和归纳总结，将零散的项目加以归类，可提高学习效率。

检验结果的质量是临床实验室的生命，必须注重检测前、检测过程和检测后的质量保证和管理，即全面质量管理，强化质量意识，以保证每个项目检验结果的准确。

参考区间（reference interval）一般是指覆盖95%健康人的某个检查项目的检查结果范围。对一定数量的健康人群进行观察或检测，其检测结果的均值±2个标准差即为参考区间（如结果为非正态分布，则用百分数表示）。临床上参考区间通常被当作判断正常与否的标准，即如果检测结果在参考区间以内，则视为"正常"，否则视为"异常"。需要注意的是，有5%的健康人结果并不包括在其内，而且参考区间受性别、年龄、环境、生活习惯和种族等影响，同时也受检测方法和实验室环境的影响，因此对参考区间及由此判断正常或异常要客观全面地认识。

危急值（critical value）是指某种显著异常的检测结果，此结果出现表明患者可能有生命危险，临床医生应迅速给予有效的干预或治疗。仅有少数检验项目有危急值，包括白细胞计数、血小板计数、血钙、血钾、血糖等。如血小板计数低于 $<20 \times 10^9/L$ ，提示患者有严重出血倾向，需临床医生紧急处理。由于不同医疗机构和不同专业科室的临床抢救能力、可参考的文献等不同，危急值的界值在各医疗机构可能有所不同。检验人员一旦发现危急值，应立即报告给临床并记录。

2. 加强手工操作技能训练 临床基础检验是一门实践性很强的学科，尽管越来越多的自动化仪器设备应用于临床实验室，但是依然不能完全代替人工操作，例如血小板计数。因此，熟练掌握手工操作仍然是检验专业学生最基本的实验技能。在学习过程中，必须充分利用实验课课堂、开放实验室、见习、实习等各种机会，将理论知识应用于实际操作中，加强操作技能训练，树立精益求精的检验工匠精神。

3. 注重形态识别能力提升 各种细胞、管型、虫卵等有形成分的显微镜检查是临床基础检验的重要内容，虽然血液分析仪、血细胞形态分析仪、尿液有形成分分析仪等自动化仪器在临床实验室广泛应用，但仍不能代替有形成分显微镜检查，显微镜检查仍然是确认有形成分的"金标准"，比如异常白细胞、病理管型的分类识别等。形态学的学习不仅限于直接在显微镜下对标本的观察，还可通过教材、图谱和线上资源对图片进行反复观察比较，特别应充分利用公众号等大量的网络资源不断学习，以提升形态识别能力。

4. 加强职业素养培养　临床基础检验工作是临床诊疗过程的重要环节，必须树立"一切以患者为中心"的理念。可通过学习一些重大事件、科学家故事以及老专家的事迹，培养爱岗敬业、敬佑生命、勇于担当的职业精神，养成认真负责、严谨细致、实事求是的工作态度和工作作风，注重团队合作、传承创新、科研诚信的科学研究精神等。为了更好地为患者服务，一方面要加强自身思想品德和医德修养，一方面还需努力钻研专业技能，成为具有救死扶伤的道术、心中有爱的仁术、知识扎实的学术、本领过硬的技术、方法科学的艺术等"五术"的新时代检验医学人才。

（胥文春）

书网融合……

重点小结

题库

第二章　基本实验技术

1. 通过本章学习，掌握普通光学显微镜的使用及维护、血液标本添加剂的选择及标本采集方法、血涂片制备方法及染色原理、血细胞计数方法及质量保证；熟悉普通光学显微镜的结构及原理、标本染色的方法及原理；了解激光采血法。

2. 具有良好的生物安全意识；具有按照检验项目规范采集、运送、处理血液标本的能力，血涂片制备与染色的能力，使用普通光学显微镜进行血细胞手工计数的能力。

3. 树立服务意识，尊重病人，关爱病人；树立终身学习理念，培养严谨求实的科学态度，工作中不断进取，精益求精。

本章内容涵盖普通光学显微镜的使用、血液标本的采集、血涂片的制备与染色、有形成分显微镜计数等临床基础检验课程涉及的基本实验技术，这些技术也是医学检验专业学生必备的技术，掌握这些基本实验技术能帮助学生有效提升实验技能、强化动手能力、训练科研思维，是理论和实际的有机结合，并为后续更加准确地进行检验项目的检测和实验结果判断奠定基础。

第一节　显微镜使用

PPT

17 世纪晚期，荷兰人列文虎克发明了简易单镜头显微镜，放大率超过 200 倍，打开了微观世界的大门。显微镜（microscope）是利用光学或电子光学原理，把肉眼所不能分辨的样品放大成像，以显示其细微形态结构信息的仪器。显微镜的发明和应用，将人类的视野从宏观拓展至微观，为医学检验的形成和发展奠定了基础。

临床实验室最常用的是普通光学显微镜，广泛应用于人体血液、尿液、粪便、浆膜腔积液、脑脊液等标本中的有形成分（如细胞、管型、结晶、微生物、寄生虫等）形态观察。

一、显微镜种类

显微镜种类很多，根据原理不同分为光学显微镜、电子显微镜、扫描显微镜等。光学显微镜有多种分类方法：按使用目镜的数目可分为双目和单目显微镜；按图像是否有立体感可分为立体视觉和非立体视觉显微镜；按观察对象可分为生物和金相显微镜等；按光学原理可分为偏振光、相差和微差干涉对比显微镜等；按光源类型可分为普通光、荧光、紫外光、红外光和激光显微镜等；按接收器类型可分为目视、数码（摄像）显微镜等。临床常用的显微镜有普通光学显微镜、倒置显微镜、暗视野显微镜、相差显微镜、偏振光显微镜、荧光显微镜等。常用显微镜的原理及应用见表 2 - 1。本节主要介绍普通光学显微镜。

表 2-1 常用显微镜原理及用途

类别	原理	用途
普通光学显微镜	由光学透镜组成,利用折射率变化和透镜的曲率变化,将被观察的物体放大而获得其细节信息,传统的光学显微镜的分辨率不能超过光波长的一半	观察细胞、病原微生物、结晶等有形成分,临床实验室广泛应用
倒置显微镜	与普通光学显微镜相比,物镜与照明系统颠倒,前者照明系统在载物台之下,后者在载物台之上	观察培养的活细胞
暗视野显微镜	暗视野的聚光器阻挡光源的中央光束,使之不能由下而上地通过标本进入物镜。从而使光改变途径,倾斜地照射在观察的标本上,标本遇光发生反射或散射,散射的光线投入物镜内,整个视野是黑暗的	观察某些未染色、透明的活细胞、细菌等;观察结晶、脂类、蛋白等物质的折光性
相差显微镜	利用物体不同结构成分之间的折射率和厚度的差别,把通过物体不同部分的光程差转变为振幅(光强度)的差别,经过带有环状光阑的聚光镜和带有相位片的相差物镜实现观察	观察未染色标本中细胞、细菌等形态内部结构及运动方式,如血小板计数、尿液中有形成分检查等
偏振光显微镜	将普通光改变为偏振光进行镜检,以鉴别某一物质是单折射性(各向同性)或双折射性(各向异性),可见偏振结构	观察晶体是否有双折射现象;观察脂类和淀粉颗粒等物质
荧光显微镜	以紫外线为光源,用以照射被检物体,使之发出荧光,然后在显微镜下观察观测对象的形状及其所在位置	观察荧光染色的标本
激光扫描共聚焦显微镜	在荧光显微镜成像基础上配置激光光源和扫描装置,在传统光学显微镜基础上采用共轭焦装置,被照射点产生反射光或荧光,在检测器的检测针孔处成像,通过计算机控制来进行数字化图像采集和处理	对样品进行断层扫描和成像,分析细胞三维空间结构,实现细胞"CT"功能
透射电子显微镜	由电子枪发射出来的电子束会聚成的光斑,照射在样本上;获得样品内部结构信息,经过聚焦与放大后所产生的物像,投射到荧光屏上或照相底片上进行观察	观察普通显微镜所不能分辨的组织、细胞、病毒的细微物质结构形态
扫描电子显微镜	由电子枪发射出的电子束形成高能电子束,以光栅状扫描的方式逐点轰击到样本表面,同时激发出不同深度的电子信号。探头接收电子信号,形成实时成像记录	观察组织、细胞、病毒等表面结构及附件和三维立体图像

二、普通光学显微镜的结构与原理

(一) 工作原理

光学显微镜的成像系统由物镜与目镜两组透镜系统构成,为两级放大。物镜为一组焦距较短,成放大实像的透镜系统;目镜为一组焦距较长,成放大虚像的透镜系统。物体发出的光线经物镜及目镜放大后,即可获得经两次放大的倒立虚像(图 2-1)。观察者从显微镜获得的是物体在放大比例下呈现出裸眼无法检测到的细节。

(二) 基本结构

各类光学显微镜基本结构包括光学系统和机械系统两大部分,光学系统的主要作用为成像,决定光学性能,需要机械系统的配合,才能有效发挥作用。机械系统一般包括镜筒、物镜转换器、载物台、镜臂和镜座等(图 2-2)。

1. 光学系统 为显微镜的主体部分,一般包括物镜、目镜、照明装置等组成,照明装置包括聚光器、孔径光栅、光源等。

(1) 物镜 因接近被观察的物体而得名,可将标本第一次放大,形成倒立实像。物镜是决定显微镜成像质量、分辨能力、放大倍数的最关键光学部件。在物镜的外表面标有放大倍数、物镜类型、数值孔径、可使用盖玻片的厚度、工作距离、镜筒长度等参数。

物镜可按以下几种方式分类。①按放大倍数不同分为:低倍物镜(如 4×、10×)、中倍物镜(如 20×)、高倍镜(通常为 40×)和油浸物镜(即油镜,通常为 100×);②按观察标本时物镜与标本之

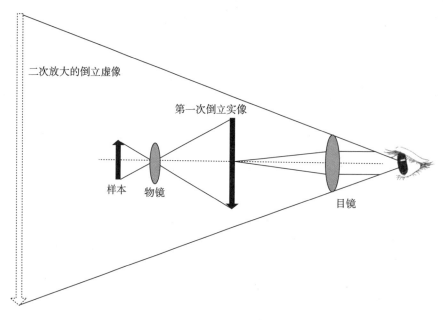

图 2-1　光学显微镜成像原理示意图

间的介质不同分为：干燥物镜（以空气为介质）、油浸物镜（以香柏油为介质）及水浸物镜（以水为介质）；③按对像差和色差校正程度不同分为：消色差物镜（achromatic objectivelens，Ach）是最基础的物镜，可消除红蓝色差，不能校正其他色光的色差，不确保平场性即视野内周边和中心不能同时清晰；半复消色差物镜（semi apochromatic objedtive），物镜的外壳上标有"FL"，该物镜能消除红蓝色差，保证平场性，在成像质量上，远远好于消色差物镜；平场物镜（plan achromatic

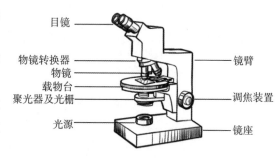

图 2-2　显微镜示意图

objectivelens，Plan）即在 Ach 物镜基础上进行像场弯曲校正，确保整个视野内的同时清晰；平场复消色差物镜（plan apochromatic objective lens，Plan-apo），即最高档次的物镜，对绿色色差等进行了完全校正等。

（2）目镜　目镜实质是一个放大镜，其作用是把物镜所成的倒立实像再次放大为正立虚像并映入观察者的眼中。目镜是由长短不同的圆筒组成，通常由上下两块（组）透镜组成，目镜长度越短，则放大倍数越大。

（3）照明装置　照明装置的聚光器和光栅的中心必须与物镜、目镜的中心形成一条直线，此为显微镜的光轴。因目镜是固定的，物镜和聚光器的位置是可变的，需经常调整才能保证光轴的一致性，保证观察时光线足够。

1）光源　分为天然光源和电光源两大类，天然光源柔和，对人眼无伤害；电光源弥补了自然光源光亮度不能随时随地满足工作需要的不足。电光源中白炽灯（包括各种钨灯）、汞灯等都较为常用。照明方式分为透射式和落射式两大类。透射式照明是光线通过聚光镜穿透样品再射入物镜，成像后通过目镜放大观察，普通光学显微镜多用此类照明方法。

2）聚光器　亦称聚光镜，由 2~3 个凸球镜片组成，功能是收集从光源来的光线并集合成光束，通过标本后再射入物镜，用于调整对标本的照明。聚光器的主要参数是数值孔径，当孔径光阑孔开大时，数值孔径增大，反之则变小。通常刻在聚光器外壳上的数值孔径数字是它最大值，可随孔径光阑的关小而变小，以便与不同数值孔径的物镜相匹配，取得最佳或最大的分辨率。

3）光栅 又称光阑，附加在某些光学元件周围的具有一定形状的屏或边框，如孔径光阑（与聚光器配合使用）和视场光阑（与目镜配合使用）。其中孔径光阑（光栅或光圈）有三个作用：①控制聚光器的通光量调节光的强度，增加标本的反差便于观察；②改变物镜的数值孔径（镜口率），以提高分辨率；③消除眩光。

4）反光镜 又称反射镜，自然光源的显微镜一般配有可转动的双面反射镜，一面为平面镜，另一面为凹面镜。平面镜反射的光线较弱，凹面镜反射的光线较强。

2. 机械系统 显微镜机械系统，主要起固定、支撑、运动和调节等作用，需与光学系统密切配合。机械系统主要由以下构件组成。

（1）镜座与镜臂 形成显微镜的结构基础，所有机械装置都直接或间接地附着其上，起支撑作用，内光源设计在其中。

（2）镜筒 附着于镜臂上，上端承接目镜，下端与物镜转换器连接。镜筒有单目、双目和三目（摄像显微镜），且有直筒式和斜筒式两类。常见的倾斜式双目镜筒，内装折光和分光棱镜，将由物镜产生的成像光束等分成两部分，分别由两个目镜观察，双筒间距离可调节，以适应不同观察者的瞳孔距离。

（3）物镜转换器 接于镜筒下端，其上可装 3~6 个物镜，转动时可更换物镜的放大倍数。对物镜转换器的精度有两点要求：①定位精度：即在每个定位上，物镜和目镜的光轴必须重合在一条直线上；②齐焦精度：即低倍镜调焦后，可以直接转换高倍镜，而无需使用粗调焦螺旋即可见物像，也称为等高转换。但要获得清晰的物像允许小范围微调。

（4）调焦装置 又称粗、细调焦螺旋（粗调和细调）。该装置与镜臂相连，主要功能是调节物镜与被检样本之间距离（通过调节载物台或镜筒），从而得到清晰的图像。一般粗调旋转一周可使镜筒移动约 10mm，细调旋转一周可使镜筒移动约 0.1mm。

（5）载物台 为放置标本的平台，有方形或圆形，中心为与聚光镜相接的通光孔。台上设有弹性的标本夹，可以固定标本片。载物台上装有可在水平方向上做前后、左右移动的调节装置，借助刻度，可计算标本的大致面积和定位。

3. 光学系统性能指标 光学系统性能指标包括：数值孔径、分辨率、放大率、景深、视场、工作距离等。在使用时需根据镜检的目的和实际情况来调整参数，以保证分辨率，发挥显微镜的最大效能。

（1）数值孔径（numerical aperture，NA） 又称镜口率，是显微镜物镜接受光的能力，是物镜和聚光器重要参数，是判断物镜性能高低的重要标志。其数值的大小，分别标刻在物镜和聚光镜的外壳上。

数值孔径用公式表示如下：$NA = n\sin\alpha/2$。n 是物镜与被检物体之间介质的折射率，孔径角（α）又称"镜口角"，是物镜光轴上的物体点与物镜前透镜的有效直径所形成的角度。孔径角越大，进入物镜的光通亮就越大，它与物镜的有效直径成正比，与焦点的距离成反比。

数值孔径是衡量显微镜性能的重要参数，其数值为 0.05~1.40。数值孔径与放大率成正比，与分辨率、景深成反比。为确保物镜的数值孔径能得以充分发挥，聚光镜的数值孔径应大于或等于物镜的数值孔径。

（2）分辨率（resolving power） 又称鉴别率，是指显微镜能分辨两点的最小间距。显微镜的鉴别距离越小，细节分辨率越高。分辨率用公式表示如下。

$\sigma = 0.61\lambda/NA$，σ 为最小分辨距离，λ 为光线的波长，NA 为物镜的数值孔径。可见物镜的分辨率是由物镜的 NA 值与照明光源的波长两个因素决定。NA 值越大，照明光线波长越短，则 σ 值越小，分辨率就越高。

（3）放大率（magnification）　又称放大倍数，指最终成像的大小与原物体的大小之比。经过物镜和目镜的两次放大，显微镜总放大率应该是物镜放大率和目镜放大率的乘积；若为双目镜，双目（或三目）镜筒内，又增加一个棱镜，放大倍数需考虑棱镜放大倍数（一般为1.6）。放大率是显微镜的重要参数，但不能盲目相信放大率越高越好，选用物镜和目镜时必须配合，保证分辨率。

（4）景深（depth of field）　又称焦点深度，指视野中垂直范围内所能清晰观察到的物像极限。如使用显微镜时，当显微镜调焦于某一观察物平面时，位于该平面前或后一定距离的物平面也能被观察者看清楚，则该前后两平面之间的距离就叫作显微镜的景深。景深与物镜的数值孔径及放大率成反比。

（5）视野（visual field）　又称视场宽度，指显微镜下所见圆形视野的直径。其大小由目镜里的视场光栅确定，也与物镜的放大倍数有关。视场直径愈大，愈便于观察。较小的放大倍数与大光栅的组合可获得较大的视场。

（6）工作距离（work distance）　又称物距，是指从物镜前透镜表面中心到被观察样本表面的距离。镜检时，工作距离与物镜的数值孔径成反比；在物镜数值孔径一定的情况下，工作距离短，孔径角则大。镜检时，被检物体应处在物镜的一倍至二倍焦距之间。因此，它与焦距是两个概念，平时习惯所说的调焦，实际上是调节工作距离。

（7）覆盖差（Cover difference）　光线从盖玻片进入空气产生折射后的光路发生改变，产生的相差称为覆盖差。覆盖差的产生影响了显微镜的成像质量。盖玻片厚度的国际标准为0.17mm，许可范围在0.16～0.18mm，物镜已修正了这个相差，并标刻在外壳上。放大倍率越高，NA值越大，覆盖差越明显。油浸物镜没有覆盖差问题，因油和盖玻片的折射率都是1.52，形成均匀的光学系统。

上述显微镜的性能参数互相联系、互相制约，如使用较大数值孔径的物镜，放大率及分辨率均较好，但视场、景深和工作距离均较小，使用起来不太方便。物镜的工作距离与物镜的焦距有关，物镜的焦距越长，放大倍数越低，其工作距离越长。光栅对成像的清晰度、亮度和景深等都有很大影响。因此，使用时，应在保证主要参数满足要求的前提下，适当兼顾其余各参数。

常用普通光学显微镜及配套10×目镜的性能参数（适用于管径200mm），见表2-2。

表2-2　常用普通光学显微镜的光学性能参数（10×目镜）

物镜放大倍数	数值孔径	工作距离	分辨率	视场直径	放大倍数
4	0.1	21.5	3.35	6.25	40
10	0.25	7.5	1.34	2.5	100
20	0.4	1.04	0.83	1.25	200
40	0.65	0.65	0.51	0.62	400
100	1.25	0.2	0.26	0.25	1000

三、普通光学显微镜的使用与维护

在临床，显微镜的使用频率较高，其中临床基础检验、临床血液学检验、临床寄生虫学检验等都要用到显微镜。因此，显微镜的使用与维护是医学检验专业学生必备的基本技能。

（一）普通光学显微镜的使用

普通光学显微镜基本操作步骤大同小异，以双目电光源正置显微镜的主要操作流程为例。

1. 准备工作

（1）取显微镜　检查显微镜有无零部件缺失；右手握镜臂，左手托镜座，保持显微镜在手中的平衡与稳定。

（2）放置显微镜　将显微镜放在清洁、干燥、无震动、水平、温度变化小的实验台上，镜座后边缘距桌边 5 至 7cm 左右为宜，方便操作。

（3）接通电源　确认显微镜光亮度调节旋钮在最弱位置，打开电源开关。

（4）对光　调节粗调焦螺旋下降载物台至合适位置（或上升显微镜镜筒至合适位置），顺时针方向将 10×物镜转入光路（物镜对准载物台中央圆孔）；调节聚光器高度位置、调节光栅及光亮度调节旋钮至合适位置直至视场均匀明亮。

（5）目镜瞳距调节　双眼观察时，握住左右目镜镜筒座绕转轴旋转，调节瞳距，直到双目观察时，左右视场合二为一，观察舒适为止。

（6）调焦　使用 10×物镜镜头，放置玻片标本后，先旋转粗调焦旋钮使载物台上升，并从侧面仔细观察，直到物镜贴近玻片标本，距离大约 0.5～1cm 左右，切勿使物镜压碎玻片。从目镜中观察视野，同时利用粗调旋钮使载物台慢慢下降，待初见物像后，改用细调螺旋精细调焦，直至物像清晰为止。需要注意的是不应在高倍镜下直接调焦；载物台上升时，应从侧面观察镜筒和标本间的间距；要了解物距的临界值，避免标本损毁。

2. 低倍镜观察　一般指 10×物镜。在使用低倍镜的过程中，首先应当对粗调焦螺旋进行转动，使物镜位于标本上方约 5mm 处；配合粗、细调焦螺旋，目镜、物镜观察，以能够清楚地看见检验物为目的。

3. 高倍镜观察　一般指 40×物镜。先使用低倍镜，当找到检验物时再将观察部位移动至视野的正中央，之后转换成高倍镜观察，并配合调节细调焦螺旋等使图像保持最佳清晰度。在高倍镜使用过程中，注意避免物镜压碎标本载玻片。

4. 油镜观察　油镜即 100×物镜。根据齐焦原理，低倍镜或高倍镜寻找到检验物后，滴上 1～2 滴镜油，将油镜转入光路并浸入镜油，调节照明装置及细调焦旋钮至清晰物像。使用油镜进行微调时应当掌握旋转程度，避免损毁镜头及标本。油镜使用完毕之后，必须使用擦镜纸、脱油剂对镜头进行彻底的清洁。

5. 收镜工作

（1）关电源　调节光强度旋钮至最小位置，关闭光栅，关掉电源开关，拔出插座。

（2）褪油　取下载玻片，若用油镜则用脱油剂擦净油镜镜油。

（3）擦镜　用柔软绸布从上至下擦拭显微镜机械部分，用擦镜纸从上至下擦拭显微镜光学部分。

（4）显微镜部件归位　将聚光器下降到最低位置；将载物台复位；将物镜转成"八"字形位置；将镜筒降至最低位置。

（5）收镜　盖上显微镜镜罩；右手握镜臂，左手托镜座，按规定放置好显微镜并做好登记。

（二）普通光学显微镜的维护

显微镜是一种精密的光学仪器，在正确使用的同时，要做好显微镜的日常维护和保养，以延长显微镜的使用时间，确保显微镜能始终处于良好的工作状态。显微镜每年至少做一次专业维护保养。

1. 光学系统维护与保养　应用无绒棉布、擦镜纸或用棉签蘸专用的镜头清洁液来清洁，不可使用面巾纸或普通纸巾。避免使用过多的溶剂，擦镜纸或棉签应恰当沾湿溶剂，不可过度使用溶剂而导致溶剂渗透到物镜内，造成物镜清晰度下降及物镜损坏。日常使用时仅需用脱脂棉签及擦镜纸配合无水乙醇或无水乙醇与无水乙醚的混合液（7∶3）擦去油污即可。擦拭镜头时，动作应轻柔，不能过于用力，以避免损坏镀膜层。

2. 机械系统维护与保养　显微镜上凡是金属的旋转、转换、滑动、推动等部件，可定期在通风柜中用苯、二甲苯之类有机溶剂擦拭，其后涂抹适合于各类部件的相应标号的润滑油。油漆和塑料表面上的顽固污迹可以使用软性的清洁剂来清洗，建议使用硅布。不要使用有机溶剂（如乙醇、乙醚、稀释剂等），可能会腐蚀机械和油漆，造成损坏。

3. 电光源维护与保养　一般为卤钨灯，注意电源工作电压的波动范围（＜10%），电源开关不要短时频繁开关，显微镜使用间隙要注意调低照明亮度，避免长时间不关。一般在开关电源前把光亮度调节旋钮调至最低。

（三）显微镜存放和使用的环境要求

显微镜要求存放在防水、防潮、防尘、防腐蚀、防震及防热的环境中，以避免光学系统和机械系统受损，尤其要防止镜头生长真菌。显微镜使用完毕后建议放置在恒温（5～30℃）、恒湿（45%～85%）的专用显微镜柜中。

PPT

第二节　血液标本采集

临床检验标本包括血液、尿液、粪便、分泌物及体腔液等，正确采集检验标本是获得准确、可靠检验结果的关键。临床检验工作人员须明确标本采集要求，关注标本采集的最佳时间、患者的状态，正确选择容器和添加剂，采集最具代表性的标本；采集的标本标识明晰、信息完整，采集量足够；选择合适的保存方法并及时转运，以保证标本质量。本节重点介绍血液标本的采集。

一、血液标本类型

根据临床检验目的的不同，血液标本可分为全血、血浆、血清、分离或浓集血细胞等。

1. 全血（whole blood）　是由血细胞和血浆组成，保留了血液全部成分，常见为静脉全血、动脉全血和末梢全血。

（1）静脉全血　为临床应用最多的血液标本，主要用于临床血液学检验，如血细胞计数、白细胞分类计数和血细胞形态学检验等。常用的采血部位是肘前静脉和手背静脉，婴幼儿和新生儿可采用颈静脉和股静脉。

（2）动脉全血　主要用于血气分析，常用的采血部位是桡动脉、股动脉和肱动脉，新生儿可采用脐动脉。

（3）末梢全血　为微动脉、微静脉和毛细血管的混合血，主要用于全血细胞分析、血糖和血型等检验项目，常用的采血部位是手指和足跟，耳垂采血在临床已很少使用。

2. 血浆（plasma）　是全血抗凝后经离心除去血细胞的成分，主要用于化学成分的测定及血栓与止血相关指标的检验。

3. 血清（serum）　是血液离体后凝固析出的液体部分，除纤维蛋白原和相关凝血因子在血液凝固过程中被消耗和变性外，其他成分与血浆基本相同，适用于多数的血液化学和免疫学检验。

4. 分离或浓集血细胞　有些检验项目要求将特定的细胞作为实验或观察对象，如相对浓集的粒细胞、纯化的淋巴细胞、分离的单个核细胞、富集的血小板、浓集的白血病细胞等。

二、血液标本添加剂

使用添加剂处理血液标本，以便得到不同的血液成分，如获得全血、血浆、血清或某种细胞。常用的添加剂有抗凝剂、促凝剂和分离胶。常用血液标本添加剂的用途与特点见表2-3。

1. 抗凝剂 用物理或化学方法除去或抑制血液中某些凝血因子的活性，使凝血过程被阻断称为抗凝。能够阻止血液凝固的化学物质称为抗凝剂（anticoagulant）。抗凝剂的种类很多，其抗凝特性和适用范围不同，应根据检验项目选择相应的抗凝剂。

2. 促凝剂 促凝剂是采用非活性硅石等用于激发凝血机制的试剂，经特殊加工制成。

3. 分离胶 分离胶是一种具有化学惰性和稳定性的高分子物质，不溶于水，具有抗氧化、耐高温、抗低温、高稳定性的特性，其比重介于血清与血细胞之间，在1100～1500g离心力作用下液化移动到试管中央，离心后固化形成屏障，使血清和血细胞完全分离。

表2-3 常用添加剂的用途与特点

添加剂	作用	用途	注意事项
乙二胺四乙酸盐（EDTA盐）	与血液Ca^{2+}结合成螯合物	全血细胞计数，离心法HCT测定	抗凝剂用量和血液的比例，采血后须立即混匀
枸橼酸钠	与血液Ca^{2+}结合	红细胞沉降率、凝血试验、血液保养液	抗凝能力相对较弱，抗凝剂浓度、体积和血液的比例非常重要
肝素	加强抗凝血酶灭活丝氨酸蛋白酶，阻止凝血酶形成	血浆的生化、免疫项目，如血气分析；肝素锂适用于红细胞渗透脆性试验、微量离心法HCT测定	电极法测血钾与血清结果有差异，不适合血常规检查
草酸盐	草酸盐与血液Ca^{2+}形成草酸钙沉淀	草酸钾干粉常用于血浆标本抗凝	容易造成钾离子污染其他检测项目，现已少用
促凝剂	促进激活凝血机制，加速血液凝固	缩短血清分离时间，特别适用于急诊生化检验	常用促凝剂有凝血酶、蛇毒、硅石粉、硅碳素等
分离胶	高黏度凝胶在血清和血块间形成隔层，达到分离血细胞和血清目的	能快速分离出血清标本，有利于标本的冷藏保存	分离胶的质量影响分离效果和检验结果，分离胶试管成本高

三、血液标本采集方法

任何一种血液标本采集方法均要求保持血液标本的完整性和代表性。血液标本的采集方法分为静脉采血法、末梢采血法和动脉采血法。

（一）静脉采血法

用于血细胞分析的标本多为静脉血，静脉血能准确反映全身血液的真实情况，不易受气温和末梢循环的干扰，更具有代表性。

1. 普通采血法

（1）**器材** 试管、注射器、消毒用品等。

（2）**静脉选择** 一般选择肘正中静脉，受检者的手臂伸直置于垫枕上，暴露穿刺部位，选择容易固定、明显可见的静脉。当无法在肘前区的静脉进行采血时，也可选择手背浅表静脉、颈部浅表静脉和股静脉。不宜选用手腕内侧的静脉和足踝处的静脉。

（3）**操作流程** 选择静脉 → 捆扎压脉带 → 消毒 → 静脉穿刺 → 松压脉带 → 抽血 → 拔针 → 止血 → 血液注入容器并混匀。

（4）注意事项　①根据检验项目、所需采血量选择注射器；②采血时不宜过度用力拉针栓，以免血液产生泡沫而造成溶血；③采血时切忌将针栓回推，以免注射器中的空气进入血液循环而导致气体栓塞；④严格执行无菌操作；⑤压脉带使用时间不宜超过 1 分钟；⑥严禁从输液、输血的针头内抽取血液标本。

2. 真空采血法　主要原理是将有胶塞头盖的试管抽成不同的负压度，利用带安全装置的针头和软导管组合成全封闭的负压采血系统，以实现定量采血并且由采血管内的负压大小来控制采血量。分为软接式双向采血针采血法和硬接式双向采血针采血法。多管采集或用血量大时，更换真空采血管就可实现连续采血。真空采血法具有计量准确、传送方便、封闭无菌、标识醒目和容易保存等优点。不同的采血管用途见表 2 - 4。

表 2 - 4　真空采血管的种类和用途

采血管	用途	标本	操作步骤	添加剂	作用机制
红色	生化/血清学检验	血清	采血后不需混匀，静置 1 小时	无，内壁涂有硅酮	无
橘红色	快速生化检验	血清	采血后立即颠倒混匀 8 次，静置 5 分钟	促凝剂	促进血液凝固
绿色	快速生化检验	血浆	采血后立即颠倒 8 次	肝素钠、肝素锂	抑制血液凝固
金黄色	快速生化检验	血清	采血后立即颠倒混匀 5 次，静置 30 分钟	惰性分离胶，促凝剂	促进血液凝固
浅绿色	快速生化检验	血浆	采血后立即颠倒混匀 5 次	惰性分离胶，肝素锂	抑制凝血
紫色	血常规检验	全血	全血采血后立即颠倒混匀 8 次，使用前混匀标本	EDTA - K_2 或 K_3（液体或干粉喷洒）	螯合钙离子
黄色	微生物培养	血清	不需混匀，静置 1 小时	无菌，聚茴香脑磺酸钠	抑制补体、吞噬细胞和某些抗生素作用，用以检出细菌
灰色	血糖检验	血浆	采血后立即颠倒混匀 8 次	氟化钠和碘乙酸锂	抑制葡萄糖分解
浅蓝色	凝血检验	血浆	采血后立即颠倒混匀 8 次，使用前离心取血浆进行试验	枸橼酸钠：血液 = 1：9	结合钙离子
黑色	红细胞沉降率	全血	采血后立即颠倒混匀 8 次，使用前混匀标本	枸橼酸钠：血液 = 1：4	结合钙离子

（1）器材　主要器材包括真空采血管和双向采血针（图 2 - 3）。

（2）静脉选择　与普通静脉采血法相同。

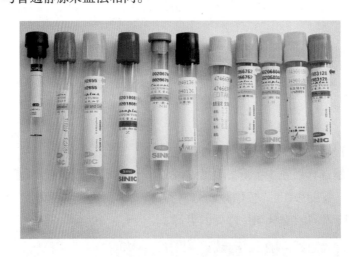

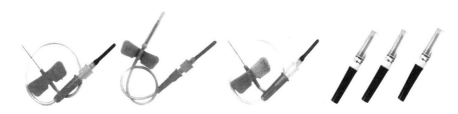

图 2-3 真空静脉采血法主要器材

（3）操作流程（以软接式双向采血针采血法为例） 选择静脉 → 捆扎压脉带 → 消毒 → 穿刺针行静脉穿刺 → 胶塞穿刺针刺入真空采血管胶塞中央 → 松压脉带 → 血液自动进入采血管内 → 拔出胶塞穿刺针并更换采血管 → 拔出穿刺静脉针 → 止血 。 微课/视频1

（4）注意事项 ①检查胶塞头盖，使用前切勿松动采血管的胶塞头盖，以免改变采血管的负压，影响采血量；②切忌取下穿刺针软橡皮乳胶套，其作用为包裹、封闭穿刺针针头，当针头刺入采血管后乳胶套卷起；采血完毕，去除采血管，乳胶套弹性回复，封闭穿刺针针头，防止导管内血液继续流出而污染环境；③加有抗凝剂或促凝剂的采血管，采血后立即颠倒混匀；④多管采血时的采血顺序：血培养瓶→枸橼酸钠抗凝采血管→血清采血管，包括含有促凝剂和（或）分离胶→含有或不含分离胶的肝素抗凝采血管→含有或不含分离胶的 EDTA 盐抗凝采血管→葡萄糖酵解抑制采血管。其余见普通静脉采血法④～⑥。

3. 静脉采血方法学评价 见表 2-5。

表 2-5 静脉采血法方法学评价

方法	评价
普通静脉采血法	操作环节多，丢弃的注射器和转运血液过程中可能造成环境污染；血液和抗凝剂不能立即混合；标本暴露
真空采血法	在静脉穿刺到血液标本转运的整个过程中，血液标本均不与外界接触；有利于标本的采集、转运和保存；有利于防止医院内血源性交叉感染和保护环境

（二）末梢采血法

末梢采血法亦称皮肤采血法、毛细血管采血法，主要用于儿科患者、特殊人群等需要微量血液样本的人群。

1. 采血针采血法

（1）器材 一次性无菌采血针、微量吸管、消毒用品等。

（2）部位选择 多选择手指指端，WHO 推荐的采血部位是左手无名指指端内侧。婴幼儿因手指太小，可选用踇指或足跟部位采血。对严重烧伤病人，则应选择皮肤完整处采血。凡局部有水肿、炎症、发绀或冻疮等均不可作为穿刺部位。耳垂也曾经被选为采血部位，因影响因素较多，目前较少采用。由于末梢血与静脉血的成分有差异，因此，有条件时尽可能采集静脉血。

（3）操作流程 按摩采血部位 → 消毒 → 针刺 → 采血 → 止血 → 加入稀释液中并混匀 。 微课/视频2

（4）注意事项 ①采血时必须注意严格消毒和生物安全防范，必须严格实行一人一针一管；②取血时弃去第一滴血，可稍加挤压，但切忌用力过大，以免过多的组织液混入血液中；③采血要迅速，防止流出的血液发生凝固；④采用手工法进行多项常规检验时，血液标本采集顺序为血小板计数、红细胞计数、血红蛋白测定、白细胞计数及白细胞分类计数。

2. 激光采血法（laser blood collection） 属于非接触式的采血方法，是利用波长 2.94μm 的激光脉冲作用于指端皮肤处，其瞬间温度可达1000℃左右，作用时间极短（<500微秒），使得表皮组织溶解、汽化形成穿孔（0.3mm），从而实现采集血液标本的目的。该法与皮肤无接触，不刺入皮肤，无交叉感染、无痛。但受到成本与使用安全性的影响，目前临床少用。

（三）动脉采血法

动脉采血法（artery puncture for blood collection）主要用于血气分析检验，通常采用桡动脉作为采血部位，也可采用肱动脉或股动脉。

1. 器材 预先肝素化的2ml或5ml注射器、专用针头及橡皮塞、消毒用品等。

2. 动脉选择 多选用桡动脉（最方便）、股动脉或肱动脉。

3. 操作流程 选择动脉→消毒→动脉穿刺→抽血→拔针→按压止血→封闭针头→混匀。

4. 注意事项 ①隔绝空气，用于血气分析的标本，采集后立即封闭针头斜面，再混匀标本；②立即送检，标本采集后应立即送检，否则应将标本置于2~6℃保存，但保存时间不应超过2小时；③防止血肿，采血完毕拔出针头后，用无菌干棉签用力按压采血处止血，以防形成血肿。

▶ 知识拓展 ◀

采血机器人

采血机器人的主要原理为通过红外线及超声波成像技术确认静脉路径，借助AI算法智能分析，选择最合适的位置和方式插入针头，实现自动化静脉穿刺血液样本采集工作。全自动采血机器人目前已经应用于临床，该设备可实现24小时待命，从血管识别、精准定位、自动穿刺、采血管与穿刺针转换以及皮肤消毒、手臂扎带、血管按压、采血管振摇等环节均由自动化程序和机械装置完成，并可实现与医院信息系统数据交互。自动采血可实现检验科血液标本采集标准化、自动化、信息化，能有效降低如医患之间的交叉感染、针刺伤等职业暴露风险。

四、血液标本运送、保存和处理

（一）标本运送

血液标本采集完成后，可由转运人员、轨道传送或气压管道运送至实验室进行检验。血液标本的运送须遵循以下三个原则。

1. 唯一标志原则 血液标本应具有唯一标志，包括姓名、性别、年龄、科室、标本类型等信息，通常应用条形码系统。

2. 生物安全原则 标本运送过程中应遵守国家和地方相关法规，注意容器的密封性，确保对转运人员、公众和实验室的安全。标本转运时，用带有生物危害标识的专用容器密封运送，防止标本泄露后污染其他标本及运输箱。

3. 及时运送原则 为符合检验质量要求和满足临床诊治的需求，标本采集后应及时送检。若不能及时转运或欲将标本送到上级检验部门（中心）进行检验时，应将标本装入试管内密封，再装入乙烯塑料袋内，根据保存温度要求运送，运送过程中应避免剧烈震荡。

（二）标本签收

实验室需明确各类样本的接收和拒收标准。接收时需核对申请信息、样本种类、样本量、采集时间等信息。标本拒收常见的原因有：①申请与标本标签不一致，采血管无标识，条形码已使用或无效；②标本量错误；③采血容器错误；④溶血、脂血标本或抗凝血中有凝块；⑤标本转运时间及条件不当；

⑥标本污染或容器破损等。标本拒收不但增加检验费用、浪费时间，还可能影响疾病的诊断与治疗。因此，对所有涉及标本采集的工作人员，都必须在标本采集、转运和处理各个环节进行全面的培训，确保标本采集准确无误。

如标本不易获得或属于紧急情况的标本，虽符合拒收标准，检测者可与临床医护人员沟通后执行让步检验，并在检验报告中注明标本存在问题及对结果可能造成的影响。

（三）标本检验前预处理

血液标本接收后，并非所有标本都能够立即检测。对于不能立即检测的标本需采取适当的方式进行预处理和保存，如分离血浆、血清或细胞，预温血浆或血清等。对于可以立即检测的标本，也需根据检测项目的要求进行标本的预处理。

（四）标本保存

当血液标本不能立即测定时，应选择合适的保存方式和保存条件。标本的保存可分为室温保存、冷藏保存、冷冻保存，注意避光、防污染，尽量隔绝空气。

1. 全血标本　①血液分析仪采用的抗凝全血在室温条件保存，WBC、RBC、PLT 可稳定 24 小时，白细胞分类可稳定 6 小时，最多不超过 8 小时；2 小时后粒细胞形态即有变化，故需作镜检下分类者，应及早制备血涂片；②低温可延长血液的保存期，$2 \sim 8 ℃$ 抗凝全血中 WBC、RBC、PLT 可稳定 48 小时，白细胞分类可稳定 $8 \sim 10$ 小时。当血标本不能及时转运和检验时，应在较低温度下保存，但不利于血小板的保存。

2. 离心分离后标本　①不能及时检验或需保留以备复查时，一般应将标本置于 4℃ 冰箱内保存；②需保存 1 个月的标本，放置于 -20℃ 冰箱内保存；③需要保存 3 个月以上的标本分离后置于 -70℃ 冰箱保存；④标本存放时需要密封，以免水分挥发而使标本浓缩；⑤避免标本反复冻融。

3. 检验后标本　检验后标本应根据标本的性质和要求，按照规定时间保存，以备复查。保存原则是在有效的保存期内确保被检查物质不会发生明显改变。

（五）血液标本检验后处理

血源性污染是医源性污染的主要原因之一，血液可能含有各种病原生物，应视为有潜在感染性的物质，如果检验后的血液标本处理不当，其危害极大。检测后废弃的血液标本及器材应采用防渗漏、防锐器穿透的专用的容器包装，根据《实验室生物安全通用要求》《医疗废物管理条例》及《医疗卫生机构医疗废物管理办法》进行处理。

五、血液标本采集与处理的质量保证

血液标本采集与处理的质量保证是分析前质量管理的主要内容，临床医生反馈不满意的检验结果，大部分原因可溯源至标本质量的不合格。检验人员应熟悉血液标本采集与处理的各个环节和影响因素，与医护人员密切合作和沟通，对待检者进行正确的告知并取得其理解与配合，使得血液标本的采集、运送与处理等都能严格按操作规程进行，从而更好地保证检验质量。

（一）血液标本采集前的质量保证

1. 环境要求　采血环境应该人性化设置，空间宽敞，光线明亮，通风良好，血液标本采集的台面高低和宽度适宜，座位舒适。使用一次性用品，医疗垃圾统一处理，对环境及台面定时消毒。采血流程合理，导引指示清晰，注重保护待检者隐私。

2. 检验项目申请　临床医生应根据就诊者的病情在合适的时间提出相应的检验项目申请。检验项目申请可为电子申请或纸质申请，信息应完整。

3. 患者状态 患者的饮食、运动、情绪、生理节律变化等非疾病因素均可影响检验结果。标本采集前,应告知患者注意事项和做必要的准备。使所采集的标本尽可能少受非疾病因素的影响,客观真实反映待检者当前的状态。

(1) 生理和饮食因素对检验结果的影响 见表2-6。

表2-6 待检者生理和饮食因素对检验结果的影响

因素	影响
年龄	某些检验项目随年龄变化而差异较大,应针对不同年龄段制定不同的参考区间,如尿素、血红蛋白、同型半胱氨酸等
性别	某些检验项目参考区间与性别有关,如红细胞、白细胞等
生物节律	某些检验项目随着时间的变化而波动或发生周期性变化,如血清皮质激素下午比早晨低;白细胞下午比早晨高。每次采样最好在同一时间内进行,以便于对结果进行横向比较
月经和妊娠	一些检验项目会受到月经周期的影响,如白细胞计数和红细胞沉降率会增高;胆固醇在月经前期最高,排卵时最低。妊娠期妇女与非妊娠期相比一些检验项目会呈现变化,如甘油三酯、尿酸、HCG等增高;葡萄糖、前白蛋白等降低
运动	运动可使肌酸激酶、儿茶酚胺、皮质醇等增高。因此,应在身体机能平稳时采集血液标本
情绪	激动、兴奋、恐惧时,体内白细胞总数、中性粒细胞等增高。应尽可能在待检者的精神和情绪稳定时采集血液标本
饮食	①普通饮食可使血液甘油三酯和葡萄糖增高;②高蛋白饮食可使血液尿素、尿酸及血氨增高;③高脂肪饮食可使甘油三酯明显增高;④高嘌呤饮食可使血液尿酸明显增高
饥饿	空腹时间不宜超过16小时,否则可使血液葡萄糖、蛋白质、胆固醇、甘油三酯等降低;使血肌酐、尿酸、胆红素等增高
饮酒	饮酒可使血GLU降低,使血TG、HDL、GGT等升高。长期饮酒可导致ALT、AST、GGT增高
吸烟	长期吸烟会使白细胞计数、Hb、CEA等增高而IgG下降
其他	某些诊疗活动可影响检验结果,如外科手术、输液或输血、透析、使用细胞因子等

(2) 药物对检验结果的影响 药物对检验结果的影响主要体现在以下方面:①影响待测成分的物理性质;②参与检验过程的化学反应;③影响机体组织器官的生理功能和(或)细胞活动中的物质代谢;④对机体器官的药理活性和毒性作用。故在采集血液标本前,应暂停使用对检验结果有直接影响的药物,或注明使用的药物,便于检验人员审核结果。若出现检验结果与临床症状不符的情况,积极与临床沟通,查明是否因所使用的药物所致。

(二)血液标本采集中的质量保证

1. 采血时间 应根据检验项目的要求和临床诊治的需要选择合适的采血时间。

(1) 空腹采血 患者在采血前维持正常的饮食结构,24小时内不饮酒。空腹要求至少禁食8小时,以12~14小时为宜,但不宜超过16小时。采血时间以上午9点前较为适宜,门诊病人提倡静坐15分钟后再采血。空腹期间可少量饮水,避免浓茶、咖啡、饮酒和剧烈运动。空腹血常用于临床化学定量测定,受饮食、生理等因素影响最小,较容易发现病理情况,且重复性较好。

(2) 随时或急诊采血 指无时间限制或无法规定时间而必须采血,主要用于急诊、抢救患者必须做的检验,以及体内代谢较稳定或受体内因素干扰较少的项目检验。

(3) 指定时间采血 采血时间有特殊要求的检测项目,如口服葡萄糖耐量试验、女性性激素、血培养、疟原虫检查、药物浓度监测等。

2. 采血部位 不同部位的血液标本中某些成分的浓度会有差异。动脉血、静脉血与末梢血之间,无论细胞成分或化学组成都存在不同程度的差异。动脉血成分在全身几乎相同;而静脉血因组织或器官的不同,其成分有差异;末梢血的差异性更大。此外,在分析检验结果时也应考虑生理性变化的影响。

3. 采血体位 体位改变可引起某些血液成分的浓度变化,如卧位变直立位时,由于有效滤过压增高，水及小分子物质从血管内转移到组织间隙，血浆容量减少12%左右，血清总蛋白、白蛋白、胆固醇等浓度会增高。门诊患者多采用坐位采血，病房患者多采用卧位采血，具体情况还需遵循医嘱要求选择合适体位。体位对某些检测项目（如肾素、血管紧张素、醛固酮等）的检测结果有明显影响。

4. 压脉带使用 静脉采血法压脉带压迫时间应小于1分钟，若使用压脉带2分钟，大静脉血流受阻而使毛细血管内压上升，可有血管内液与组织液交流，使相对分子质量小于5000的物质进入组织液；压脉带使用3分钟，总蛋白、血清铁、总胆红素、谷草转氨酶等上升5%~10%；使用超过3分钟，因静脉扩张，淤血，水分转移，致使血液浓缩，氧消耗增加，无氧酵解加强，乳酸升高，pH降低，血清钾和钙升高。因此，宜在开始采集第一管血时松开压脉带，使用时间不宜超过1分钟。

5. 输液 要尽量避免在输液过程中采血，静脉输液使血液稀释，而且输入的成分也会影响某些检验项目的测定，特别是葡萄糖和电解质等。宜在输液结束3小时后采血；对于输注成分代谢缓慢且严重影响检测结果（如脂肪乳剂）的宜在下次输注前采血。紧急情况必须在输液时采血，宜在输液的对侧肢体或同侧肢体输液点的远端采血，并告知检验人员。

6. 溶血 血液标本溶血不但使红细胞数量和血细胞比容降低，而且能使血细胞内、外成分混合，血浆、血清的化学成分产生较大变化，影响钾、镁、转氨酶、胆红素等多项指标的测定，不能反映患者的实际情况，因此，在采集、转运、保存和分离血细胞时一定要避免溶血。引起溶血的主要原因有：采血不顺利、容器不清洁、接触水或化学溶剂、强力振荡和分离血细胞时操作不慎等。

（三）血液标本采集后的质量保证

血液标本采集后的运送、签收、保存、预处理等诸多环节都会对检验结果产生影响，具体内容参见本节内容血液标本运送、保存和处理。

（章亚倞）

第三节 标本涂片制备

制备良好的涂片是显微镜形态学检查的基础，是确保显微镜下观察到的细胞等有形成分形态清晰的关键，是提高检验诊断准确性和保证检验质量的前提。

一、涂片制备

根据标本类型和检测目的选择合理的制片方法，同一种标本也可以采用多种制片方法。

1. 直接涂片法 取1~2滴混匀标本直接置载玻片上，覆加盖玻片后镜检，适用于尿液、精液和稀薄痰液标本。

2. 推片法 取标本1滴置于载玻片一端，用推片以30°~45°夹角将其轻轻推向另一端。该法适用于血液和体腔液等稀薄的标本。

3. 盐水涂片法 先在载玻片上滴加适量的生理盐水，再将少量标本混悬于生理盐水中制成涂片，覆加盖玻片后镜检。该法适用于粪便及阴道分泌物等标本。

4. 旋转涂片法 取标本1滴于载玻片中央，用推片的一角将血滴由内向外旋转涂片形成圆形血膜。该法适合血液标本厚血膜制备。

5. 涂抹法 用沾有标本的竹签或者棉签，在载玻片上由内向外沿一个方向转圈涂抹；或从载玻片一端开始平行涂抹，不宜重复，均匀涂抹。本法适用于鼻咽部稍黏稠的标本。

6. 压拉涂片法 将标本夹于横竖交叉的两张玻片之间，然后边压边拉、移动两张玻片，即可获得两张涂片。该法适用于较黏稠的痰液标本。

7. 细胞离心涂片机制片 使用专用的细胞离心涂片机，按照步骤操作规程制片。适用于脑脊液、尿液等标本。

除了以上涂片制备方法外，还有自动涂片法、印片法、喷射法、微孔滤膜过滤法和液基薄层制片法等，可用于血液和细胞病理学检查标本涂片制备。

二、涂片固定

涂片制备后，应立即固定，使有形成分尽可能保持原有的结构和形态。固定的目的主要有：①使细胞内的蛋白质、糖、脂肪等各种成分沉淀，处于不溶状态被保存下来，使其保持正常生活时相似的结构；②防止组织、细胞的死后变化，防止组织自溶和腐败，以保持组织和细胞与正常生活时的形态相似；③使各种物质沉淀和凝固起来而产生不同的折射率，造成光学上的差异，以便染色后易于鉴别和观察；④防止细胞过度收缩或膨胀而失去其原有形态结构；⑤经过固定的组织可以增加对染液的亲和力，使细胞内部成分更易于着色；⑥固定能够增加标本与载玻片黏附力。标本越新鲜，固定越及时，细胞结构越清晰，染色效果越好。

涂片固定根据固定环境分为干固定和湿固定；根据固定的物理形式不同分为物理固定和化学固定。物理固定即干固定，是指涂片在物理条件下干燥固定。化学固定是指使用化学液体进行的固定，即湿固定。

1. 干固定 包括干燥、高热和低温骤冷等固定方法。如血液涂片可以采用自然干燥固定；细菌涂片可使用加热法固定；某些组织采用液氮低温骤冷固定。

2. 湿固定 利用乙醇、甲醇、甲醛等化学试剂可使蛋白质变性的机制，将细胞固定，以保持涂片上各类细胞的结构、形态的完整性，利于染色检查。

3. 方法学评价 干固定法和湿固定法的方法学评价见表2-7。

表2-7 干固定法和湿固定法方法学评价

方法	优点	缺点
干固定	①操作简便：不需要复杂的设备和试剂；②快速：能较快完成标本固定，节省时间；③对标本影响较小：能较好地保持标本的原有形态和结构	①固定效果可能不如湿固定法稳定；②对一些标本的固定可能不够充分
湿固定	①固定效果更均匀：能使固定液更充分地渗透到标本中；②对细胞结构保护更好：能更有效地保持细胞的形态和细微结构；③适用范围较广：适用于多种标本类型和检测需求	①操作相对复杂，需要特定的固定液和操作步骤；②可能影响某些特殊物质检测；③固定液可能对标本产生一定影响

三、血涂片制备

血涂片（blood smear）是将血液按一定方向在载玻片上涂开而制成的血膜。血涂片的质量直接影响血细胞形态检验的结果。因此，良好的血涂片是血细胞形态学检查的基础。血涂片主要用于红细胞、白细胞和血小板形态等检查，还可用于白细胞和血小板的数量评估。

（一）手工推片法

1. 薄血膜推片法

（1）器材 载玻片、吸管。

（2）操作流程 ①取血：取新鲜血1滴，置于载玻片的一端1cm处或整片的3/4处；②推片：左手持载玻片，右手持推片从血滴前方后移接触血滴，使血滴沿推片边沿展开，推片与载玻片成30°～45°，匀速、平稳地向前移动，制成血涂片；③干燥：推制好的血涂片自然干燥，天气寒冷或潮湿时可置于37℃温箱中促干，以免时间过长导致细胞变形、皱缩。 ⓔ 微课/视频3

2. 厚血膜涂片法

（1）器材与试剂　载玻片、吸管、蒸馏水。

（2）操作流程　①取血，取新鲜血液于载玻片的中央；②涂片，用旋转涂片法制成厚薄均匀、直径约1.5cm的圆形血膜；③溶解红细胞，待自然干燥后，滴加数滴蒸馏水使红细胞溶解，脱去血红蛋白，倾去水；④干燥，血涂片干燥后染色。本方法适合检查疟原虫、微丝蚴等。

（二）仪器自动涂片法

全自动血液分析流水线配备自动推片染片仪，可以按照设定的操作指令自动送片、取血、推片、标记和染色等任务。其工作原理是用机械手模拟人工方式对载玻片上血样进行推片。仪器可根据血细胞比容对点血量、推片起始位置、推片角度、速度和时间进行调整，并通过激光检测，保证血涂片头、体、尾分明且厚薄适宜。

（三）质量保证

1. 血涂片质量要求　良好的血涂片厚薄适宜、头体尾分明（由厚到薄过渡）、四周留有空隙、长度至少25mm，体尾交界处的红细胞分布均匀，既不重叠但又互相紧靠相连。

2. 载玻片质量　必须中性、洁净、无油腻、无划痕、边缘整齐光滑。

3. 标本因素　血液采集后在4小时内制片，否则可使细胞形态改变，如胞质内形成空泡、核分解破裂等。血涂片的标本既可直接用非抗凝的静脉血或末梢血，也可用EDTA抗凝血。由于EDTA抗凝血有时能引起红细胞皱缩和白细胞聚集，因此最好使用非抗凝血制备血涂片。

4. 制片　血膜的厚薄与血滴大小、推片角度、推片速度及血细胞比容有关。血滴大、角度大、速度快则血膜厚；反之则血膜薄。因此当血细胞比容高于正常、血黏度较高时，宜保持较小的角度和较慢的速度推片；相反，血细胞比容低、血液较稀薄时，用较大的角度和较快的推片速度可获得满意的血涂片。

5. 干燥　血涂片必须充分干燥，否则染色过程中可造成血膜脱落。室温下可自然干燥；环境温度过低或湿度过大时，可将其置于37℃恒温箱（气浴式）中干燥。

6. 血涂片制备不佳　各种原因会影响血涂片的制备，血涂片制备不佳的类型及可能的原因见表2-8。

表2-8　血涂片制备不佳的类型及可能原因

类型	可能原因
不规则间断	推片速度不均匀
出现空泡	载玻片有油脂污染
太长或太短	推片角度和速度不正确，血滴推片角度小、血滴未完全展开即开始推片时血膜偏长；推片角度大、血滴太小时血膜偏短
无尾部	血滴太大
有纵向沟槽或刷尖	推片不光滑
边缘无空隙	推片太宽或血滴展开太宽
太厚	血滴大、血黏度高、推片角度大、推片速度快

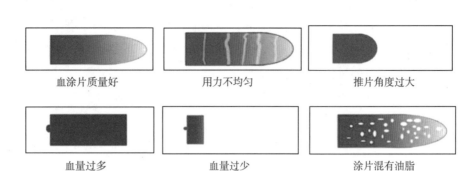

| 血涂片质量好 | 用力不均匀 | 推片角度过大 |
| 血量过多 | 血量过少 | 涂片混有油脂 |

图 2-4　各种血涂片的比较

（四）方法学评价

血涂片制备的方法学评价见表 2-9。

表 2-9　血涂片制备的方法学评价

方法	评价
薄血膜涂片法	①该法操作简单、用血量少，主要用于观察血细胞形态及仪器法检测结果异常时的复查；②某些抗凝剂可使血细胞形态发生变化，应注意鉴别；③白细胞减低患者的标本经离心后取棕黄层（富含有核细胞和血小板）涂片，可提高异常细胞的阳性检出率
厚血膜涂片法	此法可提高对疟原虫、微丝蚴等的阳性检出率
仪器自动涂片法	①涂片中细胞分布均匀、形态完好，且推片与染色可以和血液分析仪构成流水线作业，标本处理速度快，易于质量控制，适用于大批量标本的检查；②避免了人与血液直接接触，提高了操作的安全性

第四节　标本染色

染色的主要目的是使标本中的细胞等有形成分着色。不同类型的细胞在形态、结构和化学成分上存在差异，通过特定的染色方法，有利于细胞的观察和鉴别。

一、染料种类

1. 根据用途分类　分为细胞核染料（如苏木精、甲紫、甲苯胺蓝等）、细胞质染料（如伊红、亮绿等）和脂质染料（如苏丹Ⅲ等）等。

2. 根据化学性质分类　分为酸性染料、碱性染料和复合染料。酸性染料包括酸性品红、刚果红、苏丹Ⅲ、伊红等；碱性染料包括甲基蓝、碱性品（复）红、结晶紫、亚甲蓝、甲基绿、苏木精和洋红等；复合染料包括中性红、瑞氏染料和吉姆萨染料等。

二、染色原理

目前公认的染色原理有物理作用说和化学作用说，物理作用说以物理吸附、渗透和吸收原理为主，化学作用说以化学结合和离子交换原理为主。

（一）物理作用

物理作用是指染料分子通过渗透、吸收、吸附和沉淀等作用，使染料的色素粒子进入被染物（组织、细胞、微生物、寄生虫等）并与其牢固结合而使其着色。如结晶紫和墨汁均可以吸附在细胞表面。

（二）化学作用

化学作用是指染料与标本中的某些成分发生化学反应，形成结合物而使其着色。细胞内不同结构所含的化学成分不同，与各种染料的亲和作用也不同，进而使细胞呈现不同颜色而鉴别。

（1）化学亲和作用　①碱性染料：与细胞内带负电荷酸性成分结合而显色，如 DNA、RNA、某些细胞质蛋白等，主要用于细胞核染色。碱性染料有苏木素、亚甲蓝和天青等；②酸性染料：与细胞内带正电荷的碱性物质结合而显色，如血红蛋白、嗜酸性颗粒、胞质中的某些蛋白等。酸性染料有伊红、酸性品红等。

化学亲和作用受以下因素影响：①蛋白质的化学性质：蛋白质是两性电解质物质，基本组成单位为氨基酸，各种不同的氨基酸又由不同数量的氨基（$-NH_2$）和羧基（$-COOH$）组成，其所带电荷随溶液的 pH 而定。故不同蛋白质在一定环境中具有不同的嗜酸性染料或嗜碱性染料的倾向，由此出现着色差异。②染色环境的酸碱度：对于某一蛋白质而言，如环境 pH < pI（等电点）时，则蛋白质正电荷增多，易与伊红等酸性染料结合，染色偏红；相反，当环境 pH > pI，蛋白质带负电荷增多，易与美蓝等碱性染料结合，染色偏蓝。因此，染色环境的 pH 对着色影响很大，不同的细胞由于其所含化学成分不一样，其性质各不相同，在特定 pH 条件下对染料的亲和力也不一样。

（2）离子交换作用　指染料离子与标本离子进行交换而染色的方法，如酸性品红－橘黄 G 染色法，可用于植物木质部的染色。

除上述染色原理外，标本染色中酶促反应可利用酶对特定底物的催化作用，产生可被检测到的有色产物。通过这种方式，能够特异性地显示出具有特定酶活性的细胞或组织部位。常见的有过氧化物酶染色（peroxidase stain，POX）染色等。随着科技的发展，新型的染色技术如原位杂交技术、荧光原位杂交技术等也被广泛应用于病理学检查中。

> **知识拓展**
>
> ### 原位杂交技术和荧光原位技术
>
> 原位杂交技术是利用标记的核酸探针与细胞或组织中的核酸（DNA 或 RNA）按照碱基互补配对原则进行杂交，通过检测标记物来确定目标核酸的位置和含量。常用于细胞或组织切片上对特定核酸序列进行定位和定性分析。
>
> 荧光原位杂交技术（fluorescence in situ hybridization，FISH）是原位杂交技术的一种改进。它使用荧光标记的核酸探针进行杂交。FISH 技术具有较高的灵敏度和特异性，能够更清晰、直观地显示目标核酸在细胞内的分布和数量。常用于染色体分析、基因定位、肿瘤诊断等领域。

三、染色方法

标本的染色方法包括普通染色法、荧光染色法、细胞化学染色法、细胞活体染色法和特殊染色法等。

1. 普通染色法　利用细胞各种成分对不同染料亲合力的差异，呈现不同颜色或者同一颜色不同深浅。普通染色法包括单染色法和复染色法。

（1）单染色法　是指使用一种染料对标本进行染色，常见的方法包括美蓝染色法、伊红染色法及台盼蓝染色法。

（2）复染色法　复染法是一种在初次染色后，再用另一种染料进行二次复染的方法，或者两种染料同时染色。它可以使标本的不同结构或成分更清晰地显现出来，提高染色效果。常见的染色方法包括瑞氏染色、巴氏染色、吉姆萨染色和苏木精－伊红染色（HE 染色）等。

2. 荧光染色法 利用荧光染料与细胞内不同物质结合，以特定波长的光激发荧光分子，使其与试剂结合后发射出不同颜色的荧光，用荧光显微镜观察或流式细胞仪检测。如吖啶橙能使细胞内的 DNA 呈现黄绿色荧光、RNA 显橘红色荧光。

3. 细胞化学染色法 以细胞形态学为基础，利用化学反应显示细胞内不同成分数量。被显色的物质可以是核酸、蛋白质、脂类、糖类、酶或铁等物质。单克隆抗体技术、酶标记技术的细胞免疫化学染色法，能特异地显示细胞内特定抗原物质，主要应用于病理组织标本的染色。

4. 细胞活体染色法 是指细胞在存活状态下进行的染色，常用的染料有煌焦油蓝、新亚甲蓝及中性红等，如网织红细胞染色将血液直接与染料结合。

5. 特殊染色法 指用常规染色方法无法显示细胞成分，具有特定目的和针对性的染色技术。为了显示与确定组织或细胞中的特定结构或病理过程中出现的异常物质、病变及病原生物等，选用相应的能显示特殊成分的染色方法，如 Masson 染色法、苏丹Ⅲ/Ⅳ染色法和尼氏染色法（Nissl 染色法）等。

临床基础检验常用的染色方法及临床检测项目如表 2 - 10。 微课/视频 4～16

表 2 - 10 临床标本常用染色方法及应用

染色方法	常见检查项目	标本类型
瑞氏－吉姆萨染色/瑞－吉染色	血细胞、骨髓细胞及脱落细胞形态检查、寄生虫和原虫检查	血液、骨髓、体液及排泄物等
伊红－丙酮染色	嗜酸性粒细胞计数	血液
煌焦油蓝染色	网织红细胞计数	血液
新亚甲蓝染色	网织红细胞计数	血液
结晶紫－沙黄染色	尿有形成分检查	尿液
阿利新蓝－哌若宁染色	尿有形成分检查	尿液
荧光染色	血细胞分析仪有核细胞各参数分析	血液
	尿有形成分检查	尿液
普鲁士蓝染色	尿含铁血红素检查	尿液
苏丹Ⅲ染色	尿乳糜检查	尿液
	粪便脂肪检查	粪便
碘液染色	粪便有形成分检查	粪便
金胺－酚染色法	寄生虫检查	粪便
伊红 Y/台盼蓝染色	精子存活率	精液
HE 染色	细胞病理学检查	脱落细胞及针吸细胞标本
巴氏染色	脱落细胞检查	阴道分泌物、前列腺液、体腔液及痰液
革兰染色/墨汁染色	微生物检查	阴道分泌物、脑脊液、体腔液及痰液
六胺银染色	微生物检查	痰液
抗酸染色	抗酸杆菌检查	痰液

四、血涂片染色

生理状态下的细胞是半透明的，未染色直接观察时难以分辨其结构。染色目的是使细胞膜、细胞质、细胞核等主要结构染上特定的颜色，增加其对比度和分辨率，以便在显微镜下观察与识别。

（一）瑞氏染色法

1. 试剂 瑞氏染液、磷酸盐缓冲液。

（1）瑞氏染液 瑞氏染料是由酸性伊红（eosin）和碱性美蓝（又名亚甲蓝，methylene blue）组成的复合染料。①美蓝：通常为氯盐，为四甲基硫堇染料，即氯化美蓝（M^+Cl），美蓝容易氧化为天青；②伊红：通常为钠盐（NaE^-），是不易解离的阴离子酸性染料。瑞氏粉是由美蓝和伊红的水溶液混合后形成的一种溶解度低的美蓝–伊红中性沉淀物。瑞氏粉在水中的溶解度较低，但易溶于甲醇。

（2）甲醇 甲醇有以下几方面的作用：①溶解作用：适量的瑞氏染料在甲醇中溶解后，解离为带正电荷的美蓝（M^+）或天青和带负电荷的伊红（E^-）离子，血细胞内的不同成分可以选择性地吸附、亲和而着色；②固定和脱水作用：甲醇具有较强的脱水作用，将细胞固定为一定的形态，蛋白质沉淀为颗粒状或网状结构，增加染液与细胞接触的表面积；③吸附作用：提高细胞对染料的亲和作用，增强染料的吸附作用。

（3）磷酸盐缓冲液 保持染色环境在相对恒定的 pH 内，使细胞着色稳定。染料中 pH 6.4～6.8 磷酸盐缓冲液用来调节染色时的 pH，以达到满意的染色效果。

2. 染色原理 由于血细胞所含的化学成分不同，对染料的吸附和亲和力也不同。通过物理吸附与化学亲和作用，瑞氏染液使血细胞呈现不同的颜色。瑞氏染色血细胞着色的原理见表 2–11。 微课/视频 17

表 2–11 瑞氏染色血细胞着色原理

成分	染色反应
碱性物质	又称为嗜酸性物质，可与酸性伊红结合而被染成橙红色、粉红色或橘黄色，如红细胞的血红蛋白及嗜酸性粒细胞的颗粒
酸性物质	又称为嗜碱性物质，可与碱性亚甲蓝结合而染成蓝紫色，如淋巴细胞胞质、嗜碱性粒细胞的颗粒、DNA、RNA 等
中性物质	可同时与伊红、亚甲蓝均结合，染成淡紫红色，如中性粒细胞的中性颗粒
细胞核	主要由 DNA 和强碱性的组蛋白等组成，前者主要与亚甲蓝作用染成蓝色，后者主要与伊红结合染成红色，故细胞核被染成紫红色

3. 操作流程 血涂片制备→干燥→标记→瑞氏染液覆盖血膜 1 分钟→加等量缓冲液→混匀→静置 5～10 分钟→流水冲洗→干燥。 微课/视频 18

4. 染色效果 ①正常情况下，肉眼观察瑞氏染色后的血膜呈淡紫红色或琥珀色。在显微镜下，成熟红细胞呈粉红色；白细胞颗粒清楚，并显示出各自特有的色彩（图 2–5）；②染色偏酸，红细胞和嗜酸性粒细胞颗粒偏红；白细胞核呈淡紫红色或不着色（图 2–6）；③染色偏碱，红细胞呈灰蓝色；中性粒细胞颗粒深暗、偏粗，染成紫黑色；嗜酸性粒细胞染成暗褐色，甚至紫黑色或蓝色（图 2–7）。

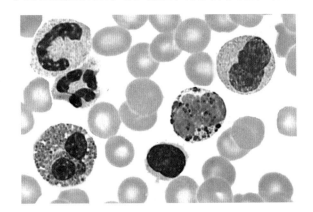

图 2–5 染色正常时的染色效果

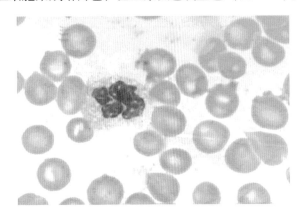

图 2–6 染色偏酸时的染色效果

5. 质量保证

（1）血涂片　未干透的血膜不能立即染色，否则染色时细胞易脱落。血涂片应在 1 小时内染色或在 1 小时内用无水甲醇固定后染色。未染色的血涂片保存一般不超过 1 周。

（2）染液　①新配制的瑞氏染液偏碱性，染色效果不太理想，需在室温放置一段时间，使其中的亚甲蓝转变为天青 B。在密封条件下，染料贮存时间愈久，转化的天青 B 愈多，染色效果愈好；②瑞氏染液在贮存过程中需密封，以防止甲醇挥发或氧化，影响染液质量；③瑞氏染液可适当加入甘油，防止甲醇挥发。

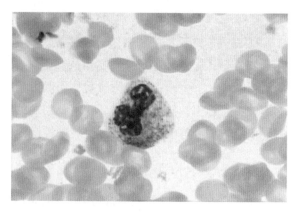

图 2-7　染色偏碱时的染色效果

（3）pH 影响　载玻片和冲洗用水必须中性。不洁净或非中性载玻片会造成细胞，特别是红细胞形态发生改变，可导致假性的异常形态红细胞出现。非中性的载玻片还会影响染色环境的 pH，导致染色偏酸或偏碱。

（4）染色过程　①血涂片应水平放置，加染液至刚好覆盖全部血膜为宜，染液量要充足，以免蒸发后染料沉淀不易冲洗掉；②染液与缓冲液两者比例要适宜，加缓冲液后要充分混匀；③染色完成后轻轻摇动玻片，让染液沉渣浮起，以流水冲洗染液，冲洗前不可先将染液倒掉，以免染料渣沉着于血膜上；④冲洗时让水流从玻片的一端划过，避免水流垂直冲到血膜上，而导致血膜脱落。冲洗时间不能过长，以免脱色；⑤冲洗完后的血片应立即立于架上，防止剩余水分浸泡脱色；⑥注意保护血膜的尾部和边缘，体积大的异常细胞常分布于血膜的尾部和边缘，要使全部血膜充分着色，并防止遗漏和破坏观察视野。

（5）染色时间　染色时间应视具体情况而定，染液浓度低、室温低、血细胞多，要延长染色时间；反之，染色时间要缩短。更换新染料时必须试染，摸索最佳染色条件。

（6）染色效果不佳的原因分析及改进措施　染色过深、过浅、偏酸、偏碱与血涂片中细胞数量、血膜厚度、染色时间、染液浓度及 pH 密切相关。血涂片染色效果不理想的原因与改进措施见表 2-12。

表 2-12　血涂片染色效果不理想的原因与改进措施

效果	原因	改进措施
偏碱	涂片太厚、冲洗用水 pH 太高、染色时间太长、贮存染液暴露于阳光等	用含 1% 硼酸的 95% 乙醇溶液冲洗 2 次，再用中性水冲洗，干后镜检
偏酸	冲洗用水 pH 太低、贮存染液质量不佳、冲洗用水 pH 过低、冲洗时间过长等	规范操作，新鲜配制中性水或者蒸馏水，保证染液质量
太淡	染色时间太短、冲洗时间太长	复染：应先加缓冲液，后加染液；或加染液与缓冲液的混合液，不可先加染液
染料沉积	冲洗前染液干涸、冲洗方式不当、染料沉淀、染液未过滤	用甲醇冲洗 2 次，并立即用水冲掉甲醇，待干燥后复染
蓝色背景	固定不当、涂片未固定贮存过久、使用肝素抗凝剂	注意涂片的固定，使用 EDTA 抗凝血

（7）染色标本的保存　瑞氏染色后的涂片，颜色会逐渐变淡，需要时可重新复染，但复染后的效果不佳。对于标本片中少见的形态、结构需要长期保存的染色标本片，可以使用中性树脂进行封片保存。

（二）吉姆萨染色法

吉姆萨染料是由天青和伊红组成的复合染料，天青是亚甲蓝的氧化形式。染液由吉姆萨染料、甲醇和甘油组成。吉姆萨染色法提高了亚甲蓝的氧化，加强了天青的作用。染色原理、缓冲液与瑞氏染色法大致相同。缓冲液制备、染色操作及质量保证基本同瑞氏染色法。

（三）瑞－吉染色法

瑞氏染料和吉姆萨染料溶解于甲醇即为瑞－吉染液。瑞氏染料由伊红和亚甲蓝组成，而吉姆萨染料则由伊红和天青组成，这两种染料的染色原理大致相同，前者对细胞质和颗粒着色较好，后者对细胞核结构显示清晰。瑞－吉染色能达到取长补短、优势互补的作用，其中所使用的缓冲液与瑞氏染色法相同。染色操作及质量保证基本同瑞氏染色法。

（四）方法学评价

血涂片常用染色的方法学评价见表2－13。

表2－13 血涂片染色方法学评价

方法	优点	缺点
瑞氏染色	①方法简便；②染色时间短；③对细胞特异颗粒和细胞质着色较好	①容易褪色；②保存时间短；③细胞核的着色略差
吉姆萨染色	①对细胞核结构和寄生虫着色较好；②使细胞核结构更清晰；③不易褪色，适合长期保存涂片	①染色时间长；②成本比较高；③对细胞质和颗粒着色略差
瑞－吉染色	临床广泛使用的染色方式：①细胞核、细胞质和细胞颗粒均着色鲜艳，对比鲜明；②染色时间短，染色效果好；③不易褪色	染液容易污染、易变质

第五节　有形成分显微镜计数

在血液、体液以及各种培养物（如培养细胞等）中存在着数量不等和类别各异的有形成分，如各种细胞、管型、结晶以及病原生物等。通过计数各类有形成分的数量变化，用来判断某些疾病的发生和发展状况以及科学研究。所用方法有显微镜计数法和仪器法，本节重点介绍显微镜计数法。

一、有形成分显微镜计数原理

将一定量的样本或处理后的样本（如稀释、浓缩或者溶解及染色），充入特定的计数室或计数池，在显微镜下计数一定区域（即一定体积）内的各种有形成分（如细胞）的数量。根据所计数体积内的有形成分数量以及稀释倍数比例关系，再换算成单位体积的该有形成分的数量。

二、有形成分显微镜计数器材

计数器材主要包括计数板和显微镜等。用于显微镜下有形成分计数的计数板有改良牛鲍（Neubauer）计数板、菲斯－罗森塔（Fuchs－Rosenthal）计数板、定量尿沉渣计数板、精子计数板、虫卵计数板等，其中以改良牛鲍计数板应用最广泛。不同类型的计数板，其计数室的大小、深度以及格子的划分有所不同，从而应用于不同类型标本中不同有形成分的计数。

三、血细胞显微镜计数

（一）原理

同上。

（二）器材

1. 改良牛鲍计数板

（1）大体结构　由长方形无色厚玻璃制成（图2-8）。正面观察，可见中央刻有2个相同的计数室平台，由"H"型沟槽相隔。在计数室两侧各有1条支持柱，用以承载盖玻片。沿计数板长边侧面观察，可见支持柱略高于计数室平台（落差0.1mm），如将盖玻片搭载于支持柱上，盖玻片与计数室平台之间形成0.1mm的缝隙。此时将液体充入血盖片与计数室之间，则液层厚度（或深度）即为0.1mm。

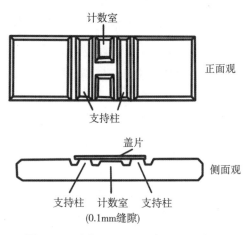

图2-8　改良Neubauer计数板结构

（2）计数室的结构　计数室内划有正方形边长3mm的方格，平均分为9个大方格，每个大方格边长1mm，面积1mm^2，若覆以血盖片并充满液体，液体的体积为0.1mm^3（μl）。四角的4个大方格分别以单划线分为16个方格，用于计数白细胞。位于中央的大方格，以双线分成25个中方格，每个中方格又以单线划分为16个小方格，其中5个中方格用于计数红细胞及血小板（图2-9）

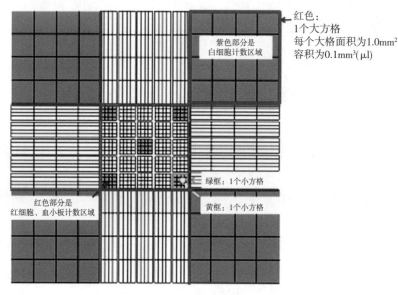

红色：
1个大方格
每个大格面积为1.0mm^2
容积为0.1mm^3（μl）

紫色部分是
白细胞计数区域

绿框：1个小方格

黄框：1个小方格

红色部分是
红细胞、血小板计数区域

图2-9　改良Neubauer计数板计数区域划分

2. 盖玻片　为血细胞计数板专用、具有特殊规格的盖玻片，其规格为25.0mm×20.0mm×0.6mm。

3. 微量吸管　由聚丙烯或聚乙烯材料制成的具有精确刻度和狭窄内径的细长管，直径0.5～2mm，两端平齐、未封闭。有10μl和20μl2个刻度，适合于快速获取微小剂量的血液。

（三）**操作流程** 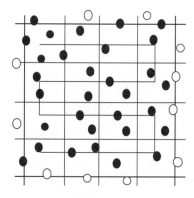 微课/视频19～21

处理标本→充池→静置→计数→计算。由于血细胞计数室划线部分也占计数室的总面积，因此对压线细胞也应列入计数，为避免重复计数或漏计，计数时应遵循以下原则：按照一定的方向，以"弓"字形顺序计数；对于压线细胞，遵循"数上不数下、数左不数右"的原则（图2-10）。

图2-10　血细胞计数原则

（四）质量保证

1. 计数误差 血细胞计数的计数误差包括技术误差和固有误差。

（1）技术误差 由于所用器材不符合要求和操作不规范所致的误差称为技术误差（technical error），这类误差通过主观努力可以避免或显著减少，属系统误差。血细胞计数所用的改良牛鲍计数板、微量吸管均应符合要求，或经过校正方可使用。血细胞计数对器材的要求见表 2 - 14，血细胞计数常见的技术误差与原因见表 2 - 15。

表 2 - 14 血细胞计数对器材的要求

器材	要求
计数板	①计数室台面光滑、透明，划线清晰，划线面积准确；②必要时采用严格校正的目镜测微计测量计数室的边长与底面积，用微米千分尺测量计数室的深度
盖玻片	①要求：应具有一定的重量，平整、光滑、无裂痕，厚薄均匀一致；②精确评估：可使用卡尺多点测量（至少在 9 个点），不均匀度在 0.002mm 之内；必要时采用平面平行仪进行测量与评价，要求呈现密集平行的直线干涉条纹；③粗略评估：将洁净的血盖片紧贴于干燥的平面玻璃上，若能吸附一定的时间不脱落，落下时呈弧线形旋转，表示血盖片平整、厚薄均匀
微量吸管	①多采用一次性微量吸管采集毛细血管血；②应对每一批次的采血管进行抽样检查，可通过水银称重法或有色溶液比色法进行校正，前者误差不应超过 ±1%，后者误差不应超过 ±2%

表 2 - 15 血细胞计数常见的技术误差与原因

误差来源	原因
器材不符合要求	计数板未经校准、盖玻片不平整光滑，清洁不彻底
试剂不符合要求	细胞稀释液未过滤除杂质
稀释倍数不准确	①稀释液或（和）血液量不准确；②吸血时吸管内有气泡；③未擦去吸管外余血；④血液加入稀释液后，吸管带出部分稀释血液；⑤稀释液放置时间过长，蒸发浓缩
血液凝固	采血动作缓慢、过分挤压采血部位、血液加入到稀释液后未及时混匀等可造成血液凝固。
稀释的血液混合不匀	充液前振荡不充分（但过分振荡产生过多的气泡，也可造成混合不匀）
充池不当	充液过多或过少、多次充液、计数池内产生气泡、操作台不平整等，均可使细胞分布不均
盖片移动	盖片因充液触碰、浮起或者移位，导致计数体积不准确
静置时间不够	未静置或时间不够会使部分细胞漏数，时间过长细胞会破坏或稀释液挥发
计数方法不当	未按顺序计数、重复计数或遗漏；误认杂质为细胞

2. 固有误差 又称计数域误差。即使是技术熟练者，使用同一稀释血液多次充液计数，其结果也有一定的差异，这种由于血细胞每次在计数室内的分布不可能完全相同所造成的误差，称为计数域误差（field error）或分布误差。

血细胞在计数室内呈随机分布，或称 poisson 分布，其标准差 $s = \sqrt{m}$（m 为血细胞多次计数的均值），变异系数 CV 为：

$$CV = \frac{s}{m} \times 100\% = \frac{1}{\sqrt{m}} \times 100\%$$

缩小计数域误差的有效方法就是尽量扩大血细胞计数的数量（扩大计数范围或减小稀释倍数），将 CV 控制在可接受的范围以内。因此，在计数不同的血细胞时，由于各种血细胞在血中的多少不同，计数时所用的稀释倍数、计数范围也不同，计算公式也不同（表 2 - 16）。

表 2 - 16 不同血细胞计数的稀释倍数、计数区域及计算

计数细胞种类	血液稀释倍数	计数区域	换算方法（细胞数/L 血液）
红细胞	200	四角及中央 5 个中方格	$N \times 5 \times 10 \times$ 稀释倍数 $\times 10^6$
白细胞	20	四角 4 个大方格	$N/4 \times 10 \times$ 稀释倍数 $\times 10^6$

计数细胞种类	血液稀释倍数	计数区域	换算方法（细胞数/L 血液）
血小板	20	四角及中央 5 个中方格	$N \times 5 \times 10 \times$ 稀释倍数 $\times 10^6$
嗜酸性粒细胞	20	两侧计数室四角及中央 5 个大方格，共 10 个大方格	$N \times$ 稀释倍数 $\times 10^6$

3. 质量考核与评价 由于手工法缺乏成熟且公认的评价与考核方法，一直采用根据误差理论设计的几种评价方法。

（1）变异百分率评价法 适用于人数较多（如 30 人以上）的技术考核，或市、区集体考核。

$$V = \frac{|\overline{X} - X|}{\overline{X}m} \times 100\%$$

式中，V 为变异百分率；X 为被考核者计数值；$\overline{X}m$ 为靶值，即同一标本由多位技术熟练的专业人员（如 30 人以上）计数的均值或合格标准物的参考区间。

$$质量得分 = 100 - (2 \times V)$$

式中，2 为失分系数，根据 $V = 20$ 为及格分（即质量得分为 60 分），则失分系数 $= (100 - 60)/20 = 2$。按表 2-17 进行质量评价。

表 2-17 血细胞计数考核质量得分与评价

V 值界限	质量得分	质量等级	评价
= 5	90 ~ 100	A	优秀
5.1 ~ 10	80 ~ 89	B	良好
10.1 ~ 15	70 ~ 79	C	中等
15.1 ~ 20	60 ~ 69	D	及格
> 20	< 60	E	不及格

（2）两差比值评价法 随机抽取 1 份标本进行重复计数，该份标本在短时间内 2 次计数之差与 2 次计数之和平方根之比，即为两差比值。本法适用于个人技术考核，也可用于复检与评价结果的准确性。

$$r = \frac{|X_1 - X_2|}{X_1 + X_2}$$

式中，r 为两差比值；X_1、X_2 为分别为前后 2 次计数的细胞数。

$$质量得分 = 100 - (r \times 20.1)$$

根据统计学理论，两差比值大于 1.99，则 2 次结果有显著性差异，故失分系数为 $(100 - 60)/1.99 = 20.1$。两差比值的评价方法同变异百分率法。

（3）双份计数标准差评价法 采用多个标本，每个标本均作双份计数，用每个标本的双份计数之差计算标准差，然后求得变异系数及质量得分。本法适用于个人技术考核及室间质量评价。

$$\overline{x} = \frac{\sum x_1 + \sum x_2}{2n}$$

$$s = \sqrt{\frac{\sum (x_1 - x_2)^2}{2n}}$$

$$cv\% = \frac{s}{\overline{x}} \times 100\%$$

式中，n 为标本数；x_1、x_2 为分别为同一份标本 2 次计数的细胞数。

$$质量得分 = 100 - (CV \times x^2)$$

评价方法同变异百分率法。

（五）方法学评价

细胞显微镜计数法是 WHO 推荐的参考方法，方法简单、费用低廉、简单易行，适用于日检测量少的基层医疗单位和分散检测。多次重复测定的均值可用于校准血液分析仪的参考值，也可用于血液分析仪异常结果的复查。缺点是该法费时、费力，受取血量和血细胞计数板的质量、血细胞分布状态以及检验人员技术水平等因素的影响，精密度和准确度较低，不能适应大批量标本的测定，在临床上逐渐被血液分析仪所取代。

（六）应用

血细胞计数方法应用广泛，除了用于血液中的红细胞、白细胞、血小板和嗜酸性粒细胞等的计数，还可用于脑脊液、胸腔积液、腹腔积液、支气管灌洗液、尿液等标本的各种有形成分计数。在科研工作中，常用于对来自动物的各种细胞以及培养的各种细胞进行计数。

？思考题

答案解析

案例　在南方的 6 月梅雨季，医院检验科窗口的地上湿漉漉的。一位患者在等待检验结果，检验技术员发现该患者的血液分析仪数据出现报警，需要进行手工复检。检验技术员打开显微镜，发现显微镜表面一层水雾。

问题

（1）显微镜对存放和使用环境有哪些要求？

（2）显微镜计数血细胞的误差来源有哪些？

（3）显微镜计数血细胞时，应遵循哪些计数原则？

（许　健）

书网融合……

| 重点小结 | 题库 | 微课/视频 1 | 微课/视频 2 | 微课/视频 3 | 微课/视频 4 |

| 微课/视频 5 | 微课/视频 6 | 微课/视频 7 | 微课/视频 8 | 微课/视频 9 | 微课/视频 10 |

| 微课/视频 11 | 微课/视频 12 | 微课/视频 13 | 微课/视频 14 | 微课/视频 15 | 微课/视频 16 |

| 微课/视频 17 | 微课/视频 18 | 微课/视频 19 | 微课/视频 20 | 微课/视频 21 |

第三章　血细胞手工检验

1. 通过本章学习，掌握外周血细胞形态检验方法、报告方式、血细胞形态特征，外周血细胞计数、网织红细胞计数、白细胞分类计数、血红蛋白、血细胞比容、红细胞沉降率的手工检验原理、方法、质量保证和方法学评价；熟悉嗜酸性粒细胞手工直接计数方法和红细胞平均指数计算方法，血细胞手工检验常用检测项目的临床意义。

2. 具有外周血常见异常细胞的识别能力，具有开展血液一般检验检测项目手工操作及检验结果分析的能力。

3. 树立以患者为中心，综合血细胞手工检验结果，协助临床诊断的临床全局思维意识。

血细胞检验是血液检验中的重要内容之一，可为临床诊断提供最基本、最全面的血液学信息，包含血细胞数量和质量，是临床诊断和分析病情的重要依据。

随着自动血细胞检验仪器的发展，部分血细胞检验参数通过血液分析仪可快速地获得准确的结果，国际血液学标准化委员会（International Council for Standardization in Hematology，ICSH）推荐使用血液分析仪参数来对某些细胞形态进行程度分级，其准确度和精密度相比光学显微镜镜检更高，如评估红细胞（red blood cell，RBC）大小异常可使用红细胞平均体积（mean corpuscular volume，MCV）来判断、评估红细胞色素异常可使用红细胞平均血红蛋白（mean corpuscular hemoglobin，MCH）来判断等。尽管如此，手工检验尤其是显微镜镜检仍然是血细胞检验不可或缺的重要手段。

第一节　血细胞形态检验

PPT

当仪器出现定性报警和/或异常定量结果时，提示需要进行外周血涂片观察和/或手工分类计数，此时外周血细胞形态检验结合全血细胞计数结果，是血常规准确报告的必要保证。国际血液学标准化委员会（ICSH）2015 年发布的《外周血细胞形态特征命名及分级指南》及中华医学会检验医学分会血液学与体液学学组 2020 年发布的《血细胞分析报告规范化指南》是目前外周血细胞形态检验及临床报告规范的重要依据。

一、血细胞形态检验方法

（一）显微镜检查法

外周血细胞形态的检查方法主要包括传统的显微镜检查法、血细胞形态分析仪分析法以及血液分析仪法，本节主要介绍显微镜检查法。

1. 原理　血细胞经瑞氏染色或瑞-吉染色后在显微镜下直接观察。

2. 器材　普通光学显微镜。

3. 试剂　瑞氏染液或瑞-吉染液、香柏油等。

4. 操作流程　 血涂片制备 → 染色 → 低倍镜观察 → 油镜观察 。

5. 质量保证 血细胞形态检验的质量保证涉及检验前、检验过程和检验后各个环节。

（1）人员 经严格培训、理论和实践考核合格的专业技术人员是血细胞形态检查的重要质量保证。

（2）标本 采血后尽快制备血涂片，因为血液标本久置可引起血细胞形态改变，如红细胞皱缩、粒细胞出现空泡等。抗凝剂浓度过高也可能导致红细胞皱缩。

（3）血涂片制备 制备不当可能导致棘形红细胞、泪滴形红细胞、皱缩红细胞、红细胞缗钱状等假性增多。

（4）染色 血膜应迅速干燥，及时染色，以防细胞变形、皱缩。染色不当可使细胞着色或形态异常，如可导致多色性红细胞假性增多以及细胞识别困难。

（5）镜检部位 ①低倍镜：应观察全片，否则可能会漏检非均匀分布的异常细胞，如红细胞凝集或缗钱状排列、红细胞内含物、某些体积较大的异常细胞、聚集血小板等；②油镜：应选择细胞分布均匀、染色良好、细胞排列不拥挤（即红细胞单个分散不重叠）的区域（一般在血涂片的体尾交界处）观察。

（6）结果一致性评估 定期与其他相关实验检查结果及临床诊断进行一致性评估，是保证和提高血细胞形态检验质量的重要环节。

（二）方法学评价

显微镜检查法具有设备简单、经济适用的优势，主要用于红细胞、白细胞和血小板形态的识别尤其是异常细胞形态的鉴别，是仪器法检验的复检方法。但对于某些红细胞形态异常，推荐使用全自动血液分析仪的检测参数进行更准确的评估：①使用红细胞体积分布宽度（red cell volume distribution width，RDW）作为衡量红细胞大小变化程度的指标；②使用平均红细胞血红蛋白含量（mean cell hemoglobin，MCH）衡量红细胞低色素程度；③使用平均红细胞体积（mean cell volume，MCV）评估红细胞大小；④必要时使用网织红细胞计数进行多色性红细胞程度分级。

（三）报告方式

1. 报告内容 血细胞形态检验的报告内容包括数值报告及描述性报告。

（1）数值报告 数值异常可不予描述，但需在数值报告中给予相应的提示。根据ICSH指南要求，对异常形态血细胞，数值报告宜采用分级报告模式，着重报告有临床诊断和鉴别诊断意义的形态学信息。分级报告可采用双层报告，即程度和（或）百分率，程度包含"1＋（轻度）"、"2＋（中度）"和"3＋（重度）"3个等级。通常情况下，异常血细胞形态达到"2＋（中度）"和"3＋（重度）"时应报告。

（2）描述性报告 应着重对具有临床意义的血细胞形态信息尤其是异常血细胞形态给予描述。血细胞形态的描述性报告可分为3个层次：①第1个层次是对观察到的异常细胞形态进行简明规范的综合描述，避免使用模糊术语；②第2个层次可视情况提出可能的诊断或排除诊断的建议；③第3个层次是在第1层次和第2层次的基础上，视情况提出下一步需进行的检查或采取的措施。3个不同的报告层次并不是强制必须的，可根据临床实际情况对报告层次进行调整。

2. 血细胞形态报告方式

（1）红细胞形态报告方式 对各种异常红细胞进行分级报告。红细胞形态检验要求至少评估1000个红细胞，通过计数某种异常红细胞的百分率进行分级，不同的异常红细胞分级标准不同（表3-1），需排除血涂片制备等因素对红细胞形态的影响。异常红细胞形态达到"2＋（中度）"和"3＋（重度）"时应报告。需要特别指出的是，裂红细胞（schistocytes）计数在血栓性血小板减少性紫癜（thrombotic thrombocytopenic purpura，TTP）和溶血性尿毒综合征（hemolytic uremic syndrome，HUS）

等疾病的诊断和随访中具有重要临床意义，因此裂红细胞为"1＋（轻度）"时也应报告。有核红细胞应单独报告有核红细胞个数/100 个白细胞。

表 3 - 1 常见红细胞形态异常分级标准

细胞名称	分级标准（%）		
	1＋（轻度）	2＋（中度）	3＋（重度）
红细胞大小不均（anisocytosis）	N/A	11～20	＞20
大红细胞（macrocytes）	N/A	11～20	＞20
卵圆形大红细胞（oval macrocytes）	N/A	2～5	＞5
小红细胞（microcytes）	N/A	11～20	＞20
低色素性红细胞（hypochromic cells）	N/A	11～20	＞20
嗜多色性红细胞（polychromasia）	N/A	5～20	＞20
棘红细胞（acanthocytes）	N/A	5～20	＞20
咬痕红细胞（bite cells）	N/A	1～2	＞2
泡状红细胞（blister cells）	N/A	1～2	＞2
刺红细胞（echinocytes）	N/A	5～20	＞20
椭圆形红细胞（elliptocytes）	N/A	5～20	＞20
不规则收缩红细胞（irregularly contracted cells）	N/A	1～2	＞2
卵圆形红细胞（ovalocytes）	N/A	5～20	＞20
裂红细胞（schistocytes）	＜1%	1～2	＞2
镰形红细胞（sickle cells）	N/A	1～2	＞2
球形红细胞（spherocytes）	N/A	5～20	＞20
口形红细胞（stomatocytes）	N/A	5～20	＞20
靶形红细胞（target cells）	N/A	5～20	＞20
泪滴形红细胞（teardrop cells）	N/A	5～20	＞20
嗜碱性点彩红细胞（basophilic stippling）	N/A	5～20	＞20
豪 - 焦小体（Howell - Jolly bodies）	N/A	2～3	＞3
帕彭海姆小体（pappenheimer bodies）	N/A	2～3	＞3

注：N/A：无或少量。

（2）白细胞形态报告方式 白细胞形态检验通常情况下要求分类计数 100 个白细胞，世界卫生组织（WHO）造血与淋巴组织肿瘤分类（2022 版）推荐急性髓系白血病（acute myeloid leukemia，AML）和骨髓增生异常性肿瘤（myelodysplastic neoplasms，MDS）的诊断要求外周血分类计数 200 个白细胞。当外周血出现形态异常细胞、幼稚细胞、原始细胞等情况下，推荐使用描述性报告，从细胞大小、胞核形状、染色质、胞质外观和颗粒等进行描述。

ICSH 对 4 种粒细胞胞质形态异常定义了分级报告标准，包括杜勒体（Döhle bodies）、中性粒细胞胞质空泡（vacuolation）、中性粒细胞胞质颗粒增多（中毒颗粒）（hypergranulation/toxic granulation）以及中性粒细胞胞质颗粒减少（hypogranulation），见表 3 - 2。

表 3 - 2 粒细胞形态异常分级标准

形态名称	分级标准（%）		
	1＋（轻度）	2＋（中度）	3＋（重度）
杜勒体	N/A	2～4	＞4
中性粒细胞胞质空泡	N/A	4～8	＞8
中性粒细胞胞质颗粒增多（中毒颗粒）	N/A	4～8	＞8
中性粒细胞胞质颗粒减少	N/A	4～8	＞8

注：N/A：无或少量。

（3）血小板形态报告方式 对血小板数量、小血小板、大血小板和/或巨大血小板比例进行备注报告。巨大血小板进行分级报告，巨大血小板的分级标准为：①无或少量（<11%）为 1 +（轻度）；②11% ~ 20% 为 2 +（中度）；③>20% 为 3 +（重度）。

（四）临床报告方式示例

外周血细胞形态检验临床报告示例见表 3 - 3、表 3 - 4。

表 3 - 3　外周血细胞形态检验临床报告示例 1

项目	结果	单位	参考区间
【红细胞形态】			
［颜色］			
嗜多色性红细胞（polychromasia）	0.5（N/A）	%	<5.0
低色素性红细胞（hypochromic cells）	0.9（N/A）	%	<11.0
［大小］			
红细胞大小不等（anisocytosis）	16.1（2 +）↑	%	<11.0
小红细胞（microcytes）	6.6（N/A）	%	<11.0
大红细胞（macrocytes）	3.0（N/A）	%	<11.0
［形状］			
靶形红细胞（target cells）	0.8（N/A）	%	<5.0
裂红细胞（schistocytes）	0.1（1 +）↑	%	0
咬痕红细胞（bite cells）	0（-）	%	<1.0
镰状形红细胞（sickle cells）	0（-）	%	<1.0
球形红细胞（spherocytes）	0.6（N/A）	%	<5.0
椭圆形红细胞（elliptocytes）	0.5（N/A）	%	<5.0
卵圆形红细胞（ovalocytes）	0.8（N/A）	%	<5.0
泪滴形红细胞（teardrop cells）	1.1（N/A）	%	<5.0
口形红细胞（stomatocytes）	15.0（2 +）↑	%	<5.0
棘红细胞（acanthocytes）	1.8（N/A）	%	<5.0
刺红细胞（echinocytes）	0.6（N/A）	%	<5.0
不规则收缩红细胞（irregularly contracted cells）	0（-）	%	<1.0
泡状红细胞（blister cells）	0（-）	%	<1.0
卵圆大红细胞（ovalocytes）	0（-）	%	<2.0
［内含物］			
Howell - Jolly 小体（Howell - Jolly bodies）	未见（-）	%	<2.0
帕彭海姆小体（pappenheimer bodies）	未见（-）	%	<2.0
嗜碱性点彩红细胞（basophilic stippling）	未见（-）	%	<5.0
胞内微生物（micro - organisms in RBC）	未见（-）	%	0/未见
【白细胞形态】			
原始细胞（blast cells）	未见（-）	%	0/未见
其他细胞（others）	未见（-）	%	0/未见
杜勒体（Döhle bodies）	未见（-）	%	<2.0
胞质空泡（vacuolation）	1.0（N/A）	%	<4.0
胞质颗粒减少（hypogranulation）	1.0（N/A）	%	<4.0
胞质颗粒增多（hypergranulation）	2.0（N/A）	%	<4.0

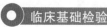

续表

项目	结果	单位	参考区间
【血小板形态】			
巨大血小板（giant platelets）	3.0（N/A）	%	<11.0

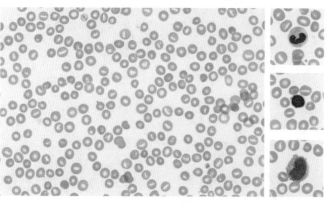

表3-4 外周血细胞形态检验临床报告示例2

项目	结果	单位	参考区间
【红细胞形态】			
［颜色］			
嗜多色性红细胞（polychromasia）	1.3（N/A）	%	<5.0
低色素性红细胞（hypochromic cells）	7.9（N/A）	%	<11.0
［大小］			
红细胞大小不等（anisocytosis）	22.4（3+）↑	%	<11.0
小红细胞（microcytes）	1.9（N/A）	%	<11.0
大红细胞（macrocytes）	33.4（3+）↑	%	<11.0
［形状］			
靶形红细胞（target cells）	0.2（N/A）	%	<5.0
裂红细胞（schistocytes）	0.4（1+）↑	%	0
咬痕红细胞（bite cells）	0（-）	%	<1.0
镰状形红细胞（sickle cells）	0（-）	%	<1.0
球形红细胞（spherocytes）	0.2（N/A）	%	<5.0
椭圆形红细胞（elliptocytes）	0.3（N/A）	%	<5.0
卵圆形红细胞（ovalocytes）	0.2（N/A）	%	<5.0
泪滴形红细胞（teardrop cells）	0.8（N/A）	%	<5.0
口形红细胞（stomatocytes）	0.6（N/A）	%	<5.0
棘红细胞（acanthocytes）	2.1（N/A）	%	<5.0
刺红细胞（echinocytes）	1.1（N/A）	%	<5.0
不规则收缩红细胞（irregularly contracted cells）	0（-）	%	<1.0
泡状红细胞（blister cells）	0（-）	%	<1.0
卵圆大红细胞（ovalocytes）	0（-）	%	<2.0
［内含物］			
Howell-Jolly小体（Howell-Jolly bodies）	未见（-）	%	<2.0
帕彭海姆小体（pappenheimer bodies）	未见（-）	%	<2.0

项目	结果	单位	参考区间
嗜碱性点彩红细胞（basophilic stippling）	未见（-）	%	<5.0
胞内微生物（micro-organisms in RBC）	未见（-）	%	0/未见
【白细胞形态】			
原始细胞（blast cells）	36.0↑	%	0/未见
其他细胞（others）	未见（-）	%	0/未见
杜勒体（Döhle bodies）	未见（-）	%	<2.0
胞质空泡（vacuolation）	1.0（N/A）	%	<4.0
胞质颗粒减少（hypogranulation）	1.0（N/A）	%	<4.0
胞质颗粒增多（hypergranulation）	2.0（N/A）	%	<4.0
【血小板形态】			
巨大血小板（giant platelets）	4.0（N/A）	%	<11.0

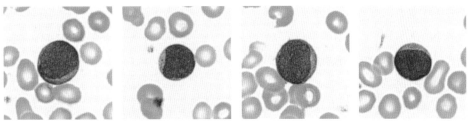

结果解释及建议：

外周血查见36%原始细胞，胞体中等偏大，圆形或类圆形，染色质细致，核仁清楚、1～2个，胞质量少染蓝色，可见少数紫红色颗粒。建议进一步行骨髓细胞学检查、免疫表型分析、细胞遗传学检查及分子生物学检查等。

二、红细胞形态及临床意义

多种疾病尤其是造血系统疾病容易影响红细胞质量，特别是贫血或三系减少的患者，不仅表现为红细胞数量和血红蛋白浓度降低，同时多伴有相应特征性红细胞形态改变，因此红细胞形态检查常作为追踪贫血线索的一项重要检查内容，与血红蛋白浓度测定、红细胞计数结果及其他红细胞相关参数结合可以推断贫血的病因，对贫血的诊断和鉴别诊断有很重要的临床价值。

（一）正常红细胞形态

正常红细胞呈双凹圆盘形或略椭圆形，其特点为：①细胞大小相对均一，平均直径7.5μm；②瑞-吉染液染为淡粉红色或橙红色，血红蛋白充盈良好，呈正色素性；③有过渡平滑的向心性淡染，中心部位为中央苍白区（淡染区），其大小约为细胞直径的1/3；④胞质内无异常结构（图3-1、图3-2）。正常红细胞多见于健康人，也可见于急性失血性贫血、部分再生障碍性贫血及部分白血病患者。

（二）异常红细胞形态

外周血异常红细胞形态主要表现在以下4个方面：红细胞不规则分布（irregular distribution of RBC on the blood film）、红细胞大小和/或染色异常（abnormalities of RBC size and/or colour）、红细胞形状异常（abnormalities of RBC shape）以及红细胞内含物（inclusions in RBC）。

1. 红细胞不规则分布

（1）红细胞凝集（RBC agglutination）　指红细胞出现不规则聚集、凝集成堆或成团（呈葡萄状集簇）的现象（图3-3）。仪器结果出现MCV假性升高、红细胞计数假性降低、MCH和平均血红蛋白浓度（mean corpuscular hemoglobin concentration，MCHC）假性升高。红细胞凝集常提示血液中存在抗红细胞的冷抗体，如冷凝集素综合征（一种冷抗体型自身免疫性溶血性贫血）。慢性淋巴细胞白血病

（chronic lymphocytic leukemia，CLL）、B 细胞淋巴瘤、感染（如支原体肺炎）、传染性单核细胞增多症等也可见红细胞凝集。

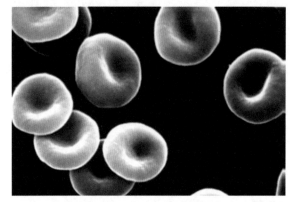

图 3-1　正常红细胞（扫描电镜）

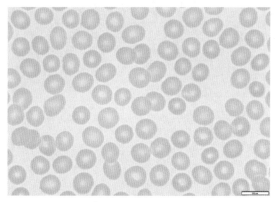

图 3-2　正常红细胞（普通光镜×1000 倍）

（2）红细胞缗钱状形成（RBC rouleaux formation）　外周血涂片上红细胞呈串钱样重叠（图 3-4）。主要是血浆蛋白浓度升高如血浆纤维蛋白原和球蛋白含量增高，使红细胞表面负电荷降低，减弱红细胞之间的相互排斥力而堆积所致。红细胞缗钱状形成常见于浆细胞反应性增多或克隆性增多，也可见于输入能降低红细胞表面负电荷的低分子药物后。

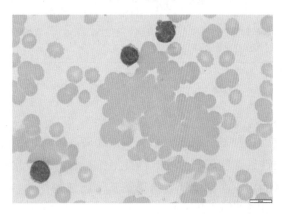

图 3-3　红细胞凝集现象（×1000 倍）

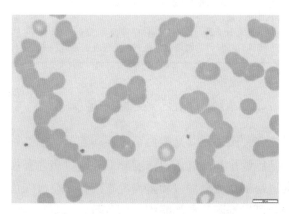

图 3-4　红细胞缗钱状形成（×1000 倍）

2. 细胞大小和/或染色异常

（1）红细胞大小不均（anisocytosis）　指红细胞大小变化程度增加，同一患者红细胞之间直径相差 1 倍以上，RDW 增加（图 3-5）。红细胞大小不均多见于各种增生性贫血，尤其是巨幼细胞贫血。

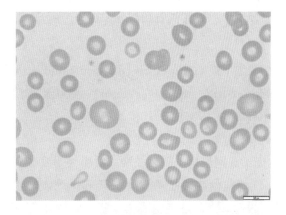

图 3-5　红细胞大小不均（×1000 倍）

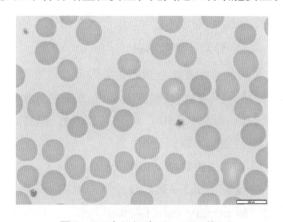

图 3-6　大红细胞（×1000 倍）

（2）大红细胞（macrocytes）　指直径大于 8.5μm（MCV > 100fl）的红细胞（图 3 - 6），但不包括多色性红细胞，表现为 MCV 升高而 MCH 正常，或当 MCV 显著升高时 MCH 也升高。大红细胞常见于叶酸、维生素 B12 缺乏所致的巨幼细胞贫血，也可见于骨髓增生异常性肿瘤（myelodysplastic neo-plasms，MDS）或慢性肝病等。早产儿、新生儿和婴幼儿可出现生理性的大红细胞。

（3）小红细胞（microcytes）　指直径小于 7μm（MCV < 80fl）的红细胞（图 3 - 7）。常与血红蛋白浓度减低即低色素相关。健康人血涂片偶见。生理情况下，婴幼儿和新生儿红细胞比成人红细胞大，但儿童红细胞比成人小。

病理情况见于：①缺铁性贫血、珠蛋白生成障碍性贫血，可出现染色过浅、中央淡染区扩大的小红细胞，提示血红蛋白合成障碍；②遗传性球形细胞增多症，其红细胞直径偏小、血红蛋白充盈甚至染色深，中央淡染区消失；③慢性感染继发的单纯小细胞性贫血，仅有红细胞直径偏小而无中央淡染区增大；④先天性贫血和获得性铁粒幼细胞贫血也会出现小红细胞。

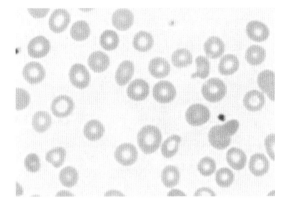

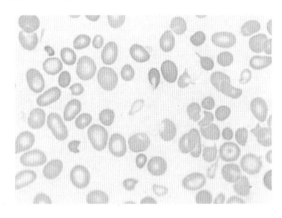

图 3 - 7　小红细胞（×1000 倍）　　　　　　图 3 - 8　双相性红细胞（×1000 倍）

（4）双相性红细胞（dimorphism）　指存在两种大小不同的红细胞群（图 3 - 8）。外周血中同时可见低色素性小红细胞和正色素性大细胞或正细胞两种形态的红细胞，或可见大细胞和正细胞两种形态的红细胞。双相性红细胞常见于缺铁性贫血合并巨幼细胞贫血、贫血治疗中或铁粒幼细胞贫血等。

（5）低色素性红细胞（hypochromia）　指红细胞着色能力减弱，中央淡染区扩大超过红细胞直径 1/3 的红细胞（图 3 - 9），有的红细胞仅细胞膜周边着色，称为环形红细胞，提示红细胞内血红蛋白含量明显减少。低色素性红细胞疾病通常伴随小红细胞增多，常见于缺铁性贫血、珠蛋白生成障碍性贫血、铁粒幼细胞贫血、部分血红蛋白病或慢性病性贫血等。📱微课/视频 3

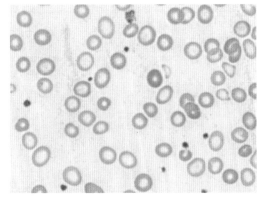

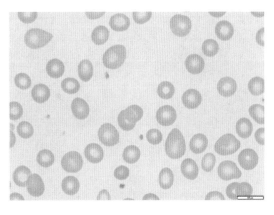

图 3 - 9　低色素性红细胞（×1000 倍）　　　　图 3 - 10　多色性红细胞（×1000 倍）

（6）多色性红细胞（polychromasia） 又称嗜多色性红细胞，指胞质内残留核糖体 RNA 的不成熟红细胞，经瑞-吉染色呈粉红色略带灰蓝色，胞体较正常成熟红细胞大（图 3-10）。多色性红细胞相当于活体染色的网织红细胞。正常成人多色性红细胞约为 0.5%~1.5%，新生儿高于成人。多色性红细胞增多提示骨髓红细胞造血功能活跃，尤以溶血性贫血和急性失血性贫血时增多显著，也可见于其他增生性贫血、MDS、恶性肿瘤患者放化疗骨髓抑制后造血恢复期等。

3. 红细胞形状异常 ⓔ 微课/视频5

（1）棘红细胞（acanthocytes） 棘红细胞呈圆形、高色素性，胞质边缘可见 2~20 个不均匀分布、不同长短、不同形状且有不规则间隔的突起或针状突起，部分针状突起末端钝圆（图 3-11）。棘红细胞多见于无 β-脂蛋白血症，其棘红细胞可高达 80%；也可见于脾切除术后、肝脏疾病、维生素 E 缺乏、脂质吸收异常、色素性视网膜炎等。

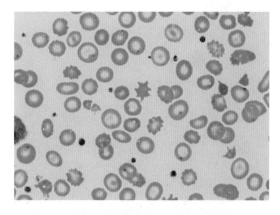

图 3-11 棘红细胞（×1000 倍）

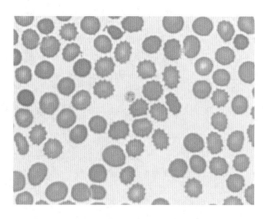

图 3-12 刺红细胞（×1000 倍）

（2）刺红细胞（echinocytes） 又称锯齿状红细胞（burr cells），指失去圆盘形状，细胞边缘出现 10~30 个分布均匀，短而钝的突起或针状突起的红细胞（图 3-12）。刺红细胞可见于肝脏与肾脏疾病、丙酮酸激酶缺乏症、标本存储时间过长等。

（3）球形红细胞（spherocytes） 指直径 <6.5μm，染色后细胞着色深，无中央淡染区的致密圆形红细胞（图 3-13）。其与正常红细胞的差别在于细胞厚度增大，常超过 2.6μm，直径与厚度之比减少至 2.4:1 或更小（正常为 3.4:1）。球形红细胞的形成与红细胞膜与骨架异常、免疫和微血管病性溶血直接损伤红细胞膜有关。球形红细胞增高常见于遗传性球形红细胞增多症，也可见于自身免疫性溶血性贫血、梭形产气荚膜杆菌败血症及烧伤等。

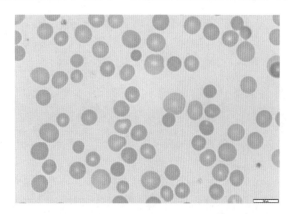

图 3-13 球形红细胞（×1000 倍）

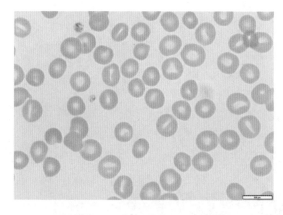

图 3-14 口形红细胞（×1000 倍）

（4）口形红细胞（stomatocytes） 指呈单面凹陷的水杯形状，染色后淡染区狭长呈裂口样的红细胞（图3-14）。因红细胞膜异常使 Na$^+$ 通透性增加，细胞膜变硬，变形性差而脆性增加，细胞生存时间缩短。口形红细胞增高见于酒精性肝脏疾病、遗传性口形红细胞增多症等。 📱 微课/视频7

（5）靶形红细胞（target cells） 红细胞淡染区域中心出现染色变深区域的红细胞，形如射击之靶（图3-15）。有的红细胞中央淡染区中心染色增强区域与边缘深染区延伸相连成半岛状或柄状，称为不典型靶形红细胞。靶形红细胞由于红细胞内某些珠蛋白肽链合成障碍导致血红蛋白肽链组合异常，其生存时间仅为正常红细胞的一半或更短。常见于珠蛋白生成障碍性贫血、胆汁淤积性黄疸、脾切除后及镰状细胞贫血等。

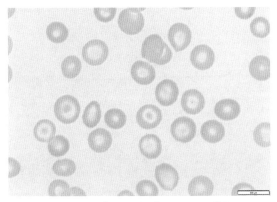

图3-15 靶形红细胞（×1000倍）

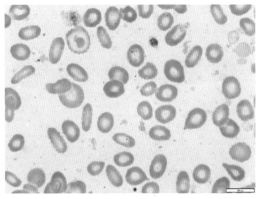

图3-16 椭圆形红细胞（×1000倍）

（6）椭圆形和卵圆形红细胞（elliptocytes and ovalocytes） 二者均为两端钝圆、长轴增大、短轴缩短的红细胞，椭圆形红细胞呈椭圆形（长轴与短轴之比大于2）（图3-16），卵圆形红细胞呈鹅卵形（长轴与短轴之比小于2）。椭圆形红细胞的形成与细胞膜骨架蛋白异常有关，细胞只有成熟后才会呈现椭圆形，而其幼红细胞、网织红细胞均不呈椭圆形。椭圆形和卵圆形红细胞增多常见于遗传性椭圆形红细胞增多症、巨幼细胞贫血和铁缺乏等。

（7）裂红细胞（schistocytes） 为红细胞碎片或不完整的红细胞，体积通常比完整红细胞小，呈尖角和笔直切缘的碎片、小新月形或盔形等（图3-17）。裂红细胞由外部机械损伤所致，如通过因阻塞造成的管腔狭小的微血管时被挤压，或通过凝血部位的纤维蛋白丝时被切割。裂红细胞是微血管病性溶血性贫血（microangiopathic hemolytic anemia, MAHA）的特征性形态。此外，裂红细胞还可见于血栓性血小板减少性紫癜、溶血性尿毒综合征、弥散性血管内凝血（disseminated intravascular coagulation, DIC）等。微小球形红细胞也是 MAHA 的形态特征。 📱 微课/视频10

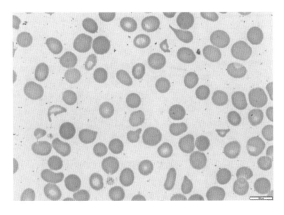

图3-17 裂红细胞（×1000倍）

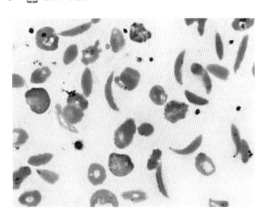

图3-18 镰形红细胞（×1000倍）

（8）镰形红细胞（sickle cells）　指两端较尖的新月形或镰刀形红细胞（图 3 - 18）。其形成机制是在缺氧的情况下，红细胞所含的异常 HbS 溶解度降低，HbS 分子连接起来形成菱形的结晶体，使细胞发生变形。通常血涂片中的镰形红细胞可能是在脾、骨髓或其他脏器的毛细血管中缺氧而变形的红细胞。镰形细胞贫血与其他镰状细胞疾病患者在缺氧的条件下，血液中可出现大量镰形红细胞，其细胞僵硬，变形性差，在毛细血管内易受机械损伤，同时其血液黏滞性增大极易形成血栓，造成组织缺血性坏死。

（9）泪滴形红细胞（teardrop cells）　指呈梨形或泪滴样形状的红细胞（图 3 - 19）。泪滴形红细胞多见于骨髓纤维化，也可见于珠蛋白生成障碍性贫血、骨髓病性贫血等，应注意与推片因素导致的泪滴形红细胞区分鉴别。

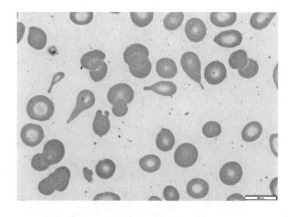

图 3 - 19　泪滴形红细胞（×1000 倍）

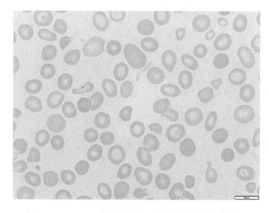

图 3 - 20　红细胞形态不整（×1000 倍）

（10）红细胞形态不整（poikilocytes）　指红细胞形态发生各种各样的改变，如豆状、梨形、蝌蚪状、麦粒状和棍棒形等，是形态异常的一类红细胞（图 3 - 20）。此类红细胞增多是一种非特异性表现，常见于某些感染或严重贫血，以巨幼细胞贫血、MDS 和急性红白血病多见。

（11）咬痕红细胞（bite cells）　指红细胞内海因茨小体（Heinz bodies）被脾脏清除后，导致细胞边缘出现 1 个或多个弧形缺口（似被咬掉）（图 3 - 21）。咬痕红细胞是氧化性溶血的一种形态学特征，常见于氧化损伤、G6PD 缺乏症。微血管病性溶血性贫血（MAHA）和机械损伤导致红细胞形态与咬痕红细胞相似，应注意鉴别。

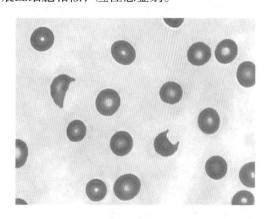

图 3 - 21　咬痕红细胞（×1000 倍）

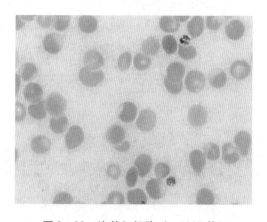

图 3 - 22　泡状红细胞（×1000 倍）

（12）泡状红细胞（blister cells）　是血红蛋白收缩形成一半致密团块状，而剩余部分则呈现镂空状的红细胞（图 3 - 22）。泡状红细胞多见于氧化性溶血、G6PD 缺乏等。

（13）不规则收缩红细胞（irregularly contracted cells）　指体积小而致密、无中央淡染区的红细胞，形状不如球形红细胞规则。不规则收缩红细胞多见于 G6PD 缺乏、血红蛋白病等。

4. 红细胞内含物

（1）嗜碱性点彩（basophilic stippling）　经瑞-吉染色后，成熟红细胞或幼红细胞胞质内出现细小、粗细不等、分布均匀的蓝色颗粒状内含物（图 3-23）。嗜碱性点彩是核糖体异常聚集所致，多见于铅中毒、血红蛋白病、珠蛋白生成障碍性贫血等。铅中毒时嗜碱性点彩红细胞明显增多，因此其常作为铅中毒诊断的筛选指标。

（2）豪-焦小体（Howell-Jolly bodies）　又称染色质小体，成熟红细胞或幼红细胞的胞质内含有的 1 个或多个、致密圆形、大小约为 1μm 的嗜碱性包涵体（图 3-24），为细胞核残余物。豪-焦小体可见于脾功能减低、脾切除术后、溶血性贫血及巨幼细胞贫血等。

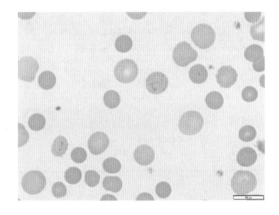

图 3-23　嗜碱性点彩（×1000 倍）

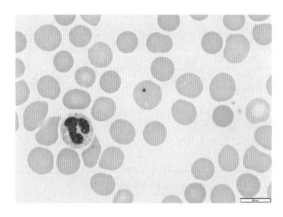

图 3-24　豪-焦小体（×1000 倍）

（3）帕彭海姆小体（pappenheimer bodies）　红细胞胞质内出现多个大小、形状、分布不一的嗜碱性包涵体，常分布于胞质内侧近边缘处（图 3-25）。其形成主要原因是铁蛋白聚集。常见于铁粒幼细胞贫血、血红蛋白病及脾功能减退等。

（4）有核红细胞（nucleated red blood cell，NRBC）　即幼稚红细胞（图 3-26）。正常情况下幼稚红细胞存在于骨髓中，出生 1 周之内的新生儿外周血涂片中可见到少量 NRBC。成人血涂片出现 NRBC 为病理现象，主要见于：①增生性贫血，如溶血性贫血（最常见）和其他贫血引起的骨髓代偿性释放；②造血系统恶性疾病或骨髓转移性肿瘤造成的骨髓释放紊乱；③骨髓纤维化的髓外造血和脾切除术后的滤血功能丧失等；④严重缺氧。

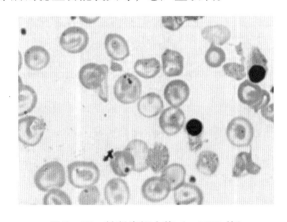

图 3-25　帕彭海姆小体（×1000 倍）

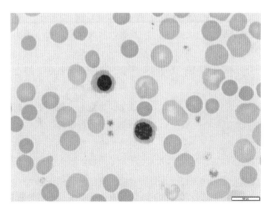

图 3-26　外周血有核红细胞（×1000 倍）

（5）细胞内血红蛋白晶体（intracellular hemoglobin crystals） 结晶体呈染色浓密、大小不一、两端尖的笔直棒状。血红蛋白结晶体聚集见于 HBC 病和 HBS 病。

（6）红细胞内病原生物（micro - organisms in RBC） 指细菌、真菌、原虫和寄生虫感染后出现于红细胞内。红细胞内常见疟原虫（图 3 - 27）和巴贝西虫。红细胞外可见锥虫、丝虫微丝蚴和刚地弓形虫等。

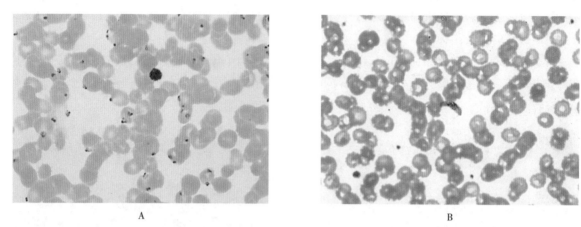

图 3 - 27 红细胞内微生物
A. 疟原虫环状体（恶性疟）；B. 疟原虫配子体（恶性疟）（×1000 倍）

三、白细胞形态及临床意义

血涂片经瑞 - 吉染色后，各种白细胞的形态特点各不相同。在病理状态下，除了白细胞数量发生变化外，其形态有时也会发生改变，可出现白细胞胞核、胞质和/或细胞大小的异常。计算各种白细胞比例及观察白细胞形态对判断疾病类型和观察疗效具有重要的意义。

（一）正常白细胞形态

1. 正常白细胞形态特征 外周血液正常白细胞形态特征见表 3 - 5 及图 3 - 28。

外周血淋巴细胞主要以小淋巴细胞为主，也有少量大淋巴细胞和大颗粒淋巴细胞（large granular lymphocytes，LGLs）。LGLs 与大淋巴细胞具有相似外观，但 LGLs 胞质中含有小而明显的紫红色颗粒（图 3 - 28G），正常人外周血中此类细胞占所有淋巴细胞的 10% ~ 20%。

表 3 - 5　外周血液正常白细胞形态特征

细胞	直径（μm）	细胞质	细胞核	染色质
中性杆状核粒细胞	10 ~ 14	丰富，含大量紫红色、细小、均匀中性颗粒	核未分叶，核叶之间由粗杆而非细丝连接，弯曲呈杆状、带状、腊肠样	粗糙成块状，深紫红色
中性分叶核粒细胞	10 ~ 14	丰富，含大量紫红色、细小、均匀中性颗粒	呈分叶状，常 3 ~ 4 叶（2 叶和 5 叶较少见），核叶之间由一染色质细丝相连	粗糙成块状，深紫红色
嗜酸性粒细胞	12 ~ 17	丰富，含粗大、均匀、排列整齐、充满胞质的橘黄色颗粒	多分 2 叶，眼镜形	粗糙，深紫红色
嗜碱性粒细胞	10 ~ 16	着色不清，含大小不均、排列杂乱的紫黑色颗粒，核上也有	常分叶，但因颗粒遮盖而胞核不清晰	粗糙块状，深紫红色
淋巴细胞	10 ~ 12（小） 12 ~ 16（大）	透明、淡蓝色、多无颗粒，大淋巴细胞可有少量粗大、不均匀紫红色颗粒	圆形、椭圆形、肾形	深紫红色，粗糙成块，核外缘光滑
单核细胞	15 ~ 22	半透明、灰蓝色或灰红色，颗粒细小、尘土样，时有空泡	不规则形、肾形、山字形、马蹄形、扭曲、折叠	疏松细网状，淡紫红色，有膨胀和立体起伏感

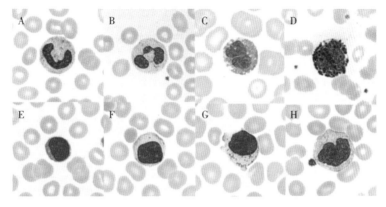

图 3 – 28 外周血正常白细胞形态（×1000 倍）

A中性杆状核粒细胞；B. 中性分叶核粒细胞；C. 嗜酸性粒细胞；D. 嗜碱性粒细胞；

E. 淋巴细胞（小）；F. 淋巴细胞（大）；G. 大颗粒淋巴细胞；H. 单核细胞

2. 杆状核粒细胞和分叶核粒细胞的核形界定 胞核完全分离或核间以一细丝相连，细胞核径最窄处小于最宽处 1/3 者为分叶核粒细胞；核未分叶，核叶之间由粗杆而非细丝连接，细胞核径最窄处大于最宽处 1/3 者为杆状核粒细胞。中性粒细胞、嗜酸性粒细胞、嗜碱性粒细胞的杆状核和分叶核界定相同。一般情况不需对二者进行区分，均作为分叶核粒细胞计数，如果杆状核粒细胞比例升高，可适当备注。

（二）粒细胞异常形态

1. 中性粒细胞的核象变化（nuclear shift） 中性粒细胞的核象反映了它的发育阶段。正常情况下，外周血中通常无未成熟粒细胞（早幼粒细胞、中幼粒细胞及晚幼粒细胞）。外周血液中性粒细胞的胞核常分为 2～5 叶且以 3～4 叶为主，杆状核较少，分叶核与杆状核比值约为 13：1。病理情况下，中性粒细胞可出现杆状核细胞增多或核分叶过多的核象变化，分别称为核左移或核右移（图 3 – 29）。

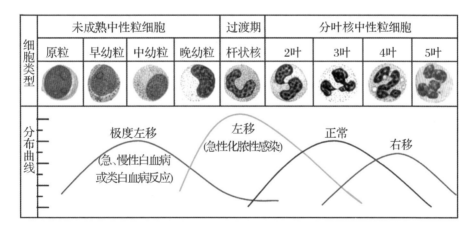

图 3 – 29 中性粒细胞的核象变化

（1）中性粒细胞核左移（shift to the left） 外周血液中杆状核中性粒细胞增多，甚至出现晚幼粒细胞等更幼稚细胞的现象称为核左移（图 3 – 30）。核左移是机体的一种反应性改变，常见于化脓性感染、急性中毒、急性溶血等，并伴有毒性颗粒、空泡、核变性等毒性变化。使用粒细胞集落刺激因子（G – CSF）和糖皮质激素可出现药物反应性核左移。

核左移时白细胞总数可增高，也可正常甚至减低。核左移伴白细胞总数增高称为再生性核左移，表示骨髓造血和释放能力旺盛，机体抵抗力强，多见于急性化脓性感染、急性中毒、急性溶血和急性失血等。核左移伴白细胞总数正常或减低称为退行性核左移，表示骨髓释放受到抑制，机体抵抗力差，如再生障碍性贫血和粒细胞缺乏症时的核左移，伤寒也可出现退行性核左移。

核左移的程度与感染的严重程度和机体的抵抗力密切相关，根据中性粒细胞杆状核的多少，将核左移分为轻度、中度和重度（表3-6）。

表3-6 中性粒细胞核左移的类型及临床意义

程度	杆状核（%）	可见细胞类型	临床意义
轻度	>5	仅见杆状核粒细胞	感染轻，抵抗力强
中度	>10	杆状核，少数晚幼粒、中幼粒细胞	感染严重，抵抗力较强
重度	>25	杆状核，更幼稚的早幼粒细胞，甚至原粒细胞，伴有明显的中毒颗粒、空泡、核变性等胞质改变	中性粒细胞型类白血病反应

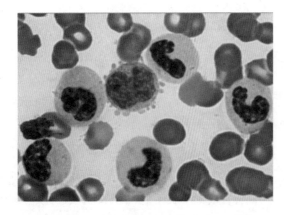

图3-30 中性粒细胞核左移（×1000倍）

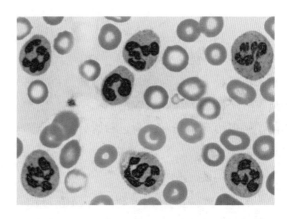

图3-31 中性粒细胞核右移（×1000倍）

（2）中性粒细胞核右移（shift to the right） 外周血液中性分叶核粒细胞比例增多，并且5叶核以上的中性粒细胞大于3%时，称为核右移（图3-31）。核右移严重者常伴有白细胞总数的减少，是造血功能衰退的表现，与造血物质缺乏、DNA合成障碍和骨髓造血功能减退有关。核右移常见于巨幼细胞贫血及内因子缺乏所致的恶性贫血，在治疗肿瘤时使用抗代谢药物也会出现核右移。炎症的恢复期，一过性的核右移是正常现象，但在疾病进行期突然出现核右移是预后不良的征兆。

2. 中性粒细胞的胞核形态异常 中性粒细胞胞核形态异常的特点及临床意义见表3-7及图3-32。

表3-7 中性粒细胞胞核形态异常的特点及临床意义

胞核异常	形态特征	临床意义
巨多分叶核	成熟中性粒细胞体增大，核分5~9叶，甚至10叶以上，各叶大小差异很大，核染色质疏松	巨幼细胞贫血、抗代谢药物治疗后、MDS、白血病
巨杆状核	胞体增大，核染色质略细致，着色变浅，胞核呈肥大"胖"杆状或特长带状	巨幼细胞贫血、MDS、白血病
核分叶过多	分5叶核细胞大于3%，或出现6叶及以上核	巨幼细胞贫血、MDS、白血病
核分叶不良	核染色质固缩且分叶过少，需与中、晚幼粒细胞以及杆状核粒细胞相鉴别	MDS、MDS/MPN、放化疗后改变或Pelger-Hüet异常等
双核	中性粒细胞内出现2个细胞核	MDS、粒细胞白血病、巨幼细胞贫血
环杆状核	杆状核呈封闭环形	MDS、粒细胞白血病、巨幼细胞贫血
核固缩或核碎裂	细胞核固缩为均匀呈深紫色的块状或分解成数块	常见于细胞衰老后，严重感染时增多
核肿胀或核溶解	细胞核膨胀、着色浅淡，常伴核膜破碎核轮廓不清	常见于细胞衰老后，严重感染时增多

注：MDS/MPN（myelodysplastic/myeloproliferative neoplasms）：骨髓增生异常/骨髓增殖性肿瘤

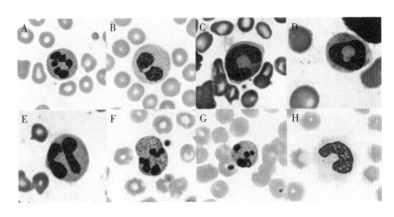

图 3-32 中性粒细胞胞核形态异常 （×1000 倍）

A. 中性粒细胞分叶过多；B. 中性粒细胞分叶不良；C. 巨杆状核中性粒细胞；D. 环杆状核中性粒细胞；

E. 双核中性粒细胞；F. 中性粒细胞核固缩；G. 中性粒细胞核碎裂；H. 中性粒细胞核肿胀

3. 粒细胞的胞质异常 粒细胞胞质异常的特点及临床意义见表 3-8 及图 3-33。在严重化脓性细菌感染、恶性肿瘤、急性中毒和大面积烧伤等病理情况下，中性粒细胞可发生一系列形态改变，包括大小不均、中毒颗粒、空泡、杜勒体、核变性（核固缩、核肿胀）等，这些形态变化被称作中性粒细胞的毒性变化，对判断病情的严重性和预后有一定帮助。

表 3-8 粒细胞胞质异常的特点及临床意义

胞质异常	形态特征	临床意义
颗粒增多/中毒颗粒（中性粒细胞）	中性粒细胞胞质内出现过多粗大、深紫色颗粒	感染、炎症，糖皮质激素、G-CSF 治疗等
颗粒减少（中性粒细胞）	颗粒减少或缺如导致胞质呈现清澈灰蓝色、浅粉色或无色	MDS、MDS/MPN 等疾病或放化疗后改变
空泡（中性粒细胞）	胞质中出现散在、细小或略大的空泡，可呈"针孔样"	感染、炎症、酒精中毒等，或抗凝血贮存时间过长等
杜勒体（Döhle bodies）	胞质内侧边缘出现 1 个或多个淡蓝色或灰蓝色云雾状包涵体	感染、炎症、大面积烧伤、G-CSF 治疗等反应性改变，MDS 粒系发育不良；如伴有血小板减少，杜勒体与巨大血小板同时存在提示 May-Hegglin 异常
奥氏小体（Auer bodies）	异常的初级颗粒融合而成，呈红色棒状或针状，1 条或多条	髓系肿瘤的特异性标志，主要见于髓系白血病原始细胞或异常早幼粒细胞，髓过氧化物酶染色呈阳性

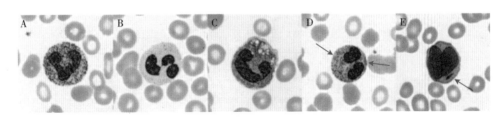

图 3-33 粒细胞的胞质形态异常 （×1000 倍）

A. 中性粒细胞颗粒增多；B. 中性粒细胞颗粒减少；C. 中性粒细胞胞质空泡；D. 中性粒细胞杜勒小体；E. 奥氏小体

4. 与遗传因素相关的中性粒细胞形态改变 与遗传因素相关的中性粒细胞畸形有 Chediak-Higashi 畸形、Alder-Reilly 畸形、May-Hegglin 畸形及 Pelger-Hüet 畸形，其形态特点和临床意义见表 3-9 和图 3-34。

表3-9　与遗传因素相关中性粒细胞异常的形态特点和临床意义

名称	形态特征	临床意义
Chediak - Higashi 畸形	胞质中含有几个至数十个直径 2~5μm 的包涵体,呈异常巨大的紫蓝色或淡灰色块状物	Chediak - Higashi 综合征,常染色体隐性遗传,可影响粒细胞功能,易出现严重感染
Alder - Reilly 畸形	胞质中含有巨大深染嗜天青颗粒(呈深红或紫色包涵体),但不伴有白细胞增多及核左移、空泡等;有时似 Döhle 小体	常染色体隐性遗传性疾病,但不影响粒细胞功能,常伴有骨或软骨畸形疾病
May - Hegglin 畸形	粒细胞终生含有无定形的淡蓝色包涵体,与严重感染、中毒时的 Döhle 小体相似,但大而圆	常染色体显性遗传性疾病,良性畸形
Pelger - Hüet 畸形	成熟中性粒细胞核分叶能力减退,核较小,常呈杆状、肾形、眼镜形、哑铃形或少分叶(两大叶),但染色质致密、深染、聚集成小块或条索状(染色质固缩),其间有空白间隙	常染色体显性遗传性疾病,又称家族性粒细胞异常。继发于严重感染的核分叶能力减退称假性 Pelger - Hüet 畸形

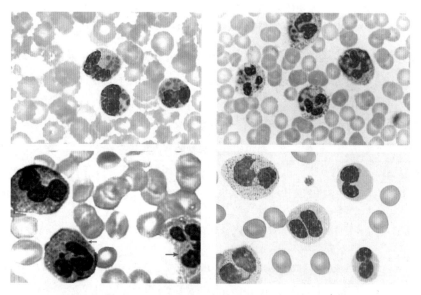

图3-34　与遗传因素相关的中性粒细胞形态改变　(×1000 倍)
A. Chediak - Higashi 畸形;B. Alder - Reilly 畸形;C. May - Hegglin 畸形;D. Pelger - Hüet 畸形

5. 中性粒细胞的吞噬物　中性粒细胞主要在组织中发挥吞噬及杀菌作用,在某些细菌、真菌、寄生虫感染或免疫功能紊乱的患者外周血液中也可见中性粒细胞吞噬微生物或血细胞的现象,如吞噬球菌、荚膜组织胞浆菌、马尔尼菲蓝状菌等。马尔尼菲蓝状菌是一种真菌,卵圆形、腊肠状,大小不一,直径 4~10μm;瑞氏染色后胞壁不着色,胞质呈淡蓝色,有 1~3 个紫红色小核,菌体内可见一个透明横隔(图3-35)。

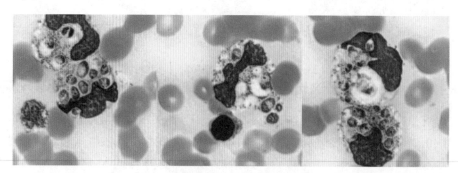

图3-35　吞噬马尔尼菲蓝状菌的中性粒细胞　(×1000 倍)

（三）血液肿瘤相关髓系细胞（myeloid cells in hematological neoplasms）

1. 白血病性原始粒细胞（leukemic myeloblasts）　白血病性原始粒细胞形态具有异质性，圆形、类圆形或不规则形，体积大小不一，有的核质比很大，核圆形或类圆形，染色质细致，通常有1个或多个核仁，胞质量较少、嗜碱性；有的核质比较小，细胞核形状不规则，可见折叠，胞质内可有少量紫红色颗粒或 Auer 小体（图3-36A）。外周血细胞分类中将这类细胞作为原始细胞计数，增高常见于急性髓系白血病（AML）、骨髓增生异常性肿瘤（MDS）及骨髓增殖性肿瘤（MPN）等。

2. 异常早幼粒细胞（abnormal promyelocytes）　特指急性早幼粒细胞白血病（acute promyelocytic leukemia, APL）的肿瘤细胞，形态可分为两大类：粗颗粒型 APL、细颗粒型或少颗粒变异型 APL，前者的异常早幼粒细胞通常胞核畸形，呈肾形或双叶形，胞质内充满粗大的紫黑色颗粒或 Auer 小体，Auer 小体可成束或"柴捆状"（图3-36B）。后者细胞核形状常为圆形或双叶形，胞质内无颗粒或含少量颗粒。外周血细胞分类中将这类细胞作为原始细胞计数，且在报告中备注异常早幼粒细胞及解释性描述，并作为危急值通知临床医生提示 APL 可能。

3. 原始单核细胞（monoblasts）　体积约20~30μm，较原始粒细胞大；细胞核呈圆形或椭圆形，染色质细致呈条索状，1~2个大而明显的核仁；胞质量稍多嗜碱性，染不透明灰蓝色，常无颗粒或少量细小颗粒，可见细长 Auer 小体（图3-36C）。增高常见于急性粒-单核细胞白血病或急性单核细胞白血病。

4. 幼稚单核细胞（promonocytes）　体积偏大；细胞核较原始单核细胞更不规则，呈扭曲、切迹、凹陷，染色质纤细呈网状结构，核仁明显或隐约；胞质量较多染灰蓝色，含少量细小紫红色颗粒（图3-36D）。机体应急反应时外周血中几乎无幼稚单核细胞，原始/幼稚单核细胞都属于白血病细胞，均作为原始细胞计数，增高等同原始单核细胞增高。

5. 异常单核细胞（abnormal monocytes）　异常单核细胞不同于原始/幼稚单核细胞与正常单核细胞，其体积较正常单核细胞大；核质比增高，染色质较正常单核细胞细致，核型更加不规则，折叠、凹陷、扭曲更明显，核仁隐约可见；胞质量多，嗜碱性，可见胞质颗粒及空泡（图3-36E）。骨髓受到外界刺激或应急时，如感染、集落刺激因子治疗时会产生异常单核细胞，部分血液系统肿瘤如慢性粒单核细胞白血病（Chronic myelomonocytic leukemia, CMML）可出现异常单核细胞。

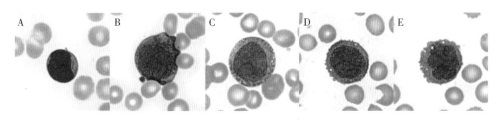

图3-36　血液肿瘤相关髓系细胞（×1000倍）

A. 白血病性原始粒细胞；B. 异常早幼粒细胞；C. 原始单核细胞；D. 幼稚单核细胞；E. 异常单核细胞

（四）淋巴细胞形态异常

感染（特别是病毒感染）及肿瘤性疾病（白血病和淋巴瘤）可导致淋巴细胞形态改变，外周血中出现不同形态的淋巴细胞。婴幼儿及4岁以下儿童外周血以淋巴细胞为主，淋巴细胞形态较正常成人淋巴细胞异形性更明显。ICSH 指南统一规范了外周血形态异常淋巴细胞的命名和报告模式，即良性疾病时建议使用反应性淋巴细胞报告，对疑似恶性或克隆性疾病时建议报告异常淋巴细胞并备注细胞形态描述。

1. 反应性淋巴细胞（reactive lymphocytes）　旧称为非典型淋巴细胞或异型淋巴细胞（atypical lymphocyte），指在病毒或过敏原等因素刺激下，淋巴细胞增生并发生形态上的变化。反应性淋巴细胞形态异质性较大，细胞体积增大，细胞核出现核仁、染色质疏松、核形不规则或分叶状，胞质丰富呈淡蓝色至深蓝色，相邻细胞接触区域胞质颜色深染。反应性淋巴细胞形态上可分为3型：空泡型或浆细胞型、不规则型或单核细胞型、幼稚型（图3－37）。

反应性淋巴细胞主要见于传染性单核细胞增多症、病毒性肝炎、流行性出血热、湿疹等病毒性疾病和过敏性疾病。巨细胞病毒、艾滋病病毒、β－链球菌、梅毒螺旋体、弓形虫等感染和接种疫苗也可引起外周血出现反应性淋巴细胞。正常人血片中可偶见此种细胞，一般病毒感染反应性淋巴细胞<5%，而传染性单核细胞增多症时反应性淋巴细胞常>10%。

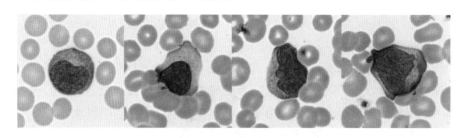

图3－37　外周血反应性淋巴细胞（×1000倍）

2. 异常淋巴细胞（abnormal lymphocytes）　指疑似肿瘤细胞来源的非典型淋巴细胞。ICSH指南建议首次发现此类细胞时，将其计数为异常淋巴细胞并详细描述细胞特点，待免疫分型确定细胞类型后可分类为淋巴瘤细胞。

▶ 知识拓展 ◀

异常淋巴细胞鉴定

肿瘤性的异常淋巴细胞来源于B细胞、T细胞和罕见的NK细胞，可发生于造血干细胞分化为T和B淋巴细胞之前，或向成熟细胞分化的各个阶段，因此细胞形态异质性极大。细胞形态学在区分反应性或肿瘤性淋巴细胞、确定肿瘤性细胞系列来源等方面诊断价值有限，需通过流式细胞免疫分型来确定。

流式细胞免疫分型主要依据不同系列的淋巴细胞在发育成熟的不同阶段特征性的抗原表达谱，来确认细胞的系列及克隆性，其分型建议参考WHO造血和淋巴组织肿瘤分类标准（2022版）。

（1）原始淋巴细胞（lymphoblasts）　原始淋巴细胞大小不均一，直径约为8～20μm，核质比高，核呈圆形或椭圆形，染色质粗块状，核仁不明显或隐约可见1～2个，胞质较少，嗜碱性；部分外观异质性强，细胞核外形不规则，核裂、切迹、折叠可见，核染色质细致或固缩不一，核仁大小、数量不等，但多数模糊不清（图3－38A），少部分原始淋巴细胞胞质丰富含空泡（图3－38B）。因原始淋巴细胞从形态上较难与某些未分化或部分分化的原始粒细胞、淋巴瘤细胞、甚至反应性淋巴细胞区分，需要通过细胞化学染色和免疫分型检查才能明确诊断。正常外周血无原始淋巴细胞，其增高多见于急性淋巴细胞白血病/淋巴母细胞淋巴瘤。

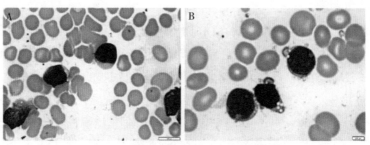

图3－38　原始淋巴细胞（×1000倍）

（2）其他异常淋巴细胞　外周血涂片常见的其他异常淋巴细胞形态特征见表3-10及图3-39。

表3-10　外周血涂片常见异常淋巴细胞形态特征

名称	形态特征
慢性淋巴细胞白血病细胞	比正常淋巴细胞稍大，胞质较少染淡蓝色，细胞核圆形或类圆形，染色质聚集成块状
毛细胞	比正常淋巴细胞大，胞质丰富，呈淡蓝灰色伴绒毛状突起；细胞核形状多变，呈圆形、椭圆形、豆形或双叶形状
滤泡性淋巴瘤细胞	淋巴瘤细胞胞质极少，弱嗜碱性，细胞核有缺口或深裂。有时细胞体积较大，核仁小而明显、胞核切迹等异形性
套细胞淋巴瘤细胞	淋巴瘤细胞大小及核浆之比变化较大。染色质略疏松，部分细胞出现核裂、核不规则形与明显核仁等原始细胞特征
伯基特淋巴瘤细胞	淋巴瘤细胞体积大，核染色质疏松，核仁明显1个或多个，胞质量中等呈强嗜碱性，胞质胞核可见较多空泡呈蜂窝状
浆细胞	体积比正常小淋巴细胞大，胞质呈强嗜碱性，细胞核呈圆形或卵圆形，染色质粗块状，核周出现淡染区

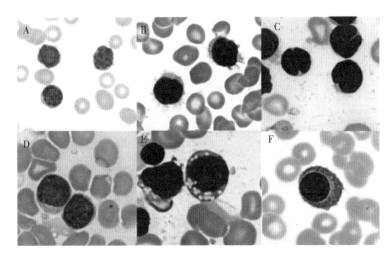

图3-39　外周血异常淋巴细胞（×1000倍）
A. 慢性淋巴细胞白血病细胞；B. 毛细胞；C. 滤泡性淋巴瘤细胞；
D. 套细胞淋巴瘤细胞；E. 伯基特淋巴瘤细胞；F. 浆细胞

四、血小板形态及临床意义

血小板是由骨髓内成熟巨核细胞胞质脱落产生的非细胞结构活性小体。在了解血小板数量的同时，对瑞-吉染色后的血涂片进行血小板形态、聚集状态和分布情况进行观察，对分析判断血小板相关疾病具有重要意义。

（一）正常血小板形态

正常血小板呈两面微凸的圆盘状，直径约1.5~3μm，成熟者体积偏小，刚释放至外周血液的新生血小板体积偏大；其形态多为圆形、椭圆形或略欠规则形；瑞-吉染色呈淡蓝或淡红色，含有许多细小紫红色颗粒。在未抗凝的外周血涂片中常可见血小板3~5个聚集成簇，聚集与散在的血小板之比约为20：1（图3-40A）；在EDTA抗凝血的血涂片中，可见血小板不聚集而呈散在分布状态（图3-40B）。

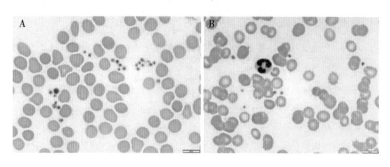

图 3 - 40 外周血正常形态血小板 (×1000 倍)

A. 外周血正常形态血小板 (未抗凝); B. 外周血正常形态血小板 (EDTA 抗凝)

(二) 异常血小板形态

1. 血小板大小异常 血小板可出现明显的大小不均, 血小板体积在诊断血小板相关疾病时有诊断价值。

(1) 大/巨大血小板 大血小板 (large platelets) 直径为 3 ~ 7μm, 而巨大血小板 (giant platelets) 大于正常红细胞, 直径在 10 ~ 20μm (图 3 - 41)。正常人群大血小板比例 < 5%, 血小板体积随着 EDTA 抗凝血贮存时间的延长逐渐增大。大血小板主要见于免疫性血小板减少症 (ITP)、血小板无力症、巨大血小板综合征、MDS 和脾切除术后等。

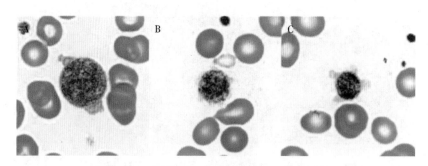

图 3 - 41 外周血大/巨大血小板 (×1000 倍)

A. 巨大血小板; B - C. 大血小板

(2) 小血小板 (small platelets) 血小板直径 < 1.5μm, 主要见于缺铁性贫血、再生障碍性贫血、Wiskott - Aldrich 综合征等。

2. 血小板形状异常 血小板可以出现杆状、逗点状、蝌蚪状、蛇形和丝状突起等异常形态 (图 3 - 42A - B)。健康人偶见 (少于 2%)。引起血小板形状改变的因素很多, 各种形状异常无特异性, 因此不规则和畸形的血小板比值超过 10% 时才有临床意义。

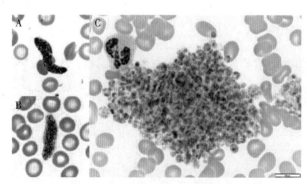

图 3 - 42 外周血异常血小板形态

A - B. 外周血畸形血小板; C. 血小板增多的大片聚集状态

3. 聚集与分布异常

（1）血小板不聚集　血小板无力症时血小板无聚集功能，在未抗凝血中，血小板呈单个散在分布，无聚集成簇的现象。

（2）血小板片状聚集　在未抗凝血中，特发性血小板增多症、慢性髓系白血病、原发性骨髓纤维化前期等血小板数量增多的骨髓增殖性肿瘤可见血小板呈大片聚集（图3-42C）。

（3）EDTA依赖性血小板聚集　EDTA盐作为抗凝剂诱导抗凝血中血小板相互聚集、堆积和发生卫星现象，致使全自动血液分析仪的血小板计数结果假性减低，称为EDTA依赖性假性血小板减少。这一现象是由于抗凝剂使用，在钙离子螯合后，致血小板膜上的黏附分子表位暴露，与血液中抗血小板抗体结合，引起血小板聚集。EDTA依赖性血小板聚集可采用更换抗凝剂（常用枸橼酸钠代替）、不加抗凝剂床旁采血、加入阿米卡星解聚或手工计数血小板等方法纠正。

（4）血小板卫星现象　血小板黏附、围绕于中性粒细胞（或偶尔黏附于单核细胞）周围的现象（图3-43），此时血小板和中性粒细胞的形态和功能均正常。抗整合素 $\alpha_{IIb}\beta_3$（也称为糖蛋白GPⅡb/Ⅲa）的抗体可同时识别血小板膜上的糖蛋白GPⅡb/Ⅲa与白细胞表面的Fcγ受体Ⅲ（FcγRⅢ），将血小板黏附于中性粒细胞或单核细胞上，形成血小板-白细胞卫星现象。血小板卫星现象偶见于EDTA抗凝血，是全自动血液分析仪血小板计数结果假性减低的原因之一。

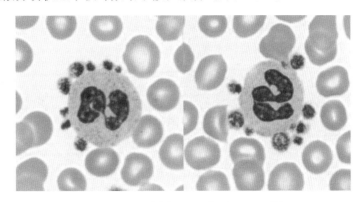

图3-43　血小板卫星现象（×1000倍）

（三）巨核细胞

正常人外周血中无巨核细胞。病理情况下外周血可见各阶段巨核细胞甚至原始巨核细胞。某些血液系统肿瘤患者外周血可见小巨核细胞（图3-44）。小巨核细胞大小与早幼粒细胞相似，含单个核或双核，胞质量多少不一，弱嗜碱性，胞核看似"裸露"，但通过电镜证实细胞核外有一环状胞质呈弱嗜碱性。胞质有空泡和数量不等的颗粒，且可有小突起或"空泡"。血小板可粘附在突起的伪足表面。

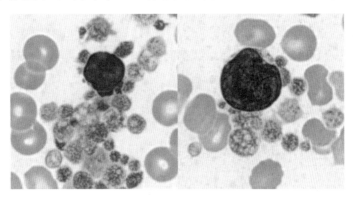

图3-44　外周血小巨核细胞（×1000倍）

（郑　沁）

第二节　红细胞检验

红细胞相关的检查主要包括红细胞计数、血红蛋白检测、血细胞比容检测、红细胞平均值计算、网织红细胞计数及红细胞形态学检查等，在贫血的初步诊断与形态学分类、骨髓造血功能的评价与疗效观察等方面有重要的诊断价值。

一、红细胞计数

红细胞计数（red blood cell count，RBC）是检测单位体积外周血中红细胞的数量。红细胞计数方法有手工法和仪器法，手工计数即为传统的显微镜直接计数法，本节主要介绍显微镜直接计数法。

（一）显微镜直接计数法

1. 原理　将血液用等渗稀释液稀释一定倍数，并充入改良牛鲍计数板，在显微镜下计数一定区域内的红细胞数量，经换算得到每升血液中红细胞的数量。

2. 器材　显微镜、改良牛鲍计数板和微量吸管。

3. 试剂　常用红细胞稀释液的组成及作用见表 3 – 11。

表 3 – 11　红细胞稀释液的组成及作用

稀释液	主要成分	作用	备注
Hayem 液	NaCl、Na$_2$SO$_4$、HgCl$_2$	调节渗透压、增加红细胞悬浮性和防腐	高球蛋白血症时，易造成蛋白质沉淀而使红细胞凝集
枸橼酸钠甲醛盐水	NaCl、枸橼酸钠、甲醛	NaCl 调节渗透压，枸橼酸钠起抗凝作用，甲醛具有固定红细胞和防腐作用	配制简单、稀释数小时后红细胞仍保持双凹圆盘状，应用广泛
生理盐水	NaCl	调节渗透压	急诊时应用
1% 甲醛生理盐水	NaCl、甲醛	调节渗透压、固定与防腐	急诊时应用

4. 操作流程　$\boxed{加稀释液 2.0ml}$→$\boxed{取血 10\mu l}$→$\boxed{混匀}$→$\boxed{充池}$→$\boxed{计数}$→$\boxed{计算}$。计数时，在高倍镜下计数中央大方格 5 个中方格的细胞总数。

5. 质量保证

（1）计数误差　控制计数误差，包括固有误差、技术误差，参见第二章第五节有形成分显微镜计数。

（2）白细胞的影响　正常情况下，白细胞为红细胞的 1/1000 ~ 2/1000，对红细胞计数结果的影响极小。当白细胞数量 >100 × 10^9/L 时，会导致红细胞计数假性偏高，应进行校正。有 2 种处理方法：①将计数所得的红细胞数减去白细胞数；②在高倍镜下注意识别，勿将白细胞计入。高倍镜下白细胞比红细胞略大，细胞核隐约可见。

（二）方法学评价

见第六章第一节血液一般检验的方法学评价。

（三）参考区间

成人（静脉血，仪器法）：①男性：（4.3 ~ 5.8）× 10^{12}/L；②女性：（3.8 ~ 5.1）× 10^{12}/L。

各年龄段儿童参考区间详见附录 1。

（四）临床意义

1. 生理性变化

（1）生理性增多　①生理性缺氧而使红细胞代偿性增多：如新生儿、高原居民、剧烈体力劳动（或剧烈运动）以及情绪激动时；②性别差异：成年男性比成年女性高，是由于男性雄性激素水平较高，睾酮可增加促红细胞生成素（EPO）的产生，从而促进红细胞的生成。

（2）生理性减少　①6个月~2岁的婴幼儿：由于生长发育迅速，造血原料相对不足；②老年人：造血功能减退所致；③妊娠中、晚期：血浆量明显增多，红细胞被稀释而减低。

2. 病理性增多

（1）相对增多　见于呕吐、高热、腹泻、多尿、多汗和大面积烧伤等因素造成的暂时性血液浓缩。

（2）绝对增多　①原发性增多：见于真性红细胞增多症等。真性红细胞增多症是由于干细胞受累所致的骨髓增殖性肿瘤，RBC可达（7~10）×10^{12}/L；②继发性增多：由于缺氧（慢性心、肺疾病，异常血红蛋白病，肾上腺皮质功能亢进等）刺激导致EPO大量分泌所致，也可见于某些疾病引起的EPO病理性分泌增加，如肾脏疾病、恶性肿瘤等。

3. 病理性减少　见于各种病理因素导致的贫血。红细胞数量、血细胞比容和血红蛋白浓度低于参考区间的下限，称为贫血（anemia）。贫血发生的原因和发生机制主要包括：

（1）红细胞生成减少　①骨髓造血功能低下：造血干细胞增殖与分化异常（如再生障碍性贫血、MDS、白血病）、红系祖细胞或前体细胞增殖与分化异常（如纯红细胞再生障碍性贫血、慢性肾衰竭贫血、内分泌性贫血）；②造血原料缺乏或利用障碍：DNA合成障碍（如巨幼细胞贫血，因缺乏叶酸或维生素B$_{12}$）、血红蛋白合成障碍（见于缺铁性贫血、铁粒幼细胞贫血，因铁的缺乏或利用障碍）等。

（2）红细胞破坏过多　①红细胞内在因素：如酶缺陷（葡萄糖-6-磷酸脱氢酶缺陷、丙酮酸激酶缺陷）、血红蛋白生成异常（镰状细胞贫血、不稳定性血红蛋白病）；②红细胞外在因素：各种原因所致的免疫性溶血，如新生儿溶血病、药物诱发红细胞相关抗体所致溶血。

（3）红细胞丢失过多　各种原因引起的出血，如手术、外伤、寄生虫感染等所致的急性失血性贫血或慢性失血性贫血。

另外，某些药物也可引起红细胞减少。常见药物有阿司匹林、保泰松、氯霉素、链霉素、硫唑嘌呤、奎尼丁类和格鲁米特等。

二、血红蛋白检测

血红蛋白（hemoglobin，Hb或HGB）是由血红素和珠蛋白组成的球形大分子化合物，相对分子质量为64458。珠蛋白具有种属特异性，其合成和氨基酸排列受独立的基因编码控制。人类珠蛋白肽链有两大类，即α类链与非α类链，非α类链包括β、γ、δ、e、ζ等。在人类不同生长时期，血红蛋白种类有所不同（表3-12）。

表3-12　不同时期血红蛋白的种类和肽链组合

时期	种类	肽链	比例
胎儿时期	fetal hemoglobin（HbF）	$\alpha_2\gamma_2$	1岁以前>70%，1岁后<2%
成人时期	hemoglobin A（HbA）	$\alpha_2\beta_2$	96%以上
	hemoglobin A$_2$（HbA$_2$）	$\alpha_2\delta_2$	2%~3%

亚铁血红素无种属特异性，由Fe^{2+}和原卟啉IX组成。Fe^{2+}位于原卟啉的中心，共有6个配位键，

其中 4 个分别与原卟啉分子的 4 个 N 原子结合，1 个与珠蛋白肽链的 F 肽段第 8 个氨基酸（组氨酸）的咪唑基结合，第 6 配位键可逆性地与 O_2 结合。当某些强氧化剂将血红蛋白的 Fe^{2+} 氧化成 Fe^{3+}，则失去携氧能力。根据铁原子第 6 配位键的不同状态，可形成血红蛋白多种衍生物（表 3 – 13）。正常情况下，红细胞中主要为氧合血红蛋白和还原血红蛋白，以及少量碳氧血红蛋白和高铁血红蛋白。病理情况下，碳氧血红蛋白和高铁血红蛋白增多，甚至出现硫化血红蛋白。

表 3 – 13　血红蛋白的种类

种类	英文名称	特点
氧合血红蛋白	oxyhemoglobin，HbO_2	第 6 配位键与氧结合
还原血红蛋白	deoxyhemoglobin；reduced hemoglobin，Hbred	第 6 配位键释放氧
碳氧血红蛋白	carboxyhemoglobin，HbCO	第 6 配位键被 CO 占据
高铁血红蛋白	methemoglobin，MetHb；hemiglobin，Hi	$Fe^{2+} \rightarrow Fe^{3+}$，第 6 配位键被 H_2O 占据
硫化血红蛋白	sulfhemoglobin，SHb	第 6 配位键被 S 占据

血红蛋白检测即检测外周血液中各种血红蛋白的总浓度。常用比色法检测，包括氰化高铁血红蛋白（hemoglobincyanide，HiCN）检测法、十二烷基硫酸钠血红蛋白（sodium dodecyl sulfate hemoglobin，SDS – Hb）检测法等。

（一）HiCN 检测法

1. 原理　红细胞在血红蛋白转化液中被溶血剂破坏后，高铁氰化钾可将各种血红蛋白（SHb 除外）中的亚铁离子（Fe^{2+}）氧化为高铁离子（Fe^{3+}），血红蛋白氧化成高铁血红蛋白后与氰离子（CN^-）结合，生成稳定、棕红色的氰化高铁血红蛋白（HiCN），其颜色深浅与血红蛋白浓度成正比。HiCN 最大吸收峰为 540nm，波谷为 504nm。在特定条件下，毫摩尔消光系数为 44L/（mmol·cm）。根据在 540nm 下测得的吸光度，即可求得待测标本的血红蛋白浓度。

2. 器材　主要有分光光度计和微量吸管。

3. 试剂　HiCN 转化液有多种配方，较为经典的转化液为都氏（Drabkin）液和文 – 齐液（Van Kampen – Zijlotra），WHO 推荐使用文–齐液。血红蛋白转化液的成分与作用见表 3 –14。

表 3 –14　HiCN 转化液的成分与作用

转化液	成分	作用
都氏液	基本成分：$K_3Fe(CN)_6$、KCN 其他成分：$NaHCO_3$	作用于 Hb 形成稳定的 HiCN 呈碱性，遇到高球蛋白血液标本时，标本不浑浊
文 – 齐液	基本成分：$K_3Fe(CN)_6$、KCN 其他成分：①非离子型表面活性剂；②KH_2PO_4	作用于 Hb 形成稳定的 HiCN 溶解红细胞，维持 pH 在 7.2 ± 0.2，防止高球蛋白致浑浊

4. 操作流程　$\boxed{\text{HiCN 转化液 5.0ml}} \rightarrow \boxed{\text{加入全血 20μl}} \rightarrow \boxed{\text{混匀，静置 5 分钟}} \rightarrow \boxed{\text{测定吸光度}} \rightarrow \boxed{\text{计算}}$

Hb 相对分子质量为 64458，HiCN 转化液将标本稀释 251 倍，HiCN 的毫摩尔消光系数为 44L/（mmol·cm）。在 540nm 波长下比色得到吸光度值 A。血红蛋白浓度的计算公式为：

$$\text{Hb}（g/L） = \frac{A}{44} \times \frac{64458}{1000} \times 251 = A \times 367.7$$

5. 质量保证

（1）试剂　①文 – 齐液应以临床实验室 I 级试剂用水配制，外观淡黄色、透明、无沉淀。最好每月配制一次，以保证试剂新鲜。溶液变浑浊、变绿均不能使用；②试剂保存于棕色硼硅具塞玻璃瓶内，不得使用塑料试剂瓶；可冷藏（$4 \sim 10℃$），但不能冰冻。塑料瓶贮存及试剂结冰均可造成 CN^- 丢失而使血红蛋白转化不完全，导致 Hb 检测结果偏低。

（2）器材　采用上述公式直接计算血红蛋白浓度对分光光度计的性能要求很高，如：波长必须准确，灵敏度高、无杂光，比色杯光径恰为1.0cm。普通的分光光度计难以完全达到上述要求，可采用市售的HiCN参考液校正仪器或制作工作曲线，进而计算校正系数或查阅Hb浓度。分光光度计需定期进行校准，同时应采用合格的微量吸管和刻度吸管。

（3）操作　采血、稀释和混匀等应规范操作，以控制技术误差。COHb转化为HiCN的速度缓慢，可加大试剂中$K_3Fe(CN)_6$的用量，延长转化时间。

（4）干扰因素　白细胞计数大于$20 \times 10^9/L$、血小板计数大于$700 \times 10^9/L$、高脂血症和高球蛋白血症标本均可使反应液浑浊导致比色结果偏高。白细胞及血小板偏高者可先将反应液离心后取上清液比色；高球蛋白血症、异常球蛋白血症的标本在检测前，可向试剂中加入固体氯化钠（约0.25g）或碳酸钾（约0.1g），混匀后可使之澄清。

（5）废液处理　检测完毕，要妥善处理废液，防止氰化物造成环境污染。先以水1∶1稀释废液，再向每升稀释后的废液中加入35ml次氯酸钠溶液，混匀后敞开容器口放置15小时以上，使CN^-氧化为N_2和CO_2，或水解为CO_3^{2-}和NH_4^+，再排入下水道。严禁在废液中加入酸性溶液，以防产生剧毒的氢氰酸气体。

（二）方法学评价

除了HiCN和SDS-Hb法，血红蛋白检测方法还有碱羟血红蛋白（AHD575）、叠氮高铁血红蛋白（HiN3）、溴代十六烷基三甲胺血红蛋白（CTAB）检测法等。HiCN法是WHO和ICSH推荐的参考方法，由于HiCN转化液含有剧毒的氰化钾，各国均相继研发出不含氰化钾的血红蛋白检测方法，有的检测法已用于血液分析仪，但其标准应溯源到HiCN量值。血红蛋白检测的方法学评价见表3-15。

表3-15　血红蛋白检测的方法学评价

方法	优点	缺点
HiCN	操作简便、快速，结果稳定可靠，试剂容易保存，便于质控，WHO和ICSH推荐的参考方法	KCN有剧毒；高白细胞和高球蛋白可致浑浊；COHb转化慢
SDS-Hb	不用剧毒试剂、无公害，操作简便，呈色稳定，准确度和精密度高，常规方法	SDS-Hb消光系数未确定；SDS质量批间差异大；SDS溶血活力大，可同时破坏白细胞，SDS溶血液不适于同时进行WBC计数的自动化分析
AHD$_{575}$	同HiCN法，但不用剧毒试剂	不便于自动检测、氯化血红素纯度达不到标准
HiN$_3$	准确度和精密度高	试剂有毒性、COHb转化慢
CTAB	溶血活力强，但不破坏白细胞，适合自动化分析	精密度高和准确度低

（三）参考区间

成人（静脉血，仪器法）：①男性：（130~175）g/L；②女性：（115~150）g/L。

各年龄段儿童参考区间详见附录1。

（四）临床意义

血红蛋白检测的临床意义与红细胞计数相同。血红蛋白低于参考区间的下限即为贫血，但血红蛋白在参考区间内不能排除贫血，如急性失血和慢性贫血的进展期血红蛋白不减低。

临床上常用血红蛋白作为判断贫血程度的指标：Hb<120g/L（女性<110g/L、孕妇Hb<100g/L）为轻度贫血；Hb<90g/L为中度贫血；Hb<60g/L为重度贫血；Hb<30g/L为极重度贫血。当RBC<$1.5 \times 10^{12}/L$，Hb<45g/L时，应考虑输血。

三、血细胞比容检测

血细胞比容（hematocrit，HCT）是指一定体积全血中红细胞所占体积的相对比值。HCT可采用离心法（温氏法和微量法）直接检测或血液分析仪法间接获得。本节主要介绍离心法。

（一）温氏法

1. 原理 温氏（Wintrobe）法是将一定量的抗凝全血以一定的离心力和时间离心后，读取红细胞在全血中所占的体积比（高度比）。抗凝血离心后自上而下分为 5 层：血浆层、血小板层、白细胞和有核红细胞层、含还原血红蛋白红细胞层和含氧合血红蛋白红细胞层，读取结果以含还原血红蛋白红细胞层为准（图 3 - 45）。

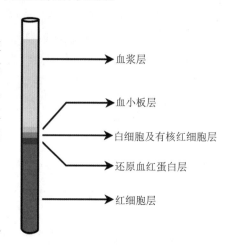

血浆层

血小板层

白细胞及有核红细胞层

还原血红蛋白层

红细胞层

2. 器材 温氏管：为平底、厚壁的玻璃管，管长 110mm，内径 3mm，管壁自上而下标有 10～1cm，分度值 1mm。

3. 操作流程 抗凝血注入温氏管 → 2264g 离心 30 分钟 → 读数 → 再离心 10 分钟 → 判读结果。

图 3 - 45 血细胞比容结果判断

4. 质量保证

（1）抗凝剂 选择不改变红细胞体积和血容量的抗凝剂，肝素或 EDTA - K_2 干粉均可，用量要准确。

（2）离心管 温氏管内径不均匀性误差应 <0.05mm，刻度清晰。

（3）离心力和时间 ICSH 建议温氏法相对离心力（RCF）为 2000～2300g（一般 2264g，离心 30 分钟）。若离心完毕 HCT >0.5，必须再离心 10 分钟，结果不再继续下降时方可报告结果。

（4）干扰因素 ①红细胞形态异常（如球形、椭圆形或镰形红细胞增多）时，细胞间残余血浆量增加（约 6%），可使 HCT 假性增高。WHO 建议对此类标本的离心时间应延长 3 分钟；②红细胞增多症时，细胞间残余血浆量也会增加，可使 HCT 假性增高；③高网织红细胞或高白细胞等也可使 HCT 假性增高；④体外溶血、自身凝集等可致 HCT 假性降低，如离心后血浆有黄疸或溶血应注明。

（二）微量法

1. 原理 与温氏法基本相同，区别在于检测管和离心力不同。

2. 器材 毛细玻璃管：刻度清晰，长 75±0.5mm，内径 1.155±0.085mm，管壁厚度为 0.18～0.23mm，平均 0.20mm。

3. 操作流程 抗凝血注入毛细玻璃管 → 12500g 离心 5 分钟 → 判读结果。

4. 质量保证

（1）抗凝剂 同温氏法。

（2）离心管 所用毛细管两端必须平滑、整齐，符合 CLSI 要求。

（3）加样 吸入血量在管长 2/3 处为宜，用优质橡皮泥严密封固，不宜用酒精灯加热封固，以防止破坏红细胞。

（4）离心力和时间 CLSI 和 WHO 建议微量法离心速度为 10000～15000g，离心 5 分钟。若离心完毕 HCT >0.5，必须再离心 5 分钟，结果不再继续下降时方可报告结果。

（三）方法学评价

HCT 检测的方法学评价见表 3 - 16。

表 3 - 16　HCT 检测的方法学评价

方法	优点	缺点
温氏法	无需特殊仪器	残留血浆可达 2%～3%，需单独采血，用血量大，已逐渐被微量法取代
微量法（离心法）	快速（5 分钟）、标本用量少、结果准确、重复性好。WHO 推荐的首选参考方法，CLSI 推荐的参考方法	仍有残留血浆，但较温氏法少
微量法（计算法）	ICSH（2003）推荐的替代参考方法，可常规用于 HCT 检测的校准。HCT =（离心 HCT 值 - 0.0119)/0.9736	需用参考方法检测全血 Hb 和压积红细胞 Hb，HCT = 全血 Hb/压积红细胞 Hb
血液分析仪法	快速，精密度高，计算而得 HCT = RBC × MCV	准确度不及微量离心法

（四）参考区间

成人（微量法）：男性 0.467 ± 0.04，女性 0.421 ± 0.05。

成人（静脉血，仪器法）：男性 0.40～0.50，女性 0.35～0.45。

各年龄段儿童参考区间详见附录 1。

（五）临床意义

1. 补液量的参考依据　各种原因导致患者脱水时，HCT 都会升高，补液时可监测 HCT，HCT 恢复正常表示血容量得到纠正。

2. 用于红细胞平均值计算　可用于 MCV、MCHC 的计算。

3. 血液流变学指标　HCT 升高表明红细胞数量偏高，可导致全血黏度增加，严重者表现为高黏滞综合征，易引起微循环障碍、组织缺氧、血栓形成。HCT 与其他血液流变学指标联合应用，可用于监测血栓前状态。

四、红细胞平均值计算

不同原因造成的贫血，其红细胞、血红蛋白下降的程度未必一致。同时，不同数量、大小及形态的红细胞占全血体积的比例也不尽相同。计算 RBC、Hb、HCT 之间的关系，可间接反映红细胞形态，为贫血的形态学分类提供依据。

（一）计算方法

红细胞平均值包括平均红细胞体积（MCV），平均红细胞血红蛋白含量（MCH）和平均红细胞血红蛋白浓度（mean corpuscular hemoglobin concentration，MCHC）。MCV 是指单个红细胞体积的平均值，MCH 是指单个红细胞中血红蛋白含量的平均值，MCHC 是指单个红细胞中血红蛋白浓度的平均值。计算公式见 3 - 17。

表 3 - 17　红细胞平均值计算公式

红细胞平均值	英文缩写	计算公式	单位
平均红细胞体积	MCV	$\dfrac{HCT}{RBC(/L)} \times 10^{15}$	fl，$1fl = 10^{-15}L$
平均红细胞血红蛋白含量	MCH	$\dfrac{Hb(g/L)}{RBC(/L)} \times 10^{12}$	pg，$1pg = 10^{-12}g$
平均红细胞血红蛋白浓度	MCHC	$\dfrac{Hb(g/L)}{HCT}$	g/L

（二）参考区间

成人参考区间见表 3 - 18，各年龄段儿童参考区间详见附录 1。

表 3-18 MCV、MCH、MCHC 参考区间（静脉血，仪器法）

人群	MCV（fL）	MCH（pg）	MCHC（g/L）
成人	82~100	27~34	316~354

（三）临床意义

MCV、MCH、MCHC 主要用于贫血的形态学分类，初步判断贫血可能的原因（表 3-19）。

表 3-19 MCV、MCH、MCHC 在贫血分类中的意义

贫血形态学分类	MCV	MCH	MCHC	临床意义
正常细胞性贫血	正常	正常	正常	急性失血、急性溶血、再生障碍性贫血、白血病等
大细胞性贫血	升高	升高	正常	巨幼细胞性贫血
单纯小细胞性贫血	减低	减低	正常	慢性炎症、尿毒症
小细胞低色素性贫血	减低	减低	减低	缺铁性贫血、珠蛋白生成障碍性贫血、慢性失血等

五、网织红细胞计数

网织红细胞（reticulocyte，RET）是介于晚幼红细胞脱核后，到成熟红细胞之间过渡阶段的红细胞，略大于成熟红细胞，因其胞质中残存的核糖核酸（RNA）经过碱性染料活体染色后呈现点状、线状或网状结构，故名网织红细胞（图 3-46、3-47）。ICSH 将 RET 分为 4 型，其分型及特征见表 3-20。

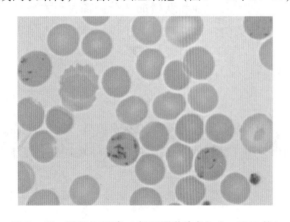 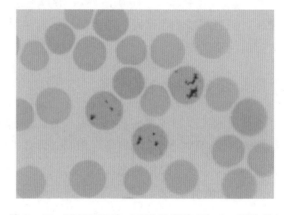

图 3-46 网织红细胞（新亚甲蓝染色）（×1000 倍）　　图 3-47 网织红细胞（煌焦油蓝染色）（×1000 倍）

表 3-20 网织红细胞分型及特征

分型	形态特点	正常时存在的部位
Ⅰ型（丝球型）	胞质几乎被网织物充满，聚集程度高	只存在于骨髓中
Ⅱ型（花冠型或网型）	位于胞质中央的线团样松散结构	主要存在于骨髓中，在外周血液很难见到
Ⅲ型（破网型）	胞质网状结构少，呈不规则点状排列	仅有少量释放到外周血液
Ⅳ型（颗粒型）	胞质中嗜碱性物质少，呈分散的细颗粒、短丝状	主要存在于外周血液

RET 手工计数方法主要包括试管法和玻片法，本节主要介绍试管法。

（一）试管法

1. 原理　用染料染色未固定的红细胞（活体染色），染料的碱性着色基团（带正电荷）可与网织红细胞的 RNA 磷酸基（带负电荷）结合，使 RNA 胶体间的负电荷减少而发生凝缩，形成有色的点状、线状，甚至连缀成网状结构，而血红蛋白着色相对较淡，借此可在光镜下与成熟红细胞相区别。在血

涂片上至少计数 1000 个红细胞分布区域内的 RET，计算 RET 百分率；根据红细胞计数结果，可计算 RET 绝对值。

2. 器材 Miller 窥盘（图 3 - 48、图 3 - 49）是 1mm×19mm（厚×直径）的圆形玻片，玻片上刻有两个正方形格子，B 区为 3mm×3mm，A 区为 1mm×1mm，小方格 A 的面积为大方格 B 的 1/9。用小方格 A 计数红细胞，用大方格 B 计数网织红细胞。

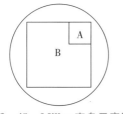

图 3 - 48　Miller 窥盘示意图

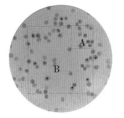

图 3 - 49　Miller 窥盘显微镜图

3. 试剂 10g/L 新亚甲蓝生理盐水溶液或 10g/L 煌焦油蓝生理盐水溶液。

4. 操作流程 加染液 → 加等体积新鲜全血 → 混匀 → 静置染色 → 制备血涂片 → 低倍镜观察 → 油镜计数 → 计算。

5. 质量保证

（1）及时检测　标本采集后应及时染色，因网织红细胞在体外仍在成熟，其数量会随着时间的延长而降低；标本染色后应及时计数，以免染料吸附造成 RET 计数假性增高。

（2）染料　用于 RET 活体染色的染料有多种，其评价见表 3 - 21。WHO 推荐新亚甲蓝。

表 3 - 21　手工法网织红细胞活体染色染料的评价

染料	评价
新亚甲蓝	WHO 推荐使用。对 RNA 着色强、试剂稳定，Hb 几乎不着色，便于识别
煌焦油蓝	普遍使用。但溶解度低，染料沉渣易附着于 RBC 表面，影响检查；易受 Heinz 小体、HbH 包涵体干扰
中性红	染液浓度低、背景清晰、网织颗粒与 Hb 对比鲜明；不受变性珠蛋白小体、HbH 包涵体干扰

（3）染色　室温过低时适当延长染色时间；染料与血液的比例为 1∶1，重度贫血患者可适当增加血液的比例。

（4）RET 的识别　外周血网织红细胞主要为 Ⅳ 型，凡含有 2 个或 2 个以上颗粒且颗粒远离细胞边缘的红细胞均应计为 RET，且要注意与类似物鉴别（表 3 - 22）。有核红细胞也有网状颗粒，但不属于网织红细胞。

表 3 - 22　活体染色后各种红细胞包涵体的鉴别

细胞/包涵体	成分	特点
网织红细胞颗粒	RNA	网状物或散在细小颗粒
Pappenheimer 小体	铁蛋白颗粒	细胞质边缘有 1 个或多个颗粒，较 RET 颗粒染色深
Heinz 小体	变性血红蛋白	较 Pappenheimer 小体大，不规则，突起状，淡蓝色
豪 - 焦小体	DNA	较 Pappenheimer 小体大，规则，淡蓝色
HbH 包涵体	变性 HbH	呈多个球形、淡蓝绿色颗粒，似高尔夫球样

（5）计数方法　为了缩小误差，降低劳动强度，ICSH 推荐使用 Miller 窥盘置于目镜内进行计数。计数 RET 时对压线细胞应遵循数上不数下、数左不数右的原则，否则计数结果可增高 30%。为将 CV 控制在一定水平，ICSH 建议根据 RET 的数量决定所应计数的红细胞数量（表 3 - 23）。

表 3 – 23　ICSH 控制 RET 计数 CV 为 10% 需镜检的 RBC 数量

RET（%）	计数 Miller 窥盘小方格 RBC 数量	相当于缩小视野法计数 RBC 数量
1 ~ 2	1000	9000
3 ~ 5	500	4500
6 ~ 10	200	1800
11 ~ 20	100	900

（6）RET 计数质控物　目前，多采用富含 RET 的抗凝脐带血制备成质控片，定期进行手工法质量考核，该质控物仅能考核检验人员对 RET 的辨认能力。CLSI 推荐枸橼酸盐 – 磷酸盐 – 葡萄糖（citrate phosphate dextrose，CPD）抗凝全血作为 RET 自动化检测的质控物。

（二）方法学评价

RET 计数方法学评价见表 3 – 24。

表 3 – 24　网织红细胞计数的方法学评价

方法	优点	缺点
试管法	易掌握，重复性较好，易复检，为参考方法	影响因素多
玻片法	简便、成本低	影响因素多，重复性差，水分易蒸发，染色时间短，结果偏低，建议淘汰
血液分析仪法	检测细胞多，精密度高，与手工法相关性好，易标准化	成本高；在出现豪 – 焦小体、NRBC、巨血小板时结果常出现假性增高

（三）参考区间

成人和儿童：0.5% ~ 1.5%，绝对值（24 ~ 84）× 10^9/L。

新生儿：3.0% ~ 6.0%。

（四）临床意义

外周血液 RET 数量是反映骨髓红细胞系造血状态的灵敏指标。

1. 判断贫血类型　再生障碍性贫血时，如无代偿性造血，RET 计数可明显降低，RET < 1%、绝对值 < 15 × 10^9/L 可作为急性再生障碍性贫血的辅助诊断指标。失血性贫血、多数溶血性贫血患者的 RET 可明显高于正常，有时甚至高达 40% ~ 50% 或更高；缺铁性贫血和巨幼细胞贫血在治疗前的 RET 计数可保持正常、轻度升高或降低。

2. 评价治疗效果

（1）缺铁性贫血和巨幼细胞贫血　在治疗前，这两种贫血的 RET 计数仅轻度增高、降低或正常。相应给予铁剂、维生素 B_{12} 或叶酸治疗 2 ~ 3 天后，RET 计数开始上升，7 ~ 10 天达到最高（10% 左右），2 周以后逐渐降至正常水平。此时，红细胞、血红蛋白开始升高，提示贫血得到纠正。

（2）失血性贫血和溶血性贫血　如果治疗有效，网织红细胞会逐渐降低直至恢复正常。如果 RET 持续保持较高水平，则提示溶血或失血未得到控制。

3. 评价骨髓红细胞系增生情况

（1）网织红细胞生成指数（reticulocyte production index，RPI）：指 RET 生成相当于健康人的倍数，是较好的衡量有效红细胞生成的指标。其计算公式如下：

$$RPI = \frac{患者\ Hct}{正常\ Hct\ (0.45)} \times \frac{患者\ Ret\% \times 100}{Ret\ 成熟时间\ (d)}$$

正常情况下，Ⅳ型 RET 进入外周血液后 24 小时内其 RNA 消失，成为完全成熟的红细胞。对于增生性贫血，如果贫血越严重（HCT 越低），进入外周血液的 RET 就越幼稚，其 RNA 消失需要的时间越长，因此网织红细胞成熟天数与 HCT 呈负相关（表 3 - 25）。在贫血时，RET 计数结果（每天产生的 RET 均能在释放后的 2 天或更长时间内被计数）会高估骨髓对网织红细胞的释放情况。RPI 考虑了网织红细胞成熟时间的影响，用以校正 RET 计数结果。一般健康人 RPI 为 1。骨髓增生良好的贫血患者，其 RPI >1，如 RPI >3，提示贫血是由于溶血或失血引起。如果 RPI <1，提示骨髓增生低下或为红系成熟障碍所致贫血。

表 3 - 25　RET 成熟时间与红细胞比容之间的关系

血细胞比容	成熟时间（天）
0.45	1.0
0.35	1.5
0.25	2.0
0.15	2.5

4. 监测骨髓移植或放、化疗后骨髓造血功能　骨髓移植后第 21 天，若 RET 数量大于 15×10^9/L，常表示无移植并发症。机体接受放、化疗后出现骨髓抑制，RET 减少；停止放、化疗后，若 RET 升高，提示骨髓造血功能恢复。

六、红细胞沉降率检测

红细胞沉降率（erythrocyte sedimentation rate，ESR）旧称血沉，是指在一定条件下，红细胞在规定时间内自然下沉的高度。红细胞沉降率检测主要有魏氏法（Westergren）和血沉仪法。

（一）魏氏法

1. 原理　将枸橼酸钠抗凝血置于特制的刻度血沉管内，在室温下垂直立于血沉架 1 小时后，读取上层血浆的高度，即为 ESR。

2. 器材　魏氏血沉管、血沉架。

3. 试剂　109mmol/L 枸橼酸钠溶液。

4. 操作流程　取抗凝剂 0.4ml → 采静脉血 1.6ml → 抗凝血注入血沉管 → 血沉管直立于血沉架 1 小时 → 判读结果。　微课/视频 1

5. 质量保证　魏氏法对患者、抗凝剂和血液标本的要求见表 3 - 26，对检测器材和物理条件的要求见表 3 - 27。

表 3 - 26　魏氏法对患者、抗凝剂和血液标本的要求

项目	要求
患者准备	检查前控制饮食，避免一过性高脂血症；使用葡聚糖、聚乙烯吡咯烷酮、白明胶等使红细胞聚集的药物，2 天内不宜做 ESR 检查
抗凝剂	枸橼酸钠浓度为 109mmol/L，与血液之比为 1：4，新鲜配制，使用不能超过 1 周，不用时于 4℃冷藏保存
血液标本	不能有凝血、溶血、气泡，不能混入消毒液，与抗凝剂必须混匀充分，血液标本于室温下放置不超过 4 小时，4℃贮存不超过 12 小时。CLSI 建议检测前标本置室温平衡 15 分钟

表3-27　魏氏法对器材和物理条件的要求

项目	要求
血沉管	为两端相通的圆柱管；应清洁干燥，不提倡用清洁液或混合去污剂清洗；上下口圆滑、整齐，管长（300.0±1.5）mm，内径（2.55±0.15）mm，管径的不均匀误差≤0.05mm，血沉管表面自上而下刻有0~200mm刻度，最小分度值1mm（误差≤0.02mm）
血沉架	血沉架要平稳，血沉管与血沉架要垂直，倾斜3°可使血沉加快30%
检测环境	18~25℃，室温过高要进行血沉校正，室温低于18℃应放置20℃恒温箱内检测；避免振动、风吹、阳光直射
结果判读	严格控制在（60±1）分钟时判读结果，不可只观察30分钟沉降率，将结果乘以2作为1小时血沉结果；读取沉降红细胞界面以上1mm处的透明血浆层所对应的刻度。

（二）自动血沉仪法

离体血液静置时，红细胞沉降并不是匀速的，可分为3个时期：①红细胞缗钱样聚集期：约需10分钟；②红细胞快速沉降期：约40分钟；③红细胞堆积期：此期红细胞缓慢下降，紧密堆积于容器底部。采用光电比浊、红外线扫描或连续摄影法，动态分析红细胞沉降的变化过程，根据相应计算公式，只需较短时间（30分钟甚至20秒），即可得到与魏氏法高度相关的结果。结果报告方式同魏氏法。

 微课/视频2

（三）方法学评价

魏氏法为传统手工方法，为国内规范方法，也是ICSH推荐的参考方法。ICSH、CLSI以及WHO均有血沉检测的标准化文件。2010年ICSH发布的血沉检测参考方法为：以魏氏法为基础，对血沉管的规格、抗凝剂的使用、血液标本的制备方法等做了重新规定。HCT≤0.35时可忽略由于红细胞数量变化给血沉带来的影响。血沉仪检测ESR可以与血液分析共用一份抗凝血标本，但需将EDTA抗凝血用生理盐水或109mmol/L枸橼酸钠进行1∶4稀释，然后再进行检测。ESR检测的方法学评价见表3-28。

表3-28　ESR检测的方法学评价

方法	优点	缺点
魏氏法	操作简便，ICSH推荐的参考方法	耗时长，不能进行温度校正，临床已少用
温氏法	按HCT检测的要求采血，并通过血沉方程K值计算，克服了贫血对结果的影响，多用于血液流变学检查	结果较魏氏法偏高
自动血沉仪	操作简单，快速，重复性较好，有温度补偿装置，不受环境温度变化影响，广泛应用于临床	不同型号仪器间结果缺乏可比性，有待标准化

（四）参考区间

成年男性：0~15mm/h；成年女性：0~20mm/h。

（五）临床意义

正常情况下，血液中红细胞表面因含大量唾液酸而带负电荷，使红细胞相互排斥；同时红细胞下沉时，血浆对其有一个向上的阻力，因此红细胞下沉缓慢。凡是能使红细胞聚集、减小下降阻力的因素均可使血沉加快。

1. 影响血沉的因素　主要是血浆因素，其次是红细胞本身的因素。

（1）血浆因素　①使血沉加快的因素：最主要原因是血浆中带正电荷的物质增多，使红细胞发生缗钱状聚集而容易下沉。促进红细胞缗钱状形成作用最强的物质是纤维蛋白原，其次是γ-球蛋白和异常克隆性免疫球蛋白，再次是α-球蛋白、β-球蛋白、胆固醇和甘油三酯等。另外，热休克蛋白、铁蛋白、病毒、细菌、药物、代谢产物等也可使红细胞表面负电荷减少，细胞之间排斥力减弱，容易形成红细胞聚集而使血沉加快。②使血沉减慢的因素：白蛋白以及磷脂酰胆碱可抑制红细胞缗钱状形成而使血沉减慢。

（2）红细胞因素　①红细胞的数量：一般红细胞数量减少，承受的血浆阻力小，血沉加快，反之血沉减慢。但红细胞过少会影响缗钱状形成，因此血沉的加快并不与红细胞减少的程度成正相关。②红细胞的形态：直径越大的红细胞，越容易形成缗钱状，使血沉加快；但球形红细胞、镰状红细胞等，由于表面积减小，不利于缗钱状形成，血沉不快。

2. 生理性变化　①年龄与性别：新生儿因红细胞数量较高，ESR 较慢；12 岁以下的儿童因红细胞数量生理性低下使 ESR 较成年人稍快；随着年龄增长（50 岁后），纤维蛋白原含量逐渐升高，ESR 开始高于青壮年时期；女性由于红细胞数量低于男性，ESR 高于男性。②女性月经期：ESR 较平时略快，与出血、子宫内膜损伤、纤维蛋白原增加有关。③妊娠与分娩：妊娠期 3 个月直至分娩后 3 周，ESR 加快，可能因生理性贫血、胎盘剥离、出血以及纤维蛋白原增加等所致。

3. 病理性变化　多种因素可使红细胞发生聚集，很多疾病均表现为血沉加快，因此，ESR 加快缺乏特异性。临床上，ESR 主要用于风湿性疾病等的辅助诊断、病情观察以及疗效监测。ESR 减慢意义较小。病理性 ESR 加快的临床意义见表 3 – 29。

表 3 – 29　病理性 ESR 加快的临床意义

ESR 加快的情况	主要机制
各种炎症	血液中急性时相反应蛋白（纤维蛋白原等）增多，促使红细胞缗钱状形成
组织损伤	严重创伤、大手术、组织损伤时，血液中急性时相反应蛋白增多
恶性肿瘤	肿瘤时 α_2 - 巨球蛋白增多、纤维蛋白原增多、贫血
自身免疫性疾病	由于自身抗体等免疫球蛋白增多，例如系统性红斑狼疮、类风湿等
高球蛋白血症	与免疫球蛋白增多有关，例如多发性骨髓瘤、肝硬化、巨球蛋白血症等
高脂血症	与甘油三酯、胆固醇增多有关，例如动脉粥样硬化、糖尿病、黏液水肿等
贫血	与红细胞减少有关，但 ESR 加快并不与红细胞减少的程度呈正相关

（宫海燕）

第三节　白细胞检验

PPT

外周血白细胞起源于骨髓多能造血干细胞，在多种造血生长因子的调控下，最终分化、发育、成熟并释放到外周血液。根据细胞的形态特征，将白细胞分为粒细胞（granulocytes）、淋巴细胞（lymphocytes）和单核细胞（monocytes）三大类。其中粒细胞又分为中性分叶核粒细胞（neutrophilic segmented granulocytes）、中性杆状核粒细胞（neutrophilic stab granulocytes）、嗜酸性粒细胞（eosinophils）和嗜碱性粒细胞（basophils）。白细胞在清除入侵机体的病原体和过敏原、调节机体免疫功能等方面发挥着重要作用。

外周血白细胞检验是临床血液一般检验的重要项目之一，多用于感染性疾病及造血系统疾病的辅助诊断和疗效监测。

一、白细胞计数

白细胞计数（white blood cell count，WBC）是指测定单位体积的外周血液中各种白细胞的总数。

（一）显微镜直接计数法

1. 原理　将全血用白细胞稀释液稀释一定倍数，同时破坏红细胞，充入改良 Neubauer 计数板内，在低倍镜下计数一定范围内的白细胞数量，经换算求出每升血液中的白细胞总数。

2. 器材 同红细胞计数。

3. 试剂 白细胞稀释液：2%冰乙酸溶液，10g/L亚甲蓝溶液。其中冰乙酸破坏红细胞，且使白细胞核更清晰；亚甲蓝使白细胞核略着色，便于识别。

4. 操作流程 $\boxed{\text{加稀释液 0.38ml}} \rightarrow \boxed{\text{取血 20μl}} \rightarrow \boxed{\text{混匀}} \rightarrow \boxed{\text{充池}} \rightarrow \boxed{\text{计数}} \rightarrow \boxed{\text{计算}}$。计数时，在低倍镜下计数周围 4 个大方格的白细胞总数。

5. 质量保证

（1）标本采集时间 运动、劳动、冷热水浴、酷热和严寒等会使白细胞一过性增高，1 天之内白细胞数量最高值与最低值可相差 1 倍，因此，对住院患者，特别是对需要进行动态观察的患者，最好固定检查时间。

（2）技术误差控制 参见第二章第五节有形成分显微镜计数。

（3）固有误差控制 当白细胞数量太少时（$<3 \times 10^9/L$），可扩大计数范围（计数 8 个大方格内的白细胞数）或缩小稀释倍数（如采集 40μl 血液）；当白细胞数量太多时（$>15 \times 10^9/L$），可适当减少血液量（如采集 10μl 血液）或增加稀释倍数（如取 0.78ml 稀释液）。

（4）有核红细胞影响 白细胞稀释液不能破坏有核红细胞。病理情况如溶血性贫血时，外周血会出现有核红细胞，与白细胞一同被计数，而使白细胞计数结果偏高。因此，血涂片镜检发现有核红细胞时，白细胞计数结果必须加以校正（有核红细胞数量是指分类 100 个白细胞时所见到的有核红细胞数量）。校正公式如下：

$$\text{校正后白细胞数/L} = \frac{100}{100 + \text{有核红细胞数}} \times \text{校正前白细胞数}$$

（5）经验控制 将白细胞计数结果与血涂片上白细胞分布的密度相对照，以粗略判断计数结果的准确性。有 2 种方法：①参考白细胞总数与血涂片上白细胞分布密度关系，见表3-30；②采用白细胞估算法：高倍镜（40×物镜）下计数 10 个视野白细胞总数，计算平均值为 N，白细胞估计值/L = N × 2×10^9。由于血涂片的质量（如厚薄）难以标准化，经验控制只能大致判断白细胞数量，必要时应重新计数。

表3-30 血涂片上白细胞分布密度与白细胞总数的关系

每高倍视野平均白细胞数量（个/HP）	白细胞总数（$\times 10^9/L$）
2~4	4~7
4~6	7~9
6~10	10~12
10~12	13~18

（二）方法学评价

白细胞计数方法有显微镜计数法和血液分析仪法，其方法学评价见第六章第一节血液一般检验的方法学评价。

（三）参考区间

成人（仪器法，静脉血）：（3.5~9.5）$\times 10^9/L$。

各年龄段儿童参考区间详见附录1。

（四）临床意义

白细胞总数变化受不同种类白细胞数量的影响，其变化所致的临床意义详见白细胞分类计数。

二、白细胞分类计数

白细胞分类计数（differential leukocyte count）即对各种白细胞分别计数。由于各种白细胞具有各自不同的生理功能，不同因素可导致不同种类型的白细胞发生变化。因此，分别计数各种白细胞的数量比白细胞总数更能反映机体的生理或病理状态。

（一）显微镜分类计数法

1. 原理 将血液制成血涂片，经瑞氏染色或瑞-吉染色后，在油镜下根据各种白细胞形态特点逐个分类计数，求得各种白细胞的比值（百分率），并观察白细胞的形态变化。根据白细胞计数的结果，算得每升血液中各种白细胞的绝对值（某种白细胞的绝对值＝白细胞总数×该种白细胞的百分率）。

2. 试剂 瑞氏染液或瑞-吉染液、磷酸盐缓冲液（pH 6.4~6.8）。

3. 操作流程 制备血涂片 → 染色 → 低倍镜观察 → 油镜观察 → 计算。

4. 质量保证

（1）血涂片制备 采血后尽早制备血涂片，室温不超过 8 小时，因时间过长白细胞形态会发生变化，粒细胞形态在采血 2 小时后即有变化；使用 EDTA-K$_2$抗凝血制备血涂片前应充分混匀。如白细胞数量较少时，需制备多张血涂片或富集白细胞制片。

（2）镜检部位 由于各类白细胞体积大小不等，在血涂片中分布不均匀，体积较小的淋巴细胞在涂片的头部比较多，体积大的细胞如单核细胞和嗜酸性粒细胞在涂片尾部比较多。一般认为在片头至片尾的 3/4 区域（体尾交界处）各类白细胞分布比较均匀（与体内一致），因此分类时应选择体尾交界处。

（3）镜检方式 采用一定顺序以"城垛式"有规律地移动视野，分类计数不同区域的白细胞，避免重复计数，切忌根据自己的主观意愿任意取舍视野内的白细胞。

（4）分类计数白细胞数量 根据白细胞总数确定分类计数白细胞数量，一般要求每张血涂片在油镜下分类计数 100 个白细胞。当白细胞总数超过 $15×10^9/L$ 时，应分类计数 200 个白细胞；当白细胞数量低于 $3×10^9/L$ 时，为了减少误差，应分类计数 50~100 个白细胞。

（5）有核红细胞及异常细胞 分类过程中如见到有核红细胞，应逐个计数但不计入白细胞内，以分类 100 个白细胞见到有核红细胞多少个来报告，并注明其所属的细胞阶段。发现其他幼稚或异常细胞，应分类并包括在白细胞分类比值或百分率中。不能识别来源的破碎细胞不包含在分类计数范围内，但应在报告中描述。发现寄生虫和细菌、真菌等也应报告，红细胞和血小板的形态异常也应报告。

（二）方法学评价

白细胞分类计数方法有显微镜检查法、血液分析仪法和血细胞形态分析仪法，方法学评价见第六章第一节血液一般检验的方法学评价。

（三）参考区间

成人白细胞分类计数参考区间见表 3-31。各年龄段儿童参考区间详见附录 1。

表 3-31　白细胞分类计数参考区间（成人，仪器法，静脉血）

白细胞	百分率（%）	绝对值（$×10^9/L$）
分叶核中性粒细胞	40~75	1.8~6.3
嗜酸性粒细胞	0.4~8.0	0.02~0.52

续表

白细胞	百分率（%）	绝对值（×10^9/L）
嗜碱性粒细胞	0~1	0~0.06
淋巴细胞	20~50	1.1~3.2
单核细胞	3~10	0.1~0.6

（四）临床意义

1. 粒细胞生成与调控　成熟粒细胞是由粒系祖细胞经过增殖、分化、成熟的一系列动力学过程发育而来，即从原始粒细胞→早幼粒细胞→中幼粒细胞→晚幼粒细胞→杆状核粒细胞→分叶核粒细胞。按细胞的发育阶段及功能，人为地将粒细胞群划分为 5 个池：骨髓中的分裂池（mitotic pool，原始粒细胞、早幼粒及中幼粒细胞）、成熟池（maturation pool，晚幼粒及杆状核细胞）、贮存池（storage pool，杆状核及分叶核粒细胞），外周血的循环池（circulating pool，少量杆状核、分叶核粒细胞）和边缘池（marginal pool，分叶核粒细胞）。骨髓贮存池中的杆状核及分叶核粒细胞仅有约 1/20 释放到外周血液中，大部分保存在贮存池内以便不断补充损耗及应激需要。成熟粒细胞进入血液后约半数运行于血循环之中，构成循环池，另一半则附着于血管内壁而形成边缘池。所以白细胞计数结果仅反映循环池的粒细胞数量。

粒细胞在骨髓、血液和组织之间，边缘池和循环池之间均保持动态平衡。在一些生理及病理因素的作用下，如果导致边缘池的细胞进入循环池增多，甚至骨髓的释放增加，则外周血中粒细胞数量增加；反之，外周血中粒细胞数量减少。

2. 白细胞总数与中性粒细胞　在外周血液中，由于中性粒细胞占白细胞总数的 40%~75%，故其数量的增多或减少可直接影响白细胞总数的变化。因此，临床上白细胞总数变化与中性粒细胞数量变化的意义基本一致。但是，淋巴细胞、嗜酸性粒细胞等数量的改变也会引起白细胞总数的变化。因此，若出现白细胞总数与中性粒细胞的数量关系不一致时，还应根据具体情况进行分析。中性粒细胞具有吞噬异物、杀灭细菌等功能，在细菌感染或急性炎症时发挥重要作用。

（1）中性粒细胞生理性增多　年龄、运动、情绪等生理因素可引起白细胞或中性粒细胞增多，主要是由于边缘池的白细胞进入循环池增多所致，一般为暂时性的，去除影响因素后可恢复正常。由于白细胞生理性波动很大，白细胞计数波动在 30% 以内多无临床意义，只有通过定时和连续观察才有诊断价值。可致中性粒细胞生理性增多的因素见表 3-32。

表 3-32　中性粒细胞生理性增多

状态	变化情况
年龄	新生儿较高（15×10^9/L），个别可高达 30×10^9/L
日内变化	安静及放松时较低，活动和进食后较高；早晨较低，下午较高；1 天之内变化可相差 1 倍
运动、疼痛和情绪	脑力和体力劳动、冷热水浴、高温、严寒、日光照射可使白细胞轻度增高，剧烈运动、剧痛和情绪激动可使白细胞显著增高，可达 35×10^9/L
妊娠、分娩	经期及排卵期可略增高；妊娠期，尤其是妊娠 5 个月以上可增多达 15×10^9/L；分娩时因产伤、产痛、失血等刺激，可高达 35×10^9/L，产后 2 周内可恢复正常
吸烟	吸烟者平均白细胞总数高于非吸烟者 30%，可达 12×10^9/L，重度吸烟者可达 15×10^9/L

（2）中性粒细胞病理性增多

1）反应性增多　由于机体对各种病理因素（如缺氧、细菌内毒素、肿瘤坏死产物等）刺激产生应激反应，边缘池的粒细胞、骨髓贮存池的粒细胞甚至更幼稚的细胞进入循环池所致。中性粒细胞反应性增多的原因见表 3-33。

表 3 – 33 中性粒细胞反应性增多的原因

类别	原因
急性感染	WBC 增高最常见原因，如细菌、某些病毒、真菌、螺旋体、立克次体等
组织损伤	严重外伤、大手术、大面积烧伤和急性心肌梗死（AMI）
血细胞破坏	严重的血管内溶血
急性失血	消化道大出血、脾破裂，宫外孕破裂。由于血管收缩及脾脏释放存血，Hb 及 RBC 尚未下降，故 WBC 计数可作为早期诊断内出血的重要参考指标
急性中毒	代谢性中毒、化学物质、药物、生物毒素中毒
恶性肿瘤	非造血系统恶性肿瘤，特别是消化系统恶性肿瘤（如肝癌、胃癌）和呼吸系统恶性肿瘤（如肺癌）等

类白血病反应（leukemoid reaction）是机体对某些刺激因素所产生的类似白血病表现的血象反应。外周血中白细胞数量明显增高，同时有数量不等的幼稚细胞出现，血小板和红细胞一般无变化，当病因去除后，类白血病反应也逐渐消失。常见病因有严重感染、恶性肿瘤、急性中毒、外伤、溶血、出血、大面积烧伤、过敏等。

2）异常增生性增多 以急、慢性粒细胞白血病多见。①急性粒细胞白血病：因造血组织中病理性白细胞（粒系为主）异常增生并释放到外周血液所致；白细胞一般 $< 100 \times 10^9/L$，分类以原、幼粒细胞为主；②慢性粒细胞白血病：白细胞一般 $> 100 \times 10^9/L$，分类以中、晚幼粒及成熟粒细胞为主，此时需与类白血病反应进行区别。

（3）中性粒细胞减少（neutropenia） 引起中性粒细胞减少的原因很多，见表 3 – 34。当中性粒细胞 $< 1.0 \times 10^9/L$ 时，极易发生感染；当中性粒细胞 $< 0.5 \times 10^9/L$，严重感染和疾病复发的危险性增加。

表 3 – 34 中性粒细胞减少的原因及机制

类别	原因	机制
感染	病毒、革兰阴性杆菌（伤寒）、某些原虫感染等，病毒感染是最常见的原因	病毒、细菌内毒素或异体蛋白使大量的粒细胞转移至边缘池且抑制骨髓释放粒细胞所致，亦与抗感染消耗增多有关
血液病	再生障碍性贫血、阵发性睡眠性血红蛋白尿、非白血性白血病、骨髓转移癌、巨幼细胞贫血等	造血干细胞功能障碍、粒细胞增殖异常或营养缺乏导致骨髓粒细胞生成、成熟障碍或无效生成
理化损伤	放射线、苯、铅、汞及化学药物等	直接损伤造血干细胞或抑制骨髓粒细胞有丝分裂
脾功能亢进	肝硬化、脾淋巴瘤、脾囊肿、脾血管瘤、门静脉或脾静脉栓塞	粒细胞被脾脏滞留、吞噬；脾脏产生某些因子抑制骨髓造血或加速血细胞破坏
自身免疫性疾病	SLE、类风湿关节炎、免疫性血小板减少症、自身免疫性溶血性贫血、新生儿同种免疫性粒细胞减少症	与机体可能存在白细胞的自身抗体导致破坏增多有关

在理化因素中，药物诱导性中性粒细胞减少最为常见。各种镇痛药（如氨基比林、保泰松、对乙酰氨基酚）、抗生素（如氯霉素、头孢菌素、青霉素）以及肿瘤化疗药物等均可引起中性粒细胞减少。

3. 嗜酸性粒细胞 临床意义见本节嗜酸性粒细胞计数。

4. 嗜碱性粒细胞 在骨髓及外周血中含量很少，其形态和功能与肥大细胞相似，主要参与超敏反应。

（1）病理性增多 主要见于：①过敏性和炎症性疾病：食物或药物过敏、溃疡性结肠炎和荨麻疹等；②嗜碱性粒细胞白血病：白细胞数可正常或增高，嗜碱性粒细胞可达 30%～80%，伴幼稚型增高；③骨髓增殖性疾病：慢性粒细胞白血病、真性红细胞增多症及原发性骨髓纤维化等，外周血嗜碱性粒细胞高达 10%～20% 是慢性粒细胞白血病的特征之一；④内分泌疾病：糖尿病、甲状腺功能减退症、雌激素治疗等。

（2）病理性减少 由于嗜碱性粒细胞数量很少，其减少一般无临床意义。

5. 淋巴细胞 淋巴细胞是人体主要免疫细胞，观察其数量变化，有助于了解机体的免疫功能状态。

（1）淋巴细胞增多（lymphocytosis）

1）生理性变化 婴幼儿期外周血中淋巴细胞数量较成人高，从出生1周后到6岁以前，淋巴细胞比例可达70%以上。

2）病理性增多 见于：①感染性疾病：某些病毒和细菌所致的急性传染病如风疹、流行性腮腺炎、传染性单核细胞增多症及百日咳等，某些慢性感染如结核病的恢复期或慢性期等；②血液病：急性淋巴细胞白血病及慢性淋巴细胞白血病等；③器官移植术后：排斥前期淋巴细胞绝对值增高，可作为监测组织或器官移植排异反应的指标之一；④其他：再生障碍性贫血、粒细胞减少症及粒细胞缺乏症时淋巴细胞相对增高。

（2）淋巴细胞减少（lymphopenia） 引起中性粒细胞显著增多的各种病因，均可导致淋巴细胞相对减少。淋巴细胞病理性减低见于流行性感冒恢复期、免疫缺陷病（如 HIV 感染）、自身免疫性疾病（如系统性红斑狼疮）以及放化疗等。

6. 单核细胞 骨髓释放入外周血的单核细胞在血液中停留 3～6 天，即逸出血管进入组织或体腔内，经 5～9 天，发育为巨噬细胞，形成单核 – 吞噬细胞系统，发挥其强大的防御功能。

（1）单核细胞增多（monocytosis） 正常儿童外周血液单核细胞可较成人稍高，平均为9%；2周内的新生儿可达15%或更多；妊娠中、晚期及分娩亦可增多。以上属生理性增多。

病理性增多见于：①感染：急性感染恢复期、慢性感染，如巨细胞病毒、疱疹病毒等；②结缔组织病：系统性红斑狼疮、类风湿关节炎等；③血液病：急性、慢性单核细胞白血病，或粒 – 单核细胞白血病等；④恶性肿瘤：胃癌、肺癌等；⑤胃肠道疾病：酒精性肝硬化、局限性回肠炎等。

（2）单核细胞减少（monocytopennia） 临床意义不大。

三、嗜酸性粒细胞计数

嗜酸性粒细胞起源于骨髓多能造血干细胞，是髓系干细胞分化而来的嗜酸性粒细胞祖细胞所产生。嗜酸性粒细胞集落形成因子主要由受抗原刺激的淋巴细胞产生，因此，嗜酸性粒细胞与免疫系统之间有密切关系。嗜酸性粒细胞在外周血中的数量很少，只占外周血白细胞的 0.4%～8.0%。通过白细胞分类计数结果乘以白细胞总数可间接计算得到嗜酸性粒细胞数，但误差较大，因此要准确了解嗜酸性粒细胞的变化，应采用显微镜直接计数法。

（一）显微镜直接计数法

1. 原理 用嗜酸性粒细胞稀释液将血液稀释一定倍数，破坏红细胞和大部分其他白细胞，并使嗜酸性粒细胞着色，充入改良牛鲍计数板内，计数一定范围内嗜酸性粒细胞数，即可计算出每升血液中嗜酸性粒细胞数。

2. 器材 显微镜、改良 Neubauer 计数板及微量吸管。

3. 试剂 根据所用试剂成分不同，有多种嗜酸性粒细胞计数稀释液。试剂中的主要成分及作用如下：① 保护嗜酸性粒细胞的成分，如丙酮、丙二醇、乙醇；② 促进红细胞和中性粒细胞破坏的成分，如碳酸钾、草酸铵或低渗状态）；③ 使嗜酸性粒细胞着色的成分，如伊红、溴甲酚紫、固绿；④ 抗凝剂，如肝素钠、柠檬酸钠；⑤防止乙醇挥发的成分，如甘油。各种嗜酸性粒细胞稀释液的评价见表3-35。

表 3 – 35　各种嗜酸性粒细胞稀释液的评价

稀释液	优点	缺点
伊红 – 丙酮	试剂成分简单	久置效果差，最好每周配制 1 次
溴甲酚紫	为低渗配方，红细胞和其他白细胞被溶解破坏，嗜酸性粒细胞被染呈蓝色	嗜酸性粒细胞可抵抗低渗，但仍易被破坏，且低渗难以完全破坏其他白细胞
乙醇 – 伊红	含碳酸钾，溶解红细胞和其他白细胞作用强，视野背景清晰；嗜酸性颗粒鲜明橙色，2 小时内不破坏，含甘油，液体不易挥发，试剂可保存半年以上。	含 10% 甘油，比较黏稠，细胞不易混匀，计数前应充分混匀
皂素 – 甘油	细胞较为稳定，着色鲜明易于鉴别；含甘油，液体不易挥发，置冰箱可保存半年以上	含甘油，计数前应充分混匀
固绿	含丙酮、乙醇两种保护剂，使嗜酸性粒细胞膜完整、无破损现象；含碳酸钾、草酸铵，其他细胞破坏完全；固绿使嗜酸性颗粒呈折光较强的蓝绿色颗粒	注意与残存的不着色或着色很浅的中性粒细胞相区别

4. 操作流程　$\boxed{\text{加稀释液 0.38ml}}$ → $\boxed{\text{取血 20μl}}$ → $\boxed{\text{混匀}}$ → $\boxed{\text{充上、下两个计数池}}$ → $\boxed{\text{低倍镜计数}}$ → $\boxed{\text{计算}}$。低倍镜计数 2 个计数池共 10 个大方格（中央和四角大方格）内的嗜酸性粒细胞。

5. 质量保证

（1）**标本**　最好固定标本的采集时间（如上午 8 时或下午 3 时），以免受日内生理变化的影响。嗜酸性粒细胞在稀释液中容易发生聚集，标本需及时混匀。混匀过程中不宜过分振摇，以免嗜酸性粒细胞破碎。

（2）**试剂**　稀释液中的乙醇、丙酮等为嗜酸性粒细胞的保护剂，若嗜酸性粒细胞被破坏，可适当增加其用量；若中性粒细胞破坏不全，则可适当减少其用量。若使用含甘油的稀释液，因黏稠度大，需适当延长混匀时间。

（3）**规范操作**　由于嗜酸性粒细胞较少，低倍镜下需计数两个计数池共 10 个大方格内的嗜酸性粒细胞，以减少固有误差。血液稀释后应在 30 分钟 ~ 1 小时内计数完毕，否则嗜酸性粒细胞逐渐被破坏或不易辨认，使结果偏低。

（4）**嗜酸性粒细胞的识别**　注意与残存的中性粒细胞区别，以免误认导致嗜酸性粒细胞假性增加。嗜酸性粒细胞颗粒比较粗大，染色较深；中性粒细胞不着色或着色较浅，胞质颗粒较小。

（二）方法学评价

1. 显微镜直接计数法　费时、重复性较差；但设备简单、费用低廉；准确性和重复性高于显微镜间接计数法。

2. 显微镜间接计数法　该法以白细胞总数乘以白细胞分类计数而得。设备简单、费用低廉，但费时，准确性和重复性较差。

3. 血液分析仪法　操作简便、快速，重复性好，适用于大批量标本检测。主要用于筛查，若仪器提示嗜酸性粒细胞增多，且直方图或散点图异常，需用显微镜直接计数法复查。

（三）参考区间

显微镜直接计数法：$(0.02 \sim 0.52) \times 10^9/L$。

（四）临床意义

1. 生理变化　在劳动、寒冷、饥饿和精神刺激等情况下，交感神经兴奋，通过下丘脑刺激垂体前叶，产生促肾上腺皮质激素（adrenocorticotropic hormone，ACTH）使肾上腺皮质产生肾上腺皮质激素。肾上腺皮质激素可阻止骨髓释放嗜酸性粒细胞，并促使血液中嗜酸性粒细胞向组织浸润，从而导致外周血中嗜酸性粒细胞减少。因此，正常人嗜酸性粒细胞白天较低，夜间较高。上午波动较大，下午比较恒定。

2. 病理变化

（1）增多　常见于：①过敏性疾病：如支气管哮喘、食物过敏及荨麻疹等；②寄生虫感染：如钩虫病、绦虫病等；③皮肤病：如银屑病、湿疹及疱疹样皮炎等；④血液病：如慢性粒细胞性白血病及嗜酸性粒细胞异常增殖；⑤传染病：如猩红热；⑥恶性肿瘤：如霍奇金病；⑦某些内分泌疾病：如脑垂体功能低下及原发性肾上腺皮质功能不全等。

（2）减少　常见于：①伤寒、副伤寒及大手术后；②长期使用肾上腺皮质激素，嗜酸性粒细胞常减少。

3. 嗜酸性粒细胞计数的其他应用

（1）观察急性传染病的预后　肾上腺皮质激素有促进机体抗感染的能力，因此当急性感染（如伤寒）时，肾上腺皮质激素分泌增加，嗜酸性粒细胞随之减少。若嗜酸性粒细胞持续下降，甚至完全消失，说明病情严重；若嗜酸性粒细胞重新回升，则为恢复期的表现；若临床症状严重，而嗜酸性粒细胞不减少，说明肾上腺皮质功能衰竭。

（2）观察大手术和烧伤患者的预后　大手术 4 小时后嗜酸性粒细胞显著减少，甚至消失，24 ~ 48 小时后逐渐增多，增多速度与病情变化基本一致。大面积烧伤患者，数小时后嗜酸性粒细胞完全消失，且持续时间较长。若大手术或大面积烧伤后，患者嗜酸性粒细胞接近于正常或轻度减少，均提示预后不良。

（3）肾上腺皮质功能测定　由于 ACTH 能刺激肾上腺皮质，产生肾上腺皮质激素，使嗜酸性粒细胞减少。因此，可根据 ACTH 注射前后的嗜酸性粒细胞数量的变化情况，来反映肾上腺皮质功能。

（孙可歆）

第四节　血小板检验

PPT

血小板具有维持血管内皮完整性以及黏附、释放、聚集、血块收缩和促进凝血等功能。血小板计数（platelet count，PLT）是测定单位体积血液中血小板的数量。目前血小板计数的方法有显微镜直接计数法、血液分析仪法和流式细胞仪法等。

（一）显微镜直接计数法

1. 原理　用血小板稀释液，按一定比例将血液稀释并破坏红细胞后，充入改良 Neubauer 计数板中，在显微镜下计数一定范围内的血小板数量，经过换算得出每升血液中血小板的数量。

2. 器材　同红细胞计数。

3. 试剂

（1）草酸铵稀释液　包括草酸铵、EDTA – Na$_2$、双蒸水。此溶液对红细胞破坏力较强，血小板形态清晰；加入 EDTA – Na$_2$ 可防止草酸钙结晶形成。为 WHO 推荐的稀释液。

（2）复方尿素稀释液（许汝和稀释液）　尿素、枸橼酸钠、40% 甲醛、双蒸水。此稀释液能破坏红细胞，稀释后血小板胀大易辨认，但尿素易分解，试剂可因温度升高和保存时间延长而失效，一般只能用 10 天。

4. 操作流程　$\boxed{\text{加稀释液 0.38ml}} \rightarrow \boxed{\text{取血 20μl}} \rightarrow \boxed{\text{混匀}} \rightarrow \boxed{\text{充池}} \rightarrow \boxed{\text{高倍镜计数}} \rightarrow \boxed{\text{计算}}$ 。　📱 微课/视频 38

5. 质量保证

（1）稀释液　须新鲜、洁净，无杂质和细菌污染。

（2）器材　所用器材必须校准、洁净、干燥。

（3）操作　①采血、充液、计数均应规范，避免血小板被激活或被破坏；②充池后必须静置15～20分钟再计数，并在采血后1小时内完成计数。时间过短或过长可导致血小板未完全下沉、聚集或破坏，使计数结果偏低；③显微镜下观察血小板时，应使视野略暗，并注意与细胞碎片、灰尘、微生物等鉴别。

（4）血涂片估计　血涂片上血小板分布的密度可粗略估计血小板的数量。外周血液涂片血小板数量与血小板计数的对应关系见表3-36。

表3-36　外周血涂片血小板数量与血小板计数的对应关系

平均每个油镜视野血小板数量（个）	估计血小板计数（×10⁹/L）
0～1	<15
1～3	15～50
4～7	50～100
7～9	100～140
9～15	140～200
15～25	200～350
25～33	350～450
33～40	>450～500

也可通过公式粗略估计血小板数量：血小板估计值$/L = N \times 15 \times 10^9$，其中 N 为计数10个油镜视野血小板的平均值。需要注意的是，由于血涂片的制备难以标准化，不能以估算结果发报告。

（5）多次计数　每份标本最好做2次计数，若2次计数误差小于10%，取其均值报告；若计数误差大于10%，应做第3次计数，取2次相近结果的均值报告。

（二）方法学评价

血小板计数的方法学评价见表3-37。

表3-37　血小板计数法的方法学评价

方法	优点	缺点
普通光学显微镜直接计数法	传统方法，设备简单，成本低；用于血液分析仪异常检验结果的复核	费时、费力，准确度受操作者技术水平的影响
相差显微镜计数法	计数的准确性高，血小板易于识别。1988 年 WHO 推荐草酸铵 – 相差显微镜计数法为血小板计数的手工参考方法	
血液分析仪法	快速、重复性好，并可同时测定血小板相关的多个指标，已广泛用于临床	不能完全区分与其类似大小的颗粒，计数结果误差较大，有时仍需要显微镜直接计数法、血涂片观察等方法复检
流式细胞仪法	采用血小板特异的单克隆抗体进行检测，准确性高，是目前 ICSH 推荐的参考方法	所用仪器昂贵，成本较高

（三）参考区间

成人（仪器法，静脉血）：（125～350）×10⁹/L。儿童：详见附录1。

（四）临床意义

1. 生理变化　健康人血小板计数结果存在一定的波动，一般午后高于早晨，冬季高于春季，静脉血高于末梢血。高原居民高于平原居民；月经后高于月经前；妊娠中晚期高于分娩后；运动、饱餐后增高，休息后恢复。

2. 药物影响　某些药物也可以引起血小板的变化，如口服避孕药、雌激素、肾上腺素、头孢菌素类、干扰素、类固醇、免疫球蛋白等可引起血小板增多；对乙酰氨基酚、阿司匹林、化疗药物、氯噻嗪、利福平、硝酸甘油、三环类抗抑郁药等可引起血小板减少。

3. 病理性变化 血小板大于 $450 \times 10^9/L$ 时为血小板增多（thrombocytosis），血小板大于 $1000 \times 10^9/L$ 常有血栓形成的危险。在原因未明的血小板增多的患者中，约有 50% 为恶性疾病。血小板低于 $100 \times 10^9/L$ 为血小板减少（thrombocytopenia），是引起出血的主要原因之一。病理性血小板增多和减少的原因及临床意义见表 3-38。

表 3-38 病理性血小板减少和增多的原因及意义

状态	原因	临床意义
血小板减少	生成障碍	急性白血病、再生障碍性贫血、恶性肿瘤骨髓转移、放射性损伤、巨幼细胞贫血等
	破坏过多	ITP、脾功能亢进、SLE 等
	消耗过多	DIC、血栓性血小板减少性紫癜
	分布异常	脾肿大（肝硬化、Banti's 综合征）、血液被稀释（输入大量库存血和血浆）
血小板增多	原发性	慢性粒细胞白血病、原发性血小板增多症、真性红细胞增多症等
	反应性	急性化脓性感染、大出血、急性溶血、肿瘤等
	其他	外科手术、脾切除等

答案解析

? 思考题

案例 患者，女，30 岁。

主诉： 妊娠 29 周。因头晕、乏力 5 天入院。

现病史： 2 周前无明显诱因出现全身乏力，近 5 天加重，伴活动后胸闷、气短，休息后缓解，偶有头晕黑朦。平时有偏食习惯。入院实验室检查：血常规：RBC $2.0 \times 10^{12}/L$，Hb 80g/L，WBC $3.5 \times 10^9/L$，PLT $95 \times 10^9/L$，RDW 19.5%，MCV 118fl，MCH 40pg，MCHC 338g/L。外周血进行血涂片瑞氏染色后，油镜下观察到红细胞直径大于 10μm，中央染色深，伴有中性粒细胞分叶过多，且 5 叶以上超过 3%。

体格检查： 体温、血压、脉搏正常，神志清楚，贫血貌，全身皮肤巩膜无黄染，双侧颈部、腋下、腹股沟浅表淋巴结未触及肿大，胸骨压痛（-），心肺腹部查体未见明显异常。

问题

（1）该患者的初步诊断是什么？依据是什么？

（2）该患者出现了中性粒细胞的哪种核象变化？此种核象变化有哪些临床意义？

（3）患者是否有贫血？从细胞形态上分类，属于哪一类型贫血？

（孙可歆）

书网融合……

重点小结

题库

微课/视频 1

微课/视频 2

图片补充

第四章　血液分析仪检验

学习目标

1. 通过本章学习，掌握血液分析仪的检测原理，仪器校准、仪器性能验证、仪器比对的方法，仪器细胞分布图形和报警提示的意义及处理方法；熟悉血液分析仪检验复检规则制定与、检验报告审核以及质量保证措施；了解新参数的临床意义。

2. 具有对血液分析仪检验结果分析能力；具有结果审核和分析判断危急值的能力。

3. 树立服务意识，珍视生命，关爱患者；坚持实事求是的科学态度，严谨高效地完成血细胞分析；树立团队合作意识，共同确保实验室工作的顺利进行。

自 1953 年美国 Coulter 公司成功研制第一台电阻抗型血细胞计数仪起，血细胞检验进入了自动化时代。随着检测参数越来越多，血细胞计数仪被称为血细胞分析仪（blood cell analyzer）或血液分析仪（hematology analyzer）。血液分析仪是用于血液一般检验的常规检测仪器，具有高度自动化、智能化、高精密度、易质控以及多参数等特点。 微课/视频 1

目前，大多数血液分析仪具有以下功能：①全血细胞计数功能（红细胞、白细胞和血小板及其相关参数）；②白细胞分类功能（三分群或五分类）；③其他扩展功能，包括有核红细胞计数、RET 计数、幼稚粒细胞计数、未成熟粒细胞计数、造血干细胞计数等。

需要指出的是，尽管目前血液分析仪的计数和分类水平已达到相当完善的程度，但在识别各类异常细胞及血液病原体方面尚无法替代人工显微镜检查，因此，血液分析仪检验仍然只是筛查方法，当检验结果异常时，应使用显微镜进行人工复核。

第一节　血液分析仪检测原理

PPT

血液分析仪检测原理涉及电学、光（化）学或多种技术联合等，用于检测血液中的细胞和细胞内容物。

一、血液分析仪血细胞计数及体积检测原理

血液分析仪主要采用电阻抗法和/或激光散射法对红细胞、白细胞和血小板进行计数和体积测定。

（一）红细胞相关参数检测原理

1. 电阻抗法　悬浮在等渗电解质溶液中的血细胞具有相对非导电性，通过恒流电场时可引起电阻及电压的变化，产生与细胞大小和数量相当的脉冲信号。脉冲信号的强弱反映细胞体积的大小，脉冲信号的多少反映细胞的数量。该方法称为电阻抗法，该原理又称为库尔特原理（Coulter principle）。电阻抗法除用于血细胞计数以外，还可用于白细胞三分群，联合其他技术还可应用于白细胞五分类。 微课/视频 2

血细胞计数在小孔管内进行，其侧壁有一红宝石小孔，直径小于 $100\mu m$，厚度约 $75\mu m$。接通电源

后，位于小孔管两侧的电极在电解质溶液中产生稳定电流。通过负压吸引，血细胞随稀释液经红宝石小孔进入小孔管，局部电阻瞬间增高而产生脉冲信号（图4-1）。

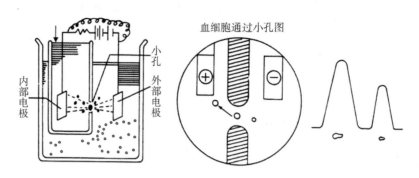

图4-1 电阻抗法细胞计数原理

将血液经过适当倍数的稀释，RBC和PLT共用一个检测通道，根据红细胞和血小板的体积差异分别计数（图4-2）。同时可检测单个红细胞体积，并计算MCV。结合RBC、MCV和HGB结果，仪器还可计算出MCH、MCHC、HCT以及红细胞体积分布宽度（red blood cell volume distribution width, RDW）等红细胞参数。

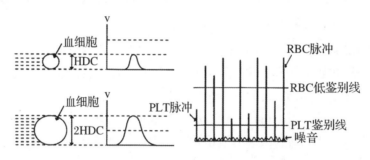

图4-2 红细胞、血小板脉冲信号及鉴别

2. 激光散射法 光散射是指光波在透明介质中传播时，有部分光波偏离原有方向而向四周传播的现象。将单细胞悬液注入鞘液流中央，单个细胞随悬液和鞘液两股液流整齐排列，恒速定向通过石英毛细管。激光照射时，产生与细胞特征相应的各种角度的散射光（图4-3）。如果采用荧光染料染色细胞，激光照射时可产生不同波长的散射荧光。各种散射光及荧光的意义见表4-1。

激光散射法是目前血液分析仪的主要检测原理之一，可用于细胞计数、体积检测，可反映细胞内部结构信息，联合其他技术可用于白细胞五分类。

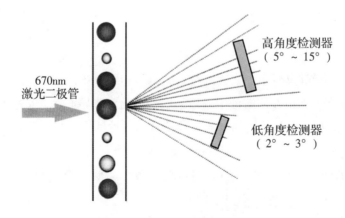

图4-3 激光散射法检测原理

表4-1 不同角度散射光及荧光的意义

散射光或荧光	英文	缩写	意义
前向散射光或低角度散射光	forward scatter	FSC or FS	反映细胞的体积大小
侧向散射光或高角度散射光	side scatter	SSC or SS	反映细胞内部颗粒、细胞核等复杂性
侧向荧光	sidefluorescence	SFL or FL	反映核酸物质（DNA 和 RNA）的含量

激光散射法检测红细胞时，采用特殊稀释液使红细胞由双凹圆盘状变为球形，并以戊二醛固定，使单一红细胞无论以何种方位通过测试区时，产生的光散射信号均相同，便于准确检测 MCV，又称为球形化红细胞平均体积（mean sphered cell volume，MSCV）。通过低角散射光检测 RBC 数量与 MSCV，高角散射光检测单个红细胞血红蛋白含量（corpuscular hemoglobin content，CH），并计算获得 MCV、MCH、MCHC、RDW、红细胞血红蛋白平均浓度（corpuscular hemoglobin concentration mean，CHCM）、血红蛋白量分布宽度（hemoglobin distribution width，HDW）等参数。

（二）血小板相关参数检测原理

1. 电阻抗法 与 RBC 共用一个检测通道，根据红细胞和血小板体积的差异分别计数，可检测血小板数量，常用阻抗法血小板计数（platelet concentration - impedance method，PLT - I）或 PLT 表示。早期的血液分析仪以 30fl 为界区分血小板和红细胞，现在为避免大血小板和小红细胞彼此之间的干扰，常采用浮动界标技术以减少误差，即仪器自动在 5~35fl 之间寻找二者直方图的最低点，作为红细胞和血小板的界限，所计数的结果更符合实际情况（图4-4）。

电阻抗法可同时检测血小板体积，经计算机处理后，还可得到血小板平均体积（mean platelet volume，MPV）、血小板比容（plateletcrit，PCT）和血小板分布宽度（platelet distribution width，PDW）等血小板参数。

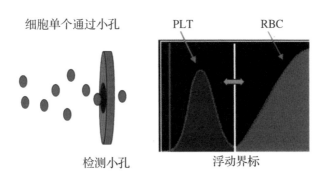

图4-4 电阻抗法浮动界标技术红细胞和血小板检测示意图

2. 光学法 与网织红细胞检测共用一个通道。在网织红细胞/血小板检测通道中，采用聚次甲基荧光染料对血小板内核酸（DNA/RNA）染色后，再进行流式细胞术分析，根据荧光强度（SFL）和前向散射光（FSC）可将血小板与小红细胞、裂红细胞分开，得到光学法血小板计数（platelet concentration - optical method，PLT - O）。另外，根据成熟血小板和未成熟（网织）血小板核酸染色能力的差异也可获得未成熟血小板比率（immature platelet fraction，IPF）。

▸ 知识拓展 ◂

血小板解聚技术

WHO 推荐使用 EDTA 盐作为血液一般检验的抗凝剂，但是少部分血液标本会发生 EDTA 依赖的血小板聚集，导致血液分析仪血小板计数结果假性减低，通常需要更换抗凝剂重新采血重新检测。

目前，部分采用光学法检测血小板的血液分析仪可以自动对聚集的血小板进行解聚集。在血小板/网织红细胞通道，保持反应池恒温在 42℃ 左右，将解聚试剂高速注入，形成旋涡，通过机械作用使部分血小板解离，并暴露聚集位点，解聚试剂与聚集位点快速结合，使血小板不再聚集，从而实现对血小板的"解聚"，实现血小板聚集标本的准确检测。 🎬 微课/视频 3

3. 核酸荧光染色法 独立的血小板检测通道，常用于低值血小板计数。采用噁嗪等染料对血小板内质网、线粒体进行荧光染色，使血小板和裂红细胞间荧光强度差异变得更大，提高 PLT 检测的抗干扰能力，确保 PLT 结果准确；同时通过增加计数的颗粒数，提高 PLT 的检测精度。此外，该法还优化了 IPF 的分析方法（见图 4 - 5），以提高 IPF 的精度和准确度，为临床鉴别血小板减少的原因，以及为临床血小板输注决策提供重要的判断依据。采用荧光法血小板计数（platelet concentration – fluorescence method，PLT – F）报告结果。

三种血小板计数方法比较见表 4 - 2。

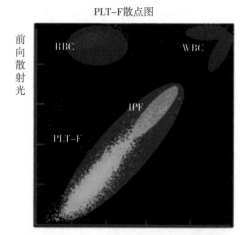

PLT-F散点图

图 4 - 5　PLT – F 通道检测 PLT 和 IPF 的散点图

表 4 - 2　三种血小板计数方法比较

报告方式	检测原理	检查通道	计数细胞数	优缺点
PLT – I（电阻抗法）	电阻抗法	RBC/PLT 通道	20 万 ~ 25 万	重复性较好，但小红细胞、细胞碎片、大血小板干扰大
PLT – O（光学法）	聚次甲基荧光染料对血小板的核酸染色	RET/PLT – O 通道	6 万	形态鉴别能力强
PLT – F（核酸荧光染色）	噁嗪对血小板内质网、线粒体荧光染色，使血小板和裂红细胞间荧光强度差异更大	低值 PLT 通道	较 PLT – O 增加 3 倍	抗干扰能力更强，准确性更高

（三）白细胞计数原理

先采用溶血剂破坏红细胞，消除红细胞干扰，再用电阻抗法或激光散射法检测。

二、血液分析仪白细胞分类（群）计数原理

（一）白细胞三分群计数原理

采用电阻抗原理。经溶血素处理后，红细胞迅速溶解，白细胞胞质经细胞膜渗出，胞膜紧裹在细胞核和颗粒周围。脱水后的白细胞体积取决于脱水后白细胞内有形物质的多少，与其自然体积无关。血液分析仪可将体积为 35 ~ 450fl 的白细胞从小到大排列，并显示出白细胞体积分布直方图（表 4 - 3、图 4 - 6）。根据各群占总体的比例，计算出白细胞各群的百分率。将白细胞各群的百分率与同一标本的白细胞总数相乘，即得到各群细胞的绝对值。

表 4 –3 电阻抗法白细胞三分群的主要细胞与特点

细胞群	体积（fl）	主要细胞	脱水后特点
小细胞群	35～90	淋巴细胞	单个核细胞，颗粒少，细胞小
中间细胞群	90～160	单核细胞、嗜酸性粒细胞、嗜碱性粒细胞各阶段幼稚细胞、白血病细胞	单个核细胞或核分叶少，细胞中等大小
大细胞群	>160	中性粒细胞	核分叶多，颗粒多，细胞大

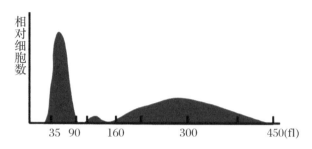

图 4 –6 血液分析仪白细胞三分群模式图

电阻抗法血液分析仪仅根据细胞体积大小将白细胞粗略分成 3 个群体，一个群体中一般以某种细胞为主，可能还存在其他细胞。如中间细胞群（middle cells，MID）包括单核细胞、嗜酸性粒细胞、嗜碱性粒细胞、各种原始幼稚细胞、反应性淋巴细胞、浆细胞等。因此，中间细胞群计数异常或报警，需特别注意要进行血涂片复检。

（二）白细胞五分类计数原理

通常联合应用多种技术进行白细胞五分类计数。

1. 电阻抗、射频、流式细胞术和核酸荧光染色法 一般需要 3 个通道才能完成包括幼稚细胞在内的白细胞分类计数。 🅔 微课/视频 4

（1）4DIFF 通道 利用半导体激光、流式细胞术、核酸荧光染色技术，采用专用溶血剂完全溶解红细胞和血小板，而白细胞膜仅轻微受损，聚次甲基荧光染料经过受损的细胞膜进入白细胞内，使 DNA/RNA 着色。不同细胞的细胞核和细胞内颗粒情况不同，使得侧向荧光强度（SFL）和侧向散射光（SSC）不同，从而得到 DIFF 白细胞散点图（图 4 –7）。正常情况下有 4 个细胞群体，包括中性粒细胞和嗜碱性粒细胞（二者不能区分开）、淋巴细胞、单核细胞、嗜酸性粒细胞。中性粒细胞和嗜碱性粒细胞群中的细胞数，需扣除 WBC/BASO 通道或 WNB/WNR 通道所得的嗜碱性粒细胞数，才能得到真正的中性粒细胞结果，从而实现白细胞五分类计数。异常情况下这 4 群细胞的比例会发生变化，甚至出现其他细胞群或不分群。

（2）WBC/BASO 通道 在酸性溶血剂作用下，

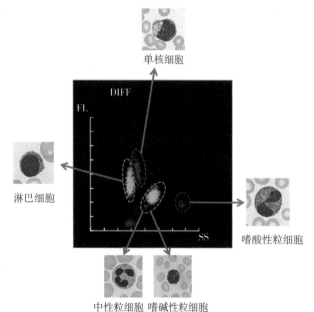

图 4 –7 白细胞分类 – DIFF 散点图

单核细胞（MON）：胞体较大，核质比高，核酸含量（FL）高于淋巴细胞，内部复杂度（SS）介于淋巴细胞和中性粒细胞之间；淋巴细胞（LYM）：胞体小，核质比高，核酸含量较低，内部复杂度低于中性粒细胞；中性粒/嗜碱性粒细胞（NEU/BAS）：胞质内含一定中性/嗜碱性颗粒，内部结构复杂度高于淋巴细胞和单核细胞；嗜酸性粒细胞（EOS）：胞质内富含嗜酸性颗粒，内部结构复杂度高于中性粒细胞；影红细胞（蓝色散点区）：几乎无核酸，也无颗粒。

除了嗜碱性粒细胞外的其他所有细胞均被溶解或皱缩（图4-8），经流式细胞术检测前向散射光和侧向散射光，得到WBC/BASO散点图（图4-9），将嗜碱性粒细胞与其他白细胞加以区分，可得到白细胞总数、嗜碱性粒细胞百分率和绝对值。

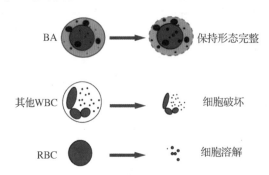

图4-8　WBC/BASO通道试剂作用后血细胞变化

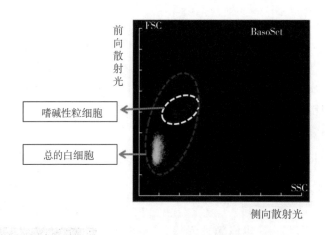

图4-9　白细胞分类-WBC/BASO散点图

（3）WNB通道或WNR通道（白细胞、有核红细胞及嗜碱性粒细胞通道）　指在一个通道同时检测白细胞、有核红细胞和嗜碱性粒细胞，不同仪器的检测通道名称缩写不同。由于WNB通道具有很强的抗干扰性能，能有效避免由于高荧光大细胞和脂质颗粒导致嗜碱性粒细胞出现假性增高，目前多数仪器已经用WNB通道替代WBC/BASO通道。

在WNB通道中，试剂对白细胞进行处理后，使白细胞各粒子群发生一定程度的皱缩，但白细胞仍保持一定体积大小而非"裸核化状态"（图4-10）。嗜碱性粒细胞位于WNB散点图的中部偏左上，体积比幼稚细胞和大的反应性淋巴细胞小，在前向散射光（FS）方向上散射光信号强度弱，在侧向荧光（FL）方向上荧光强度略小。因此，在FS-FL散点图上与幼稚细胞、大的反应性淋巴细胞彻底分离，从而避免了高荧光强度的大细胞和嗜碱性粒细胞之间的干扰，避免了嗜碱性粒细胞结果出现假性增高。由于白细胞不是"裸核化状态"，保持了一定的体积大小，使得脂质颗粒和白细胞体积大小有显著的差异，因此，在FS方向上嗜碱性粒细胞与脂质颗粒彻底分离，也避免了嗜碱性粒细胞结果出现假性增高（图4-11）。

（4）未成熟髓细胞信息（immature myeloid information，IMI）通道或WPC通道　即幼稚细胞通道。

IMI利用射频、电阻抗和细胞化学染色法。在细胞悬液中加硫化氨基酸，幼稚细胞与硫化氨基酸结合的量多于成熟的细胞，且对溶血剂有抵抗作用。加入溶血剂后，即可分析留存的幼稚细胞（包括造血祖细胞、原始细胞、未成熟粒细胞）。IMI通道可报告各类型幼稚细胞（包括NRBC）乃至反应性/异常淋巴细胞的百分率和绝对值，并提示核左移（图4-12）。

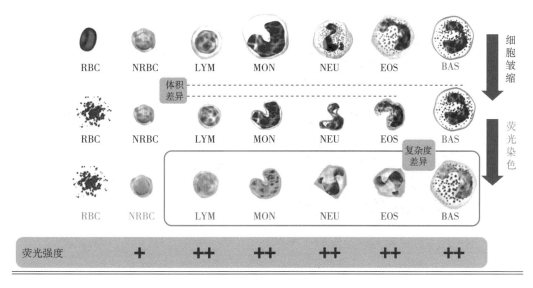

图 4 - 10 WNB 的细胞处理技术

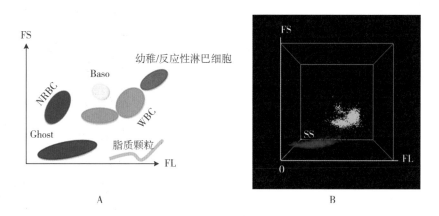

图 4 - 11 WNB 散点图示意图

A：二维散点图；B：脂质颗粒标本检测三维散点图，下方深蓝色区域为脂质颗粒干扰

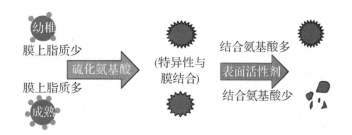

图 4 - 12 幼稚细胞的检测原理

  WPC 通道主要涉及两种试剂，即 WPC 溶血素和核酸荧光染液。正常的白细胞经过溶血素作用后变为裸核，由于其复杂度不同，根据侧向散射光（SSC）基本可以区分为三群，从左向右依次为淋巴细胞、单个核细胞和粒细胞。由于异常淋巴细胞表面磷脂含量多，结合的硫化氨基酸少，更容易被溶血素打孔，结合荧光染料多，荧光强度高，故其出现在正常白细胞的上方。而髓系原始细胞由于磷脂含量相对较少，结合的硫化氨基酸多，不容易被打孔，使其荧光强度假性偏低，在散点图上位置在白细胞下方。由此可鉴别髓系原始细胞及异常淋巴细胞（图 4 - 13）。使用 WPC 测量通道还可自动定量检测造血干（祖）细胞（hematopoietic progenitor cells，HPC）（见图 4 - 14）。可在数分钟内完成 HPC

计数，HPC 与流式细胞术 CD34（造血干祖细胞的表面标志）分析有很好的相关性。

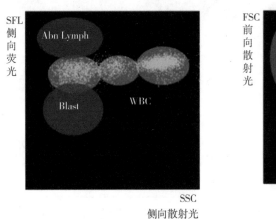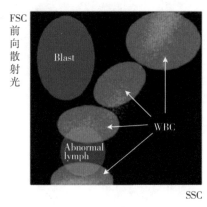

图 4 – 13　WPC（SFL – SSC）散点图（左）和 WPC（SSC – FSC）散点图（右）

注：Abn Lymph：异常淋巴细胞；Blast：原始 – 幼稚细胞

2. 容量、电导、光散射法　只需 1 个通道即可完成白细胞五分类计数。容量、电导、光散射（volume，conductivity，scatter，VCS）采用鞘流技术，使溶血后的白细胞在接近自然状态下，随液流单个通过检测通道，同时应用电阻抗技术检测细胞体积（容量）；射频技术检测细胞大小和内部结构（电导）；光散射技术检测细胞在 10° ~ 70° 的散射光，反映细胞内的颗粒性、核分叶性和细胞表面结构（光散射），见图 4 – 15。

VCS 可显示 3 种细胞散点图（图 4 – 16）：DF1（体积值和散射光值）、DF2（体积值和电导值）、DF3（体积值和电导值，剔除了嗜酸性粒细胞和中性粒细胞信息，只显示嗜碱性粒细胞群）。按散点定位分析细胞类型、计算每一类型细胞数量及百分率，按散点密度检测出细胞亚类。

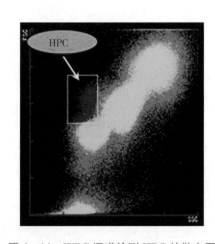

图 4 – 14　WPC 通道检测 HPC 的散点图

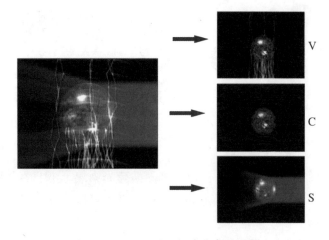

图 4 – 15　VCS 法血细胞分类原理图

3. 激光散射与细胞化学法　通常需要 3 个通道才能完成包括幼稚细胞在内的白细胞分类计数。

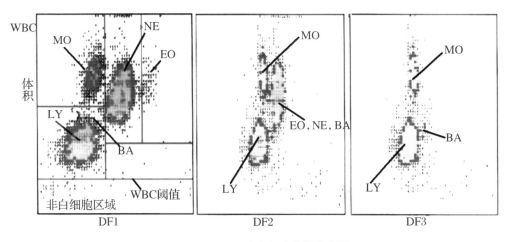

图 4-16 VCS 法白细胞分类散点图

（1）过氧化物酶染色通道 用表面活性剂溶解红细胞后，采用激光散射法结合过氧化物酶染色技术进行白细胞分类。根据过氧化物酶活性强度不同（嗜酸性粒细胞 > 中性粒细胞 > 单核细胞；淋巴细胞和嗜碱性粒细胞无过氧化物酶活性），检测过氧化物酶平均指数（mean peroxidase index，MPXI），计算出嗜酸性粒细胞、中性粒细胞或单核细胞的相对过氧化物酶活性。得到以过氧化物酶分布强度为 X 轴、以细胞体积为 Y 轴的散点图，进行白细胞计数与分类。

（2）嗜碱性粒细胞/分叶核细胞通道 用含苯二酸和强酸性表面活性剂的稀释液溶解红细胞和血小板，除了嗜碱性粒细胞外，其他所有白细胞膜均被破坏，胞质溢出，仅剩裸核（图 4-17）。激光照射后形成二维细胞图，完整的嗜碱性粒细胞呈高角度光散射，位于散点图上部；裸核则位于下部（图 4-18）。因不同细胞的裸核结构不同（如淋巴细胞、幼稚细胞为圆形，中性粒细胞为分叶核），分叶越多散点越靠坐标横轴右侧；根据分叶核（polymorphonuclear，PMN）和单个核（mononuclear，MN）的比例，可计算出左移指数（left index，LI）。LI 越强，说明左移程度越明显。结合嗜碱性粒细胞/分叶核细胞通道结果，可计算出白细胞总数和分类计数结果。

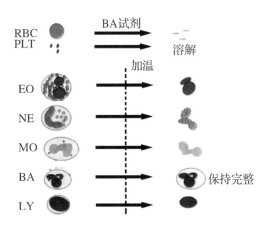

图 4-17 嗜碱性粒细胞/分叶核细胞通道试剂反应示意图

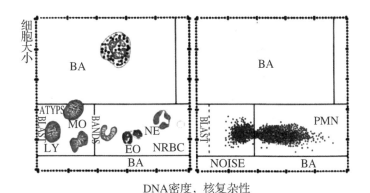

图 4-18 嗜碱性粒细胞/分叶核细胞散点图

（3）未染色大细胞计数（large unstained cell count，LUC）检测　在过氧化物酶通道，可检测到大于正常淋巴细胞体积平均值2个标准差的细胞，如反应性淋巴细胞、浆细胞、异常淋巴细胞（如毛细胞、幼稚淋巴细胞等）和原始细胞。

4. 多角度偏振光散射法　血标本经鞘液稀释后，白细胞内部结构近似自然状态；红细胞内血红蛋白溢出后充满鞘流液。多角度偏振光散射法（multi angle polarized scatter separation，MAPSS）分4个角度检测。①0°：前向散射光，反映细胞大小，同时检测细胞数量；②7°：狭角散射光，反映细胞内部结构及核染色质的复杂性；③90°：垂直角度散射光（偏振光），反映细胞内部颗粒及分叶状况；④90°D：垂直角度消偏振散射光（去偏振光），去偏振是指垂直方向激光光波运动随光散射结果而改变。在光散射过程中，嗜酸性粒细胞颗粒大而丰富，可去偏振光，借此与中性粒细胞鉴别。

稀释液中含有DNA染料碘化丙啶，可破坏NRBC膜和细胞质，使之成为裸核而着色。但该染料很难进入有活性的白细胞，故其细胞核不被染色。血液分析仪采用多散点图分析（multi scatterplot analysis，MSA），既可鉴别NRBC、非活性白细胞和脆性白细胞，计算活性白细胞比率，还使白细胞分类结果免受NRBC、血小板聚集、未溶解红细胞和细胞碎片等干扰。

5. 双流体（双鞘流）技术和细胞化学染色法　采用2个通道完成白细胞五分类。

（1）白细胞分类通道　检测除嗜碱性粒细胞以外的各类白细胞。①双流体（双鞘流）动力连续系统（double hydrodynamic sequential system，DHSS）：采用2个鞘流装置，细胞经第1束鞘流后通过阻抗小孔检测其真实体积并进行白细胞计数；染色后的细胞随第2束鞘流到达激光检测窗，测定细胞的光吸收，分析细胞内部结构；②细胞化学染色：试剂中含有溶血素及氯唑黑E（chlorazol black E）活体染料，可对白细胞内各类颗粒及单位膜（细胞膜、核膜、颗粒膜等）进行染色，得到中性粒细胞、单核细胞、嗜酸性粒细胞、淋巴细胞、反应性淋巴细胞和巨大未成熟细胞（large immature cells，LIC）的散点图。LIC包括未成熟的粒细胞、单核细胞和淋巴细胞。

（2）嗜碱性粒细胞通道　采用专用染液染色 嗜碱性粒细胞具有抗酸性，染色后保持原有形态与结构，其他细胞则成为裸核。用电阻抗法检测，所得结果与白细胞/血红蛋白通道（采用鞘流阻抗法检测白细胞）的白细胞结果进行比较。

三、血液分析仪网织红细胞计数原理 微课/视频5

在网织红细胞/血小板检测通道，染料对网织红细胞RNA进行染色，采用光散射等技术检测RET数量和体积，并根据光散射（或光吸收）强度判断细胞内的RNA含量及血红蛋白浓度，进而分析不同成熟阶段的RET参数。

RET核酸染色法分为荧光染料和非荧光染料染色法。主要染料有：①荧光染料：噁嗪（oxazine）、碱性槐黄O（auramine O）、聚次甲基、噻唑橙（thiazole orange）、氧氮杂䓬750（oxazine 750）等；②非荧光染料：新亚甲蓝等。

1. 荧光染色法　该法无须处理成熟红细胞，荧光染料（聚次甲基、噻唑橙等）可直接染色RET。根据细胞核酸含量不同，荧光强度依次为：白细胞 > 网织红细胞 > 成熟红细胞，结合细胞大小，可对成熟红细胞、网织红细胞、血小板和白细胞进行区别（图4-19），可得到RET绝对值和百分率、高荧光强度网织红细胞比率（high fluorescence ratio，HFR）、中荧光强度网织红细胞比率（middle fluorescence ratio，MFR）、低荧光强度网织红细胞比率（low fluorescence ratio，LFR）、网织红细胞血红蛋白量（reticulocyte hemoglobin equivalent，Ret-He）、未成熟网织红细胞比率 [IRF =（MFR + HFR）/（MFR + HFR + LFR）] 和PLT-O等参数。

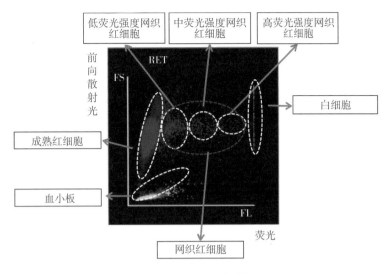

图 4 – 19　网织红细胞计数原理

2. 非荧光染色法　用新亚甲蓝对网织红细胞 RNA 染色，同时用一种试剂使红细胞内血红蛋白溢出后变为"影细胞"，以减少对 RET 检测的干扰，采用 VCS 技术检测 RET。此外，应用柔变轮廓分析技术，以非线性方式区分网织红细胞群和成熟红细胞群。网织红细胞群分 10 个成熟度，RNA 最多的 RET 位于最强的光散射区（3 ~ 10 区）。可得到网织红细胞参数：RET 百分率、RET 绝对值、未成熟网织红细胞（immature Reticulocyte fraction，IRF）、网织红细胞平均体积（mean Reticulocyte volume，MRV，MCVr）、网织红细胞成熟指数（reticulocyte maturity index，RMI）、高散射光网织红细胞（high light scatter Reticulocyte，HLR）、网织红细胞血红蛋白浓度分布宽度（reticulocyte cellular hemoglobin concentration distribution width，RDWr）等。

四、血液分析仪有核红细胞计数原理

以聚次甲基荧光染色法为例，在 NRBC 通道，表面活性剂可溶解红细胞膜，保留胞核；白细胞膜不被溶解，胞质完整。核酸物质经聚次甲基荧光染料染色后，在激光束照射下发出散射荧光。以前向散射光（细胞大小）为纵坐标，以荧光强度（核酸含量）为横坐标，分别显示白细胞、NRBC 和影细胞（图 4 – 20、图 4 – 21）。

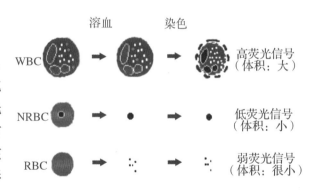

图 4 – 20　NRBC 检测原理

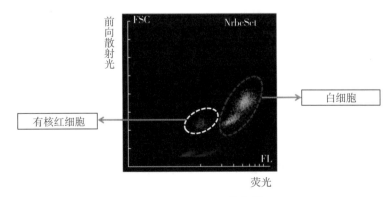

图 4 – 21　NRBC 散点图

五、血红蛋白检测原理

血液分析仪的 HGB 检测采用分光光度计法。当稀释的血液中加入溶血剂后，红细胞溶解并释放出 HGB，HGB 与溶血剂中的某些成分结合形成血红蛋白衍生物，在特定的波长（一般为 530～550nm）下进行比色。吸光度的变化与稀释液中 HGB 含量成正比，血液分析仪通过计算可显示出 Hb 浓度。

由于溶血剂成分不同，所形成的血红蛋白衍生物也不同，吸收光谱各异，但最大吸收峰均接近 540nm。ICSH 要求溯源到 HiCN 法，各型号血液分析仪必须以 HiCN 值为标准进行校正。由于很多系列血液分析仪使用的溶血剂内含有氰化钾，与 HGB 作用后形成氰化血红蛋白（不是 HiCN），其特点是显色稳定，最大吸收峰接近 540nm，但吸收光谱与 HiCN 明显不同，因此，在校正血液分析仪时应特别注意。

为了解决含氰的血红蛋白衍生物检测后的污物处理问题和降低溶血剂的毒性作用，部分血液分析仪使用非氰化溶血剂（如十二烷基月桂酰硫酸钠，SLS），其检测结果的精确度及准确性可达到含氰化物溶血剂的水平。 🅴 微课/视频 6

六、血液分析仪检测流程

血液分析仪检测流程图见图 4－22。

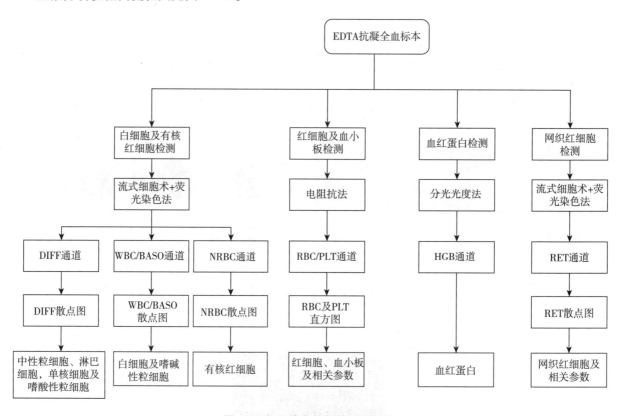

图 4－22 血液分析仪检测流程图

七、血液分析仪新技术

新一代的血液分析仪通过聚焦靶向荧光染料与光散射技术、荧光检测技术、多维数据分析技术的集成，实现了对细胞内部复杂程度、细胞体积大小以及细胞核酸含量的多维分析，为各种细胞精准检测提供了技术保障，衍生出了原始细胞"核质双检"和双通道融合的血小板检测等技术。 🅴 微课/视频 7

PPT

第二节　血液分析仪检测参数、图形和报警

一、血液分析仪检测参数

不同类型血液分析仪检测参数不尽相同，主要分为可报告参数和研究参数两类。随着检验原理、技术发展和临床应用证据的建立，研究参数有可能转为临床应用参数。

（一）红细胞相关参数及临床意义

红细胞相关参数见表4-4。红细胞计数、血红蛋白检测、血细胞比容和红细胞平均指数等参数的临床意义参见第三章第二节。

表4-4　血液分析仪红细胞系列检验参数

检验参数	缩写	英文全称	单位
红细胞计数	RBC	red blood cell count	$\times10^{12}/L$
血红蛋白浓度	HGB	hemoglobin concentration	g/L
血细胞比容	HCT	hematocrit	%
红细胞平均体积	MCV	mean cell/corpuscular volume	fl
红细胞平均血红蛋白量	MCH	mean cell/corpuscular hemoglobin	pg
红细胞平均血红蛋白浓度	MCHC	mean cell/corpuscular hemoglobin concentration	g/L
红细胞体积分布宽度-SD值	RDW-SD	red cell volume distribution width-SD	fl
红细胞体积分布宽度-CV值	RDW-CV	red cell volume distribution width-CV	%
单个红细胞平均血红蛋白量	CH	corpuscular hemoglobin content	pg
单个红细胞平均血红蛋白浓度	CHCM	corpuscular hemoglobin concentrationmean	g/L
红细胞血红蛋白浓度分布宽度	HDW	hemoglobin concentration distribution width	g/L
有核红细胞百分率	NRBC%	nucleated red blood cell percent	%
有核红细胞计数	NRBC#	nucleated red blood cell count	$\times10^{9}/L$
感染红细胞千分比*	InR‰	Infected red blood cell permillage	‰
感染红细胞计数*	InR#	Infected red blood cell count	$\times10^{9}/L$
小红细胞贫血因子*	MAF	microcytic anemia factor	%
红细胞大小因子*	RSF	red cell size factor	fl
低血蛋白浓度*	LHD	low hemoglobin density	%
小红细胞数目*	Micro#	Microcyte count	$\times10^{12}/L$
小红细胞比例*	Micro%	Microcyte percentage	%
大红细胞数目*	Macro#	Macrocyte count	$\times10^{12}/L$
大红细胞比例*	Macro%	Mean hemoglobin distribution width of red blood cell	%
高血红蛋白含量的成熟红细胞比例*	HYPER_CH%	Percentage of mature red blood cell with a high corpuscular hemoglobin	%
低血红蛋白含量的成熟红细胞比例*	HYPO_CH%	Percentage of mature red blood cell with a low corpuscular hemoglobin	%
裂红细胞绝对数*	FRC#	RBC fragment count	$\times10^{12}/L$
裂红细胞比例*	FRC%	RBC fragment percentage	%

注：*为研究参数

1. 红细胞体积分布宽度　RDW是反映外周血液红细胞体积异质性（即大小不等程度）的指标，

是由血液分析仪测量细胞体积后获得。

（1）报告形式 多采用RDW−CV和RDW−s表示。①RDW−CV：是红细胞体积差异为1s的数值与MCV的比值（$CV = \frac{s}{X}$，参考区间13%±1%）；②RDW−s：是相对于红细胞频数峰值的100%，所统计的20%界限的红细胞体积数值范围，参考区间为（42±5）fl。

其中RDW−CV对MCV的降低更为敏感。小红细胞增多时MCV明显减小，RDW−CV将明显加大；大红细胞贫血时RDW−CV变化则不明显；球形红细胞无论以何种角度通过，所产生的脉冲信号大小都是相同的，MCV并不一定降低，故RDW−CV对球形红细胞增多症所致的红细胞体积异常也不敏感。而RDW−s所计算的是红细胞体积分布曲线的较低部分，故对少量大细胞或小细胞的存在均较敏感（图4−23），更能真实反映红细胞的大小及离散情况。网织红细胞的MCV较成熟红细胞大，数量增多会使直方图基底增宽，RDW也随之增大。

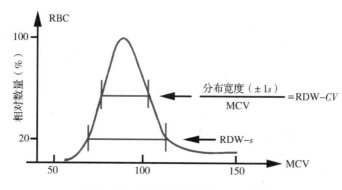

图4−23 红细胞直方图及RDW范围

（2）临床意义

1）鉴别缺铁性贫血和轻型β−珠蛋白生成障碍性贫血 二者红细胞形态均呈小细胞低色素性改变，但缺铁性贫血（iron difficient anemia，IDA）患者RDW增高，而轻型β−珠蛋白生成障碍性贫血RDW正常。以RDW（大于14%）判断红细胞体积变化，灵敏度高于血涂片观察。另外铁粒幼细胞贫血RDW也增高。

2）IDA的早期诊断和疗效观察 绝大多数IDA患者的RDW均增高。特别是贫血早期MCV尚无异常改变时，RDW已增高；当缺铁加重MCV减低时，RDW增高更明显。给予铁剂治疗有效时，RDW先增高，随着正常红细胞的增多和小红细胞的减少，RDW逐渐降至正常。

3）轻型β−珠蛋白生成障碍性贫血的筛查 轻型β−珠蛋白生成障碍性贫血患者，血涂片中表现的红细胞大小不均，可能因异形红细胞增多所致。因此，镜检红细胞大小不均，而血液分析仪检查RDW正常的小细胞低色素贫血者，应进行β−珠蛋白生成障碍性贫血的检查，以明确诊断。

4）贫血的形态学分类 采用MCV、MCH、MCHC对贫血进行分类，忽视了由于红细胞体积异质性对MCV准确度的影响，不能全面反映红细胞的病理变化。1983年Bessman提出了贫血的RDW和MCV分类法（表4−5）。

表4−5 Bessman的RDW、MCV贫血分类法

RDW	MCV	分类	意义
正常	减低	小细胞均一性	轻型β−珠蛋白生成障碍性贫血等
升高	减低	小细胞非均一性	缺铁性贫血、铁粒幼细胞贫血等
正常	正常	正细胞均一性	慢性病性贫血、再生障碍性贫血、白血病等

RDW	MCV	分类	意义
升高	正常	正细胞非均一性	骨髓纤维化等
正常	升高	大细胞均一性	MDS、再生障碍性贫血等
升高	升高	大细胞非均一性	巨幼细胞贫血、恶性贫血等

2. 血红蛋白浓度分布宽度 HDW 是反映红细胞 HGB 浓度异质性的参数，用红细胞 HGB 浓度的标准差表示，参考区间为 $24 \sim 34g/L$。HDW 的临床意义见表 4-6。

表 4-6　HDW 的临床意义

HDW	RDW	MCV	临床意义
增高	增高	减低	缺铁性贫血等
增高	正常	减低	轻型 β-珠蛋白生成障碍性贫血等
增高	增高	增高	溶血性贫血等
明显增高	明显增高	减低	遗传性球形红细胞增多症等

3. 红细胞平均血红蛋白浓度 CHCM 是 RBC 体积与红细胞血红蛋白浓度（V/HC）线性散点图中血红蛋白浓度分布的平均值。CHCM 可作为仪器稳定性监测质量控制指标之一。参考区间 $280 \sim 410g/L$。低于 280g/L 提示低色素红细胞，高于 410g/L 为高色素红细胞。

（二）网织红细胞相关参数及临床意义

网织红细胞相关参数见表 4-7。

表 4-7　血液分析仪网织红细胞检验参数

检验参数	缩写	英文全称	单位
网织红细胞百分比	RET	Reticulocyte count percentage	%
网织红细胞绝对数	RET#	Reticulocyte count/concentration	$\times 10^9/L$
网织红细胞平均体积	MRV	Mean Reticulocyte volume	fl
球形化红细胞平均体积	MSCV	mean sphered cell volume	fl
网织红细胞血红蛋白含量（荧光染色法）	Ret-He	Reticulocyte hemoglobin equivalent	pg
网织红细胞平均血红蛋白量 *	CHr	cellular hemoglobin in Reticulocytes	pg
网织红细胞血红蛋白浓度分布宽度（荧光染色法）*	HDWr	Reticulocyte cellular hemoglobin concentration distraction width	%
网织红细胞分群			
①荧光染色法：			
低荧光强度网织红细胞百分比	LFR	low fluorescence ratio	%
中荧光强度网织红细胞百分比	MFR	middle fluorescence ratio	%
高荧光强度网织红细胞百分比	HFR	high fluorescence ratio	%
②非荧光染色法：			
高散射光网织红细胞百分比	HLR%，HLR#	high light scatter Retic percent	%
高散射光网织红细胞计数		high light scatter Retic count	$\times 10^9/L$
中散射光网织红细胞百分比	MLR%，MLR#	middle light scatter Retic percent	%
中散射光网织红细胞计数		middle light scatter Retic count	$\times 10^9/L$
低散射光网织红细胞百分比	LLR%，LLR#	low light scatter Retic percent	%
低散射光网织红细胞计数		low light scatter Retic count	$\times 10^9/L$
网织红细胞成熟指数	RMI	Reticulocyte maturation index	%
未成熟网织红细胞百分比	IRF	immature Reticulocyte fraction	%

注：* 为研究参数

RET 绝对值、百分比和网织红细胞生成指数（RPI）测定是反映骨髓红细胞造血功能的重要指标，具体参见第三章第二节。

1. 高、中、低荧光强度网织红细胞百分比 HFR 是所有红细胞中高荧光强度网织红细胞的百分比，属早期网织红细胞；MFR 是所有红细胞中中荧光强度网织红细胞的百分比，属中期网织红细胞；LFR 所有红细胞中低荧光强度网织红细胞的百分比，属晚期网织红细胞。正常生理情况下，MFR、HFR 水平较低，在造血受到刺激时，大量较为幼稚的网织红细胞从骨髓释放到外周血中，使 MFR、HFR 含量显著增高，因此 MFR、HFR 能真实的反应红细胞生成的开始。骨髓移植后 8～9 天，HFR 增高是最早出现的骨髓造血功能恢复的敏感指标。

2. 网织红细胞成熟指数 RMI 是光散射法血液分析仪根据网织红细胞内 RNA 含量不同，引起荧光染色强度的差异而得出的参数，RMI =（MFR + HFR）/LFR。参考区间为 10.3%～34.0%。RMI 可反映贫血程度、骨髓造血功能和铁贮存状况。对评价骨髓移植后造血功能恢复情况和红细胞生成素（EPO）疗效，以及监测放疗、化疗对骨髓的抑制作用具有较高灵敏度。骨髓移植、EPO 治疗后，若骨髓开始恢复造血功能，首先表现为 HFR 和 MFR 的上升，其次为 RET 计数值上升，因此 RMI 的改变更为灵敏。接受放疗、化疗后，如出现骨髓抑制，早期 HFR 和 MFR 降低，然后才出现 RET 的降低。而停止放疗、化疗，骨髓功能恢复后，又可见 HFR 和 MFR 依次升高，可根据 HFR 和 MFR 适时调整治疗方案，避免造成严重的骨髓抑制。

（1）RMI 增高 常与骨髓移植、慢性溶血、近期出血或化学治疗反应相关，可见于溶血性贫血和某些急性白血病等。

（2）RMI 减低 提示骨髓衰竭和造血无效；RMI 太低与 RET 计数有关，见于 RET 成熟延迟，如珠蛋白生成障碍性贫血、慢性肾衰竭和恶性贫血等。RMI 和 RET 计数是相对独立的参数，作为骨髓红细胞造血功能的标志，可用于进一步分类贫血。

3. 未成熟网织红细胞比率 IRF 检测原理与 RMI 相同，指含高 RNA 的网织红细胞（HFR + MFR）与总网织红细胞的比值，IRF =（MFR + HFR）/（MFR + HFR + LFR），临床应用价值也同 RMI。在较严重的急性失血，未成熟网织红细胞在 5～8 小时后增高，而 RET 计数在 2 天内不会明显增高。

（1）评价骨髓功能 在骨髓功能抑制时，HFR 和 MFR 减低早于中性粒细胞和 PLT。在骨髓功能恢复时，多数患者 HFR 或 MFR 迅速增高，HFR、MFR 与 WBC、PLT 同时增高者较少见。

（2）监测治疗过程 在放疗或化疗时，RET 参数可反映骨髓增生（特别是红系增生）及放疗、化疗的细胞毒性作用。如长期化疗，网织红细胞亚群发生变化，HFR 和 MFR 减低早于 LFR；而 HFR 和 MFR 的迅速增高是骨髓恢复的征象。

（3）评价疗效与调整用药 外周血液造血干细胞移植后患者的 IRF% 增高提示骨髓的造血功能已开始恢复，移植后 IRF 在一定时间内出现并增高，则患者的死亡率极低。在评价贫血药物疗效时，IRF 可反映药物（如红细胞生成素）的灵敏度、有助于调整药物剂量。

4. 网织红细胞血红蛋白量 Ret – He 可反映网织红细胞的质量变化，在缺铁性贫血的治疗过程中有重要意义，Ret – He 为 30.5pg 是患者补充铁剂的最佳临界值。

5. 网织红细胞平均血红蛋白量 CHr 是网织红细胞内血红蛋白含量，直接反映新生红细胞中血红蛋白合成水平。可用于评价骨髓红系的功能状态，在缺铁性贫血治疗中，CHr 最早出现升高。如以 CHr 26pg 为临界值，可及时发现儿童、妊娠妇女、肾透析患者的缺铁状态。

6. 球形化红细胞平均体积 MSCV 健康人的 MSCV 比 MCV 大，但有些患者则相反。如当 MSCV 小于 MCV 时，诊断遗传性球形红细胞增多症的灵敏度为 100%，特异性 93.3%。

（三）白细胞相关参数及临床意义

白细胞相关参数见表 4 – 8。白细胞计数、白细胞分类计数等参数的临床意义见第三章第三节。

表4-8 血液分析仪白细胞检验参数

检验参数	缩写	英文全称	单位
白细胞计数	WBC	white blood cell count/concentration	$\times 10^9/L$
中性粒细胞百分率	NEU	neutrophil percentage of WBC's	%
中性粒细胞绝对数	NEU#	neutrophil count/absolute concentration	$\times 10^9/L$
淋巴细胞百分率	LYM	lymphocyte percentage of WBC's	%
淋巴细胞绝对数	LYM#	lymphocyte count/absolute concentration	$\times 10^9/L$
单核细胞百分率	MON	monocyte percentage of WBC's	%
单核细胞绝对数	MON#	monocyte count/absolute concentration	$\times 10^9/L$
嗜酸性粒细胞百分率	EOS	eosinophil percentage of WBC's	%
嗜酸性粒细胞绝对数	EOS#	EO# = EO% × # = E	$\times 10^9/L$
嗜碱性粒细胞百分率	BAS	basophil percentage of WBC's	%
嗜碱性粒细胞绝对数	BAS#	basophil count/absolute concentration	$\times 10^9/L$
过氧化物酶平均指数	MPXI	mean peroxidase activity index	
未成熟粒细胞百分率	IG，IMG	immature granulocyte percent	%
未成熟粒细胞绝对数	IG#，IMG#	immature granulocyte absolute count	$\times 10^9/L$
未染色大细胞计数	LUC#	large unstained cell count	$\times 10^9/L$
未染色大细胞百分率	LUC%	large unstained cell percent	%
造血祖细胞计数	HPC#	hematopoietic progenitor cell absolute count	$\times 10^9/L$
造血祖细胞百分率	HPC%	hematopoietic progenitor cell percent	%
高荧光强度细胞数目*	HFC#	High fluorescent cell number	$\times 10^9/L$
高荧光强度细胞百分比*	HFC%	High fluorescent cell percentage	%
中性粒细胞与淋巴细胞比值*	NLR	Neutrophil – to – lymphocyte ratio	/
血小板与淋巴细胞比值*	PLR	Platelet – to – lymphocyte ratio	/
DIFF 散点图上 Neu 区域的侧向散射光强度*	Neu – X	DIFF scattergram, mean neutrophil distribution – side scatter intensity	/
DIFF 散点图上 Neu 区域的荧光强度*	Neu – Y	DIFF scattergram, mean neutrophil distribution – side fluorescent intensity	/
DIFF 散点图上 Neu 区域的前向散射光强度*	Neu – Z	DIFF scattergram, mean neutrophil distribution – forward scatter intensity	/
DIFF 散点图上 Lym 区域的侧向散射光强度*	Lym – X	DIFF scattergram, meanlymophocyte distribution – side scatter intensity	/
DIFF 散点图上 Lym 区域的荧光强度*	Lym – Y	DIFF scattergram, meanlymophocyte distribution – side fluorescent intensity	/
DIFF 散点图上 Lym 区域的前向散射光强度*	Lym – Z	DIFF scattergram, meanlymophocyte distribution – forward scatter intensity	/
DIFF 散点图上 Mon 区域的侧向散射光强度*	Mon – X	DIFF scattergram, mean monocyte distribution – side scatter intensity	/
DIFF 散点图上 Mon 区域的荧光强度*	Mon – Y	DIFF scattergram, mean monocyte distribution – side fluorescent intensity	/
DIFF 散点图上 Mon 区域的前向散射光强度*	Mon – Z	DIFF scattergram, mean monocyte distribution – forward scatter intensity	/

注：*为研究参数

1. 幼稚粒细胞百分比和计数 该参数中幼稚粒细胞主要包括早幼粒细胞、中幼粒细胞、晚幼粒细胞和杆状核粒细胞。已知大量血液系统疾病及非血液系统疾病和 IG 计数关系密切。IG 检出可有效避免早期白血病的漏检，同时研究表明，感染或血培养阳性患者的 IG 明显高于未感染或血培养阴性的患者，当 IG 计数 >3% 时，被认为是诊断脓血症的特异性指标。

2. 造血干细胞 HPC 参数与 CD34 + 细胞间有很好的相关性。外周血造血干细胞的快速检测为外周血造血干细胞移植过程中确定最佳采集时机提供信息。

（四）血小板相关参数及临床意义

血小板相关参数见表4-9。血小板计数的临床意义参见第三章第四节。

表 4 – 9 血液分析仪血小板检验参数

检验参数	缩写	英文全称	单位
血小板计数	PLT	plateletconcenteation	$\times 10^9/L$
鞘流电阻抗法血小板计数	PLT – I	platelet concentration – impedance method	$\times 10^9/L$
光学法血小板计数	PLT – O	platelet concentration – optical method	$\times 10^9/L$
荧光法血小板计数	PLT – F	platelet concentration – fluorescent method	$\times 10^9/L$
血小板平均体积	MPV	mean platelet volume	fl
血小板比容	PCT	plateletcrit	%
血小板分布宽度	PDW	platelet volume distribution width	%
大血小板数 *	P – LCC	platelet larger cell count	$\times 10^9/L$
大血小板比率 *	P – LCR	platelet larger cell ratio	%
幼稚血小板比率 *	IPF	immature platelet fraction	%

注：* 为研究参数

1. 血小板平均体积 MPV 反映血小板的平均体积大小，与血小板数量呈非线性负相关；与血小板功能呈正相关，参考区间 7 ~ 11fl。MPV 与 PLT，MPV 和 PDW 等指标联合应用意义更大（表 4 – 10）。

表 4 – 10 PDW、MPV 与 PLT 综合分析的临床意义

MPV	PDW	PLT	骨髓造血功能	PLT 止血功能	PLT 减少的原因及预后
正常	正常	减低	无影响	正常	一过性，如局部炎症，预后好
增高	正常	减低	恢复或有代偿能力，有新生血小板	旺盛	外周血液 PLT 破坏过多，如 ITP，预后好
减低	增高	减低	受抑制，如败血症，若持续下降则提示骨髓造血衰竭	因数量严重减少而下降	骨髓病变、ITP 再生障碍型，预后差

2. 血小板体积分布宽度 PDW 是血液分析仪运算的结果，参考区间为 14.8% ~ 17.2%。单独使用临床价值不大，结合 MPV 与 PLT 的变化，对评估骨髓造血功能和血小板减少症的预后判断具有一定意义（表 4 – 10）。

3. 未成熟血小板比率 IPF 未成熟血小板是胞质中残留 RNA 的血小板，为骨髓新近释放入外周血液，因此也被称为网织血小板。IPF 反映骨髓增生状态、血小板更新速度和细胞动力学变化，在血小板减少症的鉴别诊断中具有重要意义。外周血液血小板破坏增多时，若骨髓造血功能良好，则 IPF 增高；反之，血小板增生不良，IPF 减低，提示骨髓造血功能受到抑制。

（五）体液标本相关参数及临床意义

某些血液分析具有体液标本细胞计数功能，常见的参数见表 4 – 11。体液中有核细胞主要是白细胞，还可能包括上皮细胞、巨噬细胞及肿瘤细胞等。正常情况下体液中有核细胞数目极低，升高时多见于中枢神经系统病变，如化脓性脑膜炎、结核性脑膜炎等，也可见于寄生虫感染、脑积液、机械性损伤、恶性肿瘤等疾病。其他参数临床意义见体液标本检查相关章节。

表 4 – 11 血液分析仪体液标本检测参数

参数	英文缩写	英文全称	单位
体液红细胞数	RBC – BF	red blood cell count – body fluid	/L
体液白细胞数	WBC – BF	white blood cell count – body fluid	/L
单个核细胞百分比	MN%	mononuclear cell percent	%
单个核细胞计数	MN#	mononuclear cell count	/L
多形核细胞百分比	PMN%	polymorphonuclear cell percent	%

参数	英文缩写	英文全称	单位
多形核细胞计数	PMN#	polymorphonucl cell count	/L
体液总有核细胞数目*	TC – BF#	Total nucleated cell count – body fluid	/L
体液嗜酸性粒细胞数目*	Eos – BF#	Eosinophil number – body fluid	/L
体液嗜酸性粒细胞百分比*	Eos – BF%	Eosinophil percentage – body fluid	%
体液中性粒细胞数目*	Neu – BF#	Neutrophil number – body fluid	/L
体液中性粒细胞百分比*	Neu – BF%	Neutrophil percentage – body fluid	%
体液淋巴细胞数目*	LY – BF#	Lymphocyte number – body fluid	/L
体液淋巴细胞百分比*	LY – BF%	Lymphocyte percentage – body fluid	%

注：*为研究参数

二、血液分析仪细胞分布图

血液分析仪在检测血细胞的同时还可获得相应的细胞分布图形，如直方图和散点图。分析图形变化，可了解血液分析仪的工作状态，评估是否受非检测成分（如冷球蛋白、聚集血小板及细胞碎片等）的干扰，而且还可提示各类细胞比例（如白细胞分类、网织红细胞分群）的变化、发现非正常血细胞（如白血病细胞）等。

（一）血细胞直方图及临床应用

血细胞直方图（histogram）是用于表示细胞群体分布情况的曲线图形，横坐标为血细胞体积，纵坐标为不同体积血细胞的相对频率。由于不同类型血液分析仪设置的参数和应用的试剂不同，即使是同一份标本，其血细胞直方图也有差异。

1. 白细胞直方图

（1）正常白细胞直方图　电阻抗型血液分析仪，在35～450fl范围内将白细胞分为3群（图4－6），分别为小细胞群（以淋巴细胞为主）、中间细胞群（单核细胞、嗜酸性粒细胞、嗜碱性粒细胞等）、大细胞群（中性粒细胞为主）。

（2）异常白细胞直方图　当白细胞分类异常或出现一定量的异常白细胞时，白细胞直方图会出现变化，常伴有相应部位的报警信号。异常的直方图只是粗略判断细胞比例变化或有无异常细胞，需进行血涂片显微镜复核。白细胞直方图的临床应用见表4－12。

表4－12　白细胞直方图变化的临床意义

直方图	临床意义
大细胞群面积明显增大，小细胞峰明显缩小	各种原因引起的 NEU 增多、LYM 减少症等
中间细胞群比值增高，并出现报警	可能存在反应性淋巴细胞、浆细胞、原始细胞、EOS 增高、BAS 增高等
中间细胞群峰明显增高，大细胞群峰明显缩小	各种原因引起的 MON 增多、NEU 减少等
小细胞群峰明显增大，大细胞群峰明显缩小	各种原因引起的 LYM 增多、NUE 减少，或婴幼儿

几种常见的异常白细胞直方图分别见图4－24～图4－27。

某些人为或病理因素会干扰白细胞计数和分类计数，如外周血液出现 NRBC 或巨大血小板、聚集血小板，某些病理因素使红细胞溶血不完全或标本中有大量红细胞碎片时，都可使白细胞直方图在50fl 以下区域出现一个或大或小的峰。因此，当出现此类图形时，提示白细胞计数和分类计数均不准确，需要采取相应的手段进一步检查。

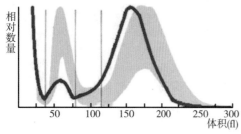

图 4-24　中性粒细胞增多

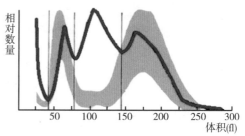

图 4-25　嗜酸性粒细胞增多

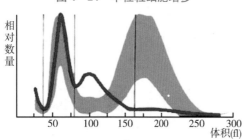

图 4-26　单核细胞增高、中性粒细胞减少

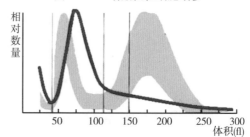

图 4-27　淋巴细胞增多、中性粒细胞减少

2. 红细胞直方图

（1）正常红细胞直方图　血液分析仪在 36～360fl 范围内分析红细胞，横坐标表示红细胞体积，纵坐标表示不同体积红细胞出现的相对频率。正常红细胞主要分布在 50～200fl 范围内，直方图是一条近似正态分布的单峰曲线，即图 4-28 阴影部分。红细胞体积发生变化，直方图的峰可左移或右移，或出现双峰。

（2）异常红细胞直方图　不同类型贫血时，红细胞体积变化使红细胞直方图发生变化，结合其他参数可用于贫血类型的鉴别（表 4-13、图 4-28～图 4-33）。

表 4-13　血液分析仪红细胞直方图的临床应用

红细胞直方图改变		贫血类型	可能原因
波峰	基底		
左移	基本不变	小细胞均一性	珠蛋白生成障碍性贫血等
左移	变宽	小细胞非均一性	缺铁性贫血等
左移	变宽，可有双峰		铁粒幼细胞贫血、缺铁性贫血经治疗有效时
右移	基本不变	大细胞均一性	溶血性贫血、白血病前期、再生障碍性贫血等
右移	变宽	大细胞非均一性	巨幼细胞贫血、叶酸、维生素 B_{12} 治疗初期等
右移	变宽，可有双峰		巨幼细胞贫血、叶酸、维生素 B_{12} 治疗有效时
不变	基本不变	正细胞均一性	慢性病、急性失血、再生障碍性贫血、骨髓发育不良等
不变	变宽	正细胞非均一性	血红蛋白异常、再生障碍性贫血等
不变	明显变宽		早期或混合性营养不良等

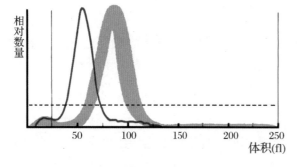

图 4-28　轻型 β-珠蛋白生成障碍性贫血

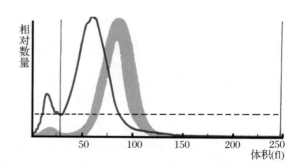

图 4-29　缺铁性贫血治疗前

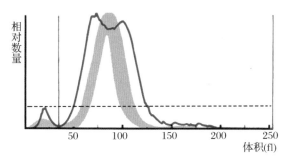

图4-30　缺铁性贫血治疗后

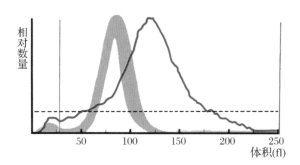

图4-31　巨幼细胞贫血

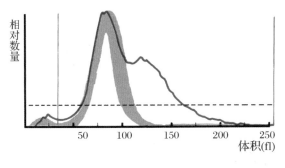

图4-32　巨幼细胞贫血治疗后

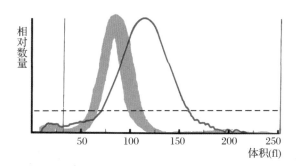

图4-33　溶血性贫血

3. 血小板直方图

（1）正常血小板直方图　在2~30fl范围内分析血小板。正常血小板直方图呈左偏态分布，主要集中在2~15fl（图4-34）。

（2）异常血小板直方图　由于红细胞与血小板的检测在同一通道，小红细胞、细胞碎片及血小板自身的聚集等对PLT及平均血小板体积的影响较大，血小板直方图均可发生变化。几种常见的异常血小板直方图分别见图4-35~图4-37。

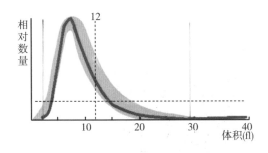

图4-34　电阻抗法血小板直方图

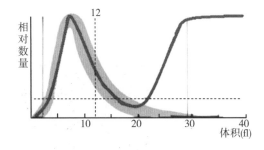

图4-35　小红细胞干扰的血小板直方图

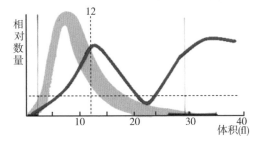

图4-36　大血小板直方图

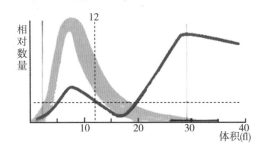

图4-37　血小板聚集直方图

（二）散点图及其临床应用

散点图（scattergram，scatterplot）上的每个点代表被测定的一个细胞或某种颗粒，点的数量越多代表的细胞或颗粒越多。由于各种细胞的形态、体积、内部结构、胞质及胞质内的颗粒、胞核结构不同，因此，各类细胞或某种颗粒在坐标上点的位置也不同。各种五分类血液分析仪均采用激光散射法和散点图来表达测定的结果，不同型号的仪器因检测原理组合不同，散点图表达形式也有显著差别。异常散点图包括病理性和非病理性干扰物的影响，需要结合临床和检验过程综合分析，才能做出合理解释。

1. 白细胞散点图　白细胞分类计数常需要多种技术、多个通道联合检测，各通道检测结果散点图分别显示，如4DIFF通道和WBC/BASO通道的散点图。正常情况下，4DIFF通道可见4个白细胞散点群（图4-38）。当出现异常细胞时，会在正常散点区域外出现散点，如原始细胞、幼稚细胞、反应性淋巴细胞等常出现在荧光较高的位置（图4-39）。异常散点图仪器会初步识别并报警。异常图形的变化可以大致估计被测血液中某类细胞的变化，但特异性不强，需结合显微镜检查进一步明确。

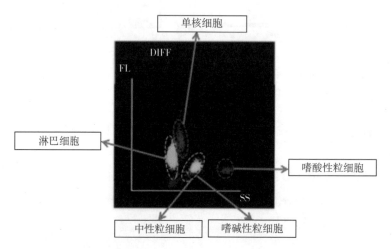

图4-38　4DIFF白细胞分类计数散点图

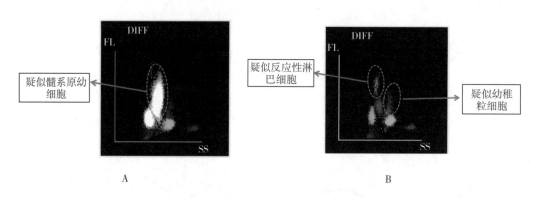

图4-39　4DIFF白细胞分类计数异常散点图

2. 红细胞散点图　红细胞体积/红细胞血红蛋白浓度散点图（V/HC）显示了红细胞体积与血红蛋白浓度的关系，可反映体积为30~180fl、血红蛋白浓度为190~490g/L的红细胞群体分布情况。正常情况下，大部分红细胞出现在散点图的中央（图4-46）。在该图中，X轴代表红细胞血红蛋白浓度，Y轴代表红细胞体积分布。在X轴，正常红细胞集中分布在血红蛋白浓度280~410g/L范围内，低于280g/L的区域提示存在低色素红细胞，高于410g/L的区域提示存在高色素红细胞。在Y轴，红细胞主要分布在体积为 60 ~ 120fl 的区域，小于 60fl 的区域是小红细胞，大于 120fl 的区域提示存在大红细胞。上述标志线把红细胞 V/HC 散点图划分为 9 个区，因此该图也称红细胞九分图（图 4 - 40）。

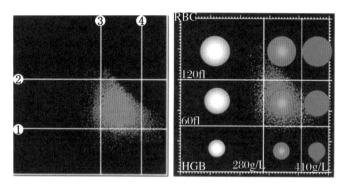

图 4 - 40　红细胞体积和血红蛋白浓度图

3. 网织红细胞和血小板散点图　激光散射法可在一个通道同时检测网织红细胞和血小板，其散点显示在同一张图中不同的位置，而且还可以显示大血小板、小红细胞散点，便于初步判断血小板计数误差的原因（图 4 - 41）。

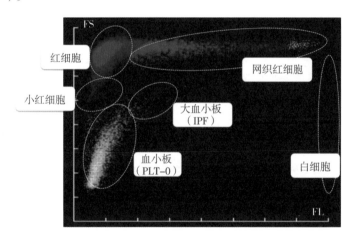

图 4 - 41　血小板光学法散点图（PLT - O）

三、血液分析仪报警提示

报警是指所检测的标本不能满足仪器的设定标准或不能满足用户所设定的参数阈值。报警的意义在于：①告知检验人员：仪器已经无法确定检测结果是否正确；②提醒检验人员：必须对检测结果作进一步复核后才能报告。对同样报警内容，各仪器表达形式并不统一，故要仔细阅读仪器操作手册，理解其含义。

（一）报警形式

主要有图形、符号或文字 3 种。在检测过程中，超出血液分析仪设定或人工设定的参数阈值的结果、标本有异常细胞及非典型细胞时，血液分析仪对可疑的阳性检测结果用文字或图示的形式做出解释性的报警信息。如 Flags、星号（＊）或用红色显示阳性（反之，绿色显示阴性）等，以提醒对异常检测结果的复检（表 4 - 14 ~ 表 4 - 18）。

表 4-14　血液分析仪常见的报警符号及可能的原因

符号	可能原因
+，-；H，L	提示结果超出正常参考范围
D 旗标	显示结果已触及实验室设定的 Delta Check 规则，根据实验室规则复查
- - - - - -	因为分析错误没有结果显示
+ + + +	数据超出仪器检测范围
∷∷∷∷	仪器怀疑流式通道堵塞
......	CBC 结果不完全计算，没有衍生参数结果
*	提示数据不可靠

表 4-15　白细胞直方图报警信号及其可能原因

报警信号	直方图异常区域	可能原因
R_0 或 R_1	淋巴细胞峰左侧	血小板聚集、巨大血小板、NRBC、未溶解红细胞、蛋白质或脂类颗粒
R_2	淋巴细胞峰与单个核细胞区之间	反应性淋巴细胞、浆细胞、非典型细胞、原始细胞、嗜酸性粒细胞增多、嗜碱性粒细胞增多
R_3	单个核细胞区与中性粒细胞峰之间	未成熟中性粒细胞、异常细胞亚群、嗜酸性粒细胞增多
R_4	中性粒细胞峰右侧	中性粒细胞绝对值增多
RM	出现多部位报警	2 种或 2 种以上的异常

表 4-16　白细胞、红细胞分析警报系统—异常信息

WBC - ABNORMAL	白细胞异常信息	RBC - ABNORMAL	红细胞异常信息
WBCAbn Scattergram	白细胞异常散点图	RBCAbn distribution	红细胞异常分布
RBC Lyse Resistance	红细胞溶解不全	dimorphic Population	红细胞双峰
neutropenia	中性粒细胞减低	anisocytosis	红细胞大小不等
neutrophilia	中性粒细胞增多	microcytosis	小红细胞
lymphopenia	淋巴细胞减低	macrocytosis	大红细胞
lymphocytosis	淋巴细胞增多	hypochromia	低血色素
monocytosis	单核细胞增多	anemia	贫血
eosinophilia	嗜酸性粒细胞增多	erythrocytosis	红细胞增多
basophilia	嗜碱性粒细胞增多	NRBCAbn Scattergram	NRBC 散点图异常
leukocytopenia	白细胞减低	NRBC present	存在有核红细胞
leukocytosis	白细胞增多		

表 4-17　白细胞、红细胞分析警报系统—可疑信息

WBC - SUSPECT	白细胞可疑信息	RBC - SUSPECT	红细胞可疑信息
Blasts?	原始细胞？	RBC agglutination?	红细胞聚集？
Immature Grand?	未成熟粒细胞？	Turbidity/HGBinterf?	浑浊/血红蛋白干扰？
Left Shift?	核左移？	iron deficiency	铁缺陷？
Aty/Abn Lympho?	非典型/异常淋巴细胞？	HGB defect?	血红蛋白缺陷？
NRBC	有核红细胞？	fragments?	细胞碎片？
NRBC/PLT Clumps?	有核红细胞/血小板聚集？	RBC Lyse Resistance	红细胞溶解抵抗

表 4-18　血小板分析警报系统—可疑信息、异常信息

PLT-ABNORMAL	血小板异常信息	PLT-SUSPECT	血小板可疑信息
PLTAbn distribution	血小板异常分布	PLT clump?	血小板聚集?
thrombocytopenia	血小板减少	PLTAbn Scattergram	血小板散点图异常
thrombocytosis	血小板增多		

（二）报警处理

出现报警提示，可能确实是标本出现异常，必须根据实验室的规则，进一步仔细检查，要特别注意出现 WBC、DLC、RBC、PLT、NRBC、RET 及其相关参数的数量和形态异常的报警。出现报警提示，意味着血液分析仪的检测结果直接向临床报告的可靠性已经明显降低。因此，对出现任何检测结果的报警，在没有复检确认或有效解释之前，不能直接向临床发出检测结果报告。

第三节　血液分析仪校准、性能验证与比对

PPT

一、血液分析仪校准

校准（calibration）是指在规定条件下的一组操作，首先是确定由测量标准提供的量值与相应示值之间的关系，第二步则是用此信息确定由示值获得测量结果的关系，这里测量标准提供的量值与相应示值都具有测量不确定度。校准是保证检验结果准确的关键步骤。根据 WS/T347-2024 血液分析仪校准指南，为保证血液分析仪检测结果的准确性，应定期对其进行校准。

（一）需要校准的情况

1. 每半年至少校准血液分析仪 1 次　同一台仪器使用不同吸样模式时应分别进行校准。

2. 血液分析仪校准的其他条件　①血液分析仪投入使用前（新安装或旧仪器重新启用）；②更换部件进行维修后，可能影响其检测结果的准确性时；③搬动仪器后，需要确认检测结果的可靠性时；④室内质量控制显示系统的检测结果有漂移时（排除仪器故障和试剂的影响因素后）；⑤实验室内或实验室间比对结果超出允许范围（排除影响因素后）；⑥实验室认为需进行校准的其他情况。

（二）校准的总体要求

血液分析仪校准的总体要求包括：①建立适合本实验室使用的血液分析校准程序；②应对每一台现行使用的血液分析仪定期进行校准；③同一台仪器使用不同吸样模式（包括静脉血吸样、末梢血吸样、末梢血预稀释后吸样等）应分别进行校准，或进行全血吸样模式校准后，使用新鲜血比对确认其他吸样模式检测结果的可比性；④血液分析仪校准后，应进行室内质控检测以监测检测结果是否发生漂移；⑤调整校准系数后，对检测结果有影响的检测项目，应通过检测重新确定室内质控物的均值及标准差，绘制质控图并有相关记录；⑥提供定值新鲜血的校准实验室应运行 ISO 17025 和 ISO 15195 质量体系，并获得校准实验室认可证书；⑦校准实验室提供新鲜血和制造商推荐校准物的定值结果应包含赋值和测量不确定度；⑧如由厂家工程师协助进行校准，校准报告应由实验室指定负责人进行审核、确认后签字；⑨校准记录（含原始数据）应归档保存，保存期限至少 2 年。

（三）校准程序

建立适合本实验室的血液分析校准程序并写成文件。具体内容如下。

1. 所用校准物的描述　制造商、提供者、批号、溯源性和保存方法等。

2. 校准物的来源　①制造商推荐使用的配套校准物；②校准实验室提供的定值新鲜血，要求定值溯源至参考方法。应使用健康人血（检测结果在血细胞分析成人参考区间范围内，无脂血、黄疸、溶血等），并在采血后 8 小时内完成定值及校准。

3. 校准物的选择　①使用配套检测系统的实验室，可使用制造商推荐的校准物，也可使用新鲜血作为校准物；②使用非配套检测系统的实验室，只能使用新鲜血进行仪器校准。

4. 校准方法　按仪器说明书规定的程序进行校准，包括仪器的准备、校准物的准备、校准物的检测、校准物检测结果的均值计算、校准系数的调整、校准结果的验证。

5. 校准项目　包括 WBC、RBC、HGB、PLT、HCT 及 MCV。　🅴 微课/视频 7

二、血液分析仪性能验证

目前，血液分析仪的性能评价主要依据国际血液学标准化委员会（ICSH）细胞测定专家组制订的方案，以及临床和实验室标准化协会（CLSI）推荐的 H26 - A2 方案。血液分析仪制造商必须按照实验室用户所在国家/地区的要求对其仪器进行全面评价，以证明设备达到当地临床实验室法规要求。

实验室对仪器进行性能验证是通过一系列实验，得到一系列数据（客观证据）以证明仪器达到说明书标明的各种技术指标要求（也就是认定规定要求得到满足）。在新仪器使用前、仪器关键部件维修后、常规使用后每隔半年等情况下，实验室应对血液分析仪的仪器性能进行验证。验证方案可参照 WS/T406 - 2024 临床血液检验常用项目分析质量标准的规定，主要包括以下内容：

（一）本底计数

又称为空白检测限（limit of blank，LoB），是指空白试剂和电子噪音的作用，是导致血液分析仪检测结果假性增高的原因。

1. 验证要求　血液分析仪本底各参数的结果应符合表 4 - 19 的要求。

表 4 - 19　血液分析仪本底计数的检测要求

检测项目	WBC	RBC	HGB	PLT
检测要求	$\leq 0.2 \times 10^9/L$	$\leq 0.02 \times 10^{12}/L$	$\leq 1g/L$	$\leq 5 \times 10^9/L$

2. 验证方法　用稀释液作为样本在分析仪上连续检测 3 次，3 次检测结果的最大值应在允许范围内。

（二）携带污染

携带污染（carryover）指高浓度样本对低浓度样本的污染。

1. 验证要求　携带污染率应符合表 4 - 20 的要求，携带污染率越低，仪器此项性能越好。

表 4 - 20　携带污染验证要求

检测项目	WBC	RBC	HGB	PLT
检测要求	$\leq 1.0\%$	$\leq 1.0\%$	$\leq 1.0\%$	$\leq 1.0\%$

2. 验证方法　用于评价携带污染的高值、低值标本通常取自临床，具体标本浓度分布范围见表 4 - 21。在评价前，先检测足够多的样本，以使血液分析仪处于稳定状态。连续检测 1 份高值样本 3 次，记录为 H1、H2、H3；随后立即连续检测 1 份低值样本 3 次，记录为 L1、L2、L3；按下式计算携带污染率：

$$携带污染率（CR）= \frac{L1 - L3}{H3 - L3} \times 100\%$$

表 4 – 21 用于评价携带污染的高值、低值标本相关成分的浓度值

指标	高值	低值
WBC（×10⁹/L）	>90	>0 且 <3
RBC（×10¹²/L）	>6.20	>0 且 <1.5
HGB（g/L）	>220	>0 且 <50
PLT（×10⁹/L）	>900	>0 且 <30

（三）批内精密度

批内精密度（within – run precision）指在相同的检测条件下，对同一被测物进行连续测量所得结果间的一致程度。

1. 验证要求 检测健康成人正常浓度水平新鲜血或质控物的批内精密度至少应符合表 4 – 22 的要求，检测异常浓度水平样品的批内精密度应遵循产品说明书的要求。批内精密度应包括所有分析报告的参数。

表 4 – 22 批内精密度验证要求

检测项目	检测范围	变异系数
WBC（×10⁹/L）	3.5 ~ 9.5	≤4.0%
RBC（×10¹²/L）	3.80 ~ 5.80	≤2.0%
HGB（g/L）	115 ~ 175	≤1.5%
HCT（%）	35 ~ 50	≤3.0%
PLT（×10⁹/L）	125 ~ 350	≤6.0%
MCV（fl）	80 ~ 100	≤2.0%
MCH（pg）	26 ~ 34	≤2.0%
MCHC（g/L）	320 ~ 360	≤2.5%

2. 验证方法 在全血模式下以连续检测质控物或新鲜血结果的变异系数为评价指标。通常由同一份标本在一个批次内重复检测 11 次，计算后 10 次检测结果的平均值、标准差与变异系数。

（四）日间精密度

日间精密度（inter – day precision）指在不同天内对同一被测物进行重复测量所得结果间的一致程度。

1. 验证要求 日间精密度以室内质控在控结果的变异系数为评价指标。日间精密度应符合表 4 – 23 的要求。

表 4 – 23 日间精密度验证要求

检测项目	WBC	RBC	HGB	HCT	PLT	MCV	MCH	MCHC
低浓度水平的变异系数	≤6.0%	≤3.0%	≤2.5%	≤5.0%	≤10.0%	≤3.0%	≤3.0%	≤4.0%
中/高浓度水平的变异系数	≤4.5%	≤2.5%	≤2.0%	≤4.0%	≤8.0%	≤2.5%	≤2.5%	≤3.0%

2. 验证方法 至少使用两个浓度水平（包含正常和异常水平）的质控物，在检测当天至少进行一次室内质控，剔除失控数据（失控结果已得到纠正）后按批号或月份计算在控数据的变异系数。

（五）线性

线性（linearity）即稀释效应（effect of dilution），是评价血液分析仪的测定值与稀释倍数是否成比例关系。

1. 验证要求　线性验证要求线性回归方程的斜率在 1 ± 0.05 范围内，相关系数 $r \geqslant 0.975$ 或 $r^2 \geqslant 0.95$。验证参数包括 WBC、RBC、HGB、HCT 和 PLT。若需检测低值 WBC 或 PLT 时，需对低值检测范围单独进行线性验证。宜使用线性质控物进行线性验证，除进行回归分析外，各浓度水平的检测均值和理论值的偏差应在说明书标示的范围内。

2. 验证方法　取高浓度标本或通过浓缩制备的高浓度样品，至少稀释 5 个浓度水平（宜采用倍比稀释方法，最高和最低浓度应分别接近检验程序测量区间的上下限），每个浓度水平的样品各检测 3 次，计算各浓度水平的检测均值，分别以检测均值和理论值作回归分析，计算回归方程和相关系数。血液分析仪的精密度影响其线性结果，其精密度评价最好先于线性评价。

（六）正确度

正确度（trueness）是指无穷多次重复测量所得量值的平均值与参考量值间的一致程度。

1. 验证要求　正确度验证以偏倚为评价指标，偏倚应符合表 4 - 24 的要求。

表 4 - 24　正确度验证的允许偏倚

检测项目	WBC	RBC	HGB	HCT	PLT	MCV
偏倚	±5.0%	±2.5%	±2.5%	±5.0%	±10.0%	±5.0%

2. 验证方法　至少使用 10 份检测结果在参考区间范围内的新鲜血标本，每份标本检测 2 次，计算各检测项目 20 次以上检测结果的均值，以校准实验室的定值或临床实验室内部规范操作检测系统的测定均值为标准计算偏倚，偏倚应符合要求。

（七）不同吸样模式检测结果的可比性

1. 验证要求　同一台血液分析仪使用不同吸样模式检测样本并报告结果时，应对不同吸样模式的结果进行比较，结果应符合表 4 - 25 的要求。

表 4 - 25　血液分析仪不同吸样模式的结果可比性要求

检测项目	WBC	RBC	HGB	HCT	PLT	MCV
允许偏倚	±5.0%	±2.0%	±2.0%	±3.0%	±7.0%	±3.0%

2. 验证方法　每次校准后，取至少 10 份参考区间范围内临床标本分别使用不同模式进行检测，每份标本各检测 2 次，计算不同模式下各项检测结果均值与全血吸样模式检测结果均值间的偏倚，结果应符合要求。

（八）实验室内结果的可比性

1. 验证要求　实验室内的结果可比性以相对偏差作为评价指标，同一项目不同浓度时相对偏差的要求可能不一致，应符合表 4 - 26 的要求。

表 4 - 26　可比性验证的允许偏差及比对标本的浓度要求

检测项目	浓度范围	样本数量所占比例	相对偏差
WBC（$\times 10^9$/L）	<2.0	10%	±10.0%
	2.0~5.0	10%	±7.5%
	5.1~11.0	45%	
	11.1~50.0	25%	
	≥50.1	10%	

续表

检测项目	浓度范围	样本数量所占比例	相对偏差
RBC（×10¹²/L）	<3.00	5%	±3.0%
	3.00~4.00	15%	
	4.01~5.00	55%	
	5.01~6.00	20%	
	≥6.01	5%	
HGB（g/L）	<100	10%	±3.5%
	100~120	15%	
	121~160	60%	
	161~180	10%	
	≥181	5%	
PLT（×10⁹/L）	<40	10%	±15.0%
	40~125	20%	±12.5%
	126~300	40%	
	301~500	20%	
	500~600	5%	
	≥601	5%	
HCT	–	–	±3.5%
MCV	–	–	±3.5%
MCH	–	–	±3.5%
MCHC	–	–	±3.5%

注："–"表示对该项目无要求

2. 验证方法

（1）新仪器使用前　若为配套检测系统，选取至少 20 份临床标本（浓度要求见表 4 - 26），每份标本分别使用临床实验室内部规范操作检测系统和被比对仪器进行检测，以内部规范操作检测系统的测定结果为标准，计算相对偏差，每个检测项目的相对偏差符合表 4 - 26 要求的标本比例应≥80%。若为非配套检测系统，在投入使用前，应在性能确认的基础上，再与配套检测系统进行结果比对，使用至少 40 份临床标本（浓度要求见表 4 - 26），计算相对偏差，每个检测项目的相对偏差符合表 8 要求的标本比例应≥80%。

（2）日常检测过程中　同一实验室使用 2 套及以上血液分析仪时，每半年至少进行 1 次结果比对，比对方法和要求基本同新配套检测系统使用前。以下情况，可按 WS/T 407 的方法和要求进行比对：①室内质控结果有漂移趋势时；②室间质评结果不合格，采取纠正措施后；③更换试剂批号（必要时，如更换试剂批号后发现室内质控失控）；④更换重要部件或重大维修后；⑤软件程序变更后；⑥临床医生对结果的可比性有疑问时；⑦患者投诉对结果可比性有疑问（必要时）；⑧需要提高周期性比对频率时（如每季度或每月一次）。　微课/视频8

（九）实验室间结果的可比性

1. 验证要求　实验室间的结果可比性以总误差为评价指标，用偏差表示，偏差应符合表 4 - 27 的要求。

表4-27 实验室间结果可比性验证的允许偏差

检测项目	WBC	RBC	HGB	HCT	PLT	MCV	MCH	MCHC
允许偏差	±15.0%	±6.0%	±6.0%	±9.0%	±20.0%	±7.0%	±7.0%	±8.0%

2. 验证方法 至少用5份质评物分别进行单次检测，计算每份标本检测结果与靶值的相对偏差，每个检查项目的相对偏差符合表4-27要求的标本比例应≥80%。

（十）参考区间验证

1. 验证要求 血液分析仪检验指标参考区间的验证，不同于化学和免疫学等具有方法依赖性的指标，必须评价其在不同年龄（特别是新生儿）、性别、种族等人群中的适用性，并考虑个体内及个体间的差异。参考行业标准 WS/T405 和 WS/T779 的要求，对成人和儿童参考区间进行验证，在参考区间之外的数据不超过10%为通过验证。

2. 验证方法 筛选合格参考个体不少于20名（性别、年龄应分布均衡），按实验室规定的操作程序采集、处理、分析样本，分析前需保证检测系统性能符合相关要求，按适当方法如 Dixon 方法检查并剔除离群值（若有离群值，则另选参考个体补足），在参考区间之外的数据不超过10%为通过验证；若超过10%的数据在参考区间之外，则另选至少20名合格参考个体，重新按照上述判断标准进行验证，验证结果若符合要求，可使用参考区间，否则应查找原因，建立符合本地及本实验室的参考区间。

（十一）白细胞分类计数准确度验证

1. 验证要求 白细胞分类计数参考方法为手工显微镜分类计数法。参照中华人民共和国医药行业血液分析仪标准（YY/T 0653-2017），按照99%可信区间计算方法，得到参考方法结果的可信范围。仪器对中性粒细胞、淋巴细胞、单核细胞、嗜酸粒细胞和嗜碱粒细胞的测量结果的平均值分别与可信范围比较，≥99%可信范围下限且≤99%可信范围上限的判定为白细胞分类准确度通过，超出此范围的判定为不通过。

2. 验证方法 参考方法必须由实验室内具备资格的检验人员操作。血液分析仪必须事先校准，每天进行质控测试。选取20份结果正常的患者样本，每份样本分为2份，分别用参考方法和仪器法进行检测。用参考方法对每份样本的2张血涂片进行五分类计数，每份患者样本分析400个细胞，由两位具备资格的检验人员，按照参考方法步骤，对每张血涂片分析200个细胞。按照99%可信区间计算方法，得到参考方法结果的可信范围。仪器法对每份样本进行双次测定。将仪器法测量结果平均值与可信范围比较。 ⓔ微课/视频9

三、血液分析仪比对

由于各实验室中存在同一实验室拥有不同品牌、不同型号的血液分析仪，不同血液分析仪的检测原理和方法不尽相同，其检测结果可能有所差异。为保证不同血液分析仪检测结果的准确性及可靠性，应对同一实验室的不同血液分析仪检测结果进行比对。同一仪器的不同吸样模式也应在此比对范围内。

（一）不同仪器间全血细胞计数比对

参照 WS/T 406-2024，实验室每半年至少一次、使用至少20份不同浓度的临床样品进行血液分析仪仪器间和不同吸样模式间的比对。详见本节血液分析仪性能验证第七条（不同吸样模式检测结果的可比性）和第八条（实验室内结果的可比性）。

（二）不同仪器间白细胞分类的比对

血液分析仪白细胞分类应定期进行仪器间比对，比对样品为白细胞分类结果正常的样品，可参照中华人民共和国医药行业标准 YY/T 0653 2017《血液分析仪》及其他适宜性资料建立本实验室内仪器间白细胞分类的比对方案。判断标准可使用99%可信区间。

（三）比对未通过的处理

当仪器间比对未通过时，应进行以下核查，明确未通过原因：①操作人员是否按照标准操作流程进行检测；②查看检测试剂是否安装正确，有无过期或变质等；③当日质控是否在控，是否存在漂移现象；④ 查看仪器报警状态；⑤ 查看周围环境影响如灰尘、电磁干扰等。

实验室针对未通过原因应采取对应纠正措施，包括：①严格按照标准操作流程进行检测，对检测人员应进行培训及考核；②应保证试剂安装正确并在有效期内；③仪器校准；④仪器维护、保养；⑤解除仪器周围环境影响等。

PPT

第四节　血液分析仪检验复检与结果审核

血液分析仪在计数白细胞、红细胞、血小板和正常特征明显的（成熟）白细胞分类方面具有优势，而显微镜检查是根据细胞形态特征的微小差异对不正常细胞的识别和分类方面具有优势。因此，显微镜复检是血常规工作中重要的检查手段，可作为血液分析仪检验的核对与补充。在血液分析仪检验后，当出现报警信息，包括数据和图形异常以及结果虽属于"正常范围"但出现同一患者 Delta 值（指最近一次血液分析仪检验所得结果与前次结果的差异）超出允许范围时，均须按照复检规则进行严格的复检，结果经确认后才能发出检验结果。临床实验室应当根据国际血液学共识工作组提出的血液分析显微镜复检规则来制定适合于本实验室的复检规则，确保血液分析仪结果准确，为临床诊断和治疗提供有效依据。

一、血液分析仪检验复检

（一）41 条复检规则

2005 年，国际血液学共识工作组（International Hematology Consensus Group，IHCG）与众多血液学专家研究，提出了血液分析仪检验结果复检的 41 条建议性规则（表 4 - 28 ~ 表 4 - 30），简称"41 条复检规则"。每个临床实验室可参考"41 条复检规则"，建立本单位的复检标准，在日常工作中严格执行，以免误诊或漏诊。同时，要最大限度地减少不必要的复检，以缩短报告周转时间。

表 4 - 28　血液分析仪检测结果显微镜复检规则（全血细胞计数）

编号	参数	复检条件次序：①→②→③	采取措施次序：①→②→③
1	新生儿	首次标本	血涂片复检
2	WBC、RBC、HGB、PLT、RET	高于仪器线性范围	稀释标本上机再测
3	WBC、PLT	低于仪器线性范围	按标准操作程序进行复检
4	WBC、RBC、HGB、PLT	仪器无法检测结果	①检查标本有无凝块②再上机检测③仍异常，换替代计数方法
5	WBC（$\times 10^9$/L）	①<4.0 或 >30.0 和②首次检测	血涂片复检
6	WBC（$\times 10^9$/L）	①<4.0 或 >30.0 和②测定差值超出预设值和③3 天内	血涂片复检
7	PLT（$\times 10^9$/L）	①<100 或 >1000 和②首次检测	血涂片复检

编号	参数	复检条件次序：①→②→③	采取措施次序：①→②→③
8	PLT（×10⁹/L）	①任何测定值和②与前次比，PLT 数差值超出限值	血涂片复检
9	HGB（g/L）	①<70g/L 或 >年龄性别参考区间上限 20g/L 和②首次检测	①血涂片复检②如有提示，确认标本完整性
10	MCV（fl）	①<75fl 或 >105fl 和②首次检测和③<24 小时标本	血涂片复检
11	MCV（fl）	①>105fl 和②成人和③>24 小时标本	①血涂片复检大红细胞相关变化②如未见大红细胞相关变化，取新鲜血再检查③如无新鲜标本，则在报告中注明
12	MCV（fl）	①任何测值和②与前次比，差值超出限值和③<24 小时标本	验证标本完整性/标本身份
13	MCHC（g/L）	≥参考区间上限 20g/L	检查有无脂血、溶血、红细胞聚集、球形红细胞
14	MCHC（g/L）	①<300 和②MCV 正常或增高	检查可能静脉输液污染或其他特殊原因
15	RDW－CV（%）	①>22 和②首次检测	血涂片复检

表 4－29　血液分析仪检测结果显微镜复检规则（白细胞分类和网织红细胞）

编号	参数	第 1 个复检条件	和（或）	第 2 个复检条件	采取措施
16	未分类或分类不完全				血涂片分类、检查
17	NEU（×10⁹/L）	<1.0 或 >20.0	和	首次检测	血涂片复检
18	LYM（×10⁹/L）	>5.0（成人）>7.0（<12 岁）	和	首次检测	血涂片复检
19	MON（×10⁹/L）	>1.5（成人）>3.0（<12 岁）	和	首次检测	血涂片复检
20	EOS（×10⁹/L）	>2.0	和	首次检测	血涂片复检
21	BAS（×10⁹/L）	>0.5	和	首次检测	血涂片复检
22	NRBC（×10⁹/L）	任何值	和	首次检测	血涂片复检
23	RET 绝对值（×10⁹/L）	>0.100	和	首次检测	血涂片复检

表 4－30　血液分析仪检测结果的显微镜复检规则（可疑报警）

编号	参数	复检条件次序：①→②→③	采取措施次序：①→②→③
24	可疑报警（除 IG/杆状核细胞外）	①阳性报警和②首次检测和③成人	血涂片复检
25	可疑报警	①阳性报警和②首次检查和③儿童	血涂片复检
26	WBC 不可信报警	阳性报警（任何报警）	①验证标本完整性再上机检测 ②如仍出现同样报警，检查仪器输出 ③如有提示手工分类血涂片复检
27	裂红细胞	阳性报警（任何报警）	血涂片复检
28	双相型红细胞	①阳性报警和②首次检测	血涂片复检
29	难溶性红细胞	阳性报警（任何报警）	①复检 WBC 直方图和散点图②按标准操作程序验证（是否有 Ret）③血涂片复检有无异常红细胞形态
30	PLT 凝集报警	任何计数值	①检查标本有无凝块②血涂片复检估计血小板数③如见血小板凝集，则按标准操作程序复检
31	PLT 报警	PLT 和 MPV 报警（除 PLT 凝块外）	血涂片复检

续表

编号	参数	复检条件次序：①→②→③	采取措施次序：①→②→③
32	未成熟粒细胞报警	①阳性报警和②首次检测	血涂片复检
33	未成熟粒细胞报警	①阳性报警和②既往结果明确和③与前次比，白细胞数增高值高于限值	血涂片复检
34	左移报警	阳性报警	按标准操作程序复检
35	非典型/变异淋巴细胞	①阳性报警和②首次检测	血涂片复检
36	非典型/变异淋巴细胞	①阳性报警和②既往结果明确和③与前次比，白细胞数增高值高于限值	血涂片复检
37	原始细胞报警	①阳性报警和②首次检测	血涂片复检
38	原始细胞报警	①阳性报警和②既往结果明确和③与前次比，白细胞数减低值未超出限值或低于上次和④3~7天之内	按标准操作程序复检
39	原始细胞报警	①阳性报警和②既往结果明确和③与前次比，白细胞数增高值高于限值	血涂片复检
40	NRBC 报警	阳性报警	①血涂片复检②如有 NRBC，需计数 NRBC，校准 WBC
41	网织红细胞	仪器检测结果出现异常类型	①检查仪器输出②如为吸样问题，则重复测定③如结果继续异常，则血涂片复检

（二）复检规则制定的原则

复检规则制定的目的是在提高工作效率的同时，尽量减少漏诊误诊。各实验室可根据具体情况，制订实验室自己的复检规则，经过验证后使用。

1. 制定依据

（1）行业标准　根据 IHCG 建议的 41 条复检规则，参考国内外相关行业标准，如国际标准化组织（International Organization for Standardization，ISO）标准化文件、美国临床和实验室标准协会（Clinical and Laboratory Standards Institute，CLSI）行业标准、国家卫生行业标准和全国临床检验操作规程等，确保规则的制定符合国际、国内通行做法。

（2）实验室实际情况　结合实验室的服务对象、设备、人员、技术水平、工作量等实际情况制定切实可行的复检规则。

（3）历史数据　对本实验室历史血液分析数据进行统计分析，找出可能导致结果异常的因素，为制定复检规则提供依据。

2. 制定原则

（1）科学性原则　应基于科学理论和实践经验，确保规则的合理性和有效性。在保证筛选质量的基础上，尽量使复检率降低。这样可使患者能在较短的时间内，以较少的费用获得正确的检验报告。

（2）实用性原则　应便于实际操作，符合实验室的实际情况和资源条件。由于各实验室所使用仪器提供的参数与信息略有差别，因而所引证的规则有多有少。复检范围要涵盖仪器的所有参数以及形态学特征。所用仪器对细胞形态识别能力的差异，决定了复检规则的控制范围和程度不同；同一型号的仪器因实验室要求不同，标准也可不同。

（3）动态性原则　随着医学和技术的不断进步，复检规则应定期更新和调整，以适应新的需求和变化。

（三）复检规则的制定和验证

制定适合本实验室的复检规则，当仪器分析的结果未触发制定的复检规则时，可视为仪器所得结果能客观反映血象状况而无需复检；反之，当仪器分析的结果触发制定的复检规则时，则按照实验室制定的标本质量复检、仪器复检和人工显微镜复检等进行复检。

1. 复检规则的制定

（1）复检参数的选择　根据血液分析仪的分析性能和实验室实际情况，如血液分析仪对细胞形态识别能力、医院规模、病种差异以及实验室要求等，选择需要进行复检的项目。

（2）复检目标设定　确定复检规则要解决的主要问题，要求在不提高假阳性率的前提下，假阴性率≤5%。在保证关键病理细胞不漏检的原则下，尽量减少涂片复检率。

（3）复检方法的确定　根据待检标本触发复检规则情况分为标本质量复检、仪器复检和人工显微镜复检等。根据复检参数的特点和实验室实际情况，选择合适的复检方法。

（4）标本选择、检测及结果分析　随机抽取日常工作中至少1000份含一定数量原始幼稚细胞的标本上机检测，其中800份为首检标本，200份为再检标本以验证历史审核规则。同时，每份标本制备2张血涂片，由血细胞形态学经验丰富的检验人员（至少2人）按照标准操作规程进行镜检，作为判断真阳性和真阴性的标准。双盲法对比仪器和人工镜检的结果，人工计算标本的复检百分率、假阴性率和假阳性率等；也可应用血细胞分析仪的筛选软件，对样本进行自动筛选和计算。

（5）结果判断和处理　以标本质量复检、仪器复检和人工显微镜复检的阳性和阴性结果作为判断标准，判断仪器的检测结果并明确处理方式，以阳性符合率、阴性符合率、真阴性率、真阳性率对结果进行判断，要求在不提高假阳性率的前提下，假阴性率≤5%。

2. 复检规则的验证　新的复检规则建立后，应选择一定例数的血液标本进行验证，以保证复检规则的适用性。

（1）样本要求　①验证复检规则所用样本一般不低于300份；②样本从常规检测标本中随机抽取，而且要有一定数量标本中含有幼稚细胞；③病例建议包括门诊、急诊和住院患者（应尽量涉及到所有临床科室，其中血液病科、妇产科和儿科分别占10%左右）。

（2）验证过程　应包括：①仪器结果统计；②镜检结果统计；③数据指标计算；④假阴性、假阳性样本分析；⑤再验证，对调整后制定的复检规则重新进行统计分析，满足各项质量指标，最终确定本实验室的复检规则。

（3）复检阳性判断标准　当血液分析仪提示检查结果异常时，需用显微镜检查复检血涂片，阳性判断标准见表4-31。

表4-31　手工涂片显微镜复检阳性判断标准

异常形态细胞	涂片镜检阳性标准
红细胞形态异常	2+/中等量或更多；或发现疟原虫
血小板形态异常（巨大血小板）	2+/中等量或更多
血小板聚集	偶见或时而可见
杜勒体	2+/中等量或更多
中毒颗粒	2+/中等量或更多
空泡	2+/中等量或更多
原始细胞	≥1%
晚幼粒细胞	>2%
中幼粒/早幼粒细胞	≥1%
非典型淋巴细胞	>5%
NRBC	≥1%
浆细胞	≥1%

（4）统计分析　根据血涂片镜检阳性判断标准，将拟定的复检规则进行评估，计算出真阳性率、真阴性率、假阳性率、假阴性率和血涂片复检的比率。

1）真阳性率　真阳性（true positive，TP）指仪器检测结果为阳性，镜检结果也为阳性。真阳性与标本总数之比即为真阳性率。

2）真阴性率　真阴性（true negative，TN）指仪器检测结果阴性，镜检结果也为阴性。真阴性与标本总数之比即为真阴性率。

3）假阳性率　假阳性（false positive，FP）指仪器检测结果为阳性，镜检结果为阴性。假阳性与标本总数之比即为假阳性率。

4）假阴性率　假阴性（false negative，FN）指仪器检测结果为阴性，镜检结果为阳性。假阴性与标本总数之比即为假阴性率。

5）血涂片复检的比率　涂片复检率＝真阳性比率＋假阳性比率。

（5）结果判断与处理　验证结果应保证具有诊断意义的重要参数如各种白血病细胞不能漏检，其他参数的整体假阴性率也应低于5.0%。"假阴性率"是关键参数，国际血液学复检专家组认为保证患者检测结果安全性的最大可接受假阴性率是5.0%。否则应该进行以下工作：①检查记录是否有书写错误；②重新核查结果的真实性；③复审以明确是哪些规则所致的假阴性；④根据需要调整规则；⑤用以上相同的方式再测试调整后的规则；⑥如需要，重复以上5个步骤。在较低假阴性率的前提下降低假阳性率，假阳性率过高会增加工作量，延迟检验报告的发放时间。其他指标应符合实验室制定的预期目标，如假阳性率＜20%、假阴性率＜5%、复检率＜30%等。如果验证结果达不到要求，则需要对复检规则进一步修改和验证。

（四）复检流程

血液分析仪复检流程见图4-42。

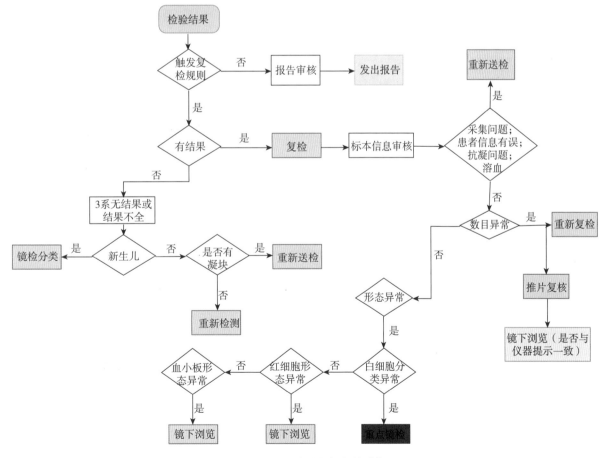

图4-42　血液分析仪复检流程

二、血液分析仪检验报告审核

检验报告审核是临床实验室检验后质量保证的一个重要环节，各实验室需建立完善的审核制度并严格执行。

（一）检验报告审核制度建立

1. 确保室内质控在控 检验前首先对血液分析仪检测系统进行评估，检查仪器的工作状态是否正常（如仪器的日常保养与维护是否到位，仪器空白计数是否在规定的范围内等），并确保室内质控处于在控状态。只有仪器工作状态正常，室内质控在控制状态才能对检验结果可靠性进行正确评估。

2. 复检规则的实施 血液分析仪所检测的结果只能作为初筛依据，当触发复检规则时，需人工进一步进行显微镜复检确认。

3. 危急值质量管理及报告制度的实施 危急值是指某些检验结果出现异常时（过高或过低），可能危及患者生命的检验数值。根据《医疗机构临床实验室管理办法》，检验科应建立和实施适合本医院的危急值报告及管理制度，有利于医生及时、有效地采取治疗措施，进一步提高医疗质量和医疗安全。

4. 审核者的资质与审核制度的实施与监督 审核者一般为具有一定工作经验的专业主管及以上资质人员。要求审核者有较高的专业素养，能全面了解仪器的工作原理和使用性能，同时又要具备一定的临床医学专业知识基础。审核者应有高度的责任心，科主任或科室的质量管理员应定期进行抽查，以监督审核制度的落实情况。

（二）检验结果审核与报告流程

除人工审核以外，实验室可依据中华人民共和国卫生行业标准 WS/T 616—2018 规定，结合实验室血液分析复检规则制定自动审核流程。但无论自行开发或引进带有自动审核程序的软件，实验室在正式实施自动审核之前，应对程序的功能、参数、规则进行验证，确认其符合实验室的要求。

1. 未触及复检规则的结果审核与报告 核对标本信息无误，仪器无异常报警，报告单上所有内容填写完整，即可签发报告。

2. 触及复检规则的结果审核与报告

（1）异常结果 异常结果主要指：①检测值异常高或异常低；②仪器报告各参数间出现矛盾；③检测结果出现警示符号；④直方图或散点图出现与诊断明显不相符的情况。

（2）异常结果审核程序 审核者先要观察标本外观，根据仪器报警提示、直方图或散点图变化、血液学异常及技术性影响等对报告结果进行初步判断，结合本实验室复检规则，决定采取何种复检措施。如果复检结果与仪器报告结果相符，可按仪器检测结果发出报告；如果不相符应按复检结果修改仪器检测结果后方可签字发出报告。

第五节 血液分析仪检验的质量保证

PPT

血液分析仪可以大批量多参数检测临床标本，按事先设定的程序自动进行检测，因此，要求必须具有高素质的技术人员和严格的室内质量控制制度，以保证实验结果的准确性。完成一个检测项目的测定所涉及的仪器、试剂、校准物、质控物、消耗品、操作程序、质量控制程序和维护保养程序等的组合，称为检测系统，它是保证检验质量和解决结果溯源问题的关键。

一、血液分析仪检验前质量保证

血液分析仪检验前应检查各类变化因素包括检验前制度和标本采集手册、检验人员资质、检测环境、血液分析仪、试剂、标本等是否在控。

（一）检验人员要求

①上岗前接受规范的培训，认真阅读仪器手册，熟悉检测原理、操作程序，检测结果的数据、图形、报警等显示的含义，检测的干扰因素，仪器的基本调试、保养和维护；②掌握采用参考方法校正仪器检测参数的原理；③参加并通过能力测试。

（二）检测安装环境

血液分析仪系精密电子仪器，为确保其正常工作，安装时应注意：①血液分析仪安放在远离电磁干扰源、热源的位置；②放置血液分析仪的实验台要稳固，工作环境要清洁；③防潮、防阳光直射、通风条件好，室内温度应为15~25℃，相对湿度应小于80%；④为了血液分析仪安全和抗干扰，应用电子稳压器并连接符合标准的专用地线。

（三）合格的血液分析仪

仪器新安装或每次维修后，必须按照我国卫生行业关于临床血液学检验常规项目分析质量要求和CLSI的评价方案，对其进行技术性能的校准、评价和验证，并做好相应记录和管理工作。

（四）试剂

使用经科学鉴定和认可的试剂。否则，检测结果将失去准确性和可靠性。

（五）标本的要求

合格检测标本的要求见表4-32。

表4-32　合格检测标本的要求

项目	要求
标本类型	①新鲜静脉血标本，血液与抗凝剂应立即充分混匀；②标本中不得有肉眼可见的溶血或小凝块；③保证血液用量充足（包括复检用量）；④无明显的溶血、凝集及标本老化
采血容器	①必须采用符合要求的塑料注射器或真空采血系统；②盛有标本的试管应有足够的剩余空间，以便血标本混匀
抗凝剂	使用ICSH推荐的EDTA-K$_2$（1.5~2.2mg/ml血）
采血速度	采血速度要快（以免血液凝固）
稀释与混匀	稀释液应为无菌、无毒、适用于检测系统的缓冲盐溶液，应过滤（以免杂质、微粒干扰）后使用，标本量和稀释倍数要准确
检测条件	①标本置于18~22℃温度下直接检测；WHO规定，若为冷藏标本，检测前必须平衡至室温，并至少手工颠倒混匀20次。②从标本采集到检测不超过4小时；应在血液稀释后1小时内完成计数，以免液体挥发浓缩和血细胞破坏影响计数结果
血液储存	①18~22℃：WBC、RBC、PLT可稳定24小时，白细胞分类可稳定6~8小时，Hb可稳定数天，但2小时后粒细胞形态即有变化，故需镜检分类者，应及早制备血涂片。②4℃：可延长血液贮存期，WBC、RBC、PLT稳定48小时，白细胞分类可稳定8~10小时。当血标本不能及时转运和检验时，应在较低温度下保存，但不利于血小板的保存

（六）校准物和质控物

血液分析仪的校准物所标示的值只能在仪器的标准检测系统上使用，不能在不同厂家的仪器上使用。质控物是一种在保存期内较为稳定的血液制品，用它与患者标本一起分析，以控制外来误差，并了解血液分析仪是否处于最佳状态。质控物所标记范围仅作参考，不能作为定值用。

二、血液分析仪检验过程质量保证

血液分析仪在对血液标本进行分析时，要始终对其进行监控，确保其处于良好的工作状态，以保证检验结果的可靠性。

（一）每天开机时的检查

开机后要检查血液分析仪的电压、气压等各种指标，在其自检后是否在规定范围内，试剂量是否充足，本底测试是否通过等。

（二）试剂及物理条件

血液分析仪的试剂一般分为稀释液、溶血剂和清洗剂，良好的试剂对保证其正常运行、日常维护及获得准确的测试结果至关重要。血液分析仪所用试剂与物理条件要求见表4-33。

表4-33　血液分析仪所用试剂与物理条件要求

项目	要求
试剂	①最好使用已做性能验证的仪器原装配套试剂，如用经国家鉴定合格的替代试剂，应做性能确认和比对试验，并记录备查。②半自动血液分析仪应严格掌握溶血剂用量及溶血时间，不同仪器溶血剂的用量及溶血时间有差异。溶血剂量不足或溶血时间过短，细胞溶解不全；时间太长可使白细胞明显变形，发生计数误差。③稀释液的渗透压、离子强度、电导率、pH等指标应作为每批试剂验收的标准
物理条件	最适工作环境温度为18~22℃，<15℃或>30℃均对结果有影响

（三）标本检测

血液标本合格，按照仪器说明书检测标本。半自动血液分析仪自动稀释器要定期校正。

（四）仪器维护保养

认真做好血液分析仪日常保养工作，并做好记录。

（五）重视室内质量控制

①每天必须做质控，确保当日质控物各参数在规定范围内，才允许检测患者标本；②可用患者红细胞参数的浮动均值作为室内质量控制内容的补充；③发出检验结果报告之前，应审核质控结果。

微课/视频10

（六）标本因素对血液分析仪的影响

对于标本因素所造成的影响应通过复检规则排除（表4-34~表4-36）。

表4-34　标本因素对血液分析仪检测红细胞和血红蛋白的干扰

指标	干扰因素	可能的原因	干扰结果
RBC	冷凝集素、冷球蛋白	高滴度冷凝集素会形成大的颗粒，并使红细胞聚集	RBC假性减低，MCV明显增高，HCT明显减低，MCH和MCHC明显增高
	白细胞增高	将白细胞计数为红细胞	RBC假性增高
	血小板聚集、大血小板	将聚集的血小板及大血小板计数为红细胞	RBC假性增高
HGB	脂血、胆红素血症	血清浊度增高	HGB假性增高
	白细胞增高	$>20 \times 10^9/L$，血清浊度增高	HGB假性增高
	血小板增高	$>700 \times 10^9/L$，血清浊度增高	HGB假性增高

表 4 – 35　标本因素对血液分析仪检测 HCT 和网织红细胞的干扰

指标	干扰因素	干扰结果
HCT	珠蛋白生成障碍性贫血、铁缺乏、异常红细胞（如镰状红细胞、球形红细胞和大红细胞等）	HCT 结果差异大
	体外溶血、自身凝集和小红细胞增多症	HCT 假性减低
	RET 或 WBC 计数增高	HCT 增高
RET	豪 – 焦小体、NRBC、镰状红细胞、巨大血小板、冷凝集素、寄生虫和血小板聚集	RET 假性增高

表 4 – 36　标本因素对血液分析仪检测白细胞和血小板的干扰

指标	干扰因素	可能的原因	干扰结果
PLT	小红细胞、裂红细胞	进入 PLT 计数范围，PLT 直方图异常	PLT 假性增高
	PLT 聚集或凝集	EDTA 诱导 PLT 膜糖蛋白暴露；糖蛋白与嗜异性抗体反应，形成凝集	PLT 假性减低
	巨大血小板	遗传性或获得性，PLT 直方图异常，巨大血小板可能进入红细胞计数范围	PLT 假性减低
	卫星现象	EDTA 抗凝血中血小板黏附于分叶核粒细胞表面	PLT 假性减低
	冷凝集	EDTA 抗凝血中血小板聚集	PLT 假性减低或增高
WBC	溶血时间太短或红细胞的抵抗溶解	未溶解的红细胞计入白细胞	WBC 假性增高
	有核红细胞增多	不溶解的有核红细胞计入白细胞	WBC 假性增高
	溶血时间太长/白细胞已部分破损	细胞体积缩小，白细胞漏计	WBC 假性减低
	白细胞聚集	与采血、自身抗体有关	WBC 假性减低

三、血液分析仪检验后质量保证

（一）保留标本备查

血液标本检测完毕，应保留标本备查，以备临床对检验结果有怀疑时的复检、核对，有利于寻找检验结果异常的原因。

（二）实验室内结果分析

在本实验室设定的复检规则的基础上，建立审核规则，并定期进行验证。如分析有密切关联的参数之间的关系：①RBC、HCT 与 HGB 之间是否符合 "3 规则"，即：$3 \times RBC = HGB$；$3 \times HGB = HCT$。临床允许误差为 ±3%。②分析 WBC 与白细胞分类计数之间的关系、RDW 与红细胞形态一致性的关系等，以判断血液分析仪运转是否正常。③如 HGB 值过高或过低，是否可用输血、大量失水或出血、溶血来解释。④白细胞与血小板结果是否与血涂片上白细胞、血小板分布情况相一致等。

（三）结合临床情况分析

检测结果出现异常，如已排除检测中因素的可能性，则可结合患者临床资料予以合理解释。记录和比较治疗前后的检测结果（特别是血液病或化疗患者），有助于发现检测结果异常的原因。注意避免由于生理状态引起各参数变化造成的偏差，如每天不同时间（早、中、晚）白细胞总数有一定差别、妊娠 5 个月以上和新生儿白细胞总数明显增高、运动后 PLT 升高及某些药物的干扰等。因此，对非急诊患者应固定检查时间。

（四）定期征求临床对检验结果的评价

遵循循证医学原则，定期征求临床医生意见，不断地用临床最终的诊断结果来验证检验结果，及时纠正血液分析仪检测中系列性偏倚，以确保检验质量。

（五）记录和报告难以解释的检测结果

对难以解释的检测结果，必须记录并报告临床，有助于积累实践经验，发现新的临床意义。

（六）积极参加室间质量评价

通过参加室间质量评价可将本室的血液分析仪的准确度和精密度与同类血液分析仪进行比较，及时发现问题，有利于保证检验质量。 微课/视频13

答案解析

思考题

案例　患者，女性，24岁

主诉：反复头晕乏力半年，加重一周。

现病史：患者于半年前开始面色苍白，头晕、心慌、乏力。患者长期以素食为主，近日感到头晕乏力加重，伴食欲减退、面色苍白。实验室检查：血液一般检验显示 RBC 4.0×10^{12}/L，HGB 77g/L，MCV 69.3fl，MCH 19.3pg，MCHC 278g/L，WBC 5.75×10^9/L，PLT 371×10^9/L，网织红细胞计数升高。外周血涂片示外周血红细胞明显大小不一，部分细胞体积较大，中央淡染区消失；另有部分红细胞体积较小，中央淡染区扩大，可见靶形红细胞＋＋，偶见裂红细胞、泪滴形红细胞。

既往史：否认慢性病史，月经量大。

体格检查：中度贫血貌，眼睑结膜及甲床苍白。

问题

（1）该病例的血常规结果提示患者存在贫血，贫血的确定主要根据哪些指标？

（2）哪些情况下需要进行血涂片复检？

（王也飞　王剑飚）

书网融合……

重点小结

题库

微课/视频1

微课/视频2

微课/视频3

微课/视频4

微课/视频5

微课/视频6

微课/视频7

微课/视频8

微课/视频9

微课/视频10

第五章　血细胞形态分析仪检验

✏ 学习目标

1. 通过本章学习，熟悉血细胞形态分析仪检验参数及质量保证措施；了解血细胞形态分析仪的检测原理。

2. 具有血细胞形态分析仪检验结果初步分析判断和结果审核的能力。

3. 树立成本效益观念，坚持实事求是的科学态度，严谨高效地完成血细胞形态分析；树立团队合作意识，共同确保实验室工作的顺利进行。

血细胞形态学检查在某些疾病诊疗过程中发挥着重要的作用。传统的人工显微镜检查一直被认为是血细胞形态学检验的金标准，但存在的方法学不足限制了其在临床上的大规模应用。近年来，全自动血细胞形态分析仪在国内外迅速发展，并在越来越多的临床实验室投入使用。血细胞形态分析仪的应用，保证了血液分析的质量，提高了检测效率，降低了检验人员操作的误差，检验人员可以把更多的精力和时间投入到疑难标本的检查与审核中。

第一节　血细胞形态分析仪检测原理

PPT

血细胞形态分析仪是一种将自动化技术与定性、定量分析相结合的用于分析血细胞形态的仪器，由玻片扫描单元和细胞图像分析处理系统组成。玻片扫描单元主要由智能化显微镜、配置先进图像处理芯片的 CCD 彩色照相机、自动滴加镜油组件、自动样本进样组件和多种类型的传感器组件组成；图像分析处理系统主要由计算机配合智能算法软件完成细胞图像处理及细胞的预分类（最终分类结果需要人工审核）。

根据实验室需求和功能配置，血细胞形态分析仪分为两种类型：单机版或与血液分析仪及推片染色仪组成流水线（图 5-1）。流水线适用于标本量较大的实验室，具有更快的分析速度；而单机版血细胞形态分析仪则适用于一些临床现场或标本量少的实验室，具有便携性和操作简单等特点。

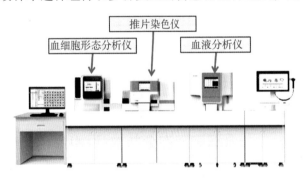

图 5-1　全自动血液分析流水线

一、全自动推片染色仪工作流程

全自动推片染色仪可以根据复检规则进行选择性推片。仪器可根据红细胞压积或血液黏度的变化调整血膜的厚度，制备头、体、尾分明，边缘整齐的血涂片。自动染色仪有单个标本染色和多个标本集中浸染方式。浸染的染液在一定时间内可重复使用，但存在甲醇挥发和涂片染料沉渣残留的问题，需根据情况及时更换染液或过滤沉渣。　📱 微课/视频 1

1. 推片流程 全自动推片染色仪的推片流程见图 5-2。其中，红色部分为样本准备过程，蓝色部分为推片过程。

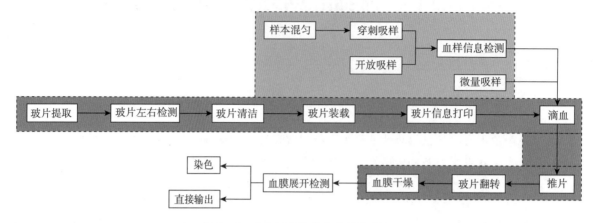

图 5-2 全自动推片染色仪推片流程

2. 染色流程 推片染色仪一般提供 4 种染色方法：①使用甲醇预固定的瑞氏染色法；②不使用甲醇预固定的瑞氏染色法；③使用甲醇预固定的瑞-吉染色法；④不使用甲醇预固定的瑞-吉染色法。使用甲醇预固定的瑞氏染色法的工作流程见图 5-3。

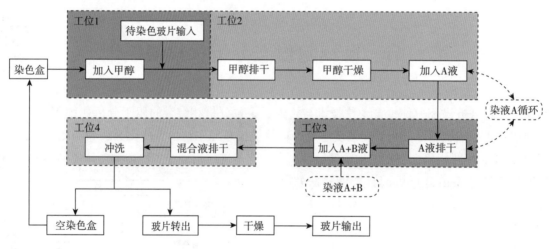

图 5-3 全自动推片染色仪染色流程

二、血细胞形态分析仪检测原理

血细胞形态分析仪的主要功能是自动扫描外周血涂片、定位并拍摄获取血细胞图像，并采用传统图像识别技术或人工智能技术对细胞进行预分类。其工作流程见图 5-4。 微课/视频 2

1. 细胞定位 血细胞形态分析仪先使用显微镜低倍物镜扫描涂片，寻找并确定镜检区域，拍摄该区域在低倍物镜下的数字图像，识别并定位目标细胞；自动切换至高倍物镜，并依据上述定位信息，拍摄目标细胞目标区域的数字图像。

2. 细胞图像获取 细胞数字图像质量受多种因素影响，包括显微镜物镜视场大小、光学分辨率（数值孔径）和显微照相机的像元尺寸等。目前数字图像均采用高清数码摄像头拍摄，但拍摄和处理方式有两类：①对细胞仅拍摄一帧清晰图像用于分析；②对细胞进行多景深连续拍摄后融合处理，此种方式可提高细胞图像清晰度。

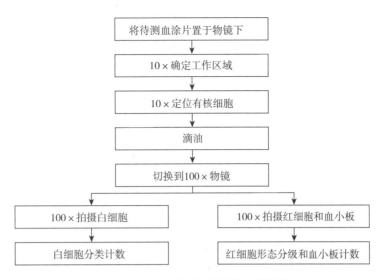

图 5-4　血细胞形态分析仪工作流程

数字成像系统的核心技术是自动对焦，同时在对焦面抓拍清晰的细胞图像。但油镜的放大率和数值孔径大，导致对焦时景深极小，仅有 0.2μm，而血细胞是立体的（图 5-5），只在对焦面拍摄一张图像，并不能完全反映细胞整体的细节特征。为了获取目标细胞的全部细节，有的仪器通过动态拍摄获取多个景深内的清晰图像，再将这一组图像进行融合，重塑细胞的微观细节（图 5-6）。多景深融合技术获得的细胞图像与人工显微镜观察基本一致，能清楚地显示核染色质结构、细胞质颜色、颗粒等特征（见图 5-7~图 5-9）。

3. 细胞识别　目前血细胞形态分析仪用于细胞识别的技术包括传统图像分析技术及人工智能识别技术。

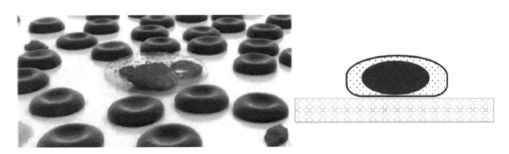

图 5-5　血涂片上细胞的 3D 形态示意图

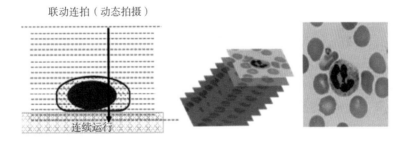

图 5-6　动态拍摄与超景深融合处理

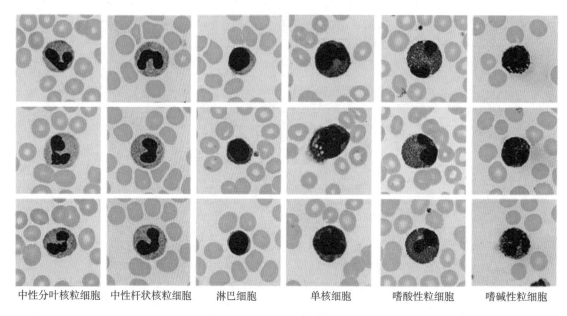

| 中性分叶核粒细胞 | 中性杆状核粒细胞 | 淋巴细胞 | 单核细胞 | 嗜酸性粒细胞 | 嗜碱性粒细胞 |

图5-7 血细胞形态分析仪拍摄的正常细胞图像

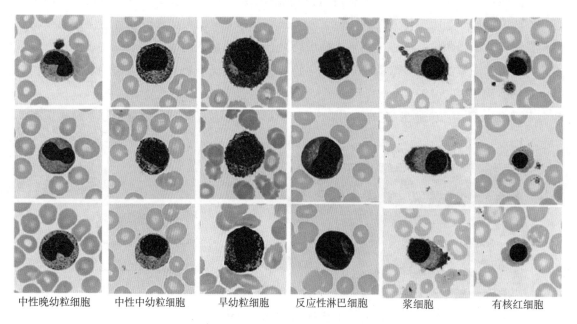

| 中性晚幼粒细胞 | 中性中幼粒细胞 | 早幼粒细胞 | 反应性淋巴细胞 | 浆细胞 | 有核红细胞 |

图5-8 血细胞形态分析仪拍摄的异常细胞图像

（1）传统图像分析技术 该技术从色彩、纹理和几何特征维度对血细胞图像进行特征提取，得到表征细胞类型信息的特征向量。如白细胞的特征包括细胞大小及形态、细胞质颜色及其内的颗粒颜色和大小、细胞核的大小、染色质细致度、有无核仁及核浆比等；红细胞特征包括细胞大小、形态、颜色及血红蛋白含量等。因此一个细胞图像具有一组特征向量，将此特征向量输入到分类器中，分类器根据分类函数进行计算，并赋予该组特征向量一个细胞类型，完成识别。

（2）人工智能识别技术 常用的有人工神经网络（artificial neural network，ANN）和卷积神经网络（convolutional neural networks，CNN）。ANN是一种可以处理大量高度相关或平行关系的信息处理软件，模拟生物的神经系统，通过大数据进行训练，最终生成对应的推理结果。血细胞形态分析仪采用ANN算法对上万个已知细胞图像进行训练，实现对白细胞的预分类。CNN属于深度学习的人工智能算法，可对血细胞图像进行高精准识别。它通过多级、多通道的卷积模板自动化提取图像的特征，逐步

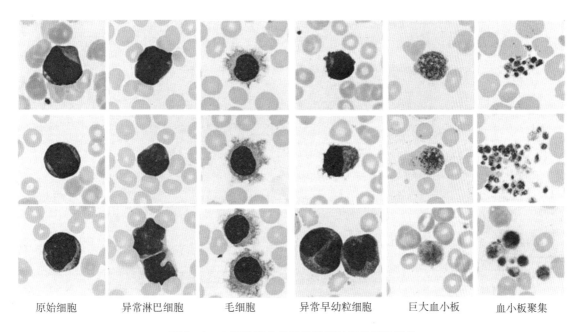

| 原始细胞 | 异常淋巴细胞 | 毛细胞 | 异常早幼粒细胞 | 巨大血小板 | 血小板聚集 |

图 5 - 9 血细胞形态分析仪拍摄的异常细胞图像

将这些特征从低阶分解为高阶，然后进一步融合分析，建立细胞类型与细胞多维特征间的关联，实现细胞的精准分类（图 5 - 10）。CNN 一般需要对数十万个甚至上百万个已知细胞进行训练，才能实现细胞的精准分类。

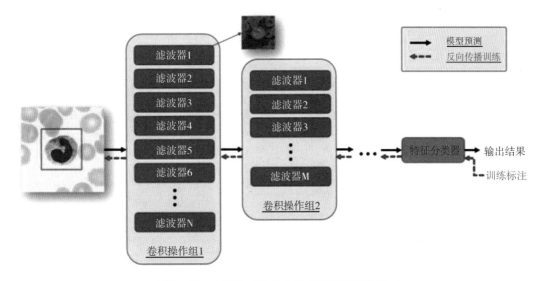

图 5 - 10 血细胞形态分析仪的卷积神经网络

4. 血小板估值 部分仪器在获取细胞图像的基础上，可以进行血小板数值估算，一般有手动估算和自动估算两种方式。①手动估算：血细胞形态分析仪在红细胞单层均匀分布区域拍摄到血小板概览图，操作人员计数图像中的血小板数量，填写到软件界面，软件根据预先建立的血小板估算系数自动进行血小板数目估算；②自动估算：采用卷积神经网络技术自动识别概览图区域内血小板和红细胞并计数。根据两者比例关系，输入血液分析仪的红细胞计数，即可计算血小板的估值，公式如下：

血小板估值（$\times 10^9$/L）= 拍摄区域内血小板总数/拍摄区域内红细胞总数 $\times$ RBC（$\times 10^{12}$/L）$\times 1000$

5. 聚集血小板检测 聚集的血小板体积较大，主要分布在血涂片的两侧边缘或尾部，聚集血小板检测模式能够针对性地拍摄血涂片的两侧边缘和尾部。为了快速扫描如此大面积的区域，多采用飞行拍摄方法，即通过预测整个血膜的对焦面，在 XY 平面运动过程中，Z 方向根据建立的对焦面随着 XY 方向同步运动，压缩了对焦耗时，大幅提升了拍摄效率（图 5 - 11）。

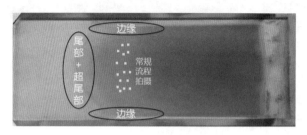

图 5 - 11 聚集血小板扫描示意图

▶ 知识拓展 ◀ ···

AI 辅助血细胞形态学检验的发展趋势

人工智能（AI）的进步、显微镜技术的飞速发展以及算法和显微镜的集成，使得 AI 在血细胞形态学检验领域具有无限潜能。对于外周血细胞形态学的数字图像分析而言，仍存在扫描细胞数量少、速度慢、面积小、分辨率低等缺点。随着 AI 学习能力进一步提升，可能为外周血细胞形态学检验带来突破性进展，并逐渐替代大部分人工显微镜形态学检查，甚至还能结合临床给出具有丰富图文解读、精准检测结果、明确检验诊断的外周血细胞学检验诊断报告。对于血细胞形态学 AI 应用的新技术、新仪器，需要 AI 专业技术人员和检验专业技术人员合作应用和推广，在实际临床应用中发现问题、解决问题，助力血细胞形态学检验的发展，更好地为人类健康服务。

··

PPT

第二节　血细胞形态分析仪检测参数

不同血细胞形态分析仪输出的检测参数略有不同，一般包括白细胞预分类参数、非白细胞预分类参数、红细胞预分级参数、血小板估值及聚集血小板检测参数等。

一、白细胞预分类参数

血细胞形态分析仪在屏幕上呈现单个白细胞的图像，并给出每个白细胞的分类建议及各类白细胞百分比。操作者可以手动校正结果，将某个细胞归类到其他预分类类别，或其他非白细胞预分类类别。常见的白细胞预分类参数见表 5 - 1。

表 5 - 1　血细胞形态分析仪白细胞预分类参数

中文全称	英文全称
中性分叶核粒细胞	segmented neutrophils
中性杆状核粒细胞	band neutrophils
淋巴细胞	lymphocytes
单核细胞	monocytes
嗜酸性粒细胞	eosinophils
嗜碱性粒细胞	basophils

中文全称	英文全称
晚幼粒细胞	metamyelocytes
中幼粒细胞	myelocytes
早幼粒细胞	promyelocytes
原始细胞	blast cells
反应性淋巴细胞	reactive lymphocytes
浆细胞	plasma cells
异常早幼粒细胞	abnormal promyelocytes
异常淋巴细胞	abnormal lymphocytes
未分类	unidentified

二、非白细胞预分类参数

血细胞形态分析仪在屏幕上呈现非白细胞的图像、分类建议及分类计数结果，供操作者进行确认，操作者可以手动将某个非白细胞进行校正。常见的非白细胞预分类参数见表 5 - 2。

表 5 - 2　血细胞形态分析仪非白细胞预分类参数

检测参数	英文全称
有核红细胞	nucleated RBCs
大血小板	large platelets
巨大血小板	giant platelets
血小板聚集	platelet clumps
涂抹细胞	smudge cells
巨核细胞	megakaryocyte
染色沉渣	artifacts

三、手动分类白细胞参数

血细胞形态分析仪不能给出所有外周血白细胞预分类结果，当操作者发现未分类的白细胞时，可以手动添加细胞类别，常见的需手动分类的白细胞参数见表 5 - 3。

表 5 - 3　血细胞形态分析仪手动分类白细胞参数

检测参数	英文全称
未成熟嗜碱性粒细胞	immature basophils
未成熟嗜酸性粒细胞	immature eosinophils
大颗粒淋巴细胞	large granular lymphocytes
幼单核细胞	promonocytes
幼淋巴细胞	prolymphocytes
毛细胞	hairy cells
赛塞利细胞	Sézary cells

四、红细胞形态预分级参数

血细胞形态分析仪可在屏幕上呈现红细胞概览图像及单个异常红细胞图像，其中概览图拍摄的红细胞数目约1000～3000个。仪器可以对红细胞形态进行预分级，供操作者进行确认，如果发现仪器预分级错误，可手动进行调整。主要从红细胞的大小、形状、染色性、内含物等形态特征方面进行预分级，参考 ICSH 分级标准，一般分为"0级、1级、2级和3级"。不同仪器性能水平不同，输出的参数略有差异，常见红细胞形态预分级参数见表5-4，如果某些仪器不能输出其中的一些参数，则也可以由操作者手动添加相关参数。

表5-4 血细胞形态分析仪红细胞形态预分级参数

属性	检测参数	英文全称
大小（size）	红细胞大小不均	anisocytosis
	大红细胞	macrocytes
	小红细胞	microcytes
染色（color）	低色素性红细胞	hypochromic cells
	嗜多色性红细胞	polychromasia
形状（shape）	红细胞畸形	poikilocytosis
	裂红细胞	schistocytes
	棘形红细胞	acanthocytes
	咬形红细胞	bite cells
	泡状红细胞	blister cells
	不规则收缩红细胞	irregularly contracted cells
	锯齿状红细胞	echinocytes
	椭圆形红细胞	elliptocytes
	卵圆形红细胞	ovalocytes
	镰形红细胞	sickle cells
	球形红细胞	spherocytes
	口形红细胞	stomatocytes
	靶形红细胞	target cells
	泪滴形红细胞	teardrop cells
内含物（inclusions）	嗜碱性点彩红细胞	basophilic stippling
	豪-焦小体	Howell-Jolly bodies
	帕彭海姆小体	Pappenheimer bodies
	寄生虫	parasites
其它（others）	红细胞凝集	agglutination
	红细胞缗钱状排列	rouleaux formation

五、血小板估值

血细胞形态分析仪提供血小板概览图像，并提供界面供操作者估算血小板数量，部分仪器可自动给出血小板估算值。通过估算的血小板数值，可以评估血液分析仪血小板检测的准确性及受干扰的情况。

六、聚集血小板识别

部分血细胞形态分析可自动识别、拍摄血涂片的尾部、边缘及体尾交界等区域的聚集血小板，操作者可根据所提供的图像判断血小板聚集程度。

第三节　血细胞形态分析检验的质量保证

PPT

为了保证血细胞形态分析仪的检验质量，临床实验室应当全面了解其性能，并制定科学、规范、有效的检验流程和操作程序。主要从以下几方面保证血细胞形态分析检验的质量：①血涂片的质量保证；②血细胞形态分析仪性能评估和验证；③血细胞形态分析仪检验的质量保证。

一、血涂片的质量保证

制备、染色满意的血涂片是保证检验结果准确性的前提。推片染色仪和手工制备染色的血涂片均可用于仪器法血细胞形态分析，但由于细胞着色和体积存在差异（推片仪制备的细胞可能更大、更薄），血细胞形态分析仪对不同制备染色方式细胞识别结果可能存在差异。基于对细胞识别性能的评价，一般配套的推片染色仪制备染色的血涂片优于非配套仪器的，非配套仪器的优于人工制备的血涂片。

（一）血涂片的制备

推片仪会根据血液血细胞比容或黏度调节用血量，一般 $2 \sim 4 \mu l$；制备的血膜面积约为 $5 cm^2$。对于白细胞少或异常细胞比例低的血液标本，可适当增加用血量和血涂膜面积及厚度。血液采集后尽快制备血涂片，以免血细胞形态改变影响检测结果。

（二）血涂片的染色

1. 染色方法和时间　自动染片仪可提供多种染色方法，每种方法有多个环节。为获得最佳染色效果，可以调整染片仪的染色方法以及每个染色环节的时间设置。一旦确定合适的染色方法和染色条件，尽量不要轻易改变设置。

2. 染色效果评价　由于各实验室的染色方法设置不完全相同，为保证血细胞形态分析仪的识别率，须对血涂片染色质量进行评价，可将仪器染色法与手工染色法进行镜检结果一致性比对。建议选取不少于100例临床血液样本，其中含异常细胞样本比例应大于30%，分别采用仪器染色法与手工染色法进行制片，按照血涂片染色质量的要求，两种制片方法的一致性应大于95%。

二、血细胞形态分析仪性能验证

新仪器设备在首次使用之前或检测系统发生改变时（如影响性能的部件维修等），应对检测系统进行验证，合格后方能使用。验证内容包括精密度、图像质量、细胞识别及分类准确度及外周血异常细胞筛查能力等方面。

1. 细胞识别的精密度　包括批内精密度及批间精密度。

（1）批内精密度　评价方法：取2份标本（正常＋异常）的血涂片，每片分类不少于10次，每次至少分类计数100个白细胞，计算标准差和变异系数。要求各种细胞类型的标准差小于2.5。

（2）批间精密度　评价方法：至少取2份标本（正常＋异常）的血涂片，每份标本的血涂片重复检测3~5次，连续检测5天，每张涂片每次分类计数不少于100个，计算标准差和变异系数。目前没有相关要求指标。

2. 细胞图像的质量　血细胞形态分析仪可有效放大细胞100倍或1000倍。放大1000倍细胞图像要求能清晰呈现细胞的细微结构，与人工镜检观察的细胞形态特征基本一致。

3. 血细胞识别及分类的准确度

（1）预分类白细胞识别的准确度　对于预分类细胞符合率和检出率低于95%时，检验人员应进行审核确认，调整预分类结果（再分类），应特别关注预分类准确度低和有诊断价值的细胞。

1）预分类细胞符合率　即在所有类别的白细胞中能正确识别并划归为某种细胞的能力。通过所有样本中某种（类）细胞的预分类总数和经人工确认预分类正确的某种（类）细胞总数计算得出。

$$预分类识别符合率 = \frac{预分类 XX 细胞正确的数量}{预分类 XX 细胞的总数} \times 100\%$$

2）预分类细胞检出率　即在确定的某种白细胞中能将其准确识别、归类的能力。通过所有样本中经人工确认预分类正确的某种（类）细胞总数和人工确认分类的某种（类）细胞的总数计算得出。

$$预分类识别检出率 = \frac{预分类 XX 细胞正确的数量}{人工确认后 XX 细胞的总数} \times 100\%$$

（2）白细胞分类的准确度　细胞分类的准确度是指血细胞形态分析仪的某种白细胞分类计数结果与人工分类的符合程度，也称一致性。包括再分类准确度和预分类准确度。

1）预分类准确度　是指某种白细胞的预分类计数结果与人工镜检结果的符合程度，通过预分类结果与人工镜检分类结果做相关性分析，计算出相关系数、截距和斜率。预分类准确度主要反映人工智能算法的预测性能、建模数据集的质量（细胞图像质量、细胞数量、样本的代表性等）、采集的细胞图像数量（分类计数的细胞总数）等。

2）再分类准确度　是指再分类的某种白细胞分类计数结果与人工镜检结果的符合程度，通过再分类结果与人工镜检分类结果做相关性分析，计算出相关系数、截距和斜率。再分类的准确性主要反映检验人员的血细胞形态检验能力、采集细胞的血涂片部位的代表性及血细胞图像质量等。目前临床上主要评价再分类结果的准确度。

4. 外周血异常细胞筛查能力　使用血细胞形态分析仪进行白细胞形态学检查时，必须清楚了解仪器对异常细胞的筛查能力，必要时进行性能验证。

（1）异常细胞及形态学检查阳性的判定　当外周血中检出以下比例的异常细胞时视为阳性：原始细胞（包括幼稚单核细胞、幼稚淋巴细胞）≥1%；异常早幼粒细胞≥1%，早幼粒细胞≥1%，中幼粒细胞≥1%，晚幼粒细胞≥2%；有核红细胞≥1%；反应性淋巴细胞 >5%，异常淋巴细胞≥1%，浆细胞≥1%。

（2）异常细胞筛查能力　一般选取不少于100例，宜为300例以上的临床血液样本，样本中含异常细胞的样本比例应大于30%，宜在50%左右。采集患者EDTA抗凝全血，规范进行血涂片制备和染色。用血细胞形态分析仪进行细胞预分类，由符合资质的2位检验人员对预分类结果确认；同时由该检验人员对同一标本来源的血涂片进行人工镜下分类（各200个白细胞）。以人工镜下分类作为参考方法，计算血细胞形态分析仪对异常细胞的筛查能力，统计指标至少包括异常细胞筛查的准确度、敏感度、特异度。要求各类异常细胞查准确度 >90%、灵敏度 >95%；对灵敏度低于95%的异常细胞，在人工审核时需高度关注，应结合血液分析仪细胞数量、直方图/散点图和报警信息进行分析审核。

三、血细胞形态分析仪检验的质量保证

血细胞形态分析仪检验的质量保证包括检验前、检验过程和检验后的全过程。检验人员必须时刻关注全过程的质量保证措施，为临床提供客观准确的检验信息。

（一）检验前质量保证

血细胞形态分析仪检测前应检查各类变化的因素包括：检验人员、检测环境、血细胞形态分析仪、配套试剂、血涂片是否合格等。

1. 检验人员 应做到：①上岗前接受规范的培训，认真阅读仪器操作手册，熟悉仪器原理和操作及保养、维护，以及检测结果的数据、图形、报警等显示的含义等；②具有一定的细胞识别能力，并通过相关资格考试；③具备良好的医德医风和责任心。

2. 检测环境 血细胞形态分析仪的安装环境有特殊要求，应按照仪器手册的要求，满足仪器对空间、温度、湿度、电源、抗电磁、抗热源、光线、通风等基本条件。

3. 仪器 新安装或每次维修后，需进行性能的测试和验证，并做好相应记录和管理工作。

4. 耗材 建议采用配套厂家的推片染色仪制定的血涂片，推片染色仪也需进行定期保养和维护。

（二）检验过程质量保证

应严格按照血细胞形态分析仪的标准操作程序进行操作，同时做好室间质量控制。

1. 仪器操作 严格执行血细胞形态分析仪的标准操作规程，在全面检查电源、试剂等各种设备连接完好的基础上，才能开启仪器。

2. 每日质控 血细胞形态分析仪进行临床样本分析前，需进行日常质控分析，至少包含有核细胞细胞定位的质控。

3. 仪器比对 如果实验室内有多台血细胞形态分析仪，应定期（建议每半年比对一次）进行比对，每次比对至少选取5张血涂片（2张正常、3张异常），采用人工确认结果进行比较，按99%可信区间要求进行判断，80%以上标本应符合要求。

4. 标本检测 应保证血涂片外观完整，血膜分布及染色无异常。

5. 故障处理 检测过程中仪器出现故障需按照操作说明书处理。

（三）检验后质量保证

1. 结果分析 血细胞形态分析仪会给出白细胞预分类、红细胞预分级及血小板估值结果，检验人员需要对仪器结果进行审核确认。

2. 结合临床情况做相关分析 检测结果出现异常时，如已排除检测中影响因素的可能性，可结合患者的临床资料予以合理解释。

？思考题

答案解析

案例 患儿，女性，6岁。

主诉：发热9天伴咽痛、鼻塞。

现病史：患儿无明显诱因出现发热，最高40℃。实验室检查：血液一般检验示 WBC $12.90 \times 10^9/L$，RBC $4.53 \times 10^{12}/L$，PLT $138 \times 10^9/L$，HGB 129g/L，MCV 90.7fl，MCH 28.5pg，MCHC 313g/L，NEU 21%，LYM 50%，MON 6%，EOS 1%，可见反应性淋巴细胞22%。

体格检查：双侧颈部可触及数枚肿大淋巴结，压痛（＋），约 1cm×1cm 大小，质地软。双侧扁桃体Ⅱ°肿大，有白色物渗出。肝右肋下可及 2cm，质韧，无压痛，脾肋下 1cm。

问题

（1）血细胞形态分析仪常见的白细胞预分类参数有哪些？

（2）血细胞形态分析仪检验后的质量保证涉及哪些内容？

（王也飞）

书网融合……

重点小结   题库   微课/视频1   微课/视频2

第六章　血液一般检验的方法学评价与临床应用

✎ **学习目标**

1. 通过本章学习，掌握血液一般检验手工法和仪器法的方法学评价；熟悉血液一般检验的临床应用。

2. 具有良好的生物安全意识和正确选择血液一般检验方法的能力；具有对血液一般检验结果初步分析判断的能力，并能及时有效地与临床相关人员沟通。

3. 树立服务意识，珍视生命，关爱患者；树立成本效益观念，坚持实事求是的科学态度；树立团队合作意识，共同确保实验室工作的顺利进行，为临床提供准确的血液一般检验报告。

血液一般检验包括对全血细胞及其相关参数进行分析，可提供患者血细胞的数量和形态变化等信息。血液一般检验是临床应用最广泛、蕴含信息量最大的基础检验项目，也是评价患者及体检者身体状况的最基本内容之一，能准确地反映机体当前的部分状态。血液系统及非血液系统疾病时，各组织器官的生理、病理变化在血液中均有所反映，包括血细胞的数量和质量、各种细胞的比例关系等方面。因此，血液一般检验常作为评价、监测血液系统及其他组织、器官功能变化的重要手段。

第一节　血液一般检验的方法学评价

PPT

血细胞手工检验和仪器检验在血液一般检验中各有其优势和不足。目前，血细胞分析流水线可以将标本识别器、标本传送通道、血液分析仪、推片染色仪、血细胞形态分析仪联成一体，用于全血细胞分析和血细胞形态检查。

一、血细胞计数的方法学评价

（一）显微镜计数法

显微镜计数法所需设备简单，费用低廉；但费时、精密度低、重复性较差，不适用于临床大批量标本的检查。主要用于某些特殊情况下的复检，如抗凝剂 EDTA 依赖性假性血小板减少症等情况下血小板计数的复检。

（二）血液分析仪法

血液分析仪法操作简便、快速，重复性好，准确性取决于仪器的性能及工作状态，目前已广泛应用于临床。对符合显微镜复检规则的标本需采用显微镜复检。

二、血细胞形态检验的方法学评价

（一）显微镜检查法

显微镜检查法是血细胞形态学检查的经典检查方法，也是白细胞分类计数的参考方法。所需设备简单，费用低廉。但检查费时、费力，且结果的准确性取决于标准化的检查流程建立、操作者个人的技术水平和工作的责任心等。

（二）血液分析仪法

检测速度快，重复性好。与显微镜检查法相比，血液分析仪法能更准确地反映某些红细胞形态异常，如 RDW 反映红细胞大小变化程度，MCH 反映红细胞低色素程度，MCV 评估红细胞大小等。但不能识别某些细胞，尤其是白血病细胞、反应性淋巴细胞和正常单核细胞。该法只能用于筛查，异常结果的标本必须根据显微镜复检规则进行显微镜复检。

（三）血细胞形态分析仪法

与传统人工显微镜检查相比，血细胞形态分析仪有以下优点：①通过轨道可与血液分析仪相连，实现血常规分析、推片、染色及阅片的全自动流水线一体化，节省检测和阅片时间，提高工作效率；②推片、染色、阅片在相对封闭的环境中进行，减少标本污染；③采集的细胞图像清晰、易于识别，与显微镜下形态基本一致，并且细胞图像可以电子存档，可纳入患者医疗记录，或用于实验室人员继续教育学习；④可通过增加设置细胞预分类数量减少漏检率，卷积神经网络等算法的应用显著提高了细胞识别速度和准确性；⑤对疑难细胞可联网识别，方便多人异地同时讨论或远程专家会诊，有利于结果的再次复核和查询，降低了检验人员的主观倾向或经验不足导致的结果报告差异。

血细胞形态分析仪法适用于大规模筛查和诊断工作，能够快速、准确地完成大量样本的检测和分析。但形态分析仪价格昂贵，且对样本的质量和制备要求较高，需要确保样本的完整性和清洁度，最终结果也需要人工显微镜复检。

PPT

第二节　血液一般检验的临床应用

血液一般检验的临床应用主要涉及：①协助诊断和鉴别诊断疾病；②判断病情进展情况和预后；③监测治疗效果；④评价手术的安全性；⑤可用于流行病、传染病和职业病的调查；⑥健康体检、身体状况的评价。

一、疾病诊断

通过分析血细胞的数量变化和形态特征，可以确定患者是否患有血液系统疾病（如贫血、血小板减少症等）和某些非血液系统疾病，并进一步确定疾病的类型和严重程度。

（一）红细胞异常与疾病

1. 贫血的筛查　血液一般检验是评估贫血的重要手段，可以初步判断是否存在贫血及其严重程度，还可以明确贫血类型为病因学调查提供线索。

（1）确定贫血及其严重程度　主要评价指标是 RBC、HGB 和（或）HCT，根据 HGB 可以对贫血的程度进行分级。

（2）贫血病因初筛　①根据红细胞相关参数（MCV、MCH、MCHC 和/或 RDW 等）结合 RET 进行贫血病因的初筛；②根据外周血红细胞形态学检查，可以辅助诊断某些贫血或疾病（表 6-1）；③根据 RET 计数可区分骨髓增生性贫血或非骨髓增生性贫血；④贫血若伴随 WBC 和 PLT 减少，则有助于诊断再生障碍性贫血；⑤贫血如伴 WBC 增高，则应考虑急性感染、白血病等。

表 6 - 1　通过红细胞形态学检查能辅助诊断的疾病

疾病	红细胞异常形态
免疫性溶血性贫血	球形红细胞、嗜多色性红细胞、红细胞凝集、噬红细胞现象
遗传性球形红细胞增多症	球形红细胞、嗜多色性红细胞
遗传性椭圆形红细胞增多症	椭圆形红细胞
HbC 病	靶形红细胞、球形红细胞
HbS 病	镰状红细胞
珠蛋白生成障碍性贫血	小红细胞、靶形红细胞、泪滴状红细胞、嗜碱性点彩红细胞，重型较轻型更易见上述异形红细胞
铁缺乏	小红细胞、低色素红细胞、嗜碱性点彩红细胞缺乏
铅中毒	小红细胞、嗜碱性点彩红细胞
叶酸或维生素 B_{12} 缺乏	大红细胞、巨红细胞
骨髓瘤、巨球蛋白血症	缗钱状红细胞
骨髓纤维化症	泪滴形红细胞、有核红细胞（可见幼稚粒细胞）
骨髓增生异常性肿瘤（MDS）	红细胞大小不均、染色不均、异形红细胞（粒细胞和血小板均可见形态异常）
疟疾、巴贝虫病	红细胞内疟原虫、巴贝虫
机械性溶血	裂红细胞

2. 红细胞增多症的筛查　红细胞增多症是指单位容积血液中 RBC、HGB 和（或）HCT 高于参考区间上限。红细胞增多症根据病因可分为相对性和绝对性增多，后者进一步分为原发性与继发性两大类。真性红细胞增多症是一种原发的骨髓增殖性肿瘤，临床主要与血容量、血粘度增加密切相关，鉴别诊断常需结合骨髓检查、红细胞容量测定、红细胞生成素测定和血粘度的测定才能明确。

3. 辅助诊断急性溶血　血涂片检查对急性溶血性疾病的诊断也起着关键的作用。显微镜下发现红细胞大小不均，可见到咬红细胞、裂红细胞、盔形红细胞或嗜多色性红细胞，甚至见到中幼红及晚幼红细胞，若患者伴有黄疸、肝脾肿大、肾功能异常等临床表现，则外周血细胞形态学检查可提示存在急性溶血。血涂片的这些改变给临床提供了准确、快速的诊断依据，帮助临床医生及时作出判断，以便于有针对性的拟定诊疗计划。

（二）白细胞异常与疾病

WBC 增多或减少的临床意义详见第三章第三节。　🅔 微课/视频1

引起 WBC 增多的原因繁多，包括急性感染、心脑血管疾病、代谢性疾病、血液系统疾病及实体肿瘤等。单纯 WBC 增多无特异性，必须结合临床表现和其他辅助检查（如骨髓检查）综合分析。WBC减低时，应同时进行白细胞分类计数和外周血细胞形态检查。常见白细胞减少的原因有骨髓造血障碍、细胞生成障碍、细胞破坏或消耗过多、细胞分布异常等。应特别注意患者的药物史，以免忽略药物所致的白细胞减少。此外，还应同时观察红细胞、血小板数量和质量，如同时减少，则为全血细胞减少症（pancytopenia）。

外周血各类白细胞形态异常，其临床意义各不相同。中性粒细胞出现形态学改变，有发生严重感染、巨幼细胞贫血或其他粒细胞疾病的可能；淋巴细胞形态异常，有发生病毒感染或淋巴细胞系统疾病的可能；外周血出现一定数量的幼稚白细胞，有发生白血病或类白血病反应的可能。

1. 感染性疾病的筛查　感染性疾病是由微生物（细菌、病毒、真菌等）和寄生虫感染人体后所致的一类疾病。在感染早期，临床症状不明显，诊断较为困难，病原学检测虽然是诊断感染性疾病的金标准，但其耗时长，存在一定的局限性。因此，临床推荐将血液一般检验作为早期筛查疾病的辅助手段之一。白细胞分类计数结合外周血细胞形态学检查、C 反应蛋白（CRP）、降钙素原（PCT）等炎症标志物检测，可用于辅助诊断感染性疾病及分析感染严重程度。

（1）细菌感染　常引起外周血涂片中 WBC 和中性粒细胞数量增加（伤寒杆菌感染时 WBC 降低），

中性粒细胞可出现毒性改变（空泡变性、中毒颗粒等），随着感染程度的加重会出现核左移现象。但是，在严重感染的情况下，中性粒细胞可减少，有时血涂片镜检可见胞内细菌。

（2）病毒感染　WBC 不升高，常偏低，淋巴细胞比例升高，可出现反应性淋巴细胞，单核细胞比例正常或升高，中性粒细胞比例一般正常。EB 病毒感染时反应性淋巴细胞比例往往超过 10%。

▶ 知识拓展 ◀

感染的"新三大常规"

儿科门诊中呼吸道感染是常见病、多发病。造成感染的病原体多为病毒或者细菌。感染性疾病确诊的金标准是病原体分离培养，但耗时长、费用高，且只能检测已知的病原体，对于病程发展较快的儿童来说不是最佳的选择。血液一般检验联合 C–反应蛋白（CRP）、血清淀粉样蛋白 A（SAA）的"新三大常规"，可以在感染早期辅助鉴别细菌性或病毒性感染，减少抗生素的滥用。当 WBC 总数升高且以中性粒细胞为主，联合 CRP、SAA 升高，一般多考虑细菌性感染，若不升高，则避免使用抗生素。可利用血常规 + CRP + SAA 联检一体机进行一次采血、一次上机、35μl 用血量，即可完成三个项目的联合检测，为临床提供快速的感染初筛结果。

（3）真菌感染　外周血涂片检查对真菌感染有较高的诊断价值。若镜检发现真菌孢子，包括荚膜组织胞浆菌、新型隐球菌、念珠菌、马尔尼菲青霉菌等有助于真菌感染的诊断。

（4）寄生虫感染　常引起外周血嗜酸性粒细胞比例增高、数量增加，显微镜下发现寄生虫即可确诊。如显微镜检查发现疟原虫可确诊疟疾（图 6 - 1、图 6 - 2），发现罗阿丝虫微丝幼可确诊罗阿丝虫病等（图 6 - 3、图 6 - 4）。血液中可发现的寄生虫见表 6 - 2。

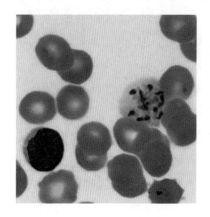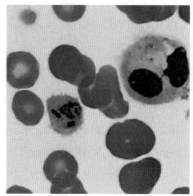

图 6 - 1　卵形疟原虫感染血象（薄血膜，×1000）

A：裂殖体与环状体；B：裂殖体

表 6 - 2　血液中的寄生虫

	细胞外	红细胞内	单核 - 巨噬细胞内	有核细胞内
原虫	冈比亚锥虫、罗得西亚锥虫、克氏锥虫	疟原虫（间日疟原虫、恶性疟原虫、卵形疟原虫、三日疟原虫、诺氏疟原虫）、巴贝虫（田巴贝虫、分歧巴贝虫、猎户巴贝虫）	利什曼原虫、弓形虫	弓形虫
线虫	班氏丝虫、马来丝虫、帝汶丝虫、罗阿微丝蚴	- -	- -	- -
吸虫	血吸虫（日本血吸虫、曼氏血吸虫、埃及血吸虫、间插血吸虫、湄公血吸虫、马来血吸虫）	- -	- -	- -

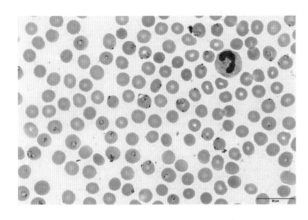

图 6 - 2　恶性疟原虫感染血象（环状体，薄血膜，×1000）

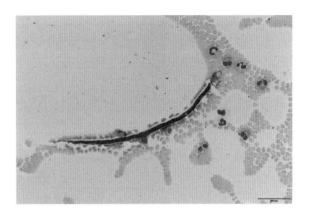

图 6 - 3　罗阿丝虫感染血象（微丝蚴，×400）

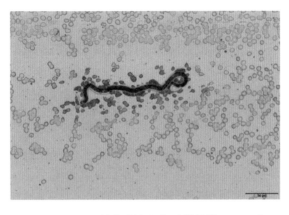

图 6 - 4　罗阿丝虫感染血象（微丝蚴，×400）

2. 血液系统肿瘤的筛查　血液一般检验并不能直接诊断血液系统肿瘤，只能作为筛查。如果初步检查结果异常，需进一步进行其他检查，如骨髓细胞学检查、细胞免疫表型分析、细胞遗传学检查、分子生物学检查或淋巴结活检等，以确定是否存在血液系统肿瘤（详见《临床血液学检验》）。

白血病时常有 WBC 增高，可见原始或幼稚细胞，红细胞和血小板正常或降低；少数患者 WBC 计数正常或减低。骨髓增生异常性肿瘤（旧称骨髓增生异常综合征，MDS）、骨髓增殖性肿瘤（MPN）及淋巴组织肿瘤等，随病情演变，血液一般检验均可出现相应变化。

（三）血小板异常与疾病

血小板增多或减少的病因详见第三章第四节。血涂片检查可以提示与血小板减少症相关的许多异常（表 6 - 3）。PLT 是判断临床出血性疾病最常用的检测项目之一，主要反应血管壁功能和血小板数量缺陷引起的出血。PLT 结合 MPV 和 PDW，有助于血小板减少症的诊断和鉴别诊断，骨髓增生良好而外周血血小板减少的出血，MPV 增大，反之，则 MPV 减小。血小板数和出血之间存在一定的相关性，PLT 越低，出血的可能性越大。一般认为，血小板低于 $20 \times 10^9/L$，可增加内脏或颅内出血的风险从而危及患者生命；如血小板高于 $50 \times 10^9/L$，外科手术出血的危险性降低。研究表明，PLT 与血小板聚集功能呈正相关，PLT 高的患者具有更强的血小板活性，并可导致更严重的动脉血栓事件。

表 6 - 3　血小板减少症的病因与血象特征

病因	血涂片表现
遗传性血小板减少症	巨大血小板
May - Hegglin 异常	巨大血小板，白细胞中出现杜勒（Döhle）样小体

续表

病因	血涂片表现
血小板存活减少（如原发免疫性血小板减少症）	大血小板
Wiskott – Aldrich 综合征	小血小板
血栓性微血管病（如血栓性血小板减少性紫癜、溶血尿毒症综合征、恶性高血压）、DIC	裂红细胞、棘形红细胞
异常蛋白血症	缗钱状红细胞
叶酸或维生素 B_{12} 缺乏	中性粒细胞分叶过多和巨红细胞
白血病	异常白细胞

（四）全血细胞减少的诊断

全血细胞减少是以外周血至少连续 2 次 HGB $< 100g/L$、WBC $< 4.0 \times 10^9/L$、PLT $< 100 \times 10^9/L$ 为特征的一种临床综合征。它不是一个独立的疾病，而是一组高度异质性的疾病在某一方面的共同表现。全血细胞减少病因繁多复杂，包括造血系统疾病和非造血系统疾病。通过血液一般检验明确全血细胞减少后，还要结合病史、体格检查及其他辅助检查（如溶血的实验室检查、骨髓检查等）明确病因。对于全血细胞减少的患者应首先考虑造血系统疾病，然后再考虑非造血系统疾病以减少漏诊、误诊。

微课/视频 2 ~ 3

二、病情监测

在治疗过程中，血液一般检验可以用于监测病情的变化，以评估治疗的有效性。例如，对于感染患者，通过定期进行血液一般检验，可以观察感染是否得到控制；对于贫血患者，通过监测红细胞及其参数水平，可以评估治疗效果并调整治疗方案；对于化疗患者，通过定期监测血液一般检验指标的变化，可以评估化疗对造血功能的影响以及疾病的进展情况，从而确定治疗是否有效。

三、健康评估

血液一般检验也可以用于健康人群的体检，以评估个体的健康状况。通过血液一般检验，可以及时发现潜在的健康问题，从而采取相应的干预措施。通过分析血细胞的形态特征和数量，医生可以了解患者的免疫功能、造血功能和血液循环情况，对于早期发现和预防疾病具有重要意义。

需要注意的是，血液一般检验的结果只是初步的筛查和指导性信息，不能作为确诊的依据。通常需要结合患者的病史、症状和体征等信息，以及其他相关的检查结果，进行综合分析，以做出准确的诊断。 微课/视频 4

? 思考题

答案解析

案例 患者，男，43 岁。

主诉：反复发热 2 月余。

现病史：患者因发热就诊。实验室检查：血液一般检验示 WBC $4.48 \times 10^9/L$，RBC $2.71 \times 10^{12}/L$，HGB 75g/L，MCV 86.3fl，MCH 27.7pg，MCHC 321g/L，PLT $88 \times 10^9/L$，NEU 66.7%，LYM 21.7%，MON 11.2%，EOS 0.2%，BAS 0.2%。外周血涂片可见红细胞轻度大小不一，部分细胞中央淡染区扩

大，可见锯齿状红细胞（＋），疟原虫感染红细胞（＋）。

既往史：既往体健，有非洲旅游史。

体格检查：神清，精神欠佳。全身弥漫性红色皮疹，不超过皮肤表面。肝区叩击痛阳性，双下肢稍有浮肿。

问题

（1）如何利用血液一般检验鉴别细菌感染与病毒感染？

（2）该患者可确诊疟原虫感染吗？血液中可发现的寄生虫有哪些？

（3）血液一般检验的临床应用有哪些？

（王也飞）

书网融合……

重点小结　　　题库　　　微课/视频 1　　　微课/视频 2　　　微课/视频 3　　　微课/视频 4

第七章　出血与血栓一般检验

1. 通过本章学习，掌握出血与血栓检验的标本采集与处理、出血与血栓常用筛查试验的检测原理和临床意义；熟悉出血与血栓常用筛查试验的项目选择与临床应用、血凝仪的检测原理及血凝仪检验的质量保证。

2. 具有正确选择出血与血栓检测项目、开展出血与血栓检验项目检测及其结果分析的能力。

3. 树立成本效益观念，合理选择出血与血栓实验室检查项目，发挥可用卫生资源的最大效益。

出血与血栓检验主要用于评估患者体内凝血系统和抗凝系统的功能状态，以及诊断与凝血、止血异常相关的疾病。通过检测血液中的相关指标，可为临床提供可靠的诊断依据，指导疾病的预防、治疗和预后评估。

第一节　标本采集与处理

PPT

出血与血栓检验的标本采集以及前处理直接影响实验结果的准确性，因此，要求所有步骤均应规范操作。

一、标本采集

(一) 患者准备

1. 药物影响　服用某些药物会对一些凝血试验结果造成影响。如阿司匹林、双嘧达莫等抗栓药物能抑制血小板聚集；口服避孕药、雌激素会使血小板黏附功能、聚集功能增强，纤维蛋白原、凝血酶原及凝血因子 FVII、FVIII、FIX、FX、FXI 的活性明显增高；输注肾上腺素时，FVIII 活性快速上升；口服香豆素类抗凝药物，可以使维生素 K 依赖的凝血因子（FII、FVII、FIX、FX）和抗凝蛋白（蛋白 C、蛋白 S）等活性下降。故一般在进行此类检验时，应停用有关药物 2 周，因故不能停药者，必须注明用药状态。

2. 运动影响　剧烈运动可使 FVIII 活化，导致活化部分凝血活酶时间缩短，故采血时应保持静息状态 30 分钟以上。

3. 饮食影响　脂血可使 FVII 活化，导致凝血酶原时间缩短，故应空腹采血。

(二) 抗凝剂选择

用于凝血筛查试验的抗凝剂推荐使用 $105 \sim 109 \text{mmol/L}$ 的枸橼酸钠，血液与枸橼酸钠抗凝剂的体积比为 9∶1。采集标本量不足或过多时，可能导致检测结果不正确。血细胞比容（HCT）>0.55 时，需要对患者血液标本中枸橼酸钠的终浓度进行调整，可通过改变抗凝剂用量或采血量进行调整。调整公式为：$C = (1.85 \times 10^{-3}) \times (100 - HCT) \times V$。式中，C：以 ml 为单位的枸橼酸钠溶液体积；V：以 ml 为单位的血液体积；HCT：血细胞比容（%）。

（三）采血与送检

1. 标本采集要求

（1）压脉带使用 压脉带捆扎时间不超过 1 分钟。压脉带束缚时间过长可造成局部血液浓缩，内皮细胞释放组织型纤溶酶原激活物（t-PA），引起血小板、凝血因子和纤溶成分活化。

（2）采血针与采血管 根据采血量、患者年龄以及静脉粗细程度选用不同型号的采血针。为防止凝血因子的激活，应选用硅化玻璃试管或塑料试管。

（3）采血 采血人员应技术熟练，一针见血，以防组织损伤，使外源性凝血因子进入血液。采血速度应缓慢，防止气泡产生，因泡沫的产生可使纤维蛋白原、FV 和 FI 变性。采血量与抗凝剂量比例合适，采血结束应迅速将血液与抗凝剂轻轻颠倒混匀 5~8 次。标本应避免出现凝块及溶血。 微课/视频 1~2

2. 标本运送 标本采集后应及时送检，一般在室温下运送，避免剧烈震荡。

二、标本处理与保存

（一）标本处理

1. 时间要求 实验室接收到标本后，宜在标本采集后 1 小时内离心，4 小时内完成检测。

2. 乏血小板血浆的制备 血液标本在 18~24℃，以相对离心力 2000g，离心不少于 10 分钟，以得到乏血小板血浆（血小板计数 $<10\times10^9/L$），用于凝血因子筛查试验。应使用水平离心机以减少其他细胞成分对乏血小板血浆的影响。

3. 其他处理 用于狼疮抗凝物检测、使用普通肝素治疗的患者在检测 APTT 或抗凝血因子Ⅹa 活性时的标本，宜在离心后，吸出血浆再次离心，经过两次离心后的血浆应分装至聚丙烯材质的试管中，用于检测或冷冻保存。

（二）标本保存

若标本在 4 小时内无法完成检测时，宜分离血浆将其冷冻于 -20℃（最多保存 2 周）或 -70℃（最多保存 6 个月）。

三、标本检测后处理

标本检测后统一盖盖封膜放置于黄色塑料袋中，按照医疗废弃物处理规定统一处理。

PPT

第二节 出血与血栓常用筛查试验

出血与血栓检验是筛查和诊断出血与血栓性疾病的重要手段，目前应用于临床的检验项目很多，本节主要介绍 6 个最常用的出血与血栓筛查项目。

一、活化部分凝血活酶时间检测

活化部分凝血活酶时间（activated partial thromboplastin time，APTT）是在体外模拟体内内源性凝血的全部条件，测定血浆凝固所需的时间。APTT 可反映内源性凝血途径及共同途径中凝血因子是否异常和血液中是否存在抗凝物质，是常用且较灵敏的内源性凝血系统的筛查指标之一。

（一）手工法

1. 原理 37℃条件下，在待检血浆中加入足够量的活化接触因子激活剂（如白陶土、硅藻土或鞣花酸等）和部分凝血活酶（代替血小板磷脂），再加入适量的钙离子，即可激活 FXII 而启动内源性凝血途径，凝血酶原转变为凝血酶，进而使纤维蛋白原转化为纤维蛋白，血浆凝固。从加入钙离子到血浆凝固所需的时间即为 APTT。APTT 反映血浆中内源性凝血途径及共同途径的凝血因子水平（图 7-1）。

2. 试剂 接触因子激活剂（白陶土、硅藻土或鞣花酸等）、部分凝血活酶（代替血小板磷脂）和氯化钙。

3. 操作流程 加乏血小板血浆 → 加接触因子激活剂、部分凝血活酶 → 加氯化钙 → 记录血浆凝固时间 。

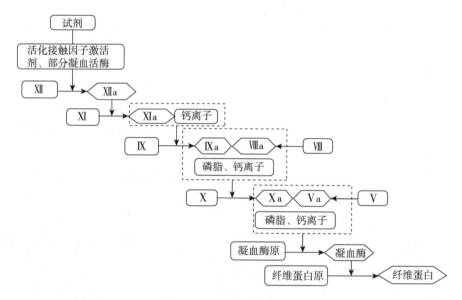

图 7-1 APTT 检测原理

4. 质量保证

（1）试剂 ①激活剂：激活剂的来源及制备方法不同，其激活性能有所不同。如硅藻土对肝素检测相对灵敏，鞣花酸对狼疮抗凝物检测相对灵敏。即使同一种激活剂，其质量也可有很大差别，高质量激活剂的激活作用更迅速，在一定程度上可消除接触激活造成的误差。②部分凝血活酶：主要成分为磷脂，可来源于人、动物或植物，最常用的是兔脑组织（脑磷脂）。对于同种 APTT 试剂，若测定正常对照血浆的结果明显延长，则提示其质量不佳。

（2）温度 手工法的试剂和标本温浴时间应控制在 3~10 分钟内，测定温度应控制在（37±1）℃。

（3）终点判断 准确判断血浆凝固终点（纤维蛋白形成）是测定结果准确性的关键。

（二）方法学评价

1. 手工法 重复性差、费时，但操作简便，多次重复测定也有相当程度的准确性，临床上仍在应用，并作为仪器法校正的参考方法。

2. 仪器法 检测的准确性和灵敏度高于手工法，并且检测快速、简便，易于标准化。

（三）参考区间

25~35秒，超过正常对照值10秒为异常。试剂不同所致结果差异较大，各实验室应自行制定参考区间。

（四）临床意义

1. APTT 延长 见于：①FⅧ、FⅨ水平降低的血友病 A、B 和 FⅪ缺乏症；②FⅠ、FⅡ、FⅤ、FⅩ严重缺乏，如严重肝脏疾病、维生素 K 缺乏症等；③原发性或继发性纤溶亢进；④口服抗凝剂、应用肝素等；⑤血液循环中存在病理性抗凝物质，如抗 FⅧ或 FⅨ抗体、狼疮样抗凝物等。

2. APTT 缩短 见于高凝状态和血栓性疾病，如 DIC 高凝期、心肌梗死、深静脉血栓等。

3. 肝素抗凝治疗的监测 APTT 达到正常对照的 1.5～2.5 倍，肝素治疗效果最佳。

二、凝血酶原时间检测

凝血酶原时间（prothrombin time，PT）是在体外模拟体内外源性凝血的全部条件，测定血浆凝固所需时间，是外源性凝血系统常用的筛查试验。

（一）手工法

1. 原理 37℃条件下，在待检血浆中加入足量的组织凝血活酶（含组织因子、磷脂）和适量钙离子，通过激活 FⅦ 而启动外源性凝血途径，使凝血酶原转变为凝血酶，进而使纤维蛋白原转化为纤维蛋白，测定血浆发生凝固所需的时间即为 PT（图 7-2）。

2. 试剂 组织凝血活酶（含组织因子、磷脂）、氯化钙。

3. 操作流程 加乏血小板血浆 → 加组织凝血活酶和氯化钙 → 记录血浆凝固时间 。

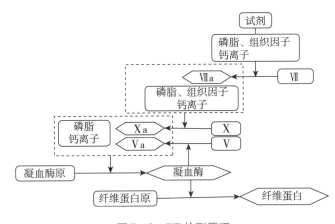

图 7-2 PT 检测原理

4. 质量保证

（1）组织凝血活酶的质量 PT 的灵敏度依赖于组织凝血活酶的质量。组织凝血活酶来源：①组织提取物（内含丰富的凝血活酶、组织因子和磷脂）；②纯化的重组组织因子（recombinant - tissue factor，r - TF）加磷脂，r - TF 比动物性凝血活酶对 FⅡ、FⅦ、FⅩ 的灵敏度更高。由于组织凝血活酶的来源和制备方法不同，PT 测定结果差异较大，可比性较差，特别影响对口服抗凝剂治疗效果的监测。因此，必须使用标有国际敏感指数（international sensitivity index，ISI）的 PT 试剂。

（2）其余同 APTT 检测。

（二）方法学评价

同 APTT 检测。

（三）报告方式

1. PT 是必须使用的报告方式，单位为"秒（s）"。

2. 凝血酶原比率（prothrombin rate，PTR）　　PTR＝待测血浆 PT/正常对照血浆 PT。

3. 国际标准化比值（international normalized ratio，INR）　　INR＝PTR^{ISI}，其中 ISI 为国际敏感指数。INR 是口服抗凝剂患者治疗监测必须使用的报告方式。

> **知识拓展**
>
> ### ISI 与 INR
>
> ISI 为组织凝血活酶参考品与每批组织凝血活酶 PT 校正曲线的斜率。1967 年，WHO 将人脑凝血活酶标准品（批号 67/40）作为标定不同来源组织凝血活酶 ISI 的参考品，其 ISI 确定为 1.0。每批组织凝血活酶试剂均标有 ISI 值，ISI 越接近 1.0，表示其灵敏度越高。为尽可能消除不同组织凝血活酶灵敏度的差异对 PT 测定结果的影响，1985 年 ICSH 等发布了在口服抗凝剂监测中，推荐使用 INR 报告 PT 结果的文件。

（四）参考区间

PT：成人 11～13s（与正常对照比较相差 3s 以上有临床意义）；PTR：0.85～1.15；INR：0.8～1.5。试剂不同所致结果差异较大，各实验室应自行制定参考区间。

（五）临床意义

1. PT 延长　　见于：①先天性 FⅡ、FⅤ、FⅦ、FⅩ缺乏和低（无）纤维蛋白原血症；②获得性凝血因子缺乏，如严重肝病（大多数凝血因子由肝脏合成）、维生素 K 缺乏（影响 FⅡ、FⅦ、FⅨ、FⅩ合成）；③原发性纤溶亢进、DIC 等；④血液中存在抗凝物质（抗 FⅡ、FⅤ、FⅦ、FⅩ抗体）或口服抗凝剂等。

2. PT 缩短　　见于：①先天性 FⅤ增多症；②高凝状态和血栓性疾病；③长期口服避孕药。

3. 口服抗凝剂的监测　　服用华法林等抗凝剂期间，以 INR 为 1.5～2.5 为最佳，否则需调整用量。

三、凝血酶时间检测

凝血酶时间（thrombin time，TT）是反映血浆中纤维蛋白原转变为纤维蛋白过程有无异常的筛查指标之一。TT 延长主要反映纤维蛋白原浓度降低或功能异常以及血液中是否存在相关的抗凝物质（肝素、类肝素等），是检测纤维蛋白原浓度降低或异常最为敏感的筛查试验。

（一）手工法

1. 原理　　37℃条件下，在待检乏血小板血浆中，加入一定量的"标准化"凝血酶后，将纤维蛋白原转变为纤维蛋白，测定血浆发生凝固所需的时间即为 TT。

2. 试剂　　凝血酶。

3. 操作流程　　加乏血小板血浆 → 加凝血酶 → 记录血浆凝固时间。

4. 质量保证　　同 APTT 测定。

（二）方法学评价

同 APTT 检测。

（三）参考区间

16～18s，超过正常对照值 3s 为异常。试剂不同所致结果差异较大，各实验室应自行制定参考区间。

（四）临床意义

1. TT 延长　　见于：①低（无）纤维蛋白原血症和异常纤维蛋白原血症，获得性低纤维蛋白原血症；②肝素增多或类肝素抗凝物质存在，如肝素治疗、肿瘤和系统性红斑狼疮；③原发性或继发性纤溶亢进（如 DIC），由于 FDP 增多对凝血酶有抑制作用，可导致 TT 延长；④某些药物如达比加群、比伐芦定等可使 TT 延长。

2. TT 缩短　主要见于某些异常蛋白血症或巨球蛋白血症。

3. 溶栓治疗的监测指标　使用链激酶、尿激酶溶栓治疗时，可用 TT 作为监测指标，一般应控制在正常参考区间的 1.5 ~ 2.5 倍。

四、纤维蛋白原检测

纤维蛋白原（fibrinogen，FIB 或 Fg）由肝脏合成，是血浆中浓度最高的凝血因子。FIB 浓度或功能异常均可导致凝血障碍，因此，FIB 是出血性疾病与血栓性疾病诊治中常用的筛查指标之一。目前常用的方法有 Clauss 法和 PT 衍生法等。

（一）Clauss 法

1. 原理　凝血酶法：在被检血浆中加入足量的凝血酶，血浆即凝固，其凝固时间与 FIB 浓度呈负相关，查国际标准品 FIB 参比血浆测定的标准曲线可获得 FIB 浓度。

2. 试剂　凝血酶。

3. 操作流程　 加乏血小板血浆 → 加凝血酶 → 检测血浆凝固时间 。

4. 质量保证　①FIB 参比血浆必须与待检血浆平行测定；②测定结果超出其检测线性范围时，必须稀释后重新测定；③当标本中存在异常纤维蛋白原、纤维蛋白（原）降解产物（FDP）、肝素和类肝素抗凝物质时，FIB 浓度可假性减低或测不出，此时，需用其他方法（如 PT 衍生法）复查。

（二）PT 衍生法

1. 原理　基于 PT 反应曲线差值确定 FIB 浓度。仪器完成测定 PT 时，FIB 全部变成纤维蛋白，其浊度变化和 FIB 含量成正比关系。根据 PT 凝固曲线的吸光度变化计算多点吸光度差值，建立吸光度差值和 FIB 含量的标准曲线，确定 FIB 浓度。

2. 质量保证

（1）干扰因素　①PT 衍生法受标本的状态影响较大，如脂血、黄疸影响 PT 的测定从而影响 PT 衍生法；②水蛭素或其他凝血抑制物如华法林，会使 PT 延长；③羟乙基淀粉（HES）可能会干扰检测，使用羟乙基淀粉血浆替代品后不建议用 PT 衍生法检测 FIB；④溶栓治疗时，Clauss 法和 PT 衍生法的结果存在差异。

（2）复查　检测结果可疑时（如结果过高或过低），需采用 Clauss 法复查。

（三）方法学评价

1. Clauss 法　为检测 FIB 功能的方法，操作简单，结果可靠，是 WHO 推荐的参考方法。

2. PT 衍生法　操作简单，成本低，灵敏度高；在 FIB 浓度异常时，测定结果往往偏高；主要适用于健康人群或 FIB 浓度正常的人群。

（四）参考区间

Clauss 法 2 ~ 4g/L。各实验室应自行制定参考区间。

（五）临床意义

1. FIB 增高　FIB 是一种急性时相蛋白，其增高多为非特异性反应。见于：①感染：毒血症、肺炎、亚急性细菌性心内膜炎等；②无菌性炎症：如肾病综合征、风湿热、风湿性关节炎等；③血栓前状态与血栓性疾病：糖尿病、急性心肌梗死等；④恶性肿瘤；⑤外伤、烧伤、外科手术后、放射治疗后；⑥其他：如妊娠晚期和妊娠高血压综合征等。

2. FIB 降低　见于：①低或无纤维蛋白原血症、异常纤维蛋白原血症等原发性纤维蛋白原减少或结构异常；②DIC 晚期、纤溶亢进、重症肝炎和肝硬化等继发性纤维蛋白原减少。

3. 溶栓治疗监测的指标　使用链激酶、尿激酶等溶栓治疗时，FIB 一般不应低于 $1.2 \sim 1.5 \mathrm{g/L}$，若低于 $1.0 \mathrm{g/L}$，可能有出血风险。

五、纤维蛋白（原）降解产物检测

血浆纤维蛋白（原）降解产物（fibrinogen degradation products，FDP）是纤维蛋白原和交联纤维蛋白在纤溶酶作用下分解产生的一系列产物，包括 X、Y、D 和 E 等片段。

（一）胶乳凝集法

1. 原理　待检血浆中FDP与乳胶包被的单克隆抗体结合使胶乳颗粒发生絮状凝集，是检测FDP的定性试验，并可根据稀释度进行半定量检测。

2. 操作流程　加乏血小板血浆 → 加包被 FDP 的单克隆抗体 → 观察胶乳颗粒凝集程度。

（二）胶乳增强免疫透射比浊法

1. 原理　待检血浆中加入包被了FDP单克隆抗体胶乳颗粒悬液，后者与血浆中FDP结合后胶乳颗粒发生凝集，溶液浊度改变导致透射光发生变化，根据吸光度变化，利用标准曲线计算出FDP的含量。

2. 操作流程　加乏血小板血浆 → 加包被 FDP 的单克隆抗体 → 检测吸光度 → 利用标准曲线，计算 FDP 含量。

（三）质量保证

1. 质控品检测　同时检测配套质控品。

2. 标本　超出线性范围的标本需要稀释后重新检测，结果乘以稀释倍数。

3. 干扰因素　血浆中存在高浓度类风湿因子时，可致假阳性反应。

（四）方法学评价

1. 胶乳凝集法　操作简便、快速，适用于床旁检测，常作筛查使用。缺点是不能准确定量，半定量须进行多次倍比稀释，浪费试剂且结果重复性差，不适合大批量标本的测定。

2. 胶乳增强免疫透射比浊法　操作简便、快速、结果准确易于质控。可同时满足大批量标本与急诊标本的检测需要，但成本较高。

3. 其他　包括酶联免疫吸附实验、胶体金免疫渗透试验等；可定量检测，但操作复杂，影响因素较多。

（五）参考区间

定性试验（胶乳凝集法）：阴性；定量试验（胶乳增强免疫透射比浊法）：$<5 \mathrm{mg/L}$。各实验室应自行制定参考区间。

（六）临床意义

FDP 阳性或增高见于：①DIC 时血浆 FDP 显著升高，其诊断的灵敏度和特异性可达95%以上；②深静脉血栓、肺梗死、急性早幼粒细胞白血病、原发性纤溶亢进和溶栓治疗时，FDP 显著升高，常 $>40 \mathrm{mg/L}$ 以上；③某些恶性肿瘤、肾脏疾病、肝脏疾病、急性感染、外伤及外科手术后，FDP 可轻度升高，一般在 $20 \sim 40 \mathrm{mg/L}$ 之间。

六、D–二聚体检测

血浆 D–二聚体（D–dimer，DD）是特异性交联纤维蛋白降解产物，是纤维蛋白单体交联形成不溶性纤维蛋白网后，再经纤溶酶降解产生的产物（图 7–3）。

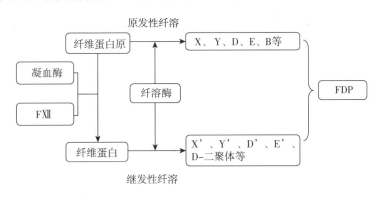

图 7–3　FDP 和 D–二聚体

（一）免疫学法

目前血浆 D–二聚体主要采用 DD 单克隆抗体通过免疫学方法进行检测，其操作流程、质量保证等与 FDP 检测相同。

（二）参考区间

定性：阴性；定量：$0.02 \sim 0.40 \text{mg/L FEU}$（即 FIB 等量单位）。由于选用的方法与试剂不同，其检测结果存在差异。因此，各实验室应自行制定参考区间。

（三）临床意义

1. 血栓前状态与血栓性疾病　活动性深静脉血栓形成与肺栓塞时，血浆 DD 显著升高。已经机化的陈旧性静脉血栓，血浆 DD 并不增高。动脉血栓性疾病，如冠心病、动脉硬化，甚至急性心肌梗死，血浆 DD 增高一般不如静脉血栓显著。血浆 $DD < 0.5 \text{mg/L FEU}$ 时可排除血栓。

2. DIC 早期诊断　阳性或增高早于 FDP 变化。和 FDP 联合测定更有利于提高 DIC 实验诊断的灵敏度和特异性（$>95\%$ 以上），尤其是对早期 DIC 的诊断更有意义。DIC 时，血浆 DD 显著升高，是继发性纤溶的特异性标志物。原发性纤溶亢进时，仅有血浆 FDP 增高，DD 一般不增高。

3. 溶栓治疗监测　血浆 DD 在深静脉血栓的溶栓治疗有效后的两天内增高，其增高幅度可达溶栓前的 $2 \sim 3$ 倍。血浆 DD 在急性脑梗死溶栓治疗有效后 $4 \sim 6$ 小时升高至溶栓前的 $2 \sim 3$ 倍，以后逐渐下降，到第 7 天时，DD 一般已低于溶栓前水平。

4. 其他　血浆 DD 增高也可见于恶性肿瘤、重症肝炎等疾病。

（程真珍）

第三节　血凝仪检验

PPT

血凝仪（或称凝血仪）是临床用于分析凝血、抗凝、纤维蛋白溶解系统功能的仪器。按照自动化程度不同分为半自动血凝仪和全自动血凝仪。本节将主要介绍血凝仪的工作原理、检测参数和质量保证。　微课/视频 3

一、血凝仪检测原理

血凝仪的检测原理主要包括凝固法、免疫比浊法和发色底物法三类。其中，凝固法应用较多的是光学法和磁珠法。凝固法主要用于检测 APTT、PT、TT、FIB 和凝血因子；免疫比浊法主要用于检测 DD 和 FDP；发色底物法主要用于检测抗凝血酶Ⅲ（AT－Ⅲ）、纤溶酶原（PLG）和蛋白 C（PC）等。

（一）凝固法

1. 光学法 也称比浊法，包括透射比浊法和散射比浊法。

（1）透射比浊法 基于待测样品在凝固过程中吸光度变化来确定凝固终点的检测方法。其原理如下：光源发出的光线经过处理后变为平行光，透过待测样品后照射到光电管上并转化为电信号，当向样品中加入凝血激活剂后，初始的吸光度非常弱，但随着反应管中纤维蛋白凝块的形成，样品的吸光度会逐渐增强，当凝块完全形成后，吸光度趋于恒定。凝血仪可以自动描绘出吸光度的变化曲线，并设定某一特定点对应的时间为凝固时间。

透射比浊法的优点在于灵敏度高、仪器结构简单、易于自动化，但是脂血、黄疸、溶血等异常样本干扰较大。

（2）散射比浊法 基于血浆在凝固过程中产生的物理变化，特别是光散射特性的变化来确定检测终点的方法。在该方法中检测通道的单色光源与光探测器呈90°直角，当向样品中加入凝血激活剂后，随着样品中纤维蛋白凝块的形成，样品的散射光强度逐步增加，当样品完全凝固以后，散射光的强度不再变化。通常是把凝固的起始点作为0%，凝固终点作为100%，把50%凝固的散射光强度对应的时间作为凝固时间。光探测器接收这一光学的变化，将其转化为电信号，经过放大再被传送到监测器上进行处理，绘制出凝固曲线，原理见图7－4。

散射比浊法的优点在于对脂血、黄疸、溶血等异常样本抗干扰能力较透射比浊法强。

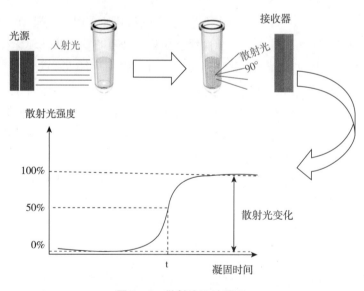

图7－4 散射比浊法原理

2. 磁珠法 也称黏度法。是一种通过测量磁珠摆动幅度变化而确定凝固终点的方法。在检测过程中，仪器会利用变化的磁场使磁珠在血浆中运动，随着血浆的凝固，血浆的黏稠度逐渐增加，磁珠的运动幅度也会逐渐减弱，仪器内的电磁传感器会实时测定磁珠的运动幅度，并根据其变化来计算出血浆的凝固时间，见图7－5。

与光学法相比，磁珠法有如下优点：①不受溶血、黄疸及脂血等的影响；②不受加样过程中产生气泡的影响；③试剂量少、检测速度快。

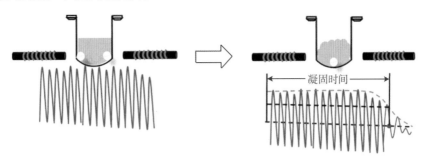

图 7 - 5　磁珠凝固法原理

（二）免疫比浊法

免疫比浊法是一种基于抗原抗体反应的定量检测方法。该方法的基本原理是当抗体浓度固定时，形成的免疫复合物沉淀颗粒的量会随着样本中抗原量的增加而增加，反应液的浊度也随之增加。通过测定反应液的浊度，并与一系列标准品对照，即可计算出样本中被检成分的含量。

该法具有高灵敏度和高特异性，可以检测到低浓度的目标分子，并区分不同种类的分子。需要注意的是，在使用免疫比浊法进行检测时，应确保抗原或抗体的量不过量，以避免形成可溶性免疫复合物造成误差。此外，免疫比浊法可能受到脂血等干扰物质的影响。

（三）发色底物法

发色底物法是一种生物化学法。该方法的基本原理是通过人工合成一种具有特定氨基酸序列的小肽，这种小肽含有可以被凝血系统中的特定物质裂解的位点，并且连接有一种可水解产色的化学基团（常用的是对硝基苯胺）。在检测过程中，当血浆中待测物作用于这些小肽，使其中的产色物质被裂解下来，从而使样本出现颜色变化。这种颜色变化的深浅程度与血浆中的待测物的活性或含量成正比。

二、血凝仪检测参数

1. 常用参数　血凝仪的常用检测参数包括 APTT、PT、FIB、TT、FDP 及 DD 等，还可根据 PT 的测定结果报告 INR。

2. 特殊参数　如凝血因子活性、抗凝蛋白、血小板聚集功能及狼疮抗凝物等。

三、血凝仪检验的质量保证

血凝仪检测的质量保证包括检验前、检验过程和检验后的全过程。

（一）检验前质量保证

检验前应检查整个检测系统是否符合要求，包括检验人员、检测环境、血凝仪状态、检测试剂和耗材、质控品以及检测流程是否合格。

1. 人员　检验人员应经过培训、考核：①应熟悉仪器原理和操作程序；②能够分析检测结果的数据、凝固曲线、报警信息的含义；③熟悉仪器基本保养和维护。

2. 环境　血凝仪工作环境应满足空间、温度、湿度、电源、抗电磁、抗热源、光线、通风等基本条件。

3. 仪器　新安装血凝仪需对加样系统、检测系统和温控系统进行校准，校准结果需达到行业标准或厂家声明的相关要求。做好相应记录和管理工作，并有维护和保养程序。

4. 试剂和耗材　试剂在使用前应根据说明书检测原理和方法对项目进行定标，并做好相应记录和管理工作。

（二）检验过程质量保证

应严格按照血凝仪的标准操作程序进行操作，多台仪器应做仪器间比对。

1. 仪器　在全面检查电源、电脑等各种设备连接完好的基础上，才能开启仪器。

2. 室内质控　血凝仪进行临床样本分析前，需进行日常质控分析，一般要求每 8 小时进行一次室内质控，至少包含正常和一个异常水平；质控品的检测方法和样本检测方法相同。

3. 结果比对　如果实验室内有多台血凝仪，应每半年进行一次比对，每次至少 20 个样本，包括正常和异常样本，比对结果需达到行业标准的相关要求。

4. 标本检测　应保证标本无凝固、无溶血，样本量满足采血要求，抗凝剂正确等要求，对有脂血和黄疸的标本应进行处理后检测。

5. 故障处理　检测过程中仪器出现故障需按照操作说明书处理。

6. 室间质评　通过参加室间质评保证本室血凝仪的准确度，及时发现问题，有利于保证检验质量。

（三）检验后质量保证

1. 标本保存　标本检测完毕，应保留标本备查，以备临床对检验结果有怀疑时的复检、核对，有利于寻找检验结果异常的原因。

2. 复检规则　制定本实验室的复检规则，若出现数据或图形异常、有报警信息等不能直接发出报告，需进行复检。

3. 结果分析　检测结果出现异常，如已排除检测前和检测过程中因素，则可结合病人临床资料予以合理解释。记录和比较治疗前后的检测结果，有助于发现检测结果异常的原因。注意避免由于抗凝药物或抗凝治疗引起的变化。

4. 临床沟通　遵循循证医学原则，定期征求临床医生意见，不断地用临床最终的诊断结果来验证检验结果，及时纠正检测中的偏倚，以确保检验质量。

第四节　出血与血栓常用筛查试验的临床应用

PPT

生理情况下，血液在血管内受到精细调节，维持凝血和抗凝的动态平衡，保持流动的溶胶状态，既不会出血，也不会形成血栓。当血管壁受到损伤时，血液经一系列凝血因子激活生成凝血酶，促使纤维蛋白原变成纤维蛋白，形成不流动的血凝块，即血液凝固，达到止血的目的。止血分为一期止血和二期止血。一期止血主要由血管壁和血小板参与，二期止血主要由凝血因子、抗凝血酶和纤溶酶的相互协同和制约。当凝血、抗凝和纤溶的动态平衡被打破时则可能发生异常出血或血栓形成。

出血与血栓筛查试验是了解机体凝血功能的重要手段，具有简便快速、成本较低、灵敏度较高的特点。本节将介绍出血与血栓筛查试验在出血和血栓、抗凝和溶栓方面的临床应用。

一、出血性疾病病因筛查

（一）一期止血缺陷所致出血原因筛查

一期止血缺陷是指血管壁和血小板异常所引起的止血功能缺陷，可用 PLT 和出血时间（BT）作为筛查试验。PLT 减少时需检查骨髓涂片中巨核细胞的数量和形态；PLT 正常时检测血小板的黏附、聚集和释放功能。BT 目前临床使用较少。

（二）二期止血缺陷所致出血原因筛查

二期止血缺陷是指凝血和纤溶异常所引起的止血功能缺陷，通常可用 APTT 和 PT 作为筛查试验，比较少见的出血可以加做 TT。二期止血缺陷的筛查试验及临床应用见表 7-1。

表 7-1　二期止血缺陷的筛查试验及临床应用

检测结果	临床应用
APTT 和 PT 均正常	常见于遗传性和获得性 XIII 因子缺乏
APTT 延长，PT 正常	常见于：①IX 因子缺乏、VIII 因子缺乏，XI 因子缺乏，XII 因子缺乏；②抑制物存在：内源性凝血因子抑制物、狼疮抗凝物质（患者通常无出血表现，反而可能出现血栓倾向）等；③患者肝素治疗；④血管性血友病
APTT 正常，PT 延长	常见于：①遗传性 VII 因子缺乏；②轻度维生素 K 缺乏；③肝病病程较轻时；④异常纤维蛋白原血症；⑤VII 因子抑制物
APTT 和 PT 均延长	常见于：①X 因子、II 因子、V 因子、I 因子缺乏或抑制物；②维生素 K 缺乏；③严重肝病；④DIC 导致凝血因子消耗过多；⑤华法林和肝素等使用；⑥异常纤维蛋白原血症

（三）纤溶活性亢进所致出血原因筛查

纤溶活性亢进是指纤溶酶过度活化，降解纤维蛋白（原）和某些凝血因子所引起的出血，可用 DD 和 FDP 作为筛查试验，见表 7-2。

表 7-2　纤溶活性亢进所致出血筛查试验及临床应用

检测结果	临床应用
DD 和 FDP 均正常	纤溶活性正常，临床出血表现可排除因纤溶异常导致
DD 增高，FDP 正常	多为 DD 假阳性或 FDP 假阴性引起，或由于年龄或生理因素造成的 DD 增高；也可见于血浆中的异嗜性抗体等干扰
FDP 增高，DD 正常	原发性纤溶亢进：主要为 FIB 被降解，通常伴有 FIB 减少
DD 和 FDP 均增高	继发纤溶亢进：常见于 DIC，手术后或溶栓治疗

二、手术前止凝血功能筛查

患者手术前止凝血功能评估主要根据出血史和家族史、体格检查和实验室检查三方面综合判断，其中常用的实验室检查有 APTT、PT、TT、FIB 及 PLT 等。

三、DIC 诊断

DIC 是在许多疾病基础上，全身微血管血栓形成、凝血因子大量消耗并继发纤溶亢进，引起以出血及微循环衰竭为特征的临床综合征。在 DIC 发生发展的过程中涉及凝血、抗凝、纤溶等多个系统，临床表现也多样化，容易与其他引起出凝血异常疾病相混淆，因此，实验室检查是 DIC 诊断的重要组成部分，也是临床治疗及动态观察的主要依据。

DIC 筛查项目包括 PLT、PT、APTT、FIB、DD 和 FDP，根据各项目的检测结果进行评分，根据评分诊断 DIC。当联合 PLT 检测结果，出现 FIB 进行性减低，而 DD 和 FDP 进行性增多时诊断价值更高。

四、静脉血栓筛查

静脉血栓的形成是一个复杂的病理过程，涉及血液凝固系统的多个环节，结合临床概率评估和 DD 可有效排除血栓风险。当临床评估静脉血栓概率较低，且 DD 水平正常（≤0.5mg/L FEU），则能有效排除血栓，通常无需进一步检测。相反，若 DD 水平升高（>0.5mg/L FEU），则提示应进一步行诊断性影像学检查。若认为患者血栓的临床评估概率中等，DD 水平正常（≤0.5mg/L FEU）也可有效排除大多数患者的血栓，无需进一步检查。需要注意的是 DD 水平随年龄增长而生理性升高。

五、抗凝与溶栓治疗监测

1. 抗凝药物监测　常用 APTT 和 INR 作为监测指标。其中，APTT 是监测普通肝素的敏感指标；INR 是监测华法林的首选指标。值得注意的是口服抗凝药虽然也会造成 APTT 延长，但目前没有完全确定 APTT 延长程度与口服药物抗凝程度之间的关联。华法林也会增加 APTT 对肝素作用的敏感性。

2. 溶栓治疗监测　常用的监测指标有 FIB、TT、DD 及 FDP。持续使用尿激酶、链激酶等溶栓治疗时，如果 FIB 增高、TT 缩短、DD 和 FDP 减少提示纤溶活性不足；FIB 减少、TT 延长、DD 和 FDP 增高提示纤溶亢进。因此，在溶栓治疗过程中应定期监测上述指标，合理调整用药剂量，达到溶栓治疗的安全范围。

知识拓展

APTT 混合血浆纠正试验

APTT 混合血浆纠正试验是当患者的 APTT 不明原因延长时，将患者血浆与正常人血浆按照一定比例混合后，重新检测 APTT 的筛查试验。主要用于鉴别凝血筛查试验中 APTT 延长的原因——凝血因子缺乏或存在凝血抑制物。该试验有助于医生结合患者临床表现初步判断患者 APTT 延长异常的原因。当 APTT 不明原因明显超出正常对照时即可考虑启动 APTT 纠正试验，同时需结合患者临床表现及临床的需求来确定。该方法可节约成本和时间，使诊断效率最大化，最终保障检测质量和患者安全。

？思考题

答案解析

案例　患者，女，65 岁。

主诉：肉眼血尿，右侧腰腹痛 2 天。

现病史：患者 2 日前晨起后无明显诱因肉眼血尿，伴有全身皮肤散在淤斑，右腰部及右下腹阵发性绞痛，自服去痛片，疼痛不能缓解，为明确病因而入院。血常规检查：WBC 6.05×10^9/L，NEU 71.5%，Hb 119g/L，PLT 312×10^9/L。凝血象检查：PT 11.2 秒（9.6~12.6 秒），INR 0.98（0.90~1.02），APTT 90.5 秒（21~34 秒），FIB 4.43g/L（2.00~4.00g/L），DD 0.30mg/L FEU（0.02~0.5mg/L FEU）。

既往史：既往体健，无慢性病史。

基本检查：神情痛苦貌，全身皮肤散在瘀斑，腹软，无压痛反跳痛，肝脾肋下未触及。

问题

（1）为什么凝血相关试验需要用 109mmol/L 的枸橼酸钠作为抗凝剂，且要求与全血的比例是 1∶9？

（2）请问该患者 APTT 延长的可能原因是什么？

（3）实验室应进一步做什么检查来明确 APTT 延长的原因？

（王海霞）

书网融合……

重点小结　　　　题库　　　　微课/视频 1　　　微课/视频 2　　　微课/视频 3

第八章　尿液手工检验

1. 通过本章学习，掌握尿液标本采集与处理方法，尿液一般检验的手工操作流程及质量保证，尿液各种细胞、管型和结晶的形态特征；熟悉尿液一般检验的临床意义。

2. 具有显微镜下识别尿液常见有形成分的能力，具有开展尿液一般检验手工操作及检测结果分析的能力。

3. 树立尊重患者、一视同仁、保护患者隐私的医德原则，严格遵循尿液手工检验操作规程，坚持实事求是的职业素养。

尿液（urine）是血液通过肾小球滤过、肾小管与集合管的重吸收和分泌后产生的终末代谢产物。其颜色一般为淡黄色，pH 4.5~8.0。正常成人每昼夜排出的尿量为 1000~1500ml，尿液的成分中 95%~97% 为水，3%~5% 是电解质和非蛋白含氮化合物。尿液手工检验是运用理学、化学和显微镜对尿液进行检验的过程，其结果可为泌尿系统等疾病的诊断与疗效观察、用药监测、中毒与职业病的防护、健康人群的普查等提供依据。

第一节　尿液标本采集和处理

PPT

尿液标本的采集和处理是尿液检验的基础，获得高质量、无干扰的尿液标本是减少检验误差、增加室间可比性、保证检验质量的前提。

一、尿液标本采集

（一）标本采集容器要求

1. 容器材料　标本容器应由透明、无渗漏、无颗粒、不与尿液成分发生反应的惰性环保材料制成。新生儿及无法自主排尿的儿童，使用专用塑料尿液采集袋。

2. 容器规格　用于尿液标本采集的容器开口圆形、口径≥4cm、容量 50~100ml，收集 24 小时尿液标本的容器容积 2000~3000ml。容器应具有较宽的底部，便于稳定放置，具有安全、易于开启且密封性良好的盖子。用于尿液分析的离心管应有刻度，至少标明 10ml、1ml、0.2ml，容量应大于 12ml。

3. 容器的清洁度　尿液常规检验用的容器需清洁、干燥、无污染，细菌培养标本采集需使用无菌容器，计时尿标本建议使用无菌容器。

4. 其他　容器有标记患者姓名或粘贴患者信息条形码的空间，一次性使用。

（二）标本种类及采集方法

尿液标本类型的选择及采集方法主要取决于检验目的和待检者的状况。临床常用的尿液标本主要有晨尿、随机尿及计时尿等。

1. 晨尿　清晨起床后，在未进早餐和做其他运动之前排出的尿液称为首次晨尿（first morning urine）。首次晨尿在膀胱中的存留时间一般达 6~8 小时，各种成分浓缩，有利于提高检出率。但是由于晨尿在膀胱中停留时间过长，部分化学成分如葡萄糖易被分解，有形成分形态易发生改变式被破坏，因而有专家推荐采集第二次晨尿代替首次晨尿。第二次晨尿（second morning urine），即首次晨尿之后2~4小时的尿液，要求待检者从前一天晚上起到采集此尿液时只饮水200ml，以提高检出率。

2. 随机尿　待检者无须做任何准备，随时留取的尿液称为随机尿（random urine）。随机尿的特点：①不受时间限制，采集方便、标本新鲜；②适于门诊、急诊患者的尿液筛检试验；③易受饮食、运动、用药、情绪和体位等影响，可导致浓度较低或临界浓度的物质和有形成分漏检；④可能出现饮食性糖尿或药物（如维生素C）的干扰；⑤采集的标本仅反映患者某一时段的状况，容易造成临床结果对比的不一致。

3. 计时尿（timed urine）　在特定时间段采集的尿液。

（1）餐后尿　午餐后2~4小时的尿液标本称为餐后尿（postprandial urine）。餐后尿有利于尿糖、尿蛋白和尿胆原的检出。

（2）3小时尿　采集上午6：00~9：00时段内的尿液，即上午6：00排空膀胱并弃去此次的尿液后，留取至9：00最后一次排出的全部尿液，适用于尿液有形成分排泄率检验，如1小时尿排泄率检查。

（3）12小时尿　晚上8：00排空膀胱，收集至次日上午8：00全部尿液，用于12小时尿有形成分计数，如Addis计数。但其检验结果变化较大，已较少应用。

（4）24小时尿　患者上午8：00排空膀胱，从此时间开始计时，收集至次日上午8：00全部尿液，即为24小时尿。收集24小时尿液需加适量防腐剂。用于化学成分的定量，如肌酐、蛋白质、葡萄糖、电解质、激素（包括儿茶酚胺、17-羟皮质类固醇、17-酮类固醇等），还可用于尿液结核分枝杆菌检查。

4. 特殊试验尿液标本

（1）尿培养标本　采集尿液标本前需先清洗外阴，再用0.1%清洁液（如新洁尔灭等）消毒尿道口后，在不间断排尿过程中，弃去前、后段的尿液，用无菌容器采集中段尿液。

（2）尿三杯试验　嘱患者连续排尿，分别采集前段、中段、末段的尿液，分装于3个尿杯中。适用于血尿定位诊断、尿道炎诊断等。

（3）导管尿、耻骨上穿刺尿　患者发生尿潴留或排尿困难时，须由医护人员导尿或耻骨上穿刺直接从膀胱抽取尿液。此种尿液标本采集慎用于2岁以下儿童。

二、尿液标本保存与处理

（一）尿液标本保存

为了避免尿液标本细菌繁殖及有形成分的破坏，一般应在2小时内完成检验，最好在30分钟内完成。如果2小时内无法完成分析，可置于2~8℃冰箱中冷藏，或根据检验目的加入不同类型的防腐剂。

1. 冷藏法　尿液标本置于2~8℃冰箱中冷藏，可防止一般细菌生长、维持恒定的弱酸性、保持尿液某些成分的生物活性和基本形态。

2. 化学防腐法　如不能及时检验或需要规定时间检验的尿液标本，可加入化学防腐剂（antiseptic reagent），以保存尿液标本（表8-1）。大多数化学防腐剂的作用是维持尿液酸性和抑制细菌生长，常用的有甲醛、硼酸、浓盐酸和麝香草酚等。

表 8-1　尿液保存常用化学防腐剂的种类及用途

种类	作用	用量	用途	备注
甲醛	固定细胞和管型等	0.5ml（400g/L甲醛）/100ml	用于有形成分检验	过量可干扰镜检，并使尿糖呈假阳性
甲苯	隔绝空气，保护化学成分	0.5ml/100ml	用于尿糖、尿蛋白等化学成分检查	
麝香草酚	抑制细菌生长，保护有形成分	<1g/L	用于有形成分和结核分枝杆菌检查	过量可使尿蛋白定性呈假阳性，并干扰胆色素检验
浓盐酸	保护激素等成分	6mol/L	用于17-羟皮质类固醇、17-酮类固醇、儿茶酚胺、肾上腺素等检查	不能用于常规筛查
碳酸钠	碱化尿液	5g/L	用于卟啉、尿胆原测定	不能用于常规筛查
冰乙酸	保护5-羟色胺、香草扁桃酸	25ml/24h	用于5-羟色胺、香草扁桃酸测定	
氟化钠	防止尿糖酵解	1%	尿糖测定	不能用于常规筛查
硼酸	抑制细菌生长、保护蛋白质和有形成分	10g/L	用于蛋白质、尿酸等测定	干扰常规筛检的 pH

（二）尿液标本处理

检验后的尿液标本可能含有细菌、病毒等病原微生物及其他有害物质，因此，废弃的尿液标本及容器都要经过严格消毒，按照生物安全管理要求处理。

三、尿液标本采集的质量保证

尿液检验结果易受待检者状态、饮食、药物，以及标本留取时间及保存条件等因素影响，故尿液标本应按照标准操作规程采集和处理，以保证检验质量。

1. 标本采集　尿液标本采集的注意事项见表 8-2。

表 8-2　尿液标本采集的注意事项

项目	要求
留尿指导	留取尿液标本之前，医护人员须对患者进行指导告知患者采集要求及注意事项
避免污染	①女性应避开月经期；②必要时留取中段尿，以减少阴道分泌物、包皮垢、粪便等物质的污染；③不能从尿布或便盆内采集尿液标本
计时尿	①收集计时尿时，应告知患者起止时间，起始时先排空膀胱，收集时间段内所有尿液；②根据需要添加防腐剂

2. 防腐剂选用　根据检验项目要求选择合适的防腐剂并注意用量。如用甲苯防腐时，若用量太少，不能覆盖整个尿液表面，则防腐效果不好；甲醛用量过大，可与尿素产生沉淀，影响有形成分检查。

3. 标本冷藏时间　尿液标本室温或冷藏保存时间太久，某些成分会自然分解或变质，磷酸盐或尿酸盐等易析出结晶，影响有形成分的检查。室温或冷藏保存要避光、加盖，避免胆红素降解。用于微生物检查的尿液标本在 2~8℃保存，24 小时内仍可进行尿液细菌培养。加硼酸防腐标本无需冷藏，24 小时内完成微生物检查。

4. 标本标记　容器标记唯一信息，包括患者姓名、编码（如住院患者的住院号、病区号、床号）、标本采集时间等。标签不可贴在容器盖上，应贴在容器壁上，且应牢固、防潮。

5. 标本运送　运送容器应有严密盖子，减少运送环节，避免标本震荡。

6. 标本接收　建立尿液标本的接收程序及制度。检验人员在接收标本时，必须检查容器是否合格，标记是否清楚，采集时间是否过长，标本是否被污染，标本量是否合格。如小儿、烧伤患者、肾衰竭无尿期患者尿量达不到要求时，应在检验报告单上注明收到的尿量、检查方法等。

> **知识拓展**
>
> ### 尿液外泌体分离
>
> 外泌体（exosome）是由多种细胞分泌至细胞外基质的具有脂质双分子层结构的膜性囊泡，直径40~160nm，携带 mRNA、miRNA 和蛋白质等。可作为多种疾病的"液体活检"标本，应用于肾脏疾病、心血管疾病以及恶性肿瘤等的临床诊疗。尿液外泌体检测建议采集首次晨尿和（或）第二次晨尿。应注意避免饮水、活动和出汗等影响分离效果；储存的尿液标本分离外泌体前，需充分涡旋；分离前去除细胞碎片提高获得率；用于分离外泌体的尿液标本可 -80℃ 短期保存；防止细菌污染。尿液外泌体分离有超速离心法、聚合物沉淀法等传统分离方法。近年来随着微流控技术、载金氧化铁纳米立方体、四氧化三铁纳米磁珠等新型外泌体分离方法的问世，缩短了分离时间，提高了提取效率。

（陈晓延）

第二节　尿液理学检验

PPT

尿液理学检验是尿液一般检验的一部分，包括颜色和透明度、气味、比重、尿渗量等，这些项目简单易行，其结果对疾病筛检有重要意义。

一、尿量

尿量（urine volume）是指 24 小时内人体排出体外的尿液总量。尿量主要取决于肾脏功能，同时也受机体内分泌功能、精神因素、饮水量、活动量、年龄、药物应用和环境温度等因素影响。因此，即使是健康人，24 小时尿量的变化也较大。尿量不属于常规检查项目，只有在过多、过少或需要密切观察患者尿量的情况下按医嘱检查。

（一）原理

使用量筒或其他带刻度的容器直接测量 24 小时内排出体外的尿液总量。

（二）参考区间

成人：1000~2000ml/24h 或 1ml/（kg·h）；儿童：按每千克体重计排尿量，约为成人的 3~4 倍。

（三）临床意义

1. 多尿（polyuria）　成人 24 小时尿量超过 2500ml，儿童 24 小时尿量大于 3000ml 时称为多尿。分为两大类：①生理性多尿：肾脏功能正常，因外源性或生理性因素所致的多尿，见于饮水过多、静脉输注液体过多、精神紧张或癔症，也见于饮用咖啡、浓茶、酒类等；②病理性多尿：原因及发病机制见表 8-3。

表8-3 病理性多尿的原因及发病机制

分类	原因	发病机制
内分泌疾病	中枢性尿崩症	ADH缺乏或分泌减少
	原发性甲状旁腺功能亢进症、原发性醛固酮增多症	高血钙、大量失钾等影响肾小管浓缩功能
肾脏疾病	肾源性尿崩症、慢性肾盂肾炎、慢性肾炎后期、急性肾衰竭、高血压性肾损害、失钾性肾病等	肾小管重吸收和（或）浓缩功能障碍
代谢性疾病	糖尿病	尿液葡萄糖增多导致溶质性利尿
精神性多尿	精神性烦渴、癔症性多尿	渗透压感受器调节改变，引起的大量饮水
药物性多尿	氨基糖苷类抗生素	直接肾毒性，使肾小管功能障碍
	青霉素、汞利尿剂、西咪替丁	肾脏免疫性损害
	两性霉素B、庆大霉素	改变肾血流量，损害肾小管的浓缩稀释功能
	排钾利尿剂	形成失钾性肾病
	糖皮质激素、噻嗪类利尿剂	出现血糖增高和糖尿，形成渗透性利尿

2. 少尿（oliguria） 指成人24小时尿量小于400ml或每小时尿量持续小于17ml，学龄前儿童尿量小于300ml/24h、婴幼儿小于200ml/24h。生理性少尿多见于出汗过多或饮水过少，常见病理性少尿的原因与发生机制见表8-4。

表8-4 病理性少尿常见的原因与发病机制

分类	原因	发病机制
肾前性	休克、严重脱水、电解质紊乱、失血过多、大面积烧伤、高热、心力衰竭、肝硬化腹水、严重创伤、感染、肾动脉栓塞及肿瘤压迫	肾缺血、血液浓缩、血容量减低、ADH分泌增多
肾性	急性肾小球肾炎、慢性肾炎急性发作、急性肾衰竭少尿期及各种慢性疾病所致的肾衰竭、急性间质性肾炎、急性肾小管坏死、肾移植术后排斥反应	肾小球滤过率（GFR）减低
肾后性	输尿管结石、损伤、肿瘤，前列腺肥大、膀胱功能障碍	尿路梗阻

3. 无尿（anuria） 成人24小时尿量小于100ml或12小时无尿液排出称为无尿，病情发展到不能排出尿液时称为尿闭，其发生原因与少尿相同。肾毒性物质（如汞、四氯化碳、二乙烯乙二醇等）所致的急性肾小管坏死常可突发少尿或尿闭。

二、尿液颜色和透明度

（一）原理

健康人尿液因含有尿胆原、尿胆素等色素物质，多呈淡黄色。尿液颜色受食物、药物和尿量的影响，颜色可发生变化。正常尿液清晰透明，由于含有盐类、核蛋白和黏蛋白等物质，尿液久置后可有微量絮状沉淀。尿液透明度（diaphaneity）通常以浑浊度（turbidity）表示，可分为透明、微浊、浑浊、明显浑浊4个等级。可通过肉眼观察颜色和透明度。

（二）质量保证

尿液标本应新鲜，否则因放置时间过长，细菌污染、盐类析出可使尿液颜色改变，浑浊度增高。

（三）参考区间

淡黄色、透明。

（四）临床意义

1. 生理性变化 ①大量饮水、寒冷时尿量增多则尿液颜色淡；饮水少、出汗多尿量少而尿液颜色深。食用大量胡萝卜、木瓜等可使尿液呈深黄色，食用火龙果、芦荟、红苋菜等则使尿液可呈红色；②女性月经血污染也可使尿液呈红色；③药物对尿液颜色也有一定的影响，见表8-5。

表8-5 药物对尿液颜色的影响

药物	尿液颜色
复合维生素B、四环素、维生素B$_2$、利福平、磺胺嘧啶、呋喃唑酮	黄色
呋喃妥因、扑疟喹宁、伯氨喹、磺胺类药物	赤黄色或棕色
氨基比林、酚酞、苯妥英钠、利福平、氯丙嗪	红色
吲哚美辛、亚甲蓝、阿米替林	绿色
甲硝唑、甲基多巴、左旋多巴、异烟肼、山梨醇铁	暗黑色
非那西丁	棕黑色

2. 病理变化

（1）红色 最常见的病理性颜色变化。

1）血尿（hematuria） 尿液内含有一定量的红细胞时称为血尿。由于出血量不同，尿液外观可呈淡红色云雾状、洗肉水样或混有血凝块。每升尿液所含血量超过1ml即可呈现淡红色，称为肉眼血尿。排除女性月经血的污染，引起血尿的主要原因有：①泌尿生殖系统疾病：肾结核、肾肿瘤、肾或泌尿道结石、急性肾小球肾炎、膀胱炎、前列腺炎等；②出血性疾病：血小板减少性紫癜、血友病等。

2）血红蛋白尿（hemoglobinuria） 血管内溶血时血浆游离血红蛋白增多，超过珠蛋白结合能力（约1.3g/L），因血红蛋白相对分子质量较小，可通过肾小球滤出而形成血红蛋白尿。尿液呈暗红色、棕红色甚至酱油色，隐血试验阳性，镜检无红细胞或可见大量影红细胞。常见于蚕豆病、阵发性睡眠性血红蛋白尿（PNH）、血型不合的输血反应以及自身免疫性溶血性贫血等。

3）肌红蛋白尿（myoglobinuria） 尿液呈粉红色或暗红色，常见于肌肉组织广泛损伤、变性，如急性心肌梗死、大面积烧伤、创伤等。

4）卟啉尿（porphyrinuria） 尿液呈红葡萄酒色，常见于先天性卟啉代谢异常等。

（2）深黄色 常见于胆红素尿（bilirubinuria）。含有大量结合胆红素的尿液称为胆红素尿。外观呈深黄色，振荡后泡沫仍呈黄色，胆红素定性试验阳性（药物性深黄色尿液，振荡后泡沫呈乳白色）。胆红素尿常见于胆汁淤积性黄疸及肝细胞性黄疸。尿液不宜放置过久，否则胆红素易被氧化为胆绿素，使尿液变为棕绿色。

（3）白色

1）乳糜尿（chyluria）和脂肪尿（lipiduria） 由于泌尿系统淋巴管破裂或深部淋巴管阻塞致使乳糜液或淋巴液进入尿液中，尿液呈乳白色浑浊称为乳糜尿。因淋巴液含量不同，尿液可呈乳白色、乳状浑浊或凝块，且具有光泽感。乳糜液的主要成分是脂肪微粒、磷脂酰胆碱、胆固醇、甘油三酯等。乳糜尿常见于丝虫病，也可见于肾结核、肾肿瘤、腹部创伤或手术引起的肾周围淋巴循环受阻等。脂肪尿是指尿液中出现大量脂肪滴，常见于骨折、脂肪挤压损伤及肾病综合征等。

2）脓尿（pyuria）和菌尿（bacteriuria） 当尿液中含有大量脓细胞或细菌时，排出的新鲜尿液即呈浑浊样外观。菌尿呈云雾状，静置后不下沉。脓尿放置后可有白色云絮状沉淀。这两种尿液不论加热或加酸，其浑浊均不消失。常见于泌尿系统化脓性感染，如肾盂肾炎、膀胱炎、前列腺炎、精囊炎及尿道炎等。

3）结晶尿（crystalluria） 健康人尿液含有因食物代谢产生的钙、磷、镁、尿酸等物质形成的结晶称为结晶尿。新鲜尿液外观可呈白色或淡粉红色颗粒状浑浊，尤其是在气温较低时很快析出沉淀物。这类浑浊尿液可通过加热、加酸或加碱进行鉴别。尿酸盐加热后浑浊消失，磷酸盐、碳酸盐则浑浊增加，但加乙酸后均变清，碳酸盐同时产生气泡。如果患者尿液长期出现盐类结晶，易导致感染或形成结石，应进行临床干预。乳糜尿与脓尿、菌尿、结晶尿的鉴别见表8-6。

表8-6 乳糜尿与脓尿、菌尿、结晶尿的鉴别

项目	结晶尿	脓尿、菌尿	乳糜尿
原因	食物代谢产生、药物	炎性渗出物	泌尿系统淋巴管破裂或深部淋巴管阻塞
加热	浑浊消失或浑浊增加	浑浊不消失	浑浊不消失
加酸或加碱	浑浊消失	浑浊加重	浑浊加重
显微镜检查	盐类结晶	脓细胞、白细胞、细菌	乳糜微粒，少见血细胞、脓细胞、细菌
蛋白质定性	阴性	阳性	阳性
乳糜试验	阴性	阴性	阳性

（4）无色或黄色变浅　常见于尿崩症、糖尿病等。

（5）黑褐色　常见于重症血尿、变性血红蛋白尿，也可见于酪氨酸病、酚中毒、黑尿酸症或黑色素瘤等。

（6）蓝色　多见于蓝尿布综合征（blue-diaper syndrome），主要是由尿液中过多的尿蓝母衍生物靛蓝所致，也可见于尿蓝母、靛青生成过多的某些胃肠疾病。

（7）淡绿色　见于铜绿假单胞菌感染。

新鲜尿液即呈浑浊，多由盐类结晶、红细胞、白细胞（脓细胞）、细菌、乳糜等引起，可通过显微镜检查以及加热加酸等方法进行鉴别。

三、尿液气味

1. 参考区间　有挥发性酸的气味。

2. 临床意义　尿液长时间放置后，因尿素分解可出现氨臭味。正常尿液气味可受食物或药物影响，如进食太多的芦笋有燃烧硫黄的气味，进食蒜、葱、韭菜或饮酒过多等可使尿液呈特殊气味。新鲜尿液出现异常气味的原因见表8-7。

表8-7 新鲜尿液出现异常气味的原因

尿液气味	原因
氨臭味	慢性膀胱炎及慢性尿潴留
烂苹果气味	糖尿病酮症酸中毒
腐臭味	泌尿系统感染或晚期膀胱癌
大蒜臭味	有机磷中毒
鼠臭味	苯丙酮尿症

四、尿液比重检测

尿液比重（specific gravity，SG）是指在4℃条件下尿液与同体积纯水的重量之比，是反映尿液中所含溶质浓度的指标。尿液比重与尿液中水分、盐类及有机物含量和溶解度有关，与尿液溶质（氯化钠等盐类、尿素、肌酐）的浓度成正比。尿液比重受年龄、饮食和尿量等影响；在病理情况下，则受尿糖、尿蛋白及细胞、管型等成分影响。由于尿液比重不同检测方法的原理不同，其结果之间缺乏可比性，而且均无法避免蛋白质、葡萄糖等大分子物质对检测的影响。所以，尿液比重只能粗略地反映肾小管的功能。

（一）折射仪法

1. 原理 利用光线折射率与溶液中总固体量相关性进行测定。

2. 质量保证 ①需用去离子水（SG＝1.000）和已知的标准溶液进行校准；②浑浊尿液应离心后再检测，否则会影响结果。

（二）比重计法

1. 原理 利用特制的比重计测定尿液与4℃时同体积纯水的密度（重量）之比。

2. 质量保证 ①比重计要通过校正后使用；②尿量要足以保证比重计浮在液面中心而不碰壁，比重计读数应准确；③检测时应消除液面的泡沫；④校正检测时的温度、尿蛋白及尿糖。

（三）干化学试带法

1. 原理 多聚电解质离子解离法。尿液离子浓度与经过处理的多聚电解质的电离常数（pKa）改变相关，根据颜色变化换算成尿液电解质浓度，再将电解质浓度换算成比重。

2. 试带 含有多聚电解质、酸碱指示剂及缓冲物。

3. 质量保证 ①使用与仪器匹配、合格、在有效期内的试剂带，每天用标准色带进行校准；②如尿液 pH 大于 7.0，检测值应增高 0.005；③试带法对过高或过低的尿液比重不灵敏，应以折射计法为参考；④评价肾脏的浓缩稀释功能时，应连续多次检测才有价值；⑤右旋糖酐、放射造影剂等可引起尿液比重增高；氨基糖苷类药物等可使尿液比重减低。

（四）方法学评价

1. 折射仪法 易于标准化、标本用量少，可重复检测。CLSI 和中国临床检验标准委员会（Chinese Committee for Clinical Laboratory Standards，CCCLS）建议作为参考方法。评价肾脏浓缩稀释功能时最好选用折射仪法。

2. 比重计法 操作简便，但标本用量大，受温度及尿液内容物的影响，结果准确性差。CLSI 建议不再使用比重计法。

3. 干化学法 操作简便、快速。不受高浓度的葡萄糖、尿素或造影剂的影响，但受强酸性和强碱性尿、蛋白质的影响较大，精度差。为健康人群的过筛试验。

（五）参考区间

成人：随机尿 1.003～1.030，晨尿大于 1.020；新生儿：1.002～1.004。

（六）临床意义

尿液比重在一定程度上反映了肾脏的浓缩和稀释功能。影响尿液比重的因素较多，因此 24 小时连续多次检测尿液比重较一次检测更有价值。

1. 比重增高 少尿时比重增高，见于急性肾小球肾炎、心力衰竭、高热、脱水、周围循环衰竭等；尿液与比重同时增加，多见于糖尿病或使用放射造影剂等。

2. 比重减低 见于慢性肾衰竭、尿崩症等。在肾实质损伤而丧失浓缩功能时，尿液比重常固定在 1.010±0.003，形成低而固定的等渗尿。

五、尿渗量检测

尿渗量（urinary osmolarity）又称尿渗透量或尿渗透压，是指尿液中具有渗透活性的全部溶质颗粒（分子或离子等）的总数量。尿渗量与尿液粒子大小及所带电荷无关，它反映了溶质和水的排泄速度，用质量毫渗摩尔浓度（mmol/kg·H_2O 或 mOsm/kg·H_2O）表示。尿渗量确切地反映肾脏浓缩和稀释功能,是评价肾脏浓缩功能较好的指标。

(一)冰点渗透压计法

1. 原理 冰点下降与溶液的摩尔浓度成正比例关系,摩尔浓度越高,其冰点越低。冰点渗透压计通过测量尿液冰点的下降,计算出尿液的渗透压。冰点是指溶液在固相和液相处于平衡状态的温度。1个 Osm 浓度的溶质可使 1kg 水的冰点下降 $1.858℃$,因此摩尔渗透量:

$$mmol/kg \cdot H_2O = \frac{观察取得冰点下降度数}{1.858}$$

2. 质量保证 ①仪器的校准、操作条件的控制按照仪器操作说明书执行;②正确处理尿液标本:如尿液浑浊,需离心除去标本中的不溶性颗粒,但注意不能丢失盐类结晶;若不能立即测定,应将标本保存于冰箱内,测定前置于温水浴中,使盐类结晶复溶。

(二)方法学评价

冰点渗透压计测定的尿渗量准确性高,主要与溶质的颗粒数量有关,受尿液蛋白质、葡萄糖等大分子物质影响小,不受温度变化的影响。

(三)参考区间

1. 尿渗量 $600mmol/kg \cdot H_2O \sim 1000mmol/kg \cdot H_2O$(相当于 SG $1.015 \sim 1.025$),最大范围 $40mmol/kg \cdot H_2O \sim 1400mmol/kg \cdot H_2O$。

2. 尿渗量/血浆渗量 $(3.0 \sim 4.7):10$。

(四)临床意义

1. 判断肾脏浓缩和稀释功能 尿渗量在 $300mmol/kg \cdot H_2O$ 左右,即与正常血浆渗量相等,称为等渗尿;若小于 $300mmol/kg \cdot H_2O$,称低渗尿。禁水 8 小时后尿渗量小于 $600mmol/kg \cdot H_2O$,尿液/血浆渗量比值等于或小于 1,则表明肾脏浓缩功能障碍,见于慢性肾盂肾炎、多囊肾、尿酸性肾病等慢性间质性病变,也可见于慢性肾炎后期,以及急性、慢性肾衰竭累及肾小管和间质。

2. 鉴别少尿 尿渗量检测可用于鉴别肾前性和肾性少尿。肾前性少尿时,肾小管浓缩功能完好,故尿渗量较高,常大于 $450mmol/kg \cdot H_2O$;肾小管坏死导致肾性少尿时,尿渗量降低,常小于 $350mmol/kg \cdot H_2O$。

(陈晓延)

第三节　尿液化学检验

PPT

尿液常用化学检验包括尿液 pH、蛋白质、葡萄糖、酮体、血红蛋白、白细胞酯酶、亚硝酸盐、胆红素、尿胆原、微量白蛋白、维生素 C 等,检验方法分为干化学法和湿化学法。

一、尿液酸碱度检测

正常新鲜尿液为弱酸性。尿液酸碱度主要受肾小管分泌 H^+、NH_3 和铵盐的形成、HCO_3^- 的重吸收、饮食种类等因素影响,经常波动在 $5.4 \sim 8.0$ 之间。尿液酸碱度在某些情况下可以间接反映肾小管的功能。

（一）干化学试带法

1. 原理　简称试带法。试剂带的测试模块区含有甲基红（检测范围为 pH 4.6~6.2）和溴麝香草酚蓝（检测范围为 pH 6.0~7.6），2 种酸碱指示剂适量配合可检测尿液 pH 4.5~9.0 的变化范围。

2. 试带　试带模块中主要有溴麝香草酚蓝和甲基红等成分。

3. 操作流程　 将试带浸入尿液 → 快速取出 → 肉眼或仪器判断 。本节所有项目试带法均同此操作。

4. 质量保证

（1）标本　标本要求新鲜，标本放置过久尿液中 CO_2 挥发、细菌繁殖可使尿液 pH 增高；但在少数情况下，细菌分解尿液葡萄糖产生酸性物质，可使尿液 pH 降低。

（2）操作　在检测过程中，应严格按说明书操作。试带浸入尿液时间过长，尿液 pH 呈降低趋势。

（3）试带　应密封、避光、干燥保存，在保质期内使用。定期用弱酸或弱碱检测试带灵敏度。

（二）方法学评价

尿液酸碱度检测的方法学评价见表 8-8。

表 8-8　尿液酸碱度检测的方法学评价

方法	评价
试带法	操作简便、快速，既可目测，又可用尿液分析仪检测，是目前应用最广泛的筛检方法
指示剂法	易受黄疸尿、血尿的干扰而影响结果判断
pH 试纸法	精密试纸优于广泛试纸，使用方便，但试纸易受潮失效，且误差较大

（三）参考区间

随机尿 pH 4.5~8.0，晨尿 pH 5.5~6.5。

（四）临床意义

尿液酸碱度可间接用于了解机体酸碱平衡和电解质平衡情况，是诊断呼吸性或代谢性酸中毒、碱中毒的重要参考指标。

1. 生理性变化　尿液 pH 受食物、进食后碱潮状态、生理活动和药物影响（表 8-9）。如每次进食后由于胃酸分泌增加，使肾脏泌 H^+ 减少、Cl^- 重吸收增加，导致尿液 pH 一过性增高，称为碱潮（alkaline tide）。

2. 病理性变化　病理状态下尿液 pH 变化（表 8-9）。

表 8-9　影响尿液 pH 的因素

因素	pH 减低	pH 增高
食物	肉类、蛋、奶（含硫、磷）	蔬菜水果（含钾、钠）
药物	氯化钙、氯化铵、氯化钾等	碳酸氢钠、碳酸钾、碳酸镁、枸橼酸钠等
生理活动	剧烈运动、饥饿、应激	餐后碱潮
疾病	酸中毒（肾小管性酸中毒除外）、低钾性碱中毒；慢性肾功能衰竭；糖尿病、痛风、白血病等	碱中毒（低钾性碱中毒除外）、肾小管性酸中毒；严重呕吐（胃酸丢失过多）；铜绿假单胞菌、变形杆菌感染等

3. 指导临床用药　根据尿液 pH 变化指导临床用药，能有效预防肾结石的形成和复发。对于有形成酸性结石（尿酸和胱氨酸结石）倾向的患者，可给药使尿液保持碱性或 pH 在 6.5 以上；对于有形成碱性结石（如磷酸钙结石）倾向的患者，可给药使尿液保持酸性。

二、尿液蛋白质检测

正常情况下，由于肾小球滤过膜的电荷屏障和孔径屏障作用，血浆中的中高相对分子质量的白蛋白、球蛋白等不能通过滤过膜。只有相对分子质量小于 40000 的蛋白质（protein，PRO）能够通过，但被近曲小管重吸收，所以健康成人每天排出的蛋白质极少（大约为 30～130mg）。当尿液蛋白质含量大于 100mg/L 或 150mg/24h 尿，蛋白质定性试验呈阳性反应，称为蛋白尿（proteinuria）。蛋白尿是反映肾脏疾病的重要指标。

尿蛋白定性检验常用方法有干化学法、磺基水杨酸法和加热乙酸法。

（一）干化学试带法

1. 原理 pH 指示剂蛋白质误差法。在一定条件下（pH 3.2），酸碱指示剂的阴离子与蛋白质阳离子（如白蛋白的氨基）结合生成复合物，使指示剂进一步电离，当超过缓冲范围时，颜色即可发生变化。颜色的深浅与蛋白质含量成正比。试带法对白蛋白敏感，对球蛋白、血红蛋白、本周蛋白及黏蛋白不敏感。

2. 试带 试带模块中主要有溴酚蓝和枸橼酸盐缓冲系统等。

3. 质量保证

（1）操作 规范操作，试剂带浸渍时间过长，反应颜色变深，可致假阳性。

（2）标本 最适宜尿液 pH 5～6。尿液 pH > 9，干化学试带法可呈假阳性，尿液 pH < 3，可致假阴性；必要时可先调整尿液 pH 再检测。

（3）药物干扰 尿液中有大剂量青霉素或含碘造影剂时，可产生假阴性；而临床大剂量使用奎宁、磺胺类药物等引起的强碱性尿，则易出现假阳性。

（二）磺基水杨酸法

1. 原理 磺基水杨酸为生物碱试剂，在酸性环境下，磺基水杨酸阴离子与尿液中带正电荷的蛋白质结合，形成不溶性蛋白盐而产生沉淀。

2. 试剂 200g/L 磺基水杨酸溶液。

3. 操作流程 加尿液 → 加试剂 → 肉眼判断浑浊程度。

4. 质量保证

（1）标本 如尿液浑浊，应先离心或过滤。尿液中含高浓度尿酸或尿酸盐时可呈假阳性。尿液 pH > 9 或 pH < 3，结果可呈假阴性，必要时可先调整尿液 pH 再进行检测。

（2）药物干扰 大剂量使用青霉素、含碘造影剂时，磺基水杨酸法易出现假阳性；大剂量使用奎宁、磺胺类药物等强碱性尿会导致尿蛋白假阴性，可加适量 5% 乙酸溶液酸化后再检测。 📱 微课/视频 I

（三）加热乙酸法

1. 原理 加热可使蛋白质变性凝固，加酸可使尿液 pH 接近蛋白质等电点（pH 4.7），促使变性凝固的蛋白质进一步沉淀。此外，加酸还可溶解碱性盐类沉淀物，消除干扰。

2. 试剂 5% 乙酸溶液。

3. 操作流程 加尿液 → 加热 → 加酸 → 再加热 → 肉眼判断浑浊程度。

4. 质量保证

（1）标本 无盐或低盐饮食的患者因尿液电解质含量少，可致假阴性。可先加 1～2 滴饱和氯化钠溶液于尿液中，再进行操作。

（2）操作　加酸需适当，过多或过少可使 pH 远离蛋白质等电点，可使阳性程度减弱。尿蛋白含量极低时，加酸后才出现沉淀，操作必须遵守加热→加酸→再加热的程序。 微课/视频 2

（四）方法学评价

尿液蛋白质定性检验的方法学评价见表 8 – 10。

表 8 – 10　尿液蛋白质定性检验的方法学评价

方法	评价
试带法	①快速、简便、易于标准化，已普遍应用于临床；②适用于健康普查，尤其是肾脏疾病的筛检；③既可肉眼观察，又可用尿液分析仪判断结果；④对白蛋白灵敏，其他蛋白基本不反应
磺基水杨酸法	①操作简便、快速，灵敏度高；②与白蛋白、球蛋白和本周蛋白等均可发生反应，有一定的假阳性；③作为检测尿蛋白的参考方法，被 CLSI 推荐为确证方法
加热乙酸法	①经典方法，结果准确，但操作繁琐；②特异性高、干扰因素少，与白蛋白和球蛋白均能发生沉淀反应

（五）参考区间

阴性。

（六）临床意义

1. 生理性蛋白尿　生理性蛋白尿是指由于各种体内、体外非疾病因素引起正常机体尿蛋白增多。可分为功能性蛋白尿和体位性蛋白尿。

（1）功能性蛋白尿（functional proteinuria）　见于剧烈运动、发热、低温刺激、精神紧张、交感神经兴奋等所致的暂时性轻度蛋白尿；其原因可能是上述情况使肾血管痉挛或充血，进而引起肾小球毛细血管壁的通透性增加引起的蛋白尿。一旦诱发因素消失，尿蛋白也迅速消失，定性检验一般不超过 + ，定量检验≤0.5g/24h 尿液，多见于青少年。

（2）体位性蛋白尿（postural proteinuria）　又称为直立性蛋白尿（orthostatic proteinuria），是指由于直立位或腰部前突时引起的轻度或中度蛋白尿。其发生机制尚不清楚，可能与直立位时前突的脊柱压迫肾静脉，或直立位时由于肾向下移动，肾静脉被动扭曲，而使肾脏处于暂时淤血状态有关。其特点为夜间尿（卧位尿）蛋白定性为阴性，起床活动或久立后出现蛋白尿，平卧后又转阴性，多见于青少年。

2. 病理性蛋白尿　包括肾性蛋白尿、肾前性蛋白尿和肾后性蛋白尿。

（1）肾性蛋白尿（renal proteinuria）　由于肾小球滤过屏障和/或肾小管重吸收功能受损引起的蛋白尿，称为肾性蛋白尿。肾性蛋白尿又分为肾小球性蛋白尿、肾小管性蛋白尿和混合性蛋白尿。

1）肾小球性蛋白尿（glomerular proteinuria）　由于毒素、炎症等原因导致肾小球滤过膜受损，滤出较多的血浆蛋白，超过了肾小管重吸收能力而形成的蛋白尿。根据尿液中蛋白质的种类不同，可分为选择性蛋白尿和非选择性蛋白尿：①选择性蛋白尿：尿中只有中、低相对分子质量的蛋白质如白蛋白、转铁蛋白等，常出现于肾小球损伤较轻时，如肾病综合征；②非选择性蛋白尿：尿中除了中、低相对分子质量的蛋白质以外，还有高相对分子质量的蛋白质如免疫球蛋白和补体等，表明肾小球受损严重，预后不佳，如慢性肾小球肾炎等。

2）肾小管性蛋白尿（tubular proteinuria）　指由于肾小管炎症或中毒引起近曲小管对低相对分子质量蛋白质的重吸收障碍导致的蛋白尿。尿液以 β_2 – 微球蛋白、α_1 – 微球蛋白、溶菌酶等低相对分子质量蛋白质增多为主，白蛋白正常或轻度增多。常见于肾盂肾炎、间质性肾炎以及重金属中毒等。

3）混合性蛋白尿（mixed proteinuria）　指由于肾脏疾病同时累及肾小球和肾小管而产生的蛋白尿。白蛋白、球蛋白和 β_2 微球蛋白同时增多。常见于慢性肾小球肾炎、慢性肾盂肾炎及糖尿病肾病等。

（2）肾前性蛋白尿（prerenal proteinuria）　由于其他系统疾病的发展但不直接造成肾脏损害而引起的蛋白尿，称为肾前性蛋白尿。主要是血液中的低相对分子质量蛋白质，如游离血红蛋白、肌红蛋白、本周蛋白等大量溢出到原尿中，超过了肾小管最大重吸收能力所致，又称为溢出性蛋白尿（overflow proteinuria）。常见于血管内溶血、急性肌肉损伤及多发性骨髓瘤等。

（3）肾后性蛋白尿　炎症或药物刺激泌尿系统如输尿管、膀胱、尿道等部位分泌的蛋白（如 T - H 糖蛋白）出现在尿液中，称为组织性蛋白尿（histic proteinnuria）。当尿液中混有血液、脓液、黏液等成分而导致的蛋白质定性阳性时称为偶然性蛋白尿（accidental proteinuria）或假性蛋白尿，主要见于尿道炎、尿道出血以及尿液混有阴道分泌物或精液等。

三、尿液葡萄糖检测

尿糖一般是指尿液中的葡萄糖（glucose，GLU），也有微量乳糖、半乳糖、果糖、核糖、戊糖和蔗糖等。健康人尿液含有微量葡萄糖，定性试验为阴性。当血糖浓度超过 8.88mmol/L（肾糖阈）时，即超过肾小管对葡萄糖重吸收的阈值，尿液中即可出现葡萄糖。尿糖定性试验呈阳性的尿液称为糖尿（diabetic urine，glucosuria）。糖尿除可因血糖浓度过高引起外，也可因肾小管重吸收能力降低引起。尿糖是糖尿病筛检的指标之一。尿液葡萄糖定性试验包括干化学法和班氏法。

（一）干化学试带法

1. 原理　葡萄糖氧化酶 - 过氧化物酶法。尿中葡萄糖在葡萄糖氧化酶催化下，氧化反应生成葡萄糖酸内酯及过氧化氢，后者氧化色原（邻联甲苯胺或碘化钾等）而显色，颜色深浅与葡萄糖含量成正比。

2. 试带　试带模块中主要有葡萄糖氧化酶、过氧化物酶及色原等成分。

3. 质量保证

（1）容器　需清洁，不含氧化性或还原性物质。

（2）标本　需及时送检，防止细菌繁殖消耗葡萄糖，造成假阴性。

（3）干扰物质　维生素 C 具有强还原性，高浓度的维生素 C（>0.5g/L）可抑制色素原的氧化而致假阴性。左旋多巴、大量水杨酸可导致假阴性。若试带中含有碘酸盐层则可抑制维生素 C 等还原性物质的影响，消除其干扰。

（二）班氏法

1. 原理　班氏法（Benedict 法）。含有醛基的葡萄糖，在高热及碱性溶液中，能将溶液中蓝色的硫酸铜还原为黄色的氢氧化铜沉淀，进而形成红色的氧化亚铜沉淀。根据颜色和沉淀情况判断尿糖含量。

2. 试剂　班氏试剂，主要含硫酸铜。

3. 操作流程　 班氏试剂鉴定 → 加尿液 → 加热煮沸 → 肉眼判断 。

4. 质量保证

（1）标本　尿液含有大量铵盐时，会妨碍氧化亚铜的沉淀，应预先加碱煮沸去氨后再检验。尿液含有大量蛋白质（>0.5g/L）时会影响铜盐的沉淀，应采用加热乙酸法去除蛋白质后，取滤液进行检验。

（2）干扰物质　维生素 C 等还原性物质可使本法产生假阳性。其他具有还原性的药物如水合氯醛、对氨基苯磺酸及青霉素等均可导致假阳性。　微课/视频3

（三）方法学评价

尿糖定性检测的方法学评价见表 8-11。

表 8-11　尿糖定性检测的方法学评价

方法	评价
试带法	特异性强，灵敏度高，葡萄糖含量为 1.67~2.78mmol/L 即可出现弱阳性，简便快速，适用于尿液分析仪
班氏法	缺乏特异性，与尿液中所有还原性糖（葡萄糖、乳糖和半乳糖）和还原性物质都反应，假阳性高；灵敏度低，在尿糖 8.33mmol/L 才呈弱阳性

（四）参考区间

阴性。

（五）临床意义

1. 血糖增高性糖尿　血糖增高性糖尿（hyperglycemic glycosuria）是由于血糖浓度增高超过肾糖阈而出现的糖尿。常见于：①糖尿病：空腹尿糖定性阳性可用于糖尿病的辅助诊断；②其他内分泌性疾病：如甲状腺功能亢进、库欣综合征、肢端肥大症、嗜铬细胞瘤等可出现尿糖阳性；③妊娠糖尿病：可出现血糖升高尿糖阳性，但口服葡萄糖耐量正常；④应激状态：如颅脑损伤、脑血管意外、突然情绪激动可使血糖一过性升高，尿糖阳性；⑤健康人一次性摄入大量糖或含糖食物，也可使血糖暂时性增加，尿糖阳性。

2. 血糖正常性糖尿　血糖正常性糖尿又称肾性糖尿（renal glucosuria），是由于肾小管对葡萄糖重吸收能力减低，肾糖阈减低所致的糖尿，如家族性肾性糖尿、新生儿糖尿、慢性肾小球肾炎、肾病综合征等。

3. 其他糖尿　尿液中除了葡萄糖外，也可以出现其他糖类，如乳糖、半乳糖、果糖、戊糖、蔗糖等。如哺乳期的乳糖尿、肝功能障碍的果糖尿、遗传相关的半乳糖尿等。

四、尿液酮体检测

酮体（ketone bodies，KET）是脂肪代谢过程中的中间代谢产物，包括乙酰乙酸、β-羟丁酸和丙酮。脂肪酸代谢首先形成的酮体是乙酰乙酸，然后乙酰乙酸代谢成 β-羟丁酸和丙酮。脂肪分解增多，酮体产生速度超过机体组织利用速度时，可出现酮血症（ketonemia），过多的酮体从尿液排出形成酮尿（ketonuria）。

（一）干化学试带法

1. 原理　亚硝基铁氰化钠法。在碱性条件下，亚硝基铁氰化钠可与尿液中的乙酰乙酸、丙酮起反应生成紫色化合物。

2. 试带　试带模块中主要成分为亚硝基铁氰化钠。

3. 质量保证

（1）标本　要新鲜并尽快检验，大量细菌繁殖可使乙酰乙酸转变为丙酮，丙酮易挥发，造成假阴性。

（2）试带　应干燥保存，以防受潮影响显色效果。

（二）改良 Rothera 法

1. 原理　又称酮体粉法，将亚硝基铁氰化钠、硫酸铵和无水碳酸钠混合研磨成粉。在碱性条件下，丙酮或乙酰乙酸与亚硝基铁氰化钠和硫酸铵作用，生成紫色化合物。

2. 试剂 酮体粉。

3. 操作流程 加酮体粉 → 滴加尿液 → 肉眼判断 。

4. 质量保证

（1）标本 丙酮在室温下可以快速挥发，乙酰乙酸会被细菌降解，因此应使用新鲜尿标本并尽快检测。

（2）干扰物质 阴性和阳性对照是获得可靠结果的重要保证。为防止肌酐、肌酸过多引起假阳性，可加入少许冰乙酸处理。 微课/视频4

（三）方法学评价

尿液酮体检查的方法学评价见表8-12。

表8-12 尿液酮体检查的方法学评价

方法	评价
试带法	目前常用的尿酮体筛检方法。简便快速，适用于尿液分析仪。对乙酰乙酸的灵敏度为50~100mg/L，对丙酮仅为400~700mg/L，不与β-羟丁酸起反应
改良Rothera法	对乙酰乙酸的灵敏度为80mg/L，对丙酮为1000mg/L，不与β-羟丁酸起反应
乙酰乙酸检测法	只对乙酰乙酸反应，灵敏度为250~700mg/L

（四）参考区间

阴性。

（五）临床意义

尿液酮体检验主要用于糖代谢障碍和脂肪不完全氧化的判断与评价。

1. 糖尿病酮症酸中毒 糖尿病酮症酸中毒时，由于糖利用减少，分解脂肪产生酮体增加而引起酮血症。糖尿病出现酸中毒或昏迷时，尿液酮体检验有较高价值，并能与低血糖、心脑血管病的酸中毒及高血糖渗透性糖尿病引起的昏迷相区别，后者尿液酮体一般不高。但应注意糖尿病酮症酸中毒患者肾功能严重障碍而肾阈值增高时，尿液酮体亦可减少，甚至完全消失。

2. 非糖尿病性酮症 如感染性疾病（肺炎、伤寒、败血症、结核等）、严重呕吐、剧烈运动、腹泻、长期饥饿、禁食、全身麻醉后等均可出现酮尿。

3. 药物 服用降糖药时，由于药物有抑制细胞呼吸作用，也可出现尿酮体阳性。

五、尿液血红蛋白检测

尿液血红蛋白有2个来源：①血管内溶血：若血红蛋白超过结合珠蛋白所能结合的量，血浆中游离血红蛋白增多，可随尿液排出形成血红蛋白尿（hemoglobinuria）；②肾及上尿路出血：红细胞在低渗、高渗或酸性环境中被破坏。

（一）干化学试带法

1. 原理 利用血红蛋白的类过氧化物酶作用。干化学试带的血红蛋白测定试剂模块含有色原物质、过氧化物和表面活性剂。表面活性剂能破坏完整红细胞使之释放血红蛋白，血红蛋白的血红素中心能催化过氧化物作为电子受体，使色原氧化显色，其颜色的深浅与血红蛋白含量成正比。

2. 试带 试带模块中主要有色原物质（常用的有邻联甲苯胺、氨基比林、联苯胺等）、过氧化物和表面活性剂等成分。

3. 质量保证

（1）标本　要求新鲜，长时间放置会导致红细胞破坏，可能与显微镜镜检结果不一致；某些细菌繁殖产生过氧化物酶，造成结果假阳性。

（2）干扰物质　尿液中大量维生素 C 或其他还原性物质可使结果呈假阴性。

（二）方法学评价

尿液血红蛋白检测的方法学评价见表 8–13。

表 8–13　尿液血红蛋白检测的方法学评价

方法	评价
试带法	简便快速，灵敏度高，但影响因素多，可作为筛检试验。除与游离血红蛋白反应外，也与完整的红细胞反应；同时也可与肌红蛋白反应
胶体金抗体法	灵敏度高、特异性强、操作简便，干扰因素少，但抗原过剩会出现假阴性

（三）参考区间

阴性。

（四）临床意义

1. 辅助诊断血管内溶血　健康人尿液中无游离血红蛋白，尿液血红蛋白检测有助于血管内溶血疾病的诊断。当体内大量溶血，血液中游离血红蛋白可大量增加，而出现血红蛋白尿。常见于：①阵发性睡眠性血红蛋白尿、血型不合输血、自身免疫性溶血性贫血、行军性血红蛋白尿等；②各种病毒感染和疟疾等；③大面积烧伤、体外循环、术后所致的红细胞大量破坏等。

2. 辅助诊断泌尿系统疾病　泌尿系统疾病引起的出血可使尿血红蛋白试验阳性，镜检可见红细胞，但有时红细胞数与血红蛋白试验阳性程度不成比例。

六、尿液白细胞酯酶检测

（一）干化学试带法

1. 原理　粒细胞、单核细胞以及巨噬细胞胞浆中均含有嗜天青颗粒，而嗜天青颗粒中的白细胞酯酶（leukocyte esterase，LEU），能水解吲哚酚酯生成吲哚酚和有机酸，吲哚酚与重氮盐反应，生成紫红色缩合物，颜色深浅与粒细胞数量成正比，间接提示尿中白细胞数量。

2. 试带　试带模块中主要有吲哚酚酯和重氮盐等成分。

3. 质量保证

（1）标本　标本应新鲜，防止白细胞破坏导致化学法与镜检法检测结果不一致。避免阴道分泌物（含白细胞）和甲醛污染产生假阳性。

（2）药物　大剂量头孢氨苄、庆大霉素等药物可使结果偏低或出现假阴性，呋喃啶可产生假阳性。

（3）其他　尿蛋白≥5g/L，尿葡萄糖≥30g/L，可使结果偏低或出现假阴性，检测前应先用加热乙酸法除去。高浓度胆红素尿可使反应呈假阳性。

（二）方法学评价

尿液白细胞 10～25 个/μl 或 5～15 个/HP 时，白细胞酯酶即可出现阳性，但不能检测淋巴细胞。尿液白细胞酯酶与尿沉渣白细胞数量因各种原因常会不相符，二者不存在完全对应的关系和直接的换算方式，因此，本法仅用于临床筛检，不可代替显微镜检查。

（三）参考区间

阴性。

（四）临床意义

白细胞酯酶阳性提示有尿路感染。肾移植后发生排斥反应时，尿中可出现大量淋巴细胞，白细胞酯酶呈阴性，此时应以显微镜检查为准。

七、尿液亚硝酸盐检测

尿液中某些含有硝酸盐还原酶的病原微生物可将硝酸盐还原为亚硝酸盐（nitrite，NIT）。常见的细菌有：大肠埃希氏菌、克雷伯杆菌、变形杆菌、葡萄球菌、假单胞菌属等。此外，产气杆菌、某些厌氧菌及真菌也富含硝酸盐还原酶。

（一）干化学试带法

1. 原理　干化学试带采用 Griess 法，即亚硝酸盐先与对氨基苯磺酸或氨基苯磺酰胺反应形成重氮盐，再与 α - 萘胺结合形成红色偶氮化合物。

2. 试带　试带模块中主要有对氨基苯磺酸或氨基苯磺酰胺与 α - 萘胺等成分。

3. 质量保证

（1）亚硝酸盐阳性条件　尿液中存在硝酸盐、感染的细菌能产生亚硝酸盐还原酶及尿液在膀胱内停留 4 小时以上，否则出现阴性。

（2）标本　及时送检，尽快检测，防止非感染性细菌污染而出现假阳性。不能正常饮食者体内缺乏硝酸盐，即使有细菌感染，也可出现阴性。采用晨尿标本可减少假阴性。

（3）药物　大剂量维生素 C 可抑制 Griess 反应而呈假阴性；服用利尿药后，由于排尿次数增多会使结果呈假阴性。

（4）其他　防止尿液被偶氮试剂污染而产生假阳性。

（二）方法学评价

本试验简便、快速，适用于尿液分析仪检测，敏感度为 0.3 ~ 0.6mg/L。但有假阳性和假阴性，需要尿细菌培养进行确证。

（三）参考区间

阴性。

（四）临床意义

NIT 可作为泌尿系统感染的过筛试验，阳性多见于膀胱炎、肾盂肾炎、尿道炎等。NIT 阴性不能排除泌尿系统细菌感染，需要结合尿显微镜检查结果进行综合判断。

八、尿液胆红素检测

血清胆红素（bilirubin，BIL）包括：①未结合胆红素：不溶于水，在血液中与白蛋白疏松结合而运输，不能通过肾小球滤过膜；②结合胆红素：未结合胆红素入肝后与葡萄糖醛酸结合形成葡萄糖醛酸胆红素，溶于水，可通过肾小球滤过膜由尿液排出。健康人血中结合胆红素含量很低，滤过量极少，常用检验方法的结果为阴性。当血液结合胆红素增高，从尿液排出，形成胆红素尿（bilirubinuria）。

（一）干化学试带法

1. 原理 通常采用偶氮法。结合胆红素在强酸性介质中，与重氮盐发生偶联反应，生成红色偶氮化合物，颜色的深浅与胆红素含量成正比。

2. 试带 试带模块中主要有2，4－二氯苯胺（或二氯重氮氟化硼酸盐）和强酸介质等成分。

3. 质量保证

（1）标本 因胆红素不稳定，易被光照分解，所以标本要求新鲜，避光保存，及时检测。尿液若含有大量产生亚硝酸盐的细菌，能抑制偶氮反应而使结果呈假阴性。

（2）药物 大剂量氯丙嗪和高浓度盐酸苯偶氮吡啶的代谢产物在酸性条件下可使结果呈假阳性。维生素C含量 >0.5g/L 时，能抑制偶氮反应而使反应呈假阴性。

（二）Harrison 法

1. 原理 尿液胆红素被硫酸钡吸附后，可被酸性三氯化铁氧化成胆绿素、胆黄素和胆青素复合物，呈绿色或黄绿色。颜色的深浅与胆红素含量成正比。

2. 试剂 氯化钡溶液、Fouchet 试剂（主要含三氯化铁、三氯乙酸）。

3. 操作流程 加尿液 → 加氯化钡 → 离心 → 加三氯化铁 → 肉眼观察。

4. 质量保证 水杨酸盐、阿司匹林可导致结果呈假阳性。 微课/视频5

（三）方法学评价

1. 试带法 灵敏度不高，但操作简单，适用于目测或尿液分析仪分析，可作为定性筛检试验。

2. Harrison 法 操作稍繁琐，但灵敏度较高（0.9μmol/L），特异性较好。

（四）参考区间

阴性。

（五）临床意义

尿液胆红素检测主要用于黄疸的辅助诊断和鉴别诊断。

1. 肝细胞性黄疸 在病毒性肝炎、肝硬化等肝病时，肝细胞对胆红素摄取、结合、转运及排泄功能障碍，所产生的结合胆红素因肝细胞肿胀、毛细胆管受压而弥散入血，导致血液中结合胆红素升高并经肾排出，则尿液胆红素试验呈阳性。

2. 胆汁淤积性黄疸 由于结石、肿瘤或先天性胆道闭锁等原因造成胆总管阻塞，结合胆红素不能排入肠道而逆流入血液从尿液排出，导致尿液胆红素试验呈阳性。

3. 溶血性黄疸 当体内红细胞大量破坏时，血液未结合胆红素增加，不能从肾小球滤出，结合胆红素经肝脏处理后，排入肠道，故尿液胆红素试验呈阴性。

九、尿液尿胆原检测

结合胆红素随胆汁排入肠道后，在细菌的作用下逐步转化为尿胆原（urobilinogen，URO）、粪胆原等，从粪便排出，成为粪便的主要色素。尿胆原从肠道重吸收回肝脏，大部分转化为结合胆红素再排入肠道，构成胆红素的肠肝循环，小部分尿胆原进入血液从尿液中排出。无色的尿胆原经空气氧化及光线照射后转变成黄色的尿胆素。

（一）干化学试带法

1. 原理 通常采用偶氮法。在强酸性条件下，对－四氧基苯重氮四氟化硼与尿胆原发生偶联反应，生成红色偶氮化合物，根据颜色的深浅判断尿胆原含量。

2. 试带 主要含对－四氧基苯重氮四氟化硼和强酸介质等成分。

3. 质量保证

（1）标本 标本要求新鲜，避光保存，及时检测，以免尿胆原氧化成尿胆素。

（2）干扰物质 防腐剂甲醛（可降低反应灵敏度）或尿液中亚硝酸盐含量大于 50mg/L 时，可致结果假阴性。

（二）改良 Ehrlich 法

1. 原理 尿胆原在酸性条件下与对二甲氨基苯甲醛反应，生成樱红色化合物，其颜色深浅与尿胆原含量有关。

2. 试剂 Ehrlich 试剂（含对二甲氨基苯甲醛、盐酸）、氯化钡溶液和蒸馏水。

3. 操作流程 去除胆红素 → 加尿液 → 加试剂 → 肉眼观察 。

4. 质量保证

（1）标本 尿液中的胆色素原、吲哚、胆红素等可使尿胆原检验结果呈假阳性。

（2）温度 显色速度受温度影响较大，一般要求在 20℃ 左右，室温过低需加温。由于醛反应快速，应在规定时间内判读结果。

（3）药物干扰 尿液中磺胺类药物、对氨基水杨酸、呋喃妥因、核黄素以及对氨基苯甲酸可与 Ehrich 试剂反应，结果呈假阳性。尿液中维生素 C、甲醛、乌洛托品等可阻止醛反应，可致结果假阴性。 微课/视频6

（三）方法学评价

1. 试带法 操作简便，可以半定量，基于偶联反应原理的试带法对尿胆原较为特异，干扰因素少，目前临床上常用。

2. 改良 Ehrlich 法 常用于尿胆原定性筛检。

（四）参考区间

阴性或弱阳性。

（五）临床意义

尿胆原与血清胆红素、尿液胆红素及粪胆原综合分析主要用于黄疸类型的鉴别。溶血性黄疸尿胆原显著增加，肝细胞性黄疸尿胆原增加，阻塞性黄疸尿胆原减少或阴性。

十、尿液微量白蛋白检测

微量白蛋白尿（microalbuminuria，MA）是指超过正常水平、但低于常规试带法可检出范围的白蛋白尿液。

（一）干化学试带法

1. 原理 同尿液蛋白质检测原理，均采用 pH 指示剂蛋白质误差原理。但微量白蛋白试带所用指示剂溴酚蓝含量更高，或采用对白蛋白更灵敏的磺酞染料，导致其检测灵敏度不同，能检出更微量的白蛋白。

2. 试带 主要含溴酚蓝或磺酞、枸橼酸缓冲系统等。

3. 质量保证 检测结果可能会受尿液稀释的影响，因此，在检测前应避免大量饮水或输液。其他同尿液蛋白质检查。

（二）方法学评价

干化学法检测尿微量白蛋白的灵敏度较高，能够检测到尿液中较低浓度的白蛋白，但干扰因素较多，一般作为筛检试验。对于已知肾脏病患者，尿蛋白浓度过高时，不适合使用干化学法检测微量白蛋白，应改用其他方法如 24 小时尿蛋白定量等。

免疫透射比浊法检测微量白蛋白，可定量，方法稳定、灵敏度高、特异性强，结果可靠，测尿白蛋白/肌酐比值更有价值。

（三）参考区间

阴性，微量白蛋白 <20mg/L。

（四）临床意义

1. 糖尿病肾病　糖尿病肾病是糖尿病的严重慢性并发症之一，早期肾功能正常，而尿微量白蛋白检测可提示出现糖尿病肾病，亦可提示早期应用血管紧张素转换酶（ACE）抑制剂进行治疗。同时检测尿肌酐，计算尿白蛋白/肌酐比值，也可用作早期糖尿病肾病的预测指标。

2. 肾脏疾病　隐匿性肾小球肾炎及轻型急性肾小球肾炎尿蛋白含量较低（<1g/24h），尿蛋白以白蛋白为主（肾小球性蛋白尿），尿液微量白蛋白检测有助于诊断、病情观察和预后判断。

3. 其他　高血压、肥胖症、高脂血症、吸烟、剧烈运动与饮酒也可致微量白蛋白尿。

十一、尿液维生素 C 检测

日常饮食摄入的维生素 C（75~100mg/d）有 50%~70% 分解代谢为 CO_2 和草酸，其余随尿排出。检验维生素 C 主要目的在于对其他检验项目干扰的评估。

（一）干化学试带法

1. 原理　在酸性条件下，维生素 C 能将试带试剂块中氧化态粉红色的 2，6 - 二氯酚靛酚还原为无色的 2，6 - 二氯二对酚胺，显色反应由绿色或深蓝色至粉红色变化，颜色深浅与维生素 C 含量成正比。

2. 试带　主要含 2，6 - 二氯酚靛酚、中性红、亚甲基绿、磷酸二氢钠和磷酸氢二钠等成分。

3. 质量保证　尿中含高浓度维生素 C 可使试带法葡萄糖、隐血、胆红素、亚硝酸盐和白细胞酯酶的检验结果呈假阴性，也可降低酮体和尿胆原检验的敏感性，因此，目前多数实验室都采用含维生素 C 检验的干化学试带用于尿液分析，便于对其他检验结果进行评估。部分干化学试带的试剂块含有抗维生素 C 的试剂（如碘酸盐），可以消除维生素 C 干扰。

（二）方法学评价

维生素 C 有左旋抗坏血酸和左旋脱氧抗坏血酸两种形式，试带法只能检测还原型维生素 C，灵敏度因试带不同而异。龙胆酸、左旋多巴或尿液 pH 大于 4.0 时的内源性酚及巯基化合物、半胱氨酸和硫代硫酸钠等可使反应呈假阳性。碱性尿液可使反应呈假阴性。

（三）参考区间

阴性或阳性。

（四）临床意义

尿液中的维生素 C 水平与摄入量有极大相关性，22.8% 的常规尿液标本可以检测出维生素 C。维生素 C 浓度增高可对隐血/血红蛋白、胆红素、葡萄糖、亚硝酸盐试带反应产生严重干扰，需加以控制，并综合分析结果。

十二、尿液其他化学成分检测

（一）本周蛋白检测

本周蛋白（Bence – Jones protein，BJP）是免疫球蛋白轻链单体，有 κ 和 λ 两种，相对分子质量为 2.3 万，二聚体为 4.6 万，能自由通过肾小球滤过膜。当血液中免疫球蛋白轻链浓度增高，超过肾脏近曲小管重吸收阈值时，尿液中出现本周蛋白，称为本周蛋白尿（Bence – Jones proteinuria）。BJP 在 pH 4.9 ± 0.1 时，加热至 40 ~ 60℃ 时可发生凝固，温度升至 90 ~ 100℃ 时可再溶解，而温度减低至 56℃ 左右又重新凝固，故又称为凝溶蛋白，此为 BJP 的特性之一。

1. 热沉淀 – 溶解法

（1）原理　基于本周蛋白在 56℃ 凝固、90 ~ 100℃ 溶解的特性。

（2）试剂　200g/L 磺基水杨酸溶液和 2mol/L 乙酸盐缓冲液。

（3）操作流程　取标本 → 加乙酸缓冲液 → 56℃水浴 → 加热煮沸 → 冷却至56℃观察。

（4）质量保证

1）标本　①使用新鲜尿液标本；②尿液浑浊时需离心取上清液；③若为蛋白尿，须先用加热乙酸法沉淀其他蛋白质，然后趁热过滤，取上清液检查；④本周蛋白浓度过高时，在 90℃ 不易完全溶解，可将标本稀释后检测。

2）pH　严格控制 pH 在 4.5 ~ 5.5，最适 pH 4.9 ± 0.1，低于 pH 4.0 时，分子聚合受抑制影响检测结果。

2. 对 – 甲苯磺酸法

（1）原理　对 – 甲苯磺酸可以沉淀相对分子质量较小的本周蛋白，而对相对分子质量较大的白蛋白和球蛋白不起反应。

（2）试剂　120g/L 对 – 甲苯磺酸溶液、冰醋酸。

（3）操作流程　尿液离心，取上清液 → 加对甲苯磺酸 → 静置 → 判断结果。如 5 分钟内出现沉淀或浑浊提示 BJP 阳性。

（4）质量保证　尿液中其他球蛋白 >5.0g/L 时，可出现假阳性结果。　📱微课/视频7

3. 方法学评价　本周蛋白检测的方法有多种，各方法的优缺点见表 8 – 14。

表 8 – 14　本周蛋白检测的方法学评价

方法	优点	缺点
热沉淀反应法	作为初筛试验，特异性较好	灵敏度低、标本需要量大，假阴性率高
对 – 甲苯磺酸法	操作简便、灵敏度较高，是较灵敏的筛检试验	球蛋白增高可致假阳性
蛋白电泳法	操作简便，阳性检出率高	需要免疫电泳确定 M 蛋白性质
免疫电泳法或免疫固定电泳法	分辨率高，特异性高	操作费时繁琐、需要标准 λ 或 κ 型血清
速率散射比浊法	操作简便、快速，灵敏度高、稳定性好，可自动化操作，是免疫学分析中较先进的方法	

4. 参考区间　阴性。

5. 临床意义

（1）多发性骨髓瘤　多发性骨髓瘤（multiple myeloma，MM）是浆细胞异常增生的恶性肿瘤，正常的多克隆免疫球蛋白合成受抑制，血液中出现大量单克隆免疫球蛋白或其轻链或重链。当血液中浓度超过近曲小管重吸收的阈值时自尿液排出。90%以上多发性骨髓瘤患者有蛋白尿，50%以上患者尿液中出现本周蛋白。

（2）肾小管损伤　肾盂肾炎、慢性肾炎、肾癌、肾病综合征等患者尿液中偶可检出本周蛋白，且κ、λ轻链含量与患者的肾小管损伤程度有关，可作为疗效监测指标。

（3）其他　50%以上巨球蛋白血症、原发性淀粉样变性、μ重链病（HCD）患者尿液中可出现本周蛋白，良性单克隆丙种球蛋白血症患者尿液中亦可出现。

（二）肌红蛋白检测

肌红蛋白（myoglobin，Mb）是横纹肌合成的一种含亚铁血红素单链的蛋白质。当肌肉组织受损时大量 Mb 释放至细胞外进入血液循环，因其相对分子质量低而迅速在尿液中出现，称为肌红蛋白尿（myoglobinuria）。

1. 硫酸铵法

（1）原理　利用 Mb 能溶于80%饱和硫酸铵而 Hb 不溶解的特性，在尿液标本中加入硫酸铵，使 Hb 和其他蛋白沉淀，离心后取上清液进行隐血试验（occult blood test，OBT），如为阳性，提示 Mb 阳性。

（2）试剂　隐血试验（化学法）试剂或干化学试带、80%硫酸铵溶液。

（3）操作流程　$\boxed{取尿液}$ → $\boxed{加80\%硫酸铵溶液}$ → $\boxed{离心}$ → $\boxed{取上清液，进行隐血试验}$。阳性者为 Mb 尿。

（4）质量保证

1）标本　标本要求新鲜，以免 Mb 变性而被硫酸铵沉淀，导致假阴性。在酸性尿液中 Mb 不稳定，在碱性（pH 8.0～9.0）条件下4℃可稳定至少1周，因此，如有必要标本需碱化后冷藏保存。

2）操作　动作应轻缓，防止局部浓度过高的硫酸铵将被检测 Mb 沉淀，引起假阴性。适当调节 pH 至 7.0～7.5，确保达到完全沉淀目的。

2. 方法学评价　尿液 Mb 检测的方法学评价见表8-15。

表8-15　尿液 Mb 检测的方法学评价

方法	评价
80%饱和硫酸铵法	简便、经济、敏感性高，为 Mb 的过筛试验
胶体金免疫渗滤试验	操作简便快速，灵敏（Mb >100μg/L），可定性或半定量检测
ELISA 双抗体夹心法	操作简便，可批量检测。灵敏度高，为25～800μg/L，特异性高，可定量检测

3. 参考区间　阴性。

4. 临床意义　肌红蛋白阳性见于：①挤压综合征：因外伤如子弹伤、烧伤、电击伤及手术创伤等导致大量肌细胞受损，肌红蛋白释放入血；②缺血性疾病：心肌梗死、动脉栓塞缺血等使肌细胞受损时肌红蛋白释放入血；③原发性肌肉疾病：因遗传（磷酸化酶缺乏、未知的代谢缺陷）或自身免疫性肌病变，可伴有肌营养不良、皮肌炎或多发性肌炎等；④阵发性肌红蛋白尿：剧烈运动后或肌肉疼痛性痉挛发作72小时后出现肌红蛋白尿，非习惯性过度运动后可发生"行军性"肌红蛋白尿。

血尿、血红蛋白尿和肌红蛋白尿鉴别见表8-16。

表8-16　血尿、血红蛋白尿和肌红蛋白尿鉴别

项目	血尿	血红蛋白尿	肌红蛋白尿
概念	红细胞 >3/HP	尿液游离 Hb 增加	尿液 Mb 增加
机制	泌尿系统出血、外伤等	血管内溶血（RBC 破坏）	肌肉损伤释放
外观	正常，淡红、洗肉水样、可混有血凝块	茶色、棕黄、酱色	红色、酱油色、褐色

续表

项目	血尿	血红蛋白尿	肌红蛋白尿
镜检	红细胞	无红细胞	无红细胞
OBT 化学法	阳性	阳性	阳性
OBT 免疫法	阳性	阳性	阴性
Mb 定性	阴性	阴性	阳性

（三）含铁血黄素检测

含铁血黄素（hemosiderin）是一种不稳定、棕黄色或黄色颗粒状的铁蛋白聚合物。血管内溶血时，大部分游离血红蛋白随尿排出，形成血红蛋白尿；小部分被肾小管上皮细胞摄取并分解，以含铁血黄素形式沉积于细胞内，当细胞脱落时随尿排出。

1. Rous 试验

（1）原理　含铁血黄素中的 Fe^{3+}，在酸性环境中与亚铁氰化钾作用，产生蓝色的亚铁氰化铁沉淀，显微镜下可见蓝色闪光颗粒，即普鲁士蓝反应。

（2）试剂　20g/L 亚铁氰化钾和 3% 盐酸。

（3）操作流程　标本预处理→加试剂→离心→显微镜检查→结果判断。

（4）质量保证

1）标本　宜留清晨第一次尿，并将全部尿液自然沉淀，再取沉淀物离心，以提高阳性率。

2）器材　所用容器、器材均应洁净，防止铁剂污染导致假阳性。

3）操作　如亚铁氰化钾与盐酸混合即显深蓝色，表示试剂已被污染。

2. 方法学评价　Rous 试验无需特殊设备，操作简便。但可能因含铁血黄素颗粒太小，用普通光学显微镜无法看到，引起假阴性。故当检测结果阴性时，并不能完全排除血管内溶血。本实验也可将尿沉渣涂片后待干，按骨髓片铁染色法加入酸性亚铁氰化钾溶液染色，但不常用。

3. 参考区间　阴性。

4. 临床意义　含铁血黄素试验阳性见于慢性血管内溶血，如阵发性睡眠性血红蛋白尿。在溶血初期，虽有血红蛋白尿，但血红蛋白尚未被肾小管上皮细胞所吸收，未能形成含铁血黄素排出，该试验可呈阴性，而隐血试验可呈阳性；有时血红蛋白含量少，隐血试验也可能呈阴性，而本试验呈阳性。

（四）脂肪和乳糜液检测

尿液中有脂肪小滴称为脂肪尿（lipiduria）。尿液含有淋巴液（乳糜微粒及蛋白质）而外观呈牛奶状称为乳糜尿（chyluria）。乳糜尿同时混有血液称为乳糜血尿（hemotochyluria）。正常情况下尿液无淋巴液成分，当泌尿系统淋巴管因阻塞、压迫、曲张而破裂时，乳糜液流入尿液中产生乳糜尿。

1. 定性检查

（1）原理　根据脂肪溶于乙醚特性，用乙醚等有机溶剂按一定比例与尿液混合抽提乳糜微粒、脂肪小滴，再用脂溶性染料苏丹Ⅲ对乙醚提取物进行染色，显微镜下若见大小不等的橘红色球形脂肪小滴即可判为乳糜阳性。

（2）试剂　乙醚和苏丹Ⅲ染液。

（3）操作流程　萃取→离心→蒸发→染色→显微镜观察→结果判断。

（4）质量保证　要求尿液新鲜并及时送检。检验中应按照标准操作规程进行操作，避免使用乳胶手套封口混匀，注意尿液乙醚的混合体积比例（2∶1）和采集抽提层乳糜微粒的恰当位置。

2. 方法学评价　肉眼观察难以区分乳糜尿还是非晶形磷酸盐或尿酸盐尿，但两者可用加热、加酸的方法予以鉴别。乙醚抽提加苏丹Ⅲ染色方法是乳糜尿定性确证试验。

3. 参考区间　阴性。

4. 临床意义　①累及淋巴循环的疾病：如肿瘤压迫、先天性淋巴管畸形、腹腔结核等导致腹腔淋巴管或胸导管阻塞可导致乳糜尿。②慢性丝虫病：丝虫在淋巴系统中引起炎症并反复发作，纤维组织增生使腹腔淋巴管及胸导管广泛阻塞，肾盂及输尿管等泌尿系统淋巴管终端破裂而形成乳糜尿。丝虫病患者乳糜尿多为间歇性，也有少数患者呈持续阳性。③脂肪尿：常见于肾病综合征、肾小管变性、骨折及脂肪栓塞等。

（五）苯丙酮酸检测

苯丙酮酸尿症（phenylketonuria，PKU）是由于患者肝脏中缺乏 L-苯丙氨酸羟化酶，苯丙氨酸不能完全氧化为酪氨酸，而只能变成苯丙酮酸，导致大量苯丙氨酸和苯丙酮酸在体内蓄积，并从尿中大量排出，有特殊老鼠尿臭气味。PKU 在遗传性氨基酸代谢缺陷疾病中比较常见，其遗传方式为常染色体隐性遗传。

1. 三氯化铁定性法

（1）原理　尿液中苯丙酮酸在酸性条件下与三氯化铁生成三价铁和苯丙酮酸烯醇基螯合物，显蓝绿色并持续 2 分钟以上。

（2）试剂　三氯化铁溶液、浓盐酸。

（3）操作流程　 加尿液 → 加试剂 → 肉眼判断 。

（4）质量保证

1）标本　苯丙酮酸在室温下不稳定，应采取新鲜尿液后立即检测。磷酸盐对试验有干扰，需加磷酸盐沉淀剂使之转变为磷酸铵镁除去后，再进行苯丙酮酸定性试验。

2）药物干扰　含酚类药物（如水杨酸制剂）及氯丙嗪等可与氯化铁结合显色使试验出现假阳性，检查前应停用此类药物。

3）其他　本法灵敏度较低，约 200mg/L，小儿出生后 6 周内不易查出。

2. 参考区间　阴性。

3. 临床意义　50% 以上苯丙酮尿症患者尿液苯丙酮酸试验呈阳性。

（六）人绒毛膜促性腺激素检测

人绒毛膜促性腺激素（human chorionic gonadotropin，hCG）是由胎盘合体滋养层细胞产生的促进性腺发育的糖蛋白激素，存在于孕妇的血液、尿液、初乳和羊水中，其分泌量从受精卵滋养层形成到分娩后胎盘离体前在不断变化中，尿液 hCG 浓度随血清 hCG 浓度发生变化，血清 hCG 浓度略高于尿液，且成平行关系。

1. 单克隆免疫胶体金法

（1）原理　单克隆抗体胶体金标记免疫层析定性检验法。试带浸入尿液一定时间后，通过层析作用，尿中 hCG 先与金标记鼠抗人 β-hCG 单抗结合，移行至检测区，被羊抗人 hCG 抗体捕获，形成金标记鼠抗人 β-hCG 单抗-β-hCG-羊抗人 hCG 多抗复合物，局部出现紫红色检测区带。同时金标记鼠 IgG 随尿上行至质控区，被羊抗鼠 IgG 抗体捕获，形成金标记鼠 IgG 抗原-羊抗鼠 IgG 抗体复合物，出现紫红色对照区带。

（2）试带　主要含羊抗鼠 IgG 抗体、羊抗人 hCG 多克隆抗体、胶体金标记鼠抗人 β-hCG 单克隆抗体和鼠 IgG 抗原等成分。

（3）操作流程　 浸湿试条 → 观察 → 结果判断 。

（4）质量保证

1）标本　宜采集首次晨尿，留尿前避免大量饮水；严重的血尿、菌尿对试验有干扰，应离心取上清液检测。

2）规范操作　充分了解试剂的特异性及检测线性范围，注意可能产生的假阳性（交叉反应）及假阴性（不同妊娠期尿液 hCG 浓度过高或过低）。

2. 方法学评价　目前，尿液 hCG 主要检验方法是免疫学方法，其操作简便、快速、灵敏度和特异性高。尿液 hCG 检测的方法学评价见表 8 - 17。

表 8 - 17　尿液 hCG 检测的方法学评价

方法	评价
单克隆免疫胶体金法	操作便捷、灵敏度高（0.8 ~ 20ng/L）、特异性强，是公认最理想的早早孕诊断法
电化学发光法	操作简便快速，灵敏度和自动化程度高，可批量检测
ELISA 双抗体夹心法	灵敏度和特异性高，广泛应用，可作早期筛检方法

3. 参考区间　阴性。

4. 临床意义

（1）早期妊娠诊断　对于早期妊娠诊断可选用一般灵敏度和准确性的方法。但对于人工受精或药物促排卵的患者，则需要选择灵敏度、准确性和特异性更高的方法，以便更早期做出妊娠诊断。

（2）妊娠早期异常监测　整个妊娠期 hCG 浓度的变化呈双峰曲线，第一峰在妊娠 80 天左右，约 5400μg/L，100 天后生理性下降，140 ~ 200 天维持在低而平稳水平；第二峰在妊娠 260 天，约 2000μg/L，临产期又稍有下降。异位妊娠（宫外孕）hCG 低于正常妊娠（约 25 ~ 50μg/L），也可用于急腹症时的鉴别诊断。

（3）流产诊断与治疗

1）流产与死胎　不完全流产子宫内仍有活胎盘组织时 hCG 仍为阳性；完全流产或死胎可由阳性转为阴性。

2）先兆流产　如果 hCG 小于 200μg/L，有流产或死胎可能，当降到 50μg/L，则发生难免流产。保胎治疗中，如果 hCG 不断下降，提示保胎无效；反之，则保胎成功。

3）检测残留胚胎组织　人工流产后 hCG 仍呈阳性提示宫内尚残存胚胎组织。产后 9 天或人工流产术后 25 天，hCG 应恢复正常，否则考虑有异常。

（4）滋养层肿瘤诊断及监测　葡萄胎、绒毛膜上皮癌及男性睾丸畸胎瘤等尿液 hCG 浓度很高，可达 8000μg/L 以上。

（七）α_1 - 微球蛋白检测

α_1 - 微球蛋白（α_1 - microglobulin，α_1 - MG）是相对分子质量为 26000 ~ 36000 的蛋白质。α_1 - MG 能自由通过肾小球滤过膜，极大部分在近曲小管重吸收并分解代谢。α_1 - MG 目前主要采用放射免疫检测法。

（八）β_2 - 微球蛋白检测

β_2 - 微球蛋白（β_2 - microglobulin，β_2 - MG）是人类白细胞抗原（human leukocyte antigen，HLA）I 类抗原的轻链，除成熟红细胞和胎盘滋养层细胞外，其他细胞均含 β_2 - MG。β_2 - MG 主要由淋巴细胞产生，可通过肾小球滤过，但其 99.9% 又在近曲小管以胞饮形式重吸收，故健康人尿液 β_2 - MG 含量很少。检测 β_2 - MG 可用于鉴别肾小管性和肾小球性蛋白尿。β_2 - MG 目前有放射免疫技术、ELISA 双抗体夹心法、免疫比浊法、胶乳增强散射免疫检测等多种检测方法。

（九）尿酶检测

健康人尿液中的酶含量极少，其主要来源于血液、肾实质、尿路及生殖系统等，如淀粉酶和溶菌酶（LZM）、γ - 谷氨酰转肽酶（GGT）、碱性磷酸酶（ALP）、N - 乙酰 - β - D 氨基葡萄糖苷酶（NAG）、酸性磷酸酶（ACP）及 β - 葡萄糖醛酸苷酶（β - GLU）等。

1. 尿淀粉酶（amylase，AMS）　主要来源于胰腺和腮腺，分别为胰淀粉酶和唾液淀粉酶，两者具有 97% 同源性。人血清淀粉酶的相对分子质量约 45000，血液中浓度升高时，易通过肾小球滤膜而出现于尿液中。胰腺炎或胰液排出受阻时，淀粉酶从胰管管壁，吸收入血而随尿液排出。目前主要采用碘 - 淀粉比色法（Somogyi 法）、染色淀粉法和对 - 硝基苯麦芽糖苷（4NP - G7）法等方法检测。

2. 溶菌酶（lysozyme，LZM）　又名胞壁酶，主要来自单核细胞、中性粒细胞，是一种能溶解某些细菌的酶类，可酵解 G⁺ 球菌细胞壁上的乙酰氨基多糖成分使细胞壁破裂而溶解细菌。溶菌酶因相对分子质量较低，可通过肾小球基底膜滤出，90% 以上在肾小管重吸收。尿液中溶菌酶超过 3mg/L 时，称为溶菌酶尿。目前主要采用琼脂扩散平皿法、光电比浊法和 ELISA 双抗体夹心法等方法检测。

3. N - 乙酰 β - D - 氨基葡萄糖苷酶（β - N - acetyglucosaminidase，NAG）　广泛存在于各组织的溶酶体中，是一种高相对分子质量（140000）的溶酶体酶，不能通过肾小球滤过膜。近端肾小管上皮细胞中的含量特别丰富，肾小管损伤时从尿液中排出，是肾小管损害最灵敏的指标之一。目前主要采用对硝基酚比色法和荧光法检测。

（梁松鹤　胥文春）

第四节　尿液有形成分显微镜检验

PPT

尿液有形成分（urine formed elements）指来自泌尿系统，并以各种形式排至尿液中的有形成分的总称。尿沉渣（urine sediment）是指尿液经过离心后所形成的沉淀物，主要包括细胞、管型、结晶和病原体等有形成分。尿液有形成分检验对泌尿系统疾病定位诊断、鉴别诊断及预后判断等有重要意义。

一、尿液有形成分显微镜检验方法

尿液显微镜检查有未染色显微镜检查法、染色显微镜检查法以及定量计数法等。根据临床实际应用情况，下面主要介绍几种常用的尿液有形成分显微镜检查方法。

（一）未染色尿液显微镜检查法

1. 原理　将尿液有形成分涂片或充入计数板，然后使用普通光学显微镜、相差显微镜或偏振光显微镜镜检或计数。

2. 器材　定量计数时可采用改良 Neubauer 计数板、Fuchs - Rosenthal 计数板、Fast - Read102 尿液有形成分计数板等，其中 Fast - Read102 尿液有形成分计数板最为常用。

Fast - Read102 计数板由一块硬质塑料板特制而成（图 8 - 1），每块板内分为彼此独立封闭的 10 个统一深度（0.1mm）的计数室，每个计数室一侧有 1 个竖条长方形计数区，每一个计数区有 10 个大方格，成 5×2 排列，每个大方格又分为 16 个小方格，成 4×4 排列。每一大方格边长为 1mm，计数室高度为 0.1mm，故每个大方格的面积为 1mm²，容积为 0.1μl，每个计数室计数区的总容积为 1μl。对压线细胞采用"数上不数下，数左不数右"的计数原则。

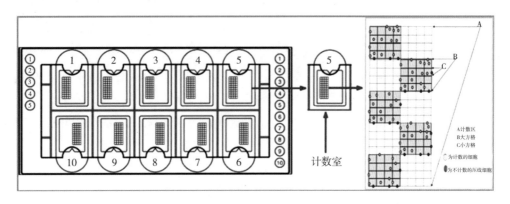

图 8 - 1　Fast - Read102 尿液有形成分定量计数板

3. 操作流程

（1）离心尿直接涂片法　| 10ml 尿液 | → | 400g，离心 5 分钟 | → | 留取沉淀 0.2ml | → | 混匀，取 20μl 尿沉渣滴入载玻片 | →

| 加盖玻片 | → | 镜检 |。

（2）尿沉渣计数板法　| 10ml 尿液 | → | 400g，离心 5 分钟 | → | 留取沉淀 0.2ml | → | 混匀，取适量尿沉渣滴入尿沉渣计数板 | →

| 镜检 |。

4. 报告方式

（1）管型　需低倍镜下观察至少 20 个视野，报告最低~最高数/LP，并报告管型种类。若使用定量计数板，以"管型个数/μl"形式报告。

（2）细胞　需高倍观察至少 10 个视野，报告最低~最高数/HP，并报告细胞种类。若使用定量计数板，以"细胞个数/μl"形式报告。

（3）结晶和病原体　采用数字符号"－、±、1 +、2 +、3 +"方式进行报告，报告级数范围参照表 8 – 18。

表 8 – 18　尿结晶、细菌、真菌、原虫及寄生虫卵等报告方式

成分	报告等级					
	—	±	1 +	2 +	3 +	4 +
结晶	0	散在于数个视野	占视野 1/4	占视野 1/2	占视野 3/4	满视野
细菌及真菌	0	散在于数个视野	各视野均可见	量多、团状聚集	无数	满视野
原虫及寄生虫卵	0		1~4 个/HP	5~9 个/HP	>10 个/HP	满视野

5. 质量保证

（1）患者指导　在患者留取尿液前，需告知留取标本的正确方法及注意事项。为避免标本稀释对结果影响，嘱患者不宜大量饮水；告知患者避免阴道分泌物、微尘、油污或洗液等污染。

（2）标本　标本要求新鲜，及时检测。若不能及时检测，可置于 2~8℃环境中保存，也可根据检验目的加入适量防腐剂。

（3）离心和尿沉渣制备　在显微镜检查中，推荐使用离心未染色尿沉渣直接镜检。在相对离心力 400g 条件下离心 5 分钟，待离心机自然停转，取出离心管，一次性倾倒或吸去上清尿液，留取离心管底部液体 0.2ml，轻轻摇动混匀。

（4）加盖玻片方式　加盖玻片时使其一端先接触尿液然后慢慢放下，防止气泡产生。

（二）染色尿液显微镜检查法

为防止某些病理成分遗漏和误认，或鉴别某些特殊成分如肿瘤细胞和异形细胞，可将尿液标本染色后镜检。常用的染色方法可分为活体染色法和固定染色法。前者以 Sternheimer – Malbin（S – M）染色法和 Sternheimer（S）染色法较为常用，后者包括瑞 – 吉染色法、巴氏染色法等。各种染色的方法学评价见表 8 – 19。

表 8 – 19 尿液有形成分染色的方法学评价

方法	评价
S – M 染色	适用于管型、细胞的鉴别，可区分细胞的死活；《WS/T 229 –2024 标准》推荐方法
S 染色	同 S – M 染色，但该染料镜检背景易产生沉淀
巴氏染色	适用于肿瘤细胞的鉴别，是尿液脱落细胞学常用染色法
瑞 – 吉染色	主要用于白细胞分类和肿瘤细胞的鉴别，可识别血小板管型，染色后的涂片可长期保存
苏丹Ⅲ染色	对含中性脂肪的脂肪球、脂肪管型、脂肪颗粒细胞染色效果好
碘染色	可鉴别淀粉颗粒与其他颗粒成分
过氧化物酶染色	可区别中性粒细胞管型及肾小管上皮细胞管型，前者过氧化物酶染色呈阳性
其他染色	细胞化学染色、荧光抗体染色和酶免疫化学染色有助于肿瘤细胞的鉴别

在临床实际工作中，染色显微镜检查法以 S – M 染色法较为常用，下面以此法进行介绍。

1. 原理 1951 年 Sternheimer R 和 Malbin B 联合报道了一种主要含结晶紫和沙黄的尿液有形成分染色法，即 S – M 染色。由于尿液有形成分物理和化学性质存在差异，导致其对染料的物理亲和与化学结合程度不同，经染色后，着色效果不同，结构清晰，易于辨认。

2. 试剂 染色由 A 液和 B 液组成。A 液主要含结晶紫，B 液主要含沙黄。配制 S – M 染液应用液时，A 液：B 液按体积比 3：97 比例混合，用滤纸将混合液过滤后贮于棕色瓶中，室温下可保存 3 个月。

3. 操作流程 尿液离心留 0.2ml 沉渣 → 加入 1 滴染色应用液，混匀 → 3 分钟后涂片检查。

4. 报告方式 同未染色显微镜检查。若标本中有形成分含量较多，也可采用未离心尿液标本直接染色检验后报告。S – M 染色结果判断见表 8 – 20。

表 8 – 20 尿液有形成分 S – M 染色特点

尿液有形成分	染色结果
红细胞	不着色或呈淡紫色
浓染白细胞	着色深，胞质呈淡红色，胞核呈深红色，为老化或死亡细胞
淡染白细胞	着色较浅，胞质不着色，胞核呈淡蓝色，为活细胞
闪光细胞	胞质呈淡蓝色，其内可见粗大的布朗运动颗粒，胞核呈淡蓝色或蓝色
上皮细胞	与白细胞染色效果类似，死体细胞质呈粉红色～紫红色，胞核呈深紫红色；活体细胞体不着色或呈淡蓝色
细胞管型	管型基质呈淡粉色，细胞染色效果类似白细胞或上皮细胞
颗粒管型	管型内的颗粒呈紫红色～紫蓝色
透明管型	管型呈淡粉色或淡紫色
脂肪管型	管型内的脂肪颗粒不着色
滴虫	活体滴虫不易着色；死体滴虫呈蓝色或蓝紫色，可见鞭毛及轴柱
细菌	活菌不着色；死菌呈红色或紫色

5. 质量保证

（1）**标本** 标本应新鲜，标本与染液比例 5：1 左右染色效果最佳。

（2）染色时间　染色过久可引起淡染细胞向浓染细胞过渡，也会使闪光细胞内的颗粒失去布朗运动特征。

（3）干扰因素　尿液 pH 或尿胆红素可影响染色效果。

（4）其他　同未染色尿液有形成分显微镜检查。

（三）尿液有形成分检查参考方法

2003 年国际实验血液学学会（International Society for Laboratory Hematology，ISLH）提出了尿液中有形成分计数的参考方法，用于校准自动化尿液有形成分分析仪中红细胞、白细胞、透明管型和鳞状上皮细胞计数。

1. 原理　该法采用 S 染色法对尿液有形成分进行活体染色，用 Fuchs – Rosenthal（菲斯 – 罗森塔）计数板进行显微镜计数。

2. 器材　Fuchs – Rosenthal 计数板。其有两个计数室，每侧计数室划线格面积为 $16mm^2$，深度为 $0.2mm$，总容量为 $3.2mm^3$。每侧计数室平均分为 16 个大方格，每个大方格面积为 $1mm^2$，容积为 $0.2mm^3$。每个大方格又划分为 16 个小方格（图 8 – 2）。使用时需加盖玻片（$25mm \times 22mm \times 0.6mm$）。

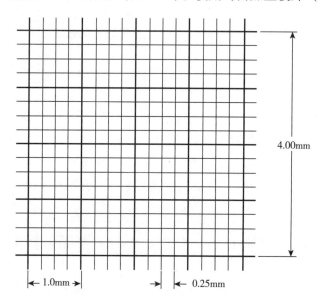

图 8 – 2　Fuchs – Rosenthal 血细胞计数室

3. 操作流程　尿液与染液以 9：1 的体积比混合 → 混匀后充池 → 静置 → 计数 → 计算 → 结果报告。

4. 报告方式　计数时，低倍镜计数 10 个大方格的大型颗粒（如管型和鳞状上皮细胞），高倍镜计数 10 个大方格内细胞、结晶、病原体等有形成分的数量。计算时，每项有形成分计数结果除以 2，即为尿有形成分颗粒数量，以 ＊＊个/μl 报告。

5. 质量保证

（1）标本　尿液有形成分计数的参考方法使用不离心新鲜尿液标本。

（2）充池　速度不能太快；充池液不能太多，也不能太少致计数区域充池不全，不能产生气泡，否则必须清洗干净后重新充池。

（3）计数方法　为提高颗粒计数的准确性，推荐将标本进行 S 染色后，再使用相差显微镜计数。为达到颗粒计数的统计学精度，管型和鳞状上皮细胞至少计数 50 个；白细胞、红细胞至少计数 200 个。用于验证、评价自动化检测结果的准确度，并提供仪器校准靶值。

（4）计数时间　应于1小时内完成计数；计数过程中发现计数池干涸，须清洗后重新充池。

（5）其他　同未染色尿液有形成分显微镜检查。

（四）方法学评价

尿液显微镜检查各种方法的评价见表8－21。

表8－21　尿液显微镜检查的方法评价

方法	优点	缺点
未染色离心尿液涂片法	离心可以使有形成分得以浓缩，提高阳性率，适用于外观清晰、有形成分较少的尿液标本检测；是尿液有形成分定量检查的基础	操作费时；离心过程易造成有形成分的破坏；难于标准化和准确定量，逐渐被定量计数板法取代；报告时须注明"离心尿液标本"
未染色尿液尿沉渣计数板法	避免主观因素影响，重复性好，便于临床动态观察；可定量计数，标准化的器材符合 CLSI 和 CCCLS 要求，为推荐方法；也可根据情况采用非离心尿液进行检测，是尿液有形成分检查的"金标准"	成本高，耗时；计数板为聚乙烯材料，焚毁时易污染环境
染色法	染色后的有形成分结构清晰，易于识别，适用于管型和细胞的鉴别；能区分细胞的死活	操作繁琐、费时；析出的染液沉渣易导致背景不清晰

（五）参考区间

不同的检测方法，尿液有形成分的参考区间略有不同，详见表8－22。

表8－22　尿液有形成分的参考区间

方法	红细胞	白细胞	透明管型	上皮细胞	结晶	细菌和真菌
离心尿液显微镜检法	0～3/HP	0～5/HP	0～偶见/LP	少见	少见	
尿液有形成分定量计数板法	男0～5/μl 女0～24/μl	男0～12/μl 女0～26/μl	0～1/μl	少见	少见	极少见

（六）临床应用

由于实际工作中标本量大，人工显微镜检查操作费时，不可能对每份标本均进行显微镜有形成分检查，因此，人工显微镜检查主要用于尿液干化学分析仪和有形成分分析仪仪器分析结果的复检。需要复检的情况详见第九章第三节尿液分析仪检验的质量保证。

二、尿液细胞形态及临床意义

尿液中常见的细胞有血细胞和各种上皮细胞。上皮细胞又分为肾小管上皮细胞、尿路上皮细胞、鳞状上皮细胞及柱状上皮细胞等。

（一）红细胞

根据红细胞形态可以将红细胞分为正常形态红细胞和异常形态红细胞；根据红细胞来源分为肾小球性红细胞和非肾小球性红细胞；有的仪器可将红细胞分为均一性红细胞、非均一性红细胞和混合性红细胞。

1. 正常形态红细胞　尿液中正常形态红细胞为双凹圆盘状，黄色，直径6～8μm（图8－3）。正常人尿液中可偶见红细胞，尿液显微镜检查平均每高倍镜视野超过3个（＞3个/HP）称为镜下血尿。

2. 异常形态红细胞　异常形态红细胞的形成有多种原因，如尿液 pH、渗透压、标本新鲜度及肾小球性疾病等均可导致红细胞形态出现异常。高渗尿、酸性尿或陈旧性尿液易出现皱缩红细胞（图8－4），该类细胞体积皱缩，表面呈锯齿样突起，细胞呈桑葚样或星芒状。低渗尿中，红细胞胀大，血红蛋白从红细胞内溢出或流失，仅剩细胞膜，可以形成影红细胞（ghost cell）（图8－5）。

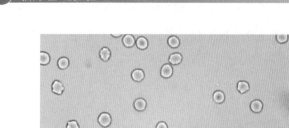
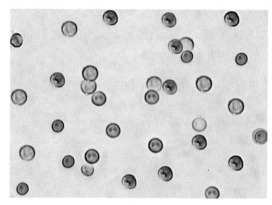

图 8-3　正常形态红细胞（×400）

A. 未染色；B. S-M 染色

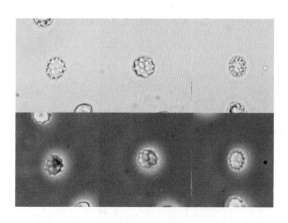

图 8-4　皱缩红细胞（×400）

上：普通光学显微镜；下：相差显微镜

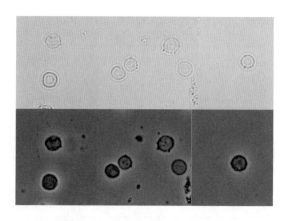

图 8-5　影红细胞（×400）

上：普通光学显微镜；下：相差显微镜

　　在肾小球性疾病中，红细胞从病变的肾小球基底膜的狭窄裂隙处渗出，受到挤压和损伤后进入肾小管和集合管内，反复受到微环境中尿液渗透量和 pH 的影响，致使红细胞出现明显的改变，形成大小不一、形态多样、血红蛋白含量不等的异常红细胞，如棘细胞、环形红细胞、锯齿状红细胞及红细胞碎片等（图 8-6）。常见的异常形态红细胞特点和临床意义见表 8-23。

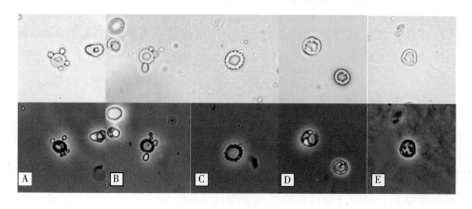

图 8-6　异常形态红细胞（普通光学显微镜＋相差显微镜）（×400）

A-B：棘细胞；C：锯齿变形红细胞；D-E：环形红细胞

表 8 - 23　异常形态红细胞特点和临床意义

名称	形态描述	来源与机制简述	主要临床意义
棘细胞	细胞大小不等, 细胞边缘或中心部位带有一个或多个大小不等的棘状突起, 或出现伪足, 似芽孢; 中心呈口形、靶形、不规则形	红细胞通过病变的肾小球基底膜时受到拉伸或挤压机械损伤; 不同 pH、渗透压持续变化的肾小管滤液的影响而发生形态改变	多见于肾小球疾病; 是鉴别肾性与非肾性血尿的典型细胞; 是肾小球疾病的特征性标志性细胞
球状突起样红细胞	细胞大小不等, 边缘有瘤状突起, 血红蛋白丰富, 中心无或可见规则小孔, 小球状突起可与红细胞剥离	形成机制暂不明	见于非肾小球源性血尿, 也可见于肾小球疾病
锯齿状红细胞	细胞可大小不等, 边缘出现数量多、大小和高低不等的突起, 呈锯齿状、车轮状, 多伴有中心淡染区扩大	来源于肾小球	多见于肾小球疾病
红细胞碎片	细胞大小不等, 形态改变无规律, 常见半月形、盔形、三角形、新月形及不规则形	各种原因导致的红细胞破坏	肾小球疾病、血栓性微血管病、溶血性疾病、心脏瓣膜溶血、弥散性血管内凝血等
环形红细胞	细胞大小不等, 以中心呈圆形空心的面包圈样为主, 也可呈三角形、十字形或不规则形的空心环状或靶形环状	红细胞内血红蛋白大量丢失或胞质向四周聚集形成	多见于肾小球疾病

　　根据正常形态红细胞和异常形态红细胞比例, 血尿性质可分为非肾小球性血尿、肾小球性血尿和混合性血尿。

　　(1) 非肾小球性血尿 (non - glomerular hematuria)　尿液中正常形态红细胞≥70% 的血尿称为非肾小球性血尿 (图 8 - 7)。引起非肾小球性血尿的疾病有以下几种情况: ①一过性镜下血尿: 健康人特别是青少年在剧烈运动、急行军、冷水浴或重体力劳动后, 可出现暂时性血尿; ②泌尿道疾病: 泌尿道炎症、肿瘤、结核、结石、创伤, 肾移植排异反应及先天畸形等; ③其他疾病: 出血性疾病、泌尿系统邻近器官的疾病 (如前列腺炎、盆腔炎等)。

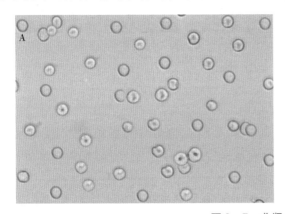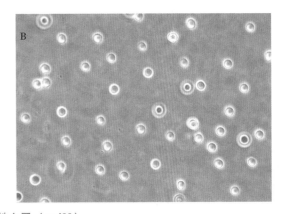

图 8 - 7　非肾小球性血尿 (×400)

A. 普通光学显微镜; B. 相差显微镜

　　(2) 肾小球性血尿 (glomerular hematuria)　尿液中异常形态红细胞≥70%, 且类型在 2 种以上者, 称为肾小球性血尿 (图 8 - 8)。肾小球性血尿常伴有尿蛋白及管型, 常见于肾小球性肾炎、肾病综合征、肾盂肾炎及红斑狼疮性肾炎等。

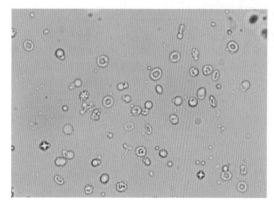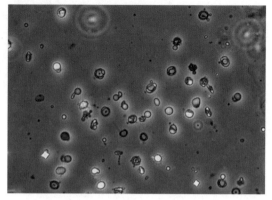

图 8 – 8　肾小球性血尿（×400）

A. 普通光学显微镜；B. 相差显微镜

（3）混合性血尿　尿液中既含有正常形态红细胞又含有棘细胞、环形红细胞、锯齿状红细胞及红细胞碎片等异常形态红细胞，其数量介于上述两者之间，不符合任何一种判别标准时称为混合性血尿（mixture hematuria）（图 8 – 9）。混合性血尿常见于 IgA 肾病等。

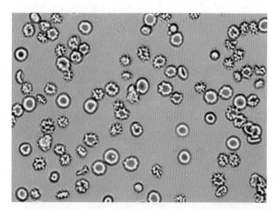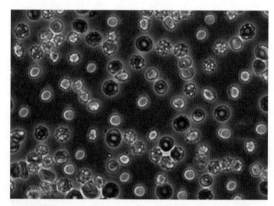

图 8 – 9　混合性血尿（×400）

A. 普通光学显微镜；B. 相差显微镜

（二）白细胞

健康成人 24 小时随尿排出的白细胞小于 200 万个，新鲜尿液中白细胞以中性粒细胞为主，也可出现嗜酸性粒细胞、淋巴细胞及单核细胞。活的中性粒细胞有运动和吞噬能力，能吞噬细菌、真菌、结晶等。

1. 白细胞　尿液中未染色的白细胞呈圆球形，直径 10 ~ 14μm，比红细胞略大，细胞核较模糊，胞质颗粒状，多数无明显退变，常分散存在，外形完整。加入 1% 乙酸处理后，细胞核清晰可见，可区分单个核细胞和多个核细胞。若需要明确细胞类型，可使用瑞 – 吉染色进行鉴别（图 8 – 10）。

尿液中白细胞增多常见于以下几种情况：①肾盂肾炎、膀胱炎、尿道炎、前列腺炎等疾病，其尿液有形成分变化见表 8 – 24；②肾移植术后、慢性炎症、新月形肾小球肾炎、应用抗生素和抗癌药物引起的间质性肾炎以淋巴细胞或单核细胞为主；③过敏性炎症、变态反应性疾病引起的泌尿系统炎症可见嗜酸性粒细胞增多，急性肾小管坏死时单核细胞减少或消失；④女性生殖系统炎症分泌物污染尿液时，白细胞常伴大量鳞状上皮细胞增多。

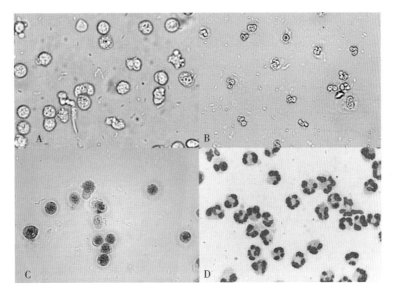

图 8 – 10 尿液白细胞 （×1000）

A. 未染色；B. 加酸后；C. S – M 染色；D. 瑞氏染色

表 8 – 24 泌尿系统感染尿液有形成分变化

疾病	尿液变化特点
肾盂肾炎	尿细菌培养为阳性；17% 的肾盂肾炎患者的首发症状为镜下血尿，少数可见肉眼血尿；尿白细胞明显增多，约 2/3 患者伴有白细胞管型；还可见中层尿路上皮细胞、闪光细胞或肾小管上皮细胞
膀胱炎	无管型和蛋白质，尿白细胞增多，常伴有脓尿，急性期可有明显的肉眼脓尿，伴有尿路上皮细胞增多，也可见闪光细胞
尿道炎	白细胞计数增多或呈脓尿，伴有红细胞增多，少数呈肉眼血尿，无管型
前列腺炎	白细胞增多，尿培养常有细菌生长

2. 闪光细胞（glitter cells） 低渗尿或碱性尿中，白细胞胞体胀大，直径可达 18μm 左右，胞质内可见粗大的呈布朗分子运动的颗粒，在暗视野下有微弱的闪光现象，故称为闪光细胞（图 8 – 11）。闪光细胞多见于急性肾盂肾炎、膀胱炎等疾病。

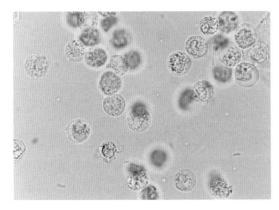
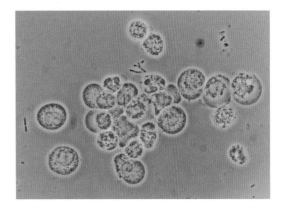

图 8 – 11 闪光细胞 （×1000）

A. 普通光学显微镜；B. 相差显微镜

3. 脓细胞（pus cells） 炎症时，中性粒细胞变性坏死，结构模糊，胞质内充满粗大颗粒，胞核不清楚，细胞常成团分布，形成脓球（白细胞团）（图 8 – 12）。脓细胞与白细胞并无本质上的区别，两者常相伴增多。如尿液中白细胞大于 5 个/HP，或每小时尿白细胞大于 40000 个，称镜下脓尿（pyuria）。如尿液中含大量的白细胞，呈乳白色，甚至出现块状物，称为肉眼脓尿（macroscopic pyuria）。

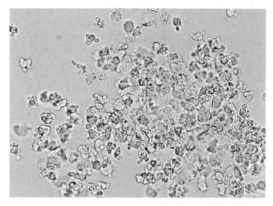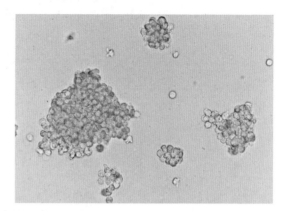

图 8 – 12　脓细胞（×400）

A. 脓细胞；B. 脓细胞团

（三）巨噬细胞

巨噬细胞大小不等，20~100μm，圆形、椭圆形或不规则形，胞质丰富，其内可见圆形、卵圆形或马蹄形包涵体，胞核结构不清或偏于细胞一侧（图 8 – 13）。巨噬细胞可吞噬多种物质，如红细胞、白细胞、脂肪滴、精子及各种颗粒物。巨噬细胞常见于泌尿系统感染、肾小球肾炎，如增殖性肾小球肾炎、IgA 肾病、肾盂肾炎等。

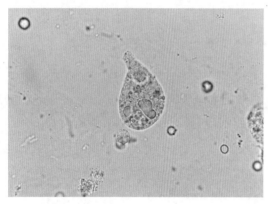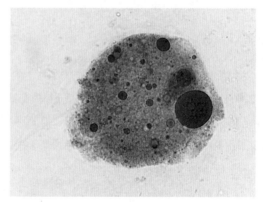

图 8 – 13　巨噬细胞（×1000）

A. 未染色；B. S – M 染色

（四）上皮细胞

尿液中常见的上皮细胞有肾小管上皮细胞、尿路上皮细胞、柱状上皮细胞及鳞状上皮细胞。肾小管上皮细胞在不同疾病，形态可发生变化，形成诱饵细胞、含铁血黄素细胞或脂肪颗粒细胞等。

1. 肾小管上皮细胞（renal tubular epithelial cells）　来自各段肾小管，形态略有区别。典型的肾小管上皮细胞比白细胞大 2~4 倍，形态不规则，多边形或多角形，胞质颗粒状，胞核圆形，多为单个核，染色质常固缩成块状（图 8 – 14）。急性坏死的肾小管上皮细胞胞体增大，胞质内的颗粒增粗、增多，胞核结构不清晰。

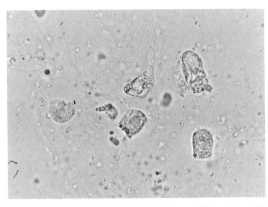
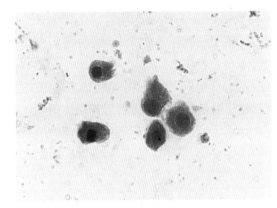

图 8 - 14　肾小管上皮细胞（×1000）

A. 未染色；B. S - M 染色

　　健康人尿液中肾小管上皮细胞极少见，数量增多见于肾小管病变，成堆出现提示肾小管有急性坏死性病变。肾移植术后大约 1 周，尿内出现较多的肾小管上皮细胞，随后逐渐减少至恢复正常；当发生排异反应时尿中可再度大量出现肾小管上皮细胞。

　　2. 脂肪颗粒细胞（fatty granular cells）　肾小管上皮细胞吞噬脂肪或发生脂肪变性后，胞质内含有较多的脂肪颗粒（苏丹Ⅲ染色呈橘红色），称脂肪颗粒细胞（图 8 - 15）。该类细胞增多见于肾病综合征或慢性肾病。

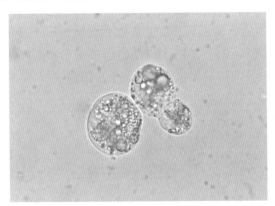
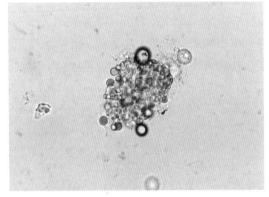

图 8 - 15　脂肪颗粒细胞（×1000）

A. 未染色；B. 苏丹Ⅲ染色

　　3. 含铁血黄素细胞　肾小管上皮细胞内出现橙黄色或黄褐色的含铁血黄素颗粒，普鲁士蓝染色为蓝色，多见于血管内溶血所致的血红蛋白尿，也可以见于肾慢性出血、肾梗死、慢性心力衰竭等疾病（图 8 - 16）。

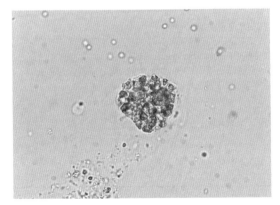
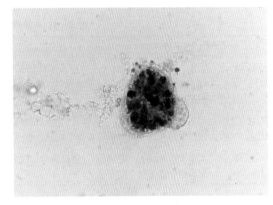

图 8 - 16　含铁血黄素细胞（×1000）

A. 未染色；B. 铁染色

4. 诱饵细胞（decoy cells） 是肾小管上皮细胞或尿路上皮细胞感染多瘤病毒后出现特征性变化的细胞，该类细胞容易被误认为是肿瘤细胞，所以称为"诱饵细胞"（图8-17）。该类细胞有以下特点：①大小：胞体大，约15~100μm；②形状：形态不规则；③胞核：增大，偏位，肿大的胞核呈空泡样改变，可见核内包涵体；染色质结构破坏，核膜增厚；④胞质：常丢失，仅剩裸核。诱饵细胞见于肾移植、骨髓移植术后患者因长期使用免疫抑制剂而感染多瘤病毒。推荐使用S-M染色、S染色或巴氏染色法，可快速、有效筛检和鉴别诱饵细胞。

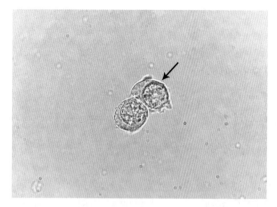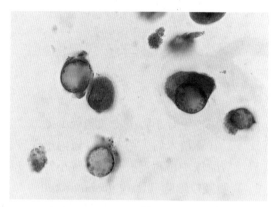

图8-17 诱饵细胞（×1000）

A. 未染色；B. S-M染色

5. 尿路上皮细胞 尿路上皮细胞（图8-18）来自肾盂、输尿管、膀胱等处，根据其形态可分为表层、中层和底层尿路上皮细胞。其形态特点及来源见表8-25。尿路上皮细胞增多提示相应部位的病变，如膀胱炎时可见大量的表层尿路上皮细胞，肾盂肾炎时可见大量中层尿路上皮细胞。

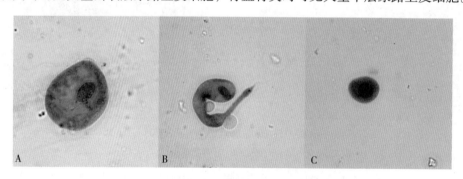

图8-18 尿路上皮细胞（S-M染色，×1000）

A. 表层尿路上皮细胞；B. 中层尿路上皮细胞；C. 底层尿路上皮细胞

表8-25 尿路上皮细胞形态特点及来源

名称	形态特点	来源
表层尿路上皮细胞	大小15~40μm，胞体大，圆形或不规则形（如果在器官充盈时脱落，细胞多不规则；如在器官皱缩时脱落，细胞多呈圆形）；胞质丰富，颗粒状；胞核圆形或卵圆形，居中	多来源于膀胱、尿道近膀胱处
中层尿路上皮细胞	大小20~30μm，圆形、纺锤状、尾状、梨形等；胞质中等，呈颗粒状；胞核稍大，圆形或椭圆形，常偏于细胞一侧	多来自于肾盂，故又称为肾盂上皮细胞，亦可来自输尿管及膀胱颈
底层尿路上皮细胞	大小15~30μm，多为圆形；胞质偏少，核质比高；胞核稍大，圆形或卵圆形，居中或偏位	常来源于肾盂、输尿管、膀胱、尿道

6. 柱状上皮细胞（columnar epithelial cells） 来自男性尿道中段、尿道球腺、前列腺及精囊和女性的子宫颈部分及子宫体等处。该类细胞呈圆柱状，胞质颗粒状，胞核椭圆形、偏一侧（图8-

19）。健康人尿液中柱状上皮细胞罕见，增多提示慢性尿道炎、慢性膀胱炎、前列腺炎，亦可见于导尿标本。

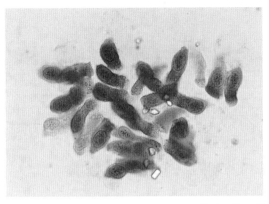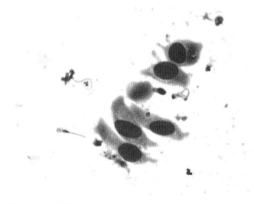

图 8 – 19　柱状上皮细胞（×1000）

A. S – M 染色；B. 瑞 – 吉染色

7. 鳞状上皮细胞（squamous epithelial cells）　女性多来自膀胱三角区、尿道外口段，男性多来自尿道舟状窝至外口段；也可能来自阴道、外阴部和包皮的表皮污染。鳞状上皮细胞体积较大，边缘常卷曲或折叠，胞质干净或仅有少量颗粒，胞核较小（图 8 – 20）。

健康人尿液中可见少量鳞状上皮细胞，特别是育龄期女性，一般无临床意义。除外污染，鳞状上皮细胞伴有白细胞增多，则提示尿道炎；若同时伴尿路上皮细胞增多，则提示慢性膀胱炎。

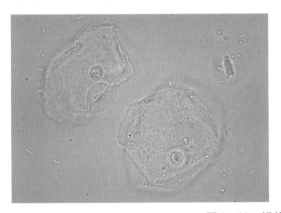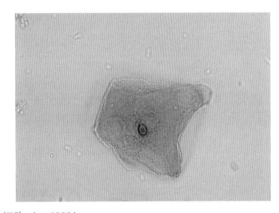

图 8 – 20　鳞状上皮细胞（×1000）

A. 未染色；B. S – M 染色

8. 多核巨细胞（multinuclear giant cells）　来源于尿路上皮细胞，胞体巨大，大小可相差数倍，为 20 ~ 200μm 之间；胞核圆形或椭圆形，数个至数十个（图 8 – 21）。该类细胞增多见于病毒性感染者尿中，如疱疹病毒感染；也可见于放射治疗、导管插入治疗后。

三、尿液管型形态及临床意义

管型（casts）是蛋白质、细胞及其裂解产物在肾小管内酸化、浓缩、凝聚而成的圆柱形蛋白聚集体。管型形成必须具备条件见表 8 – 26。

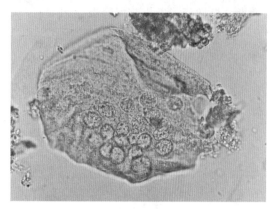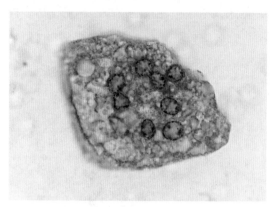

图 8－21　多核巨细胞（×1000）

A. 未染色；B. S－M 染色

表 8－26　管型形成的条件与作用

条件	作用
原尿中有清蛋白、T－H蛋白	病理情况下进入肾小管的蛋白增多，肾小管重吸收功能下降造成大量蛋白质积聚构成管型的基质
肾小管有浓缩和酸化尿液的能力，同时尿流缓慢，有局部性尿液淤积	浓缩可使形成管型的蛋白质浓度增高，而酸化则促进蛋白质进一步变性凝聚，尿流缓慢，有足够的停留时间使各种成分凝聚
具有可供交替使用的肾单位	健康人两肾共有200万个肾单位，它们交替工作和休息。尿液在肾单位有足够的停留时间，使蛋白质得以浓缩，并凝聚成管型；当形成管型的肾单位重新排尿时，管型便随尿排出

在形成管型的过程中，若有细胞渗出，被蛋白基质包裹形成细胞管型；若管型内的细胞退化变性，裂解成细胞碎屑则形成颗粒管型；颗粒管型进一步均质化可形成蜡样管型。

（一）透明管型

透明管型（hyaline casts）为无色透明的圆柱体，质地均匀，可有少许颗粒或细胞。管型长短、粗细不一，折光性差，易漏检，适合使用相差显微镜观察（图 8－22）。透明管型在健康成人的清晨浓缩尿中偶见；剧烈运动后、高热、麻醉、心功能不全时少量出现；急性肾实质病变，可出现大量透明管型。

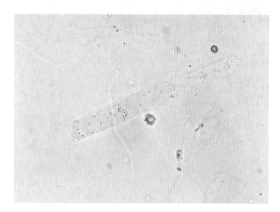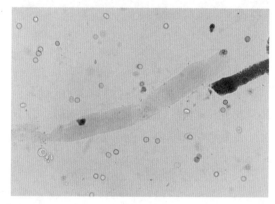

图 8－22　透明管型（×400）

A. 未染色；B. S－M 染色

（二）细胞管型

管型基质内的细胞占其体积的 1/3 以上时，称为细胞管型（cellular casts）。按细胞类别可分为以下几种细胞管型：

1. 红细胞管型（erythrocyte casts）　管型基质透明，其内可见数量不等的完整红细胞或影红细胞，细胞相互堆叠或松散排列（图 8 - 23）。当管型内的红细胞破碎，形成橘红色或红棕色的颗粒，称之为血液管型（blood casts）。血液管型内的颗粒进一步均质化或过多游离血红蛋白进入肾小管后形成血红蛋白管型（hemoglobin casts）。

尿液出现红细胞管型或血液管型提示肾实质性出血，常见于急、慢性肾小球肾炎、急性肾小管坏死、肾移植排斥反应、狼疮性肾炎、肾梗死、肺出血 - 肾炎综合征。血红蛋白管型各种原因的溶血性疾病，常见于血型不符的输血反应、溶血反应、急性肾小管坏死、肾移植术后排斥反应。

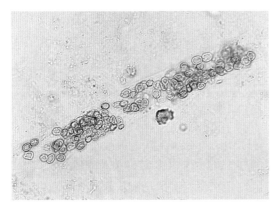
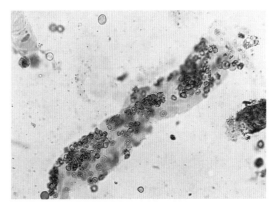

图 8 - 23　红细胞管型（×400）

A. 未染色；B. S - M 染色

2. 白细胞管型（leukocyte casts）　管型内以完整白细胞为主，容量在 1/3 以上，基质内的白细胞体积偏小，多为圆球形，胞核结构不清（图 8 - 24）。白细胞管型与肾小管上皮细胞管型有时很难区分，可使用 S - M 染色、S 染色或过氧化物酶染色进行区别。尿液中出现白细胞管型提示肾实质炎性病变。以中性粒细胞为主时常见于急性肾盂肾炎、间质性肾炎、肾病综合征、狼疮性肾炎、急性肾小球肾炎；以淋巴细胞为主时多见于肾移植排异反应。

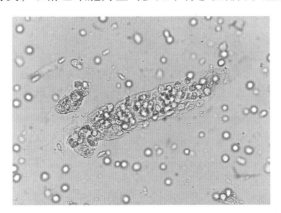
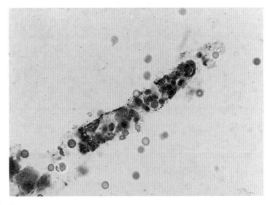

图 8 - 24　白细胞管型（×400）

A. 未染色；B. S - M 染色

3. 肾上皮细胞管型（renal epithelial casts）　又称上皮细胞管型，管型内含有较多的肾小管上皮细胞，容量在 1/3 以上。基质内的肾小管上皮细胞体积比白细胞略大，形态不规则，散在分布或呈瓦片状排列（图 8 - 25）。尿液中出现肾小管上皮细胞管型常见于肾小管病变，如急性肾小管坏死、肾淀粉样变性、重金属和化学物质中毒、肾移植急性排斥反应等。

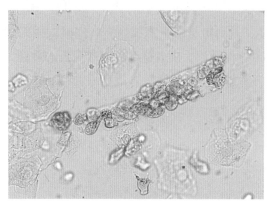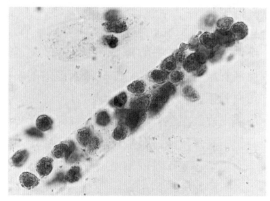

图 8 – 25　肾小管上皮细胞管型 （×400）

A. 未染色；B. S – M 染色

4. 混合细胞管型（mixed cell casts）　混合细胞管型通常指 2 种以上细胞出现于管型中，若能明确，则应报告为某细胞管型。

（三）颗粒管型

管型基质内含大小不等的颗粒物，颗粒含量超过管型体积的 1/3 以上时称为颗粒管型（granular casts）（图 8 – 26）。颗粒来自崩解变性的细胞残渣、血浆蛋白及其他物质，聚集于蛋白基质中而形成颗粒管型。其外形常较透明管型短而宽大，容易折裂，管型基质内的颗粒呈灰白色、淡黄色。若管型内的颗粒呈棕褐色或棕黑色，称为泥棕色管型（图 8 – 27）。尿液中发现颗粒管型提示肾脏有实质性病变，常见于急慢性肾小球肾炎、肾病综合征、肾小球硬化症、药物中毒等；发热和剧烈运动后偶见。尿液中出现大量泥棕色管型，提示急性肾小管损伤，对急性肾小管坏死具有高度诊断价值。

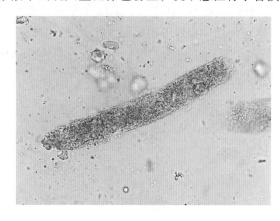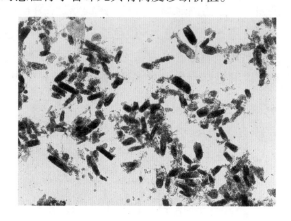

图 8 – 26　颗粒管型 （×400）　　　　　　　　图 8 – 27　泥棕色管型 （×100）

（四）脂肪管型

脂肪管型（fatty casts）是由肾小管上皮细胞脂肪变性、崩解，大量的脂肪滴进入管型内而形成。管型基质透明，其内的脂肪颗粒大小不等，呈圆球形，折光性强；当脂肪滴较大时，用偏振荧光显微镜观察可见马耳他十字，用苏丹Ⅲ染色染成橙红色或红色（图 8 – 28）。健康人尿中无脂肪管型。若出现提示肾小管损伤、肾小管上皮细胞发生脂肪变性，见于肾病综合征、亚急性肾小球肾炎、慢性肾小球肾炎、肾小管中毒及类脂性肾病等。

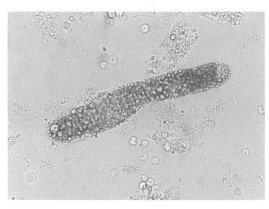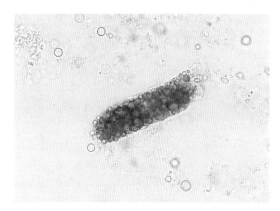

图 8 - 28　脂肪管型（×400）

A. 未染色；B. 苏丹Ⅲ染色

（五）蜡样管型

蜡样管型（waxy casts）是由细颗粒管型进一步衍化而来，或因淀粉样变性的上皮细胞溶解后逐渐形成。蜡样管型呈半透明状、质地厚、均质状，浅灰色或淡黄色蜡质感，轮廓清晰，长短、粗细不一，边有切迹，易折断。部分蜡样管型内含少许颗粒或呈匀细的颗粒状（图 8 - 29）。尿液中出现蜡样管型提示肾小管严重坏死或肾单位慢性损害。多见于慢性肾小球肾炎晚期、慢性肾功能衰竭、肾淀粉样变性病、肾移植慢性排异反应，恶性高血压等。

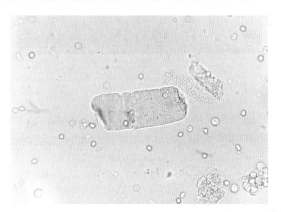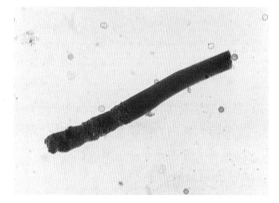

图 8 - 29　蜡样细胞（×400）

A. 未染色；B. S - M 染色

（六）其他管型

1. 宽大管型（broad casts）　宽度可达 50μm 以上，管型内可包含各种颗粒、细胞等成分，也可以是宽大的蜡样管型（图 8 - 30）。尿液中出现宽大管型常提示肾脏疾病晚期，肾功能衰竭，多见于急性肾损伤患者多尿早期、输血后溶血反应导致急性肾损伤、挤压伤综合征、大面积烧伤后急性肾损伤、终末期肾病等。

2. 细菌管型（bacterial casts）　管型基质内含有较多的细菌。细菌管型在普通光镜下很难区别，可使用相差显微镜镜检或通过革兰染色鉴别。尿液发现细菌管型提示肾脏细菌感染，多见于肾盂肾炎、肾脓肿等。

3. 结晶管型（crystal casts）　尿液结晶被蛋白质包裹形成的管型。提示存在代谢性疾病或在肾小管中存在结晶沉积导致的急性肾损伤，草酸钙结晶管型（图 8 - 31）出现预示可能患草酸盐肾病。

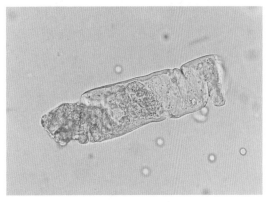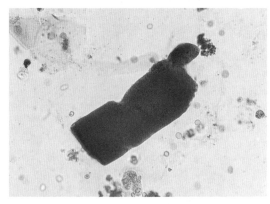

图 8－30　宽大细胞（×400）

A. 未染色；B. S－M 染色

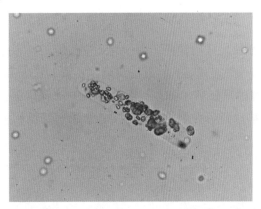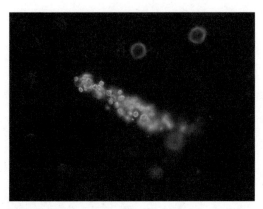

图 8－31　草酸钙结晶管型（×400）

A. 普通光学显微镜；B. 暗视野显微镜

4. 空泡变性管型（vacuolar denatured casts）　　管型内可见大小不一的空泡，源于空泡变性的肾小管上皮细胞，其内的糖原发生脂肪变性、融合、丢失或纤维蛋白溶解。空泡变性管型多见于糖尿病肾病，也可见于肾功能不全、原发性肾小球肾炎、系统性红斑狼疮及多发性骨髓瘤等。

（七）管型类似物

1. 类圆柱体　　形态与透明管型相似，但尾部尖细呈螺旋状（图 8－32），常与透明管型同时存在。见于肾血循环障碍或肾受到刺激时。

2. 假管型　　假管型通常是尿中的一些黏液丝状物黏附非晶形盐类形成的一种管型类似物（图 8－33）。

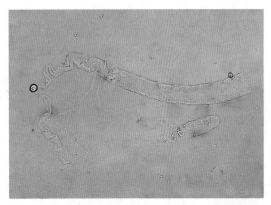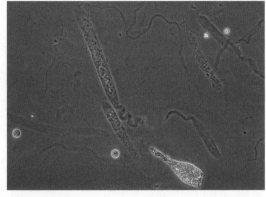

图 8－32　类圆柱体（×400）

A. 普通光学显微镜；B. 相差显微镜

3. 黏液丝（mucous strands）　长线条形，边缘不清，末端尖细卷曲（图 8 - 34）。可见于正常尿液，尤其是妇女的尿中可多量出现。若大量存在表示尿道受刺激或有炎症反应。

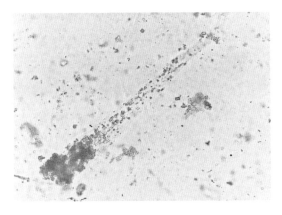

图 8 - 33　假管型（×400）

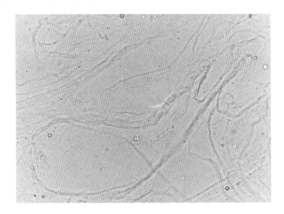

图 8 - 34　黏液丝（×400）

四、尿液结晶形态及临床意义

尿中出现结晶（crystals）称晶体尿（crystalluria）。结晶是机体进食各种食物、药物或在某些病理情况下，尿液中某些盐类或药物浓度增高，进而析出晶体。结晶的形成与尿液的 pH 值、温度有关，同时也与形成该结晶的物质及其胶体物质的浓度和溶解度有关。尿液中有大量盐类结晶时，肉眼可见尿液浑浊或沉淀，部分尿液经加热、加酸或加碱等处理后变清。使用光学显微镜可观察结晶的形态，还可使用相差、干涉或偏振光显微镜观察结晶的折光性和偏光性。

尿液结晶种类丰富、形态多样，按照结晶的形态及临床意义分为健康人尿中可出现的结晶、病理性结晶及药物结晶。需要注意的是健康人尿中可出现的结晶少量或在陈旧性标本中出现一般无临床意义，但这类结晶若在新鲜尿液中持续出现，可能由病理因素引起。

（一）健康人尿中可见的结晶

1. 草酸钙结晶（calcium oxalate crystals）　多为无色，胆红素尿可呈黄色，形态多样，呈八面体结构、圆形、椭圆形、哑铃形及多种不规则形（图 8 - 35）。草酸钙结晶溶于盐酸，但不溶于乙酸和氢氧化钠。草酸钙结晶多来源于食物经人体代谢而生成，少量出现无临床意义。若在新鲜尿液中有大量草酸钙结晶并有红细胞存在，同时伴膀胱刺激症状，多为肾或膀胱结石的征兆。

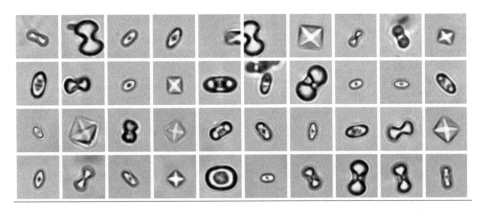

图 8 - 35　草酸钙结晶（×400）

2. 尿酸结晶（uric acid crystals）　呈黄色、暗棕色，有时被黏液黏附在一起形成类似管型，其形状为三棱形、哑铃形、蝴蝶形或不规则形（图8-36）。尿酸结晶溶解于氢氧化钠溶液，而不溶于乙酸或盐酸，加氨水溶解后又形成尿酸铵结晶。尿酸是嘌呤代谢产物，以尿酸或尿酸盐的形式排出体外，但尿液中的尿酸浓度增高，使大量的尿酸沉淀于肾小管及间质中，可产生高尿酸肾病及尿酸结石，引起肾小管堵塞及肾小管间质病变。肾小管对尿酸的重吸收障碍时也可见到高尿酸盐尿，可引起肾衰竭。高尿酸亦可见于急性痛风、儿童急性发热、慢性间质性肾炎等。

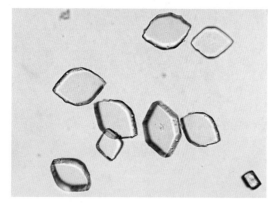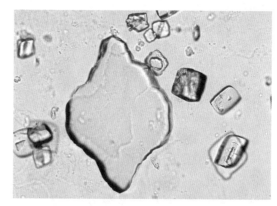

图8-36　尿酸结晶（×400）

3. 非结晶性尿酸盐（non-crystal urates）　主要是尿酸钠、尿酸钾、尿酸钙等的混合物，外观呈黄色的非晶形颗粒状沉淀物。在淡色尿液中无色，在低温、浓缩或酸性较强的尿液中容易析出沉淀，可加热溶解和溶解于乙酸、盐酸溶液，溶解后形成尿酸结晶。

4. 马尿酸结晶（hippuric acid crystals）　由苯甲酸与甘氨酸结合而成，常呈有色泽的针状、板状、斜方柱状或三棱状。此结晶是人类与草食性动物尿液中的正常成分，而草食动物尿液中含量较多。

5. 磷酸盐类结晶（phosphatic crystals）　包括非晶型磷酸盐、磷酸铵镁、磷酸钙等，常见于碱性尿或近中性尿。

（1）非晶形磷酸盐结晶　为无定形的颗粒状。一般无临床意义，多见于素食者；多量且反复出现则易形成结石。

（2）磷酸铵镁结晶　无色、透明，呈盒盖样或屋顶样、信封状、棱柱状、羽毛状等多种形态，加热不溶，溶解于乙酸和盐酸（图8-37）。新鲜尿检出大量磷酸铵镁结晶，同时伴有细菌，提示泌尿系统感染；陈旧尿中出现无临床意义。

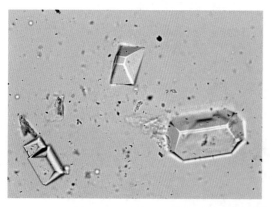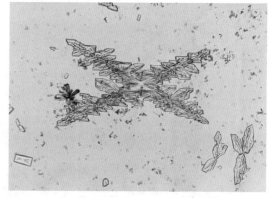

图8-37　磷酸铵镁结晶（×400）

（3）磷酸钙结晶　无色、透明，细长棱柱状，带有楔形末端，可单个散在或呈菊花状分布；此外，还可见草捆状、片状、棒状磷酸钙结晶（图8-38）。新鲜尿液长期出现大量磷酸钙结晶，多见于甲状旁腺功能亢进、肾小管性酸中毒或因长期卧床的骨质脱钙等。

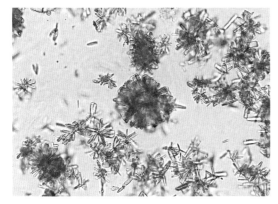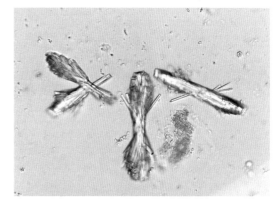

图 8 – 38　磷酸钙结晶（×400）

6. 尿酸铵结晶（ammonium biurate crystals）　尿酸铵结晶（图 8 – 39）为黄褐色不透明，呈树根状、刺球状、圆球形、哑铃形等。多出现在碱性尿，加热 60℃可溶解，加乙酸、盐酸或氢氧化钾溶液均可溶解；加入浓盐酸，可转化为尿酸结晶。尿液出现少量尿酸铵结晶无临床意义；如在新鲜尿中见到大量尿酸铵结晶，提示可能有膀胱细菌性感染。

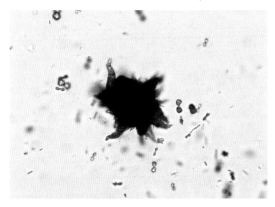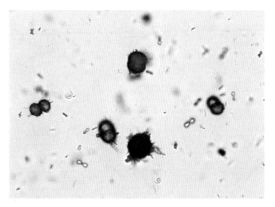

图 8 – 39　尿酸铵结晶（×400）

（二）病理性结晶

病理性结晶是由于各种疾病因素导致某些物质在尿液中浓度增高从而析出的结晶。尿液中常见病理性结晶的形状及意义见表 8 – 27。

表 8 – 27　尿液中常见病理性结晶的临床意义

结晶	临床意义
胆红素结晶	阻塞性黄疸、急性肝坏死、肝硬化、肝癌、急性磷中毒
亮氨酸结晶	急性肝坏死、急性磷中毒、三氯甲烷中毒、肝硬化
酪氨酸结晶	急性肝坏死、急性磷中毒、三氯甲烷中毒、肝硬化
胆固醇结晶	肾淀粉样变、脂肪变性，或膀胱炎、肾盂肾炎
胱氨酸结晶	肾结石、膀胱结石

1. 胆红素结晶（bilirubin crystals）　出现在胆红素尿，为橙黄色，针状、束状、小杆状或颗粒状（图 8 – 40）。胆红素结晶溶于三氯甲烷、酸、碱、丙酮，不溶于乙醇和乙醚。由于氧化有时可呈非结晶体色素颗粒，加硝酸后因被氧化成胆绿素而呈绿色。

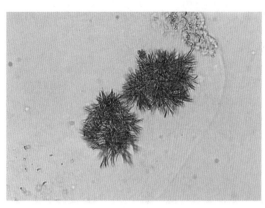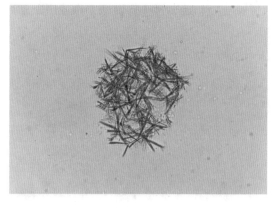

图 8 - 40　胆红素结晶（×400）

2. **胱氨酸结晶**（cystine crystals）　为无色、六边形，边缘清晰、折光性强的薄片状结晶，由蛋白质分解而来（图 8 - 41）。不溶于乙酸而溶于盐酸，并能迅速溶解于氨水中，再加乙酸后结晶可重新出现。胱氨酸试验可呈蓝色或绿色反应。

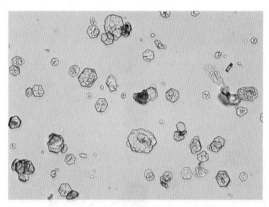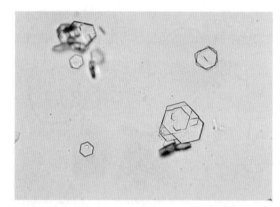

图 8 - 41　胱氨酸结晶（×400）

3. **亮氨酸结晶**（leucine crystals）　亮氨酸结晶呈淡黄色或褐色小球形或油滴状，并有密集辐射状条纹，折光性强（图 8 - 42），其特性为不溶于盐酸而溶于乙酸，亮氨酸试验呈蓝色反应，且加热也不还原。

4. **酪氨酸结晶**（tyrosine crystals）　为蛋白质分解产物。酪氨酸结晶为略带黑色的细针状结晶，成束状或羽毛状（图 8 - 43），可溶于氢氧化铵而不溶于乙酸，酪氨酸试验呈绿色的阳性反应。

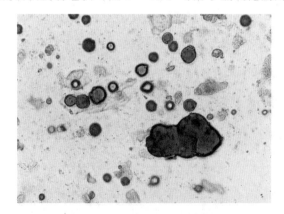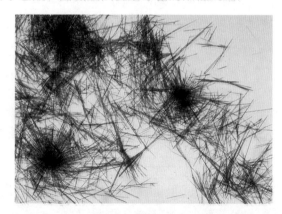

图 8 - 42　亮氨酸结晶（×400）　　　　　图 8 - 43　酪氨酸结晶（×400）

5. 胆固醇结晶（cholesterol crystals）　外形为缺角的长方形或方形，无色透明，常浮于尿液的表面，成薄片状，可溶于氯仿、乙醚（图8-44）。

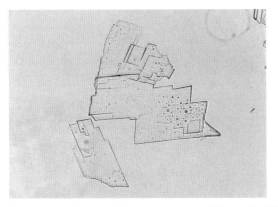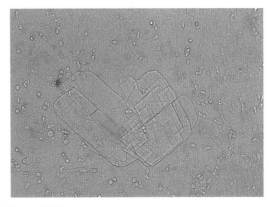

图8-44　胆固醇结晶（×400）

（三）药物结晶

当机体过量使用某些药物或伴肾功能异常时，尿液中药物浓度增高，在一定条件下即可析出药物结晶（drug crystals）。常见的药物结晶有阿莫西林克拉维酸钾结晶（图8-45A）、磺胺药物结晶（图8-45B）、头孢类抗生素结晶及放射造影剂结晶等。疑为药物结晶时，应了解患者用药情况，包括剂量与用量、不良反应、输注方式等；若确定是药物结晶应及时、准确报告。

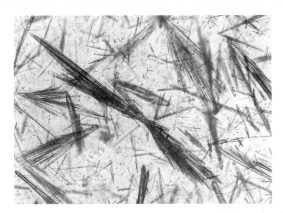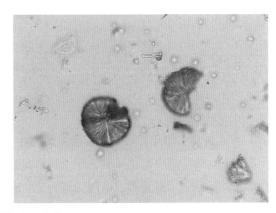

图8-45　药物结晶（×400）
A. 阿莫西林克拉维酸钾结晶；B. 磺胺药物结晶

五、尿液其他有形成分及临床意义

尿有形成分中除以上成分外，可能因感染或标本被污染，还可查见细菌、真菌、寄生虫、精子、磷脂酰胆碱小体等。

1. 细菌　尿液中常见的细菌有大肠埃希菌、葡萄球菌、链球菌、变形杆菌等。未染色时只能判断是细菌（图8-46），但不能区分细菌的种类，需要微生物培养、鉴定致病菌。膀胱炎、尿道类炎、肾盂肾炎以革兰阴性杆菌为主要病原菌。此外，在性传播疾病中，尿液中可查到淋病奈瑟菌；泌尿系统结核患者尿液中可查到结核分枝杆菌。

2. 真菌　尿液常见的真菌为白念珠菌，是一种常见的条件致病性真菌。该类真菌孢子大小为3～6μm，圆形或椭圆形，革兰染色阳性，可见芽生孢子及假菌丝（图8-47）。尿液白念珠菌多见于糖尿病患者或泌尿系统真菌感染。

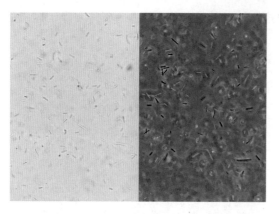

图 8 - 46 细菌（普通光学显微镜 + 相差显微镜，×400）

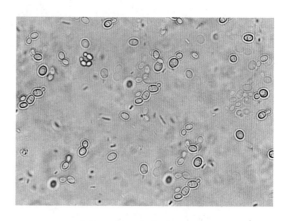

图 8 - 47 真菌（×400）

3. 精子及卵磷脂小体 尿液内的精子多见于男性遗精后及性交后的尿液中（图 8 - 48），卵磷脂小体由于尿液标本中混入前列腺液所致（图 8 - 49）。

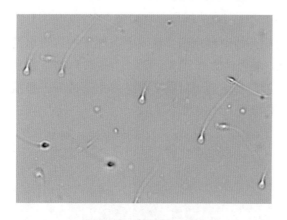

图 8 - 48 精子（×400）

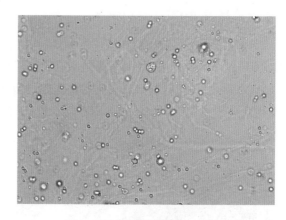

图 8 - 49 卵磷脂小体（×400）

4. 寄生虫及虫卵 尿液中的寄生虫及寄生虫卵多由于标本污染所致。①毛滴虫多来自女性白带污染，常见于女性尿液中，也可偶见于男性尿液中（图 8 - 50）；②乳糜尿液可检出微丝蚴；③感染埃及血吸虫患者尿液中可检出埃及血吸虫卵；④如尿液被粪便污染，有时可检出肠道寄生虫虫卵。

5. 污染物 多来源于外界环境或粪便污染，常见的有植物细胞、纤维丝（图 8 - 51）、淀粉颗粒及其他异物等。

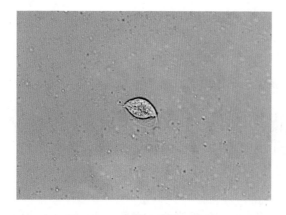

图 8 - 50 阴道毛滴虫（×400）

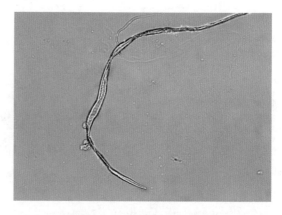

图 8 - 51 纤维丝（×400）

答案解析

思考题

案例　患者，男，29 岁。

主诉：血尿、腰疼 5 天。

现病史：因疲乏无力、血尿 5 天就诊。尿液检查：红色，浑浊，尿蛋白 2＋，红细胞 3~7 个/HP，白细胞 1~3 个/HP，透明管型 0~3 个/LP，红细胞管型 0~3 个/LP。

既往史：无肾病史。

体格检查：眼睑浮肿，腰部有压痛，血压 187/105mmHg。

问题

（1）该患者的尿液是蛋白尿吗？肾小球性蛋白尿、肾小管性蛋白尿和混合性蛋白尿形成的原因及主要特点分别是什么？

（2）尿液异常形态红细胞有哪些类型？

（3）该患者尿液中出现多种管型，请问管型形成的条件有哪些？

（4）尿液中常见的有形成分有哪些？如何检测？

（李小龙　闫立志）

书网融合……

重点小结

题库

微课/视频 1

微课/视频 2

微课/视频 3

微课/视频 4

微课/视频 5

微课/视频 6

微课/视频 7

图片补充

第九章　尿液分析仪检验

1. 通过本章学习，掌握尿液干化学分析试带反应原理；熟悉干化学分析仪和尿液有形成分分析仪检测原理及检测参数；了解尿液一般检验的质量保证措施。

2. 具有操作尿液干化学分析仪、有形成分分析仪及显微镜复检的能力，具有尿液一般检验结果分析与应用能力。

3. 树立尿液检验过程中紧密结合临床进行综合分析的观念。

尿液分析仪包括尿液干化学分析仪和尿液有形成分分析仪两大类。前者主要用于尿液化学成分和理学项目的检测，后者主要用于有形成分的检测，两类仪器联合应用，可快速完成尿液一般检验项目的检测。尿液分析仪具有操作简便、检测迅速、精密度高、结果偏差少和使用安全等特点，现已广泛应用于各临床实验室。但仪器法具有一定的局限性，不能完全替代传统方法，需结合尿液人工显微镜检查综合分析。 📱 微课/视频 1~2

第一节　尿液干化学分析仪检验

PPT

尿液干化学分析仪采用配套的含有特定化学试剂的试带，实现尿液成分的快速检测。部分仪器还可以检测尿液颜色、透明度等理学参数。

一、尿液干化学分析试带

（一）试带的种类与结构

1. 试带的种类

（1）单项试带　试带上仅有1个试剂块（含有相应试剂），只检测1个项目，如葡萄糖、蛋白质、酮体。这类试带通常用于家用，主要用于监控尿糖含量、尿蛋白含量及脂肪分解情况。

（2）多联试带　将多个检测项目的试剂块按一定顺序、间隔固定在同一条试带上，间隔的作用是防止试剂块之间相互渗漏、相互干扰。多项试带可任意组合，同时检测多个项目。某些试带上的试剂块要比测试项目多1个空白块，为白色，用以消除尿液本身的颜色在试剂块上所产生的检测误差。多联试带可用于手工检测，也可使用仪器自动检测。常用多联试带检测项目如下：

1）尿11项试带　包括 pH、SG、NIT、BLD、LEU、PRO、GLU、KET、URO、BIL、Vit C 共11项。

2）尿12项试带　尿11项 + MA。

3）尿14项试带　尿11项 + MA + Cr + Ca^{2+}。

2. 试带的结构　干化学试带通常采用多层膜结构（图9-1），大部分试带包括以下3层：

（1）塑料底层　即支持层，为防止尿液浸润的塑料片，起支持作用。

（2）吸水层　可使尿液快速均匀地浸入，避免尿液渗透到相邻的反应区。

（3）绒制层　包括试剂层和碘酸盐层，试剂层含有试剂成分，主要与尿液中所检测物质发生化学反应，产生颜色变化。碘酸盐层可破坏维生素 C 等干扰物质，有些试带无碘酸盐层，但增加了一块检测维生素 C 的试剂块，以校正维生素 C 对某些项目的干扰。

有少数试带在最表面加一层尼龙膜，以防止大分子物质干扰化学反应。

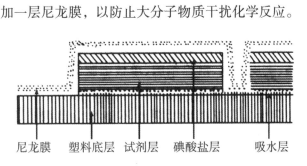

尼龙膜　塑料底层　试剂层　碘酸盐层　　吸水层

图 9 - 1　尿液干化学分析试带结构图

（二）试带的反应原理

1. 常用参数及反应原理　尿液化学成分与多联试带上试剂模块中的试剂发生反应，使模块发生颜色变化，颜色变化的程度与尿液中化学成分的浓度成正比（图 9 - 2）。相同检测项目，不同厂家的试带反应原理及呈现的颜色略有区别。

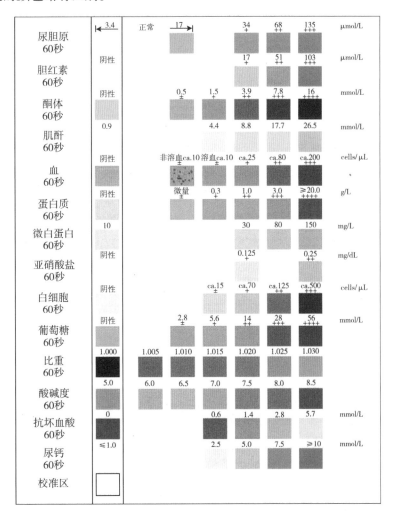

图 9 - 2　尿液干化学试带颜色与结果判断

常用参数的反应原理及参考区间见表9-1，表中有关检测参数的具体反应原理详见第八章第二节和第三节。

表9-1 尿液干化学分析试带常用参数及反应原理

参数	英文缩写	反应原理	参考区间
pH	pH	酸碱指示剂法	随机尿：4.5~8.0
比重	SG	多聚电解质离子解离法	1.015~1.025
蛋白质	PRO	pH指示剂蛋白质误差法	阴性
葡萄糖	GLU	葡萄糖氧化酶-过氧化物酶法	阴性
胆红素	BIL	偶氮反应法	阴性
尿胆原	URO	醛反应、重氮反应法	阴性或弱阳性
酮体	KET	亚硝基铁氰化钠法	阴性
亚硝酸盐	NIT	偶氮反应法	阴性
血（RBC和Hb）	BLD	血红蛋白亚铁血红素类过氧化物酶法	阴性
白细胞	LEU	粒细胞酯酶法	阴性
微量白蛋白	MA	蛋白质误差法、荧光素染料法	阴性
维生素C	Vit C	二氯靛酚法	阴性

2. 新参数及反应原理 除了上表中的检测参数外，有的试带还包含肌酐、钙离子等。

（1）肌酐（creatinine，Cr） 在强碱性条件下，肌酐与3,5-二硝基苯甲酸反应生成有色物质，或与染料金属络合物反应释放一种黄色染料，其颜色深浅与肌酐含量成正比。尿液高浓度的血红蛋白或肌红蛋白（≥50mg/L）、西咪替丁会导致假阳性，EDTA可致假阴性。

人体血液中的肌酐包括外源性肌酐（从食物中摄取）和内生性肌酐（肌酸的代谢产物），同一个体每日内生性肌酐的生成量相对恒定，若能控制外源性肌酐摄取，肌酐可作为评估肾小球滤过率较理想的内生性物质。如果肾实质受损，肾小球滤过率降低，经肾脏滤过的肌酐减少，尿肌酐浓度降低。因此，尿肌酐可用于对肾脏疾病的诊断、病情监测及治疗效果监测。

（2）钙离子（Ca^{2+}） 在碱性条件下，钙离子与邻甲酚酞络合酮生成紫色物质，颜色深浅与钙离子的多少成正比。大量镁离子会引起钙离子检测结果偏高。尿钙排出量受血钙浓度的直接影响，因此尿钙在一定程度上可反映血钙浓度。但尿钙会受尿磷排出的影响，可出现高磷低钙的情况。尿钙可用于辅助诊断甲状旁腺功能减退、维生素D缺乏、甲状旁腺功能亢进等疾病。

值得注意的是，临床上尿肌酐、钙、微量白蛋白以及微量白蛋白/肌酐常采用自动生化仪进行定量检测，因此干化学试带定性或半定量检测的临床应用有一定的局限性。

二、尿液干化学自动分析

（一）仪器的分类

1. 按自动化程度分类 尿液干化学分析仪分为半自动和全自动两类。两者主要区别在于加样方式的不同，前者通过手工浸湿试带，后者通过仪器自动完成尿液样品滴加。

2. 按检测项目分类 按照尿液干化学试带检测项目的数量，尿液干化学分析仪可分为8项、10项、11项、12项、13项、14项分析仪等。

（二）仪器的检测原理

尿液干化学分析仪不仅可通过干化学试带检测尿液化学成分，部分仪器还可以直接吸取尿液检测其颜色、透明度、比重以及电导率等理学参数。

1. 试带颜色检测原理　尿液干化学分析仪对试带上试剂模块颜色的检测采用光的吸收和反射原理。试剂模块颜色越深，光吸收越大，光反射越小，反射率越小，被检成分的浓度越高；反之，被检成分的浓度越低。

尿液本底颜色会影响试剂块的呈色，因而在试带上设置了空白试剂块，以排除本底颜色的干扰。为了消除背景光和其他杂光的影响，一般采用双波长（测定波长和参考波长）来检测试剂块的颜色变化。测定波长是被检测试剂块的灵敏特征波长，不同项目试剂块有其相应的测定波长，如蛋白质、葡萄糖、pH、维生素 C、隐血的测定波长为 620nm，胆红素、尿胆原、亚硝酸盐、酮体的测定波长为 550nm；各试剂块的参考波长均为 720nm。不同仪器厂家测定波长和参考波长略有不同。

当试带进入尿液干化学分析仪比色槽时，各试剂模块依次受到仪器光源照射并产生不同的反射光，仪器接收不同强度的光信号后，将其转换为相应的电信号，经微电脑处理，计算出各模块的反射率，与标准曲线比较，最后以定性或半定量方式自动输出结果（图 9 - 3）。

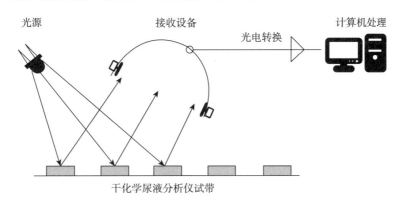

图 9 - 3　尿液干化学分析仪检测试带颜色的原理示意图

反射率计算公式如下：

$$R（\%）=\frac{Tm \times Cs}{Ts \times Cm} \times 100\%$$

式中：R 为反射率，Tm 为试剂模块对检测波长的反射强度，Ts 为试剂模块对参考波长的反射强度，Cm 为标准模块对检测波长的反射强度，Cs 为标准模块对参考波长的反射强度。 微课/视频 3

2. 尿液理学参数的检测原理

（1）尿液颜色检测原理

1）红绿蓝颜色传感器原理　仪器将尿液样本吸入到颜色检测管中，通过白色发光二极管照射标本，透射后经颜色传感器分别检测对应的红、绿、蓝值，经处理后，与仪器设定的颜色定标表对比，判断出尿液颜色（图 9 - 4）。可报告 16 种尿液颜色，如无色、浅红、红色、深红、浅黄、黄色、深黄、橙色、深橙、绿色、深绿、蓝色、深蓝、紫色、棕色、深棕颜色。

2）反射率原理　采用三原色波长范围的光照射浸有尿液的干化学试带空白模块，检测反射率变化，分别计算颜色色调和色调亮度，最终确定尿液颜色。可报告 21 种尿液颜色，如浅黄色、黄色、琥珀色、棕色、橙色、红色、绿色及其他颜色。

（2）尿液透明度检测原理　透明度（或浊度）与尿液中悬浮颗粒物的多少相关。若尿液中悬浮颗粒物越多，光照后其透射光越弱，散射光越强；反之亦然。仪器将尿液吸入浊度检测管后，通过红外发光二极管照射，同时检测其散射光和透射光强度（图 9 - 5），计算得到相应的信号数值，再与仪器设定的透明度定标表对比，判断出尿液透明度。可报告 3 ~ 4 种尿液透明度，如：透明、微浑、浑浊、明显浑浊。

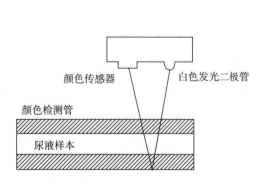

图9-4 尿液颜色检测原理示意图

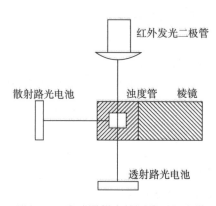

图9-5 尿液透明度检测原理示意图

（3）尿液比重检测原理 尿比重检测可采用干化学试带法，也可用反射法，后者为定量检测，结果更准确。反射法：仪器将尿液标本吸入到比重检测管中，用橙色发光二极管光照射比重检测管，光线在与尿液接触的棱镜面发生反射，反射光照射到线阵传感器上，不同比重的尿液反射光照射到传感器上的位置不同（图9-6）。通过计算得出尿液比重定量检测结果。测试结果可精确到0.001。

（4）尿液电导率检测原理 尿液电导率是检测尿液中导电物质的浓度。当尿液中导电物质浓度发生变化时，其电导率也会发生变化。仪器将尿液吸入到管路中，在管路两端放入一对距离固定的电极，在电极两端施加正弦交流电压，测量尿液中的电流，根据电流强度和施加的电压，可以计算出尿液的电阻并求出其电导率（图9-7）。

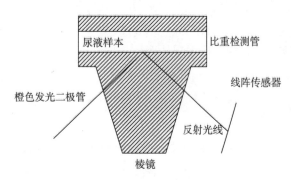

图9-6 尿液比重检测原理示意图

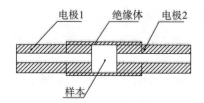

图9-7 尿液电导率检测原理示意图

第二节 尿液有形成分分析仪检验

PPT

尿液中的有形成分主要包括细胞、管型、结晶和细菌等，尿液有形成分分析仪可实现尿液有形成分的自动分析。根据检测原理不同，目前尿液有形成分分析仪主要分为三类：静置式数字成像尿液有形成分分析仪、平面流式（或层流式）数字成像尿液有形成分分析仪和流式细胞术尿液有形成分分析仪。

一、静置式数字成像尿液有形成分自动分析

1. 检测原理 通过数字成像和数据处理两部分完成尿液有形成分分析。

（1）**数字成像**　由 CCD 摄像机、变倍镜头、平场消色差物镜、计数池、聚光镜和光源组成的数字成像模块，可以将尿液有形成分放大并拍摄成图片。可设置多通道计数池进行分时并行处理，以提高仪器的分析速度（图 9 – 8）。

尿液标本通过自动传输装置吸入样品杯，被泵入计数通道内，经过一定时间的沉淀，摄像机对计数通道内的标本进行拍摄。部分仪器采用多景深连续拍摄后融合处理，可获得更清晰的图像（图 9 – 9 ~ 图 9 – 11）。

（2）**数据处理**　数据处理模块从色彩和几何特征等维度对采集的细胞图像进行分割、特征提取，得到表征细胞类型信息的特征向量，识别尿液有形成分。分析仪自动对有形成分进行计数并换算检测结果。同时进行存储以供随时查阅和人工审校。

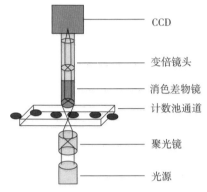 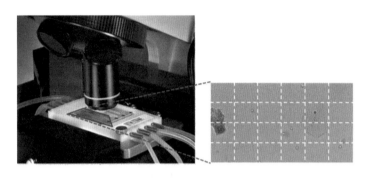

图 9 – 8　静置式数字成像技术示意图

A：数字成像模块组成；B：多通道并行处理

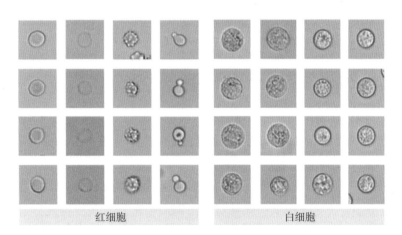

图 9 – 9　尿液有形成分图像示例（1）

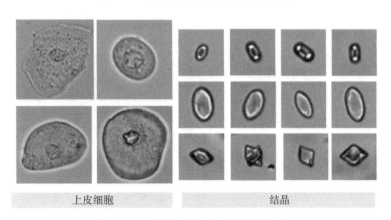

图 9 – 10　尿液有形成分图像示例（2）

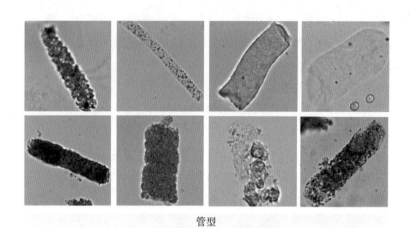

管型

图 9－11　尿液有形成分图像示例（3）

2. 检测参数　静置式数字成像尿液有形成分分析仪可以对尿液有形成分进行识别并计数，同时可报告红细胞形态信息。

（1）红细胞　包括正常红细胞和各种异常形态红细胞（大红细胞、小红细胞、棘细胞、球状突起样红细胞、环形红细胞、影红细胞、红细胞碎片、锯齿状红细胞、皱缩红细胞），还可提供异常形态红细胞百分率、红细胞形态信息等。

（2）白细胞　正常白细胞、白细胞团。

（3）上皮细胞　鳞状上皮细胞及其他上皮细胞。

（4）管型　透明管型、病理管型。

（5）结晶　草酸钙结晶、三联磷酸盐结晶、其他结晶。

（6）其他　黏液丝、真菌、细菌（可区分球菌和杆菌）、精子。

二、平面流式数字成像尿液有形成分自动分析

1. 检测原理　数字成像模块由相机、成像管径、物镜、流动池、照明管径、闪光灯组成，可以将流动状态下尿液标本中的有形成分放大并拍照。通过注射泵控制尿液样本和层流液在样本针出口处的流速，形成层流，将尿液样本压缩至 $3.5 \sim 4\mu m$ 厚度，使尿液中的有形成分单层通过，其厚度和位置正好在显微镜焦距的范围内，可有效规避粒子聚集及重叠现象发生（图 9－12）。使用光学系统，连续拍摄 2000 余幅有形成分图片，再通过识别软件对拍摄的图像进行分割、特征提取和分类。 微课/视频4

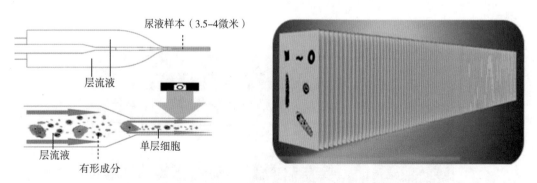

图 9－12　平面流式数字成像技术示意图

基于染色的平面流式数字成像尿液有形成分自动分析

采用黑白图像的尿液有形成分分析仪，由于存在误识别甚至不能识别的有形成分，已经无法满足临床需求。目前已经有厂家推出基于 S 染色法的平面流式数字成像尿液染色全自动有形成分分析仪。其检测原理如下：仪器自动吸样，将尿液标本加入到染色池中，再将 S 染色液加入到染色池中，充分混匀，S 染色液当中的派洛宁 B 和细胞质中的 RNA 进行结合显红色，阿利新蓝和细胞核中的 DNA 结合显蓝色，使细胞核及内部结构清晰可见，以区别难以识别的有形成分。该技术实现了仪器中尿液细胞图像从黑白到彩色、从看不清到全彩显示、从看不见到清晰可见的转变，且染色后尿液有形成分的分类项目可达到 50 种以上（包含肿瘤细胞），识别准确率大幅提升。 🔲 微课/视频 5

2. 检测参数　平面流式与静置式数字影像尿液有形成分分析仪的分析参数大致相似。如果采用基于染色的平面流式数字影像尿液有形成分分析仪，则可识别更多的细胞和管型种类，提供更多的检测参数。

三、流式细胞术尿液有形成分自动分析

1. 检测原理　采用电阻抗、核酸荧光染色和流式细胞术原理。定量吸入的尿液中各种颗粒成分经荧光色素染色后，在鞘液的包围下通过喷嘴以单柱形式喷出，使每个有形成分沿中心轴线依次快速通过鞘液流动池，并暴露在高度密集的氩激光束照射之下。仪器检测单个颗粒的电阻抗变化、不同角度的散色光和荧光强度，综合这些信号，分析颗粒的大小、长度、体积和染色质多少等，得到尿液有形成分的直方图和散点图（图 9 - 13）。仪器通常采用 2 个通道进行检测，一个通道检测无细胞核的成分，包括红细胞、结晶和管型等；另一个通道检测有细胞核的成分，包括白细胞、上皮细胞和细菌等。

电阻抗、不同角度的散色光和荧光强度等的含义同血液分析仪：①电阻抗信号：反应细胞体积；②前向散射光信号（FSC）：反映颗粒大小信息，同时也可以对有形成分进行计数；③侧向散射光信号（SSC）：反映颗粒内部复杂性信息；④荧光强度（FL）：反映颗粒 RNA/DNA 的染色信息。同时仪器会算出两个附加信号信息：①前向散射光脉冲宽度（forward scatter light intensity width，FSCW）：反映颗粒长度信息；②荧光脉冲宽度（fluorescent light intensity width，FLW）：反应颗粒内容物荧光染色区域的信号宽度。消偏振侧向散射光主要用于结晶的检测。

2. 检测参数　流式细胞术尿液有形成分分析仪可提供多个检测参数，可分为分析参数、标记参数和其他参数见表 9 - 2。同时仪器会给出测定结果的散点图和直方图信息。各检测参数在散点图中的分布如图 9 - 14 所示。

表 9 - 2　流式细胞技术尿液有形成分分析仪的检测参数

分类	参数
分析参数	红细胞、白细胞、上皮细胞、管型、细菌
标记参数	病理性管型、小圆上皮细胞、类酵母细胞、结晶、精子
其他参数	红细胞信息和红细胞分析参数、白细胞分析参数、电导率、散点图、直方图等

（1）红细胞　红细胞在尿液中直径约 $8\mu m$，无细胞核和线粒体，因机械损伤、渗透压、pH 及疾病的关系，部分溶解成红细胞碎片，体积明显大小不等，故分布会有很大差异，且只有细胞膜被试剂染色，因此荧光较弱，分布在散点图中荧光强度较低的区域（图 9 - 14A）。可以提示红细胞的均一性，

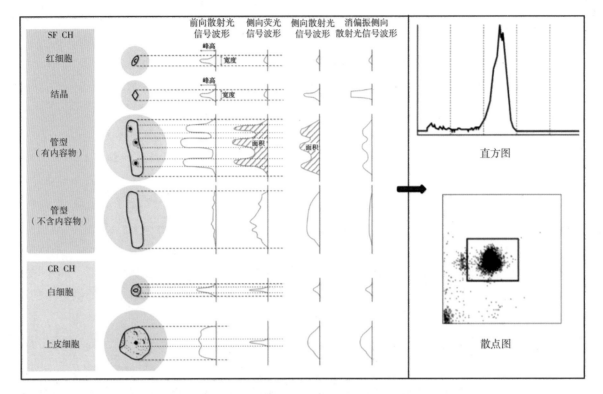

图 9 – 13　流式细胞术尿液有形成分分析仪检测原理

对鉴别血尿来源有一定过筛作用。

（2）白细胞　尿液中的白细胞直径约 $10\mu m$，有细胞核。白细胞形态各异，在散点图上分布较广。白细胞的细胞核和细胞膜被荧光染料染色，分布于散点图中荧光强度较高的区域（图 9 – 14C、D）。

根据白细胞散点图信息以及仪器给出的白细胞定量指标，可初步判断是急性或慢性泌尿系感染。① WBC > 10 个，且前向散射光强和前向荧光弱（提示为"脓细胞可能?"），提示多为急性泌尿系感染；② WBC > 10 个，前向散射光弱和前向荧光强（提示为"白细胞?"），多为慢性泌尿系感染。

（3）上皮细胞（epithelial cells，EC）　分布在散点图中标有 EC 的部分（图 9 – 14C、D），此区域内细胞体积大，荧光强度较强。尿液有形成分分析仪可定量报告上皮细胞，并将肾小管上皮细胞、底层尿路上皮细胞及其他体积相似的细胞统一归为小圆上皮细胞。因此当仪器提示这类细胞时，须人工镜检进行分类。

（4）管型　透明管型体积大且不含内容物，表现为极高的前向散射光脉冲宽度和微弱的荧光脉冲宽度；病理管型含有白细胞、红细胞、上皮细胞或其他内容物，表现为极高的前向散射光脉冲宽度和荧光脉冲宽度。透明管型和病理管型分布在同一散点图中的不同区域（图 9 – 14B）。仪器可定量报告管型数量，但仅能凭荧光强度的强弱区分透明管型和病理管型，并不能对病理管型细分类。尿液中存在病理管型时，需按复检规则，在显微镜下对管型进行准确的识别和分类。

（5）细菌　细菌体积虽比红细胞白细胞小，但含有少量 DNA 和 RNA，因此前向散射光强度比红细胞、白细胞弱，荧光强度比红细胞强但弱于白细胞。死亡细菌的染色灵敏度较活细菌强，所以死亡细菌所产生的荧光强度较强，分布在散点图中标有 BACT 的部分（图 9 – 14E）。仪器可定量报告细菌数，但不能鉴别菌种，需做细菌培养及鉴定才能明确。

（6）结晶　结晶不被染色，分布于低于红细胞荧光强度的区域，结晶大小各异，其散射光强度的分布区域较广。由于具有复合多面结构的结晶分布在侧向散射光强度较高的区域范围，可将其与红细胞区分开来（图 9 – 14A）。

　　草酸钙在散点图中的分布区域贴近 Y 轴，尿酸盐结晶在散点图中与红细胞有重叠。因此，当尿酸盐浓度增高时，部分结晶会干扰红细胞计数。流式细胞术尿液有形成分分析仪不能区分结晶种类，需人工在显微镜下判断。

　　（7）酵母样细胞和精子　酵母样细胞和精子都含有核酸，具有很高的荧光强度，而它们的散射光强度与红细胞白细胞相差不大，故在散点图中分布区域位于红细胞、白细胞之间。精子比酵母样细胞染色更灵敏，因此其荧光强度分布聚集在比酵母样细胞更高的位置。但低浓度时区分酵母样细胞与精子细胞较难，高浓度时酵母样细胞的 FSC 与红细胞类似，因而会对红细胞计数产生干扰（图 9 - 14F）。

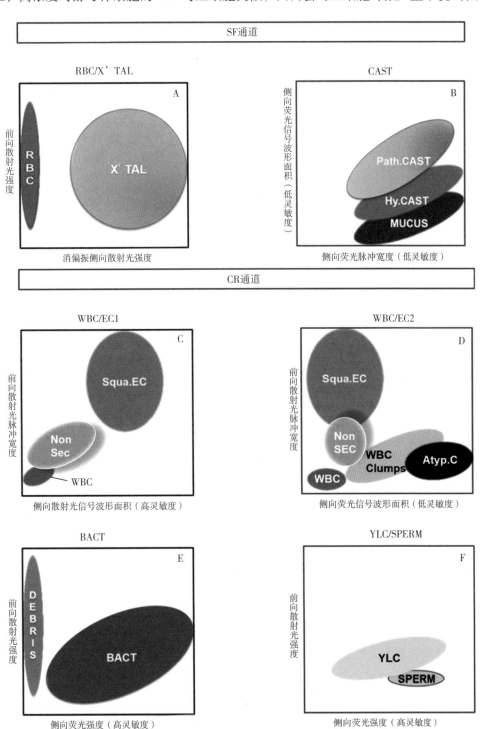

图 9 - 14　流式细胞术尿液有形成分分析仪散点图

PPT

第三节　尿液分析仪检验的质量保证

目前，自动化尿液干化学分析仪和尿液有形成分分析仪已广泛应用于尿液常规检查。为保证检验结果的重复性和准确性，质量控制应贯穿于检验前、检验过程和检验后全部环节和过程，尽可能减少和消除可能引起结果偏差的因素。

一、尿液分析仪检验前质量保证

指从医生申请检验医嘱至标本送到实验室这一阶段的质量控制，包括医嘱申请、标本采集和运送、标本接收和保存等环节。

（一）医嘱申请

检验医嘱由临床医师提出，实验室应建立尿液检验申请程序，申请单需提供的信息应告知临床医师。

（二）标本采集

患者采集标本前，医护人员应对患者进行指导，告知患者采集标本的正确方法及注意事项，例如影响尿液化学成分及有形成分检查的饮食、用药等。同时，检验人员要加强与临床的沟通与协调，以保证尿液标本的质量。

（三）标本运送、保存和接收

1. 标本运送与保存　尿液样本必须新鲜，采集后应尽快送检，否则需采取适宜的冷藏措施。尿液标本放置时间过长，不仅对干化学检测项目有影响（表9-3），也会导致有形成分发生明显变化，比如细菌生长、细胞溶解或结晶形成等，从而影响有形成分的检测。

表9-3　尿液标本放置过久对尿液干化学分析仪检验结果的影响

项目	结果	原因
pH	升高	细菌繁殖产氨
蛋白质	假阳性或假阴性	尿液pH改变时尿液过碱或过酸
葡萄糖	降低	细菌繁殖分解利用糖
尿胆原、胆红素	假阴性	胆红素阳光照射变为胆绿素；尿胆原氧化成尿胆素
酮体	假阴性	酮体挥发
亚硝酸盐	假阳性	体外细菌繁殖
隐血或红细胞	假阴性尿试带阳性而镜检阴性	过氧化物酶活性减弱红细胞破坏
白细胞	假阴性尿试带阳性而镜检阴性	白细胞酯酶失活粒细胞破坏，特异性酯酶释放入尿液

2. 标本接收　应认真核对患者信息（姓名、性别、年龄等）、样本类型、医嘱申请和标本是否相符、医嘱申请有无缺项现象，检查标本是否合格。

二、尿液分析仪检验过程质量保证

实验室在尿液检验过程中需确保仪器性能达标。在每日工作前，应进行室内质控，结果在控才能进行临床标本的检测。同时实验室为了确保结果的准确性，还应参加国家级或省级组织的室间质评，并确保室间质评在控。为了确保尿液检验结果质量，尿液干化学分析、尿有形成分分析与显微镜检查须紧密结合，并根据实际情况制定本实验室复检规则，从而保证能及时、准确地发出报告。

（一）性能验证

新仪器在首次使用之前应依据制造商技术手册中相关技术指标或相关行业标准进行性能验证。当检测系统发生改变（如试剂批号更换、影响性能的关键部件维修等）、检测结果偏倚时应对检测系统进行验证，合格后方能使用；此外，应定期对检测系统进行性能评审（实验室可利用室间质评、室内质控和日常工作产生的检验结果及检验程序的稳定性等进行评审），确保检测系统合格。

1. 尿液干化学分析仪性能验证 尿液干化学分析检测系统包括尿液干化学分析仪及其配套的试纸条，性能验证的内容包括符合性、精密度、重复性和携带污染等，其中符合性应包括阳性符合率和阴性符合率，至少评估隐血（或红细胞）、粒细胞酯酶（或白细胞）、葡萄糖、蛋白质和胆红素5项。

（1）符合率 按仪器规定的测定范围配制一定浓度的标准液，在严格操作的前提下，每份标准液重复检测3次，观察其符合程度，尿试带检测项目结果与相应参考液标示值相差同向不超过1个量级，符合率＞80%，阳性参考溶液不能为出现阴性结果，阴性参考溶液不能出现阳性结果。

（2）仪器的精密度 对一定反射率的样本条重复测试10次，计算反射率的变异系数，要求变异系数CV≤1%。

（3）试带的重复性 随机抽取同一批号尿液分析试带20条，分别对同一份阳性样本进行检测，各检测项目检测结果的一致性程度应≥90%。

（4）携带污染 对于尿液干化学分析仪，需验证其携带污染情况，即高浓度标本是否对低浓度标本测定产生影响。检测除比重和pH外各测试项目最高浓度结果的阳性标本1次，随后检测阴性标本1次，连续测试5组，阴性标本不能出现阳性结果。

（5）参考区间 以传统参考区间为基础，结合多联试带检测范围，验证本实验室的尿液干化学分析仪检测参考区间。 🅔 微课/视频6～7

2. 尿液有形成分分析仪性能验证

（1）数字成像尿液有形成分分析仪的性能验证 至少包括检出限、重复性、识别率、假阴性率、携带污染率等。

1）检出限 应至少能够检出5个/μl的红细胞和白细胞样本。分析仪对5个/μl的红细胞和白细胞的样本重复检测20次，18次结果大于0个/μl，则符合要求。

2）重复性 对以下浓度样本各重复检测20次，分别计算20次检测结果的变异系数，红细胞、白细胞：＞50/μl时，CV应≤25%；红细胞、白细胞：＞200/μl时，CV应≤15%。

3）识别率 分别对150份临床尿液样本（至少90份为红细胞病理样本）、150份临床尿液样本（至少90份为白细胞病理样本）和150份临床尿液样本（至少30份为管型病理样本）进行检测，以显微镜镜检为金标准，计算仪器的识别率（即阳性和阴性的符合率），红细胞识别率应≥70%；白细胞识别率应≥80%；管型识别率应≥50%。

4）假阴性率 对至少200份随机尿液对红细胞、白细胞和管型检测，同时以显微镜镜检为金标准进行检测，若镜检阳性而待测仪器测试阴性，结果为假阴性，计算分析仪检测结果的假阴性率，应≤3%。

5）携带污染率 取细胞浓度为5000个/μl的尿液样本和生理盐水，先对浓度为5000个/μl的尿液样本连续检测3次，紧接着对生理盐水连续检测3次，计算携带污染率，应≤0.05%。

6）线性范围 在已知线性区间内选择5～7个浓度水平标本，应覆盖定量限（低限和高限）。每个标本重复测定3～4次，分别计算其均值，做直线回归分析，要求红细胞、白细胞、上皮细胞、管型、细菌：斜率（a）为 1 ± 0.05，相关性（r）$\geqslant 0.975$。

（2）流式细胞术尿液有形成分分析仪性能验证　至少包括重复性、携带污染率、线性范围等验证。判定标准与数字成像有形成分分析仪稍有不同，重复、中间精密度（CV）判断标准如下：红、白细胞：$>40/\mu L$ 时，$<10.0\%$；$\leqslant 40/\mu L$ 时，$<15.0\%$。上皮细胞：$<30.0\%$。管型：$<40.0\%$。细菌：$<20.0\%$。 e 微课/视频 8

（二）操作过程

1. 建立标准操作程序（standard operating process，SOP）　该程序至少包括以下信息：①标本采集、运送和接收；②仪器操作和人工操作；③自动审核规则、复检规则制定和验证；④室内质控和室间质评；⑤结果报告和参考区间；⑥仪器维护、保养以及试纸条储存。以上文件可根据实验室具体情况进行补充或合并。

实验室人员能随时查阅操作文件，培训且考核合格，经授权后方能从事尿液检验。

2. 规范显微镜检验操作　推荐采用离心不染色尿沉渣直接镜检，如有必要，可使用染色法鉴别尿液有形成分。

（三）复检规则

尿液干化学分析仪和尿液有形成分分析仪由于检测原理的局限，决定了其只能为筛选实验，必要时需进行复检以防止漏诊和误诊。复检程序制定和验证可参考血常规复检程序，需要注意的是以镜检结果为诊断依据的疾病，如泌尿系统疾病患者应全部进行尿液有形成分显微镜检。

1. 蛋白质检测结果的验证和审核　蛋白尿是尿液检测的最重要项目之一，临床工作中尤其要重视对尿蛋白质结果的验证和审核。尿干化学分析仪采用 pH 指示剂误差法检测蛋白质，其只能检测白蛋白，因此只能作为肾病的筛查，而不能为蛋白尿筛查（对白蛋白以外的蛋白不敏感）。另一方面，尿 pH 偏碱，会导致尿蛋白假阳性；而尿中大剂量青霉素等药物会导致尿蛋白假阴性，因此需要结合具体情况采用磺基水杨酸法或加热乙酸法进行验证。

2. 复检　尿液复检包括仪器复查和显微镜镜检，而显微镜检查能真实展现有形成分的形态，直观可靠，可以弥补仪器检测有形成分检的不足，是重要的复检方式。需要进行显微镜复检的情况有：①尿液外观异常；②临床医生提出显微镜检查要求；③特定人群如泌尿系统疾病患者、糖尿病患者、使用免疫抑制剂患者及妊娠妇女等；④仪器结果异常或仪器报警。由于尿液干化学分析仪检验和显微镜镜检是两种原理不同的检验技术，其检验结果可能相互矛盾。常见的不符情况和原因见表 9 - 4。

表 9 - 4　尿液干化学分析仪结果和显微镜镜检结果不符合情况与原因

参数	干化学	显微镜镜检法	原因
白细胞	+	-	尿液在膀胱中贮存时间过长，致白细胞破坏
	-	+	尿液以淋巴细胞为主，如肾移植患者
红细胞	+	-	血红蛋白尿、肌红蛋白尿，尿液中含易热性触酶（将尿液煮沸冷却后再检测可以排除酶的影响）
	-	+	少见，见于维生素 $C > 100mg$ 或试带失效时

（四）室内质量控制

1. 尿液干化学分析仪室内质量控制

（1）质控物的选择　推荐使用配套质控物，且满足：①成分应覆盖所有检测项目；②基质应与患者标本相同或接近；③性质应均一和稳定，如条件允许，可储存一年或以上的用量。若使用非配套和自制质控物时应评价其质量和适用性。

（2）质控物的水平 至少应使用阴性、阳性质控物；阳性质控物建议使用弱阳性和中等阳性质控物。

（3）质控频率 在每一个分析批内至少对质控物作一次检测（如实验室每月只使用一筒试剂条，每周至少检测 1 次；如一天使用多筒试剂条则每筒都应进行 1 次质控）。

（4）质控规则 阴性不能为阳性、阳性不能为阴性且阳性结果差异不超过 1 个量级为在控，否则为失控。

（5）质控物使用注意事项 ①严格按质控物说明书要求准备质控物，质控物从冰箱取出，必须恢复至室温（18～25℃）后方可进行检测；②严格按质控物和试剂说明书规定的条件贮存；③在使用过程中，应定期清洗或更换试剂槽。

2. 尿液有形成分分析仪室内质量控制

（1）质控物的选择 推荐使用配套质控物，且满足：①检测项目至少包括红细胞、白细胞等；②基质应与患者标本相同或接近；③至少有 6 个月的稳定期。若使用非配套和自制质控物时应评价其质量和适用性。

（2）质控物的水平 至少使用 2 个浓度（低值和高值）水平。

（3）质控频率 应满足行业标准的要求。

（4）质控规则 至少采用以下规则：①警告规则（12S 规则）：1 次质控结果超过 2s，为报警；②13S 规则：1 次质控结果超过 3s 为失控；③22S 规则：同一天 2 个水平质控结果同方向超过 2s 或同一质控连续 2 次结果超出 2s 为失控。

（5）中心线和控制限 应遵循行业标准，根据本实验室的特点和现行测定方法确定中心线和控制限。

（6）质控物使用注意事项 ①在做好仪器的维护保养以确保仪器各部件及整体运行状态良好的前提下，按照质控物制造商要求，在检测前将质控物恢复至室温（18～25℃）；②检测前将质控物混匀，实验室应统一质控操作程序。 微课/视频 9

（五）室间质评

每年应参加国家卫健委或地方临床检验中心组织的室间质评活动。无室间质评的尿液检验项目，可通过与其他实验室（如使用相同检测方法的同级别或高级别实验室）比对的方式确定检验结果的可接受性，应符合以下要求。

（1）频率 每年至少 2 次。

（2）标本数量 每次至少 5 份（包括正常和异常水平）。

（3）判定标准 应有≥80% 的结果符合要求。

如出现不合格，应有详细的不合格分析报告和持续改进记录，内容包括不合格情况描述、核查方法、原因分析、纠正措施、纠正结果和持续改进措施等。所有结果记录至少保存 2 年。

（六）内部比对

1. 尿液干化学分析仪 实验室有多台尿液干化学仪时，应进行仪器间内部比对。要求如下：①频率：每年至少 2 次；②标本数量：每次至少 20 份临床标本（每项至少含 10 份异常水平的标本，包含不同等级浓度）；③结果判定：阴性不能为阳性；阳性不能为阴性，且阳性结果相差不超过 1 个量级为符合；否则为不符合；④ 判定标准：每项检验的比对结果符合率≥90%。

2. 尿液有形成分分析仪

（1）相同品牌尿液有形成分分析仪 相同品牌尿液有形成分分析仪的内部比对要求如下：①频

率：每年至少 2 次；②标本数量：每次至少 20 份临床标本（阳性标本类型至少包括红细胞、白细胞、上皮细胞、管型等，覆盖线性范围）；③结果判定：应遵循制造商提供的技术标准；④判定标准：每项检验的比对结果符合率≥90%。

（2）不同品牌尿液有形成分分析仪　原则上不同品牌的尿液有形成分分析仪检测结果不宜比对，但考虑到其检测结果可能对临床诊断带来医疗风险，实验室宜采用下列方式进行评估。①频率：每年至少 2 次；②标本数量：每次至少 20 份临床标本（阳性标本类型至少包括红细胞、白细胞、上皮细胞、管型等，覆盖线性范围）；③结果计算：以各自参考区间为基准，计算每份标本检测结果的阴阳性，再对阴阳性结果进行符合性评估；④评估标准：每项检验的比对结果符合率≥90%。

三、尿液分析仪检验后质量保证

检验后质量保证包括患者信息核对、结果审核、规范格式和解释、数据传递与结果报告、危急值的报告及记录、授权发布、检验样品的储存等。

1. 患者信息核对　在发报告之前应再次认真核对患者信息（姓名、性别、年龄等）、样本类型、申请医师和科室、临床诊断、临床资料与检验编号，核对有无缺项漏报现象。

2. 结果审核　应建立审核规则，按照审核规则正确分析检测结果避免漏项及矛盾结果，发现问题及时查找原因并重新测定。必要时应及时联系临床医师共同探讨造成差异的可能原因。

3. 规范报告方式　尿液有形成分包括红细胞、白细胞、上皮细胞、管型、结晶和病原体等，这些成分的名称和形态描述应统一规范，以便于检验结果的互认和共享。例如，红细胞的大小可以根据直径分为正常、大、小红细胞，而异常红细胞的形态可以有多种，如棘细胞、锯齿状红细胞、皱缩红细胞、环形红细胞和影红细胞。这些报告的格式及名称应规范化。另外，如有可能，检验报告上可以提供疾病诊断建议和进一步检验的建议。

（1）理学、化学检验的报告格式要求如下　①理学检验：颜色、清晰度：按文字（如黄色、红色；清亮、浊等）报告；比重：干化学法按半定量数字符号（如 1.000、1.005 等）、折射仪法按定量实测数据（如 1.000～1.050 范围）报告；②化学检验：半定量（如尿蛋白：-、0.2g/L、0.5g/L、1.0g/L 等）和数字符号（-、±、+、2+ 等）方式报告；③干化学检验结果推荐采用"半定量结果+数字符号"形式报告，不宜使用单独数字符号报告结果（因不同品牌仪器设置不同而导致结果误解）。

（2）有形成分检验的报告格式要求如下　①自动化仪器：应采用"定量（xx/μl）"报告，不宜采用"视野"报告；②镜检：离心镜检应采用"视野"报告（细胞：最低～最高数/HP；管型：最低～最高数/LP），不宜采用"定量"方式报告。但对于结晶和病原体等可采用数字符号"-、±、1+、2+、3+"方式进行报告；③当有形成分一个项目有多个且不一致的检验结果时，实验室应注明最终报告结果。

有形成分报告注意事项包括以下几个方面：①红细胞：建议在常规检验中只报告红细胞数量。当开展红细胞形态位相检查时，如红细胞数量异常，应分层报告（参见尿液检验有形成分名称与结果报告专家共识）；②白细胞：建议在常规检验中将所有的中性粒细胞、淋巴细胞、单核细胞、嗜酸性粒细胞等统一报告为白细胞，只有在染色或临床要求时才分类报告；③上皮细胞：当发现异常上皮细胞时，应报告异常上皮细胞的名称，如果不能确认，建议临床做必要的检验如脱落细胞学检查及细胞病理学检查；④病原体：当尿液发现寄生虫及虫卵时，建议鉴定并报告寄生虫及虫卵名称，必要时可应用相应的染色方法鉴别。

4. 数据传输与结果报告　应建立定期评审机制，确认仪器检测数据与传输到医院信息管理系统（HIS）及实验室信息管理系统（LIS）的数据完整无误，以及信息系统的数据传输到打印终端、其他显示终端上的数据完整无误。检验报告中的形态学检验项目，应只报告筛查后的最终唯一结果，必要时可另附相关说明。尿液沉渣显微镜检测宜以每高/低倍视野中的形态数量报告结果。建议尿液有形成分规范描述，必要时采用分层报告或解释性注释。

5. 危急值报告　尿液检验一般不涉及危急值报告，有些医疗机构为了加强医疗安全，提出当每低倍镜视野超过 10 个泥棕色管型（急性肾损伤和急性肾小管坏死的敏感性发现指标），应作为危急值报告给临床并与临床沟通。

6. 授权发布　检验报告签发人应具有相应的技术职称或同等能力。检验检测机构在出具检验检测报告时，必须对结果负责并承担相应的法律责任。如果检验检测结果出现错误或偏差，机构需要自行承担解释、召回或赔偿的责任，并且如果违反相关法律法规，还需依法追究其法律责任。

7. 尿液样品的储存　由于尿液标本容易污染，而且采集起来无创、患者依从性好，因此，一般尿液标本检验完成后无需保存。如有珍贵尿液标本需保存，应按要求冷藏、冷冻保存。

（王小中）

第四节　尿液一般检验的方法学评价与临床应用

PPT

尿液一般检验的检验方法包括手工法和仪器法，充分了解各自的优缺点，有助于取长补短、灵活应用两类方法，提高工作效率，保证检验质量。尿液一般检验是临床应用最广的基本检验项目之一，熟练解读其检验结果的临床应用价值，有助于临床沟通，提高诊疗水平。

一、尿液一般检验的方法学评价

尿液一般检验包括尿液理学、化学成分和有形成分检查，检查方法包括手工检查法和仪器法，每种方法各有优缺点。

1. 手工检查法　尿液化学成分手工湿化学检查和有形成分显微镜检查操作繁琐、费时、重复性差，易受主观因素如操作人员经验等的影响，不适合大批量标本检测。但手工法不需要特殊仪器设备，成本低，基层单位可开展，而且部分手工检查法仍然是目前尿液一般检验的确证方法，如磺基水杨酸法是尿蛋白质检查的确证试验，人工显微镜检查是尿液有形成分检查的"金标准"。

2. 干化学分析法　该法具有简便、快速、重复性好、可同时检测多个参数等优点，适用于大批量标本的筛查。但是存在以下不足。

（1）试带检测靶标的局限性　尿液中有些成分不能被干化学法检测或不能区分，见表 9-5。

表 9-5　干化学法不能检测和区分的尿液成分

项目	局限性
管型	试带未包含该项目
结晶	试带未包含该项目
BLD	不能区分游离血红蛋白和完整的红细胞
LEU	不能检测淋巴细胞
NIT	不能检测不含硝酸盐还原酶的病原菌
PRO	不能检测本周蛋白，对球蛋白不敏感
GLU	不能检测乳糖、半乳糖、果糖及蔗糖

（2）干扰因素多　对于可检测的尿液成分，由于尿液干化学分析试带多采用特异性不高的化学反应进行检测，很多因素可致其产生假阳性或假阴性（表9-6）。

表9-6　尿液干化学试带检测的常见干扰因素

参数	常见干扰因素	可能结果
pH	尿液放置过久 试带浸入时间过长	pH 升高 pH 降低
SG	尿蛋白、强酸 强碱	比重升高 比重降低
PRO	强碱性药物、尿液 pH >9，混入生殖系统分泌物 大剂量青霉素，尿液 pH <3	假阳性 假阴性
GLU	氧化剂如次氯酸、过氧化物等 维生素 C 等还原性物质、高比重尿	假阳性 假阴性
BIL	色素尿、大剂量氯丙嗪、盐酸苯偶氮吡啶 暴露于光线时间过长、维生素 C、亚硝酸盐	假阳性 假阴性
URO	胆红素、吲哚、维生素 K 暴露于光线下时间过长、亚硝酸盐	假阳性 假阴性
KET	酞、苯丙酮酸、L-多巴代谢物 标本放置时间过长、试带潮解	假阳性 假阴性
NIT	非那吡啶、色素尿、体外细菌繁殖 未具备阳性结果产生的 3 个条件、硝基呋喃、利尿剂、维生素 C	假阳性 假阴性
BLD	热不稳定酶、氧化型清洁剂、细菌 维生素 C、亚硝酸盐	假阳性 假阴性
LEU	高浓度胆红素、甲醛 尿蛋白 >5g/L、维生素 C、大剂量头孢菌素、庆大霉素、呋喃类等药物	假阳性 假阴性
VitC	硫代硫酸钠、巯基化合物、内源性酚 碱性尿	假阳性 假阴性

因此，干化学检查只能用于筛查，还需要结合有形成分分析仪和显微镜检查结果进行综合分析。

3. 有形成分分析仪法　该法简便、快速、重复性好、生物污染少，但由于尿液有形成分的复杂性以及仪器检测原理的局限性，其检测结果容易出现假阳性或假阴性，因此不能完全取代显微镜检查，只能用于筛查。

（1）基于数字成像的尿液有形成分分析仪　可提供有形成分的实景拍摄图片，并可在电脑上直观显示，便于复查。尿液有形成分复杂多变，仪器可能会出现误认或不能识别的情况，如将草酸钙结晶误认为红细胞，将小圆上皮细胞、鳞状上皮细胞的核、滴虫等误认为白细胞等。因此，当检测结果为阳性时，需要对仪器拍摄的实景图像进行人工审核并确认。

（2）基于流式细胞术的尿液有形成分分析仪　具有检测速度快、重复性好等优点，但不能显示形态图像，需要通过显微镜复检。该类仪器不能对病理管型及结晶进行分类，也不能鉴别异常细胞和脂肪滴等。干扰因素较多，如草酸钙结晶、酵母样真菌容易误认成红细胞；上皮细胞胞核、酵母样真菌和滴虫可致白细胞假阳性；黏液丝对管型计数影响明显。

二、尿液一般检验的临床应用

泌尿系统病变以及其他能影响血液成分改变的疾病均可引起尿液成分的改变，因此，尿液检查对泌尿系统疾病、内分泌疾病以及肝胆疾病等的诊断及疗效观察具有重要价值。

（一）泌尿系统疾病的辅助诊断和疗效监测

1. 泌尿系统感染的辅助诊断　根据感染部位分为上尿路感染（肾盂肾炎）和下尿路感染（膀胱炎和尿道炎），常由细菌、真菌、支原体和病毒等感染所致。尿液检查中与感染有关的项目主要有亚硝酸盐（NIT）、干化学白细胞（LEU）及镜检 WBC，三者结合意义更大（表 9 - 7）。这 3 个指标同时异常，提示泌尿系统存在细菌感染，且上尿路感染常可见细胞管型和颗粒管型，而下尿路感染则无。此外，尿路感染常伴蛋白质（PRO）、红细胞（BLD）增加，镜检可见细菌。

表 9 - 7　尿液检查中感染筛查项目及其临床应用

项目及结果	临床应用
LEU、WBC、NIT 均阴性	可初步排除泌尿系统感染
LEU 和/或 WBC 阳性，NIT 阳性	提示泌尿系统存在感染，且病原体为含硝酸盐还原酶的细菌或真菌
LEU 和/或 WBC 阳性，NIT 阴性	提示泌尿系统感染，但病原体不明确；若为成年女性，同时伴大量鳞状上皮细胞，需排除阴道分泌物混入所致 WBC 增加
LEU 和 WBC 阴性，NIT 阳性	可能尿液被粪便等污染，且标本未及时送检

2. 泌尿系统出血的辅助诊断　泌尿系统的炎症、结石、肿瘤等疾病均可导致出血。BLD、红细胞形态、红细胞管型对于判断有无出血及出血部位有重要参考价值。

（1）BLD 阳性、异常红细胞≥70%　提示为肾性血尿，出血部位在肾小球，此时如果尿中出现红细胞管型，则进一步确定出血部位在肾脏，如急性肾小球肾炎、慢性肾小球肾炎等。

（2）BLD 阳性、正常红细胞≥70%　提示为非肾性血尿，出血部位在肾小球以下的输尿管、膀胱和尿道等，如输尿管结石、膀胱癌、尿道炎等。

（3）BLD 阳性、混合性红细胞　血尿中正常红细胞和异形红细胞大约各占一半时为混合性红细胞，此时需结合尿液检查的其他参数，甚至肝功能、肾功能等结果综合分析血尿来源。

3. 肾脏疾病的辅助诊断　肾脏疾病包括肾小球疾病和肾小管疾病，其机制主要与免疫、感染、中毒等因素有关，可出现不同程度的血尿、蛋白尿、脓尿和管型尿等。尿液检查实际上是肾脏的一种"液体活检"，PRO、管型、红细胞形态以及几种特殊细胞与肾脏疾病密切相关。

（1）PRO　蛋白尿是肾脏疾病的典型症状之一，因此 PRO 阳性常提示肾脏病变，如急性和慢性肾小球肾炎、急性和慢性肾盂肾炎，但需要排除下尿路出血或感染、阴道分泌物或精液混入等因素的影响。

（2）管型　由于管型只能在肾脏形成，因此尿中出现病理管型或异常增多的透明管型是肾脏病变的特异性指标。急性肾病时常可见透明管型、细胞管型和颗粒管型等；慢性肾病时可见蜡样管型和宽大管型等；肾病综合征可见脂肪管型等；泥棕色管型是急性肾小管损伤的敏感指标，大量出现对急性肾小坏死具较高诊断价值。

（3）BLD 和红细胞形态　如前所述，BLD 阳性且异常形态红细胞≥70%（出现两种以上的异常形态红细胞），多提示肾脏病变。

（4）特殊细胞　①出现肾小管上皮细胞提示肾小管受损，如成堆出现提示急性肾小管坏死；②出现闪光细胞，多见于肾盂肾炎；③肾移植术后如尿中白细胞增多，且以淋巴细胞为主，或同时出现肾小管上皮细胞和闪光细胞，提示排异反应。

泌尿系统发生病变时，尿液中常同时出现多个检查指标的异常，这些指标的综合应用有助于泌尿系统疾病的辅助诊断，但需结合免疫学检查、病理学检查等才能对疾病进行准确分类。常见泌尿系统疾病的尿液检查结果见表 9 - 8。　微课/视频10

表9-8　常见泌尿系统疾病的尿液检查特点

疾病	外观	比重	蛋白质	红细胞	白细胞	管型
急性肾小球肾炎	深黄或洗肉水色	↑	↑↑	↑↑↑	↑	透明管型、红细胞管型、颗粒管型
慢性肾小球肾炎	浅黄或红色	↓	↑↑	↑~↑↑	↑	颗粒管型、蜡样管型、肾衰管型
肾病综合征	浅黄透明	↑	↑↑↑	N	N	颗粒管型、脂肪管型
急性肾盂肾炎	浅黄或红色	↓	↑↑	↑~↑↑	↑↑	透明管型、白细胞管型
慢性肾盂肾炎	浅黄透明	↓	↑↑	N 或↑	↑↑	透明管型、白细胞管型、颗粒管型
膀胱炎、尿道炎	白色浑浊	N 或↑	↑	↑	↑↑↑	偶见透明管型

N：正常；↑：增加；↓：降低

（二）内分泌疾病及并发症的筛查和辅助诊断

糖尿病是一种常见的内分泌疾病，与糖尿病及其并发症相关的尿液检查指标有 GLU、KET、PRO 和微量白蛋白等。

1. GLU 尿中葡萄糖增加见于糖尿病等，但尿糖的多少受血糖浓度和肾糖阈的影响，因此尿糖增高，并不一定是血糖增高性疾病所致。在严重肾功能受损致肾糖阈降低时，可出现血糖正常尿糖增加的情况。反之，肾糖阈增高时即使血糖达到糖尿病诊断标准，尿糖也可呈阴性。因此，尿糖不能作为糖尿病的确诊指标。

2. KET 糖尿病酮症酸中毒时，KET 可阳性，但需注意其阳性程度可能与病情严重程度不一致。尿酮体检测试剂都只与丙酮和乙酰乙酸反应，与 β-羟丁酸不发生反应。因此，在糖尿病酮症酸中毒早期，会出现病情很重，但 KET 阴性或阳性程度低的情况；而酮症酸中毒缓解时，β-羟丁酸大部分已转化为乙酰乙酸和丙酮，导致 KET 阳性程度较高，使临床对病情估计过重。当 KET 检查结果与病情不一致时，应密切结合临床。

3. 微量白蛋白和 PRO 肾病是糖尿病患者主要的并发症之一，尿液微量白蛋白可用作早期糖尿病肾病的监测指标。晚期肾病出现 PRO 阳性，其尿液改变同慢性肾小球肾炎。

（三）黄疸类型的辅助鉴别

黄疸可分为溶血性黄疸、肝细胞性黄疸和阻塞性黄疸三大类，其鉴别主要依赖血液中不同种类胆红素的定量检测。但尿液颜色、BIL 及 URO 检查对黄疸的鉴别诊断也有参考价值，见表9-9。

表9-9　黄疸时尿液检查结果变化

指标	正常	溶血性黄疸	肝细胞性黄疸	阻塞性黄疸
颜色	浅黄色	深黄	深黄	深黄
BIL	-	-	↑	↑↑
URO	-/N	↑↑	↑	-

-：阴性；N：正常；↑：增加

（四）用药监测

肾脏是药物的主要代谢器官，多种药物有直接的肾脏毒性或通过过敏反应造成肾脏损伤。某些抗生素如庆大霉素、阿米卡星、多黏菌素 B，抗肿瘤药如顺铂、环磷酰胺、甲氨蝶呤，解热镇痛药如非那西丁、阿司匹林，中药如木通、雷公藤等，均对肾脏有一定毒性作用，用药前及用药过程中应进行尿液检验，关注尿液成分的改变，确保用药安全。监测指标同肾脏疾病筛查及辅助诊断。

（五）职业病防护

某些重金属，如铅、镉、铋、汞等都有肾毒性，均可引起肾损害。短期大量摄入可引起急性肾脏损害，长期小量接触会发生慢性肾脏病变。对经常接触重金属的职业人群定期进行尿液检查，是职业病防治的重要内容。

（六）健康评估

尿液标本采集方便，尿液一般检验是一种非侵入性检验项目，非常适合反复检查。定期进行尿液检验可筛查泌尿系统疾病、肝胆系统疾病和糖尿病等，有助于发现亚健康人群，达到早期诊断、早期治疗的目的。 微课/视频11

? 思考题

答案解析

案例　患者，男，69岁。

主诉：反复水肿3月余。

现病史：1月前尿蛋白为2321.4mg/24h，血肌酐130μmol/L，肾脏穿刺提示膜性肾病。患者尿液有泡沫，尿量较前有所减少。尿液检查结果如下：尿干化学检查SG 1.031、PRO 4＋、BLD 3＋、GLU 3＋；有形成分分析仪检查病理管型4.16个/μl、红细胞66个/μl；显微镜检查红细胞6～8/HP，异形红细胞75%，颗粒管型0～2/LP；其余项目正常。

既往史：否认冠心病和传染病病史。

体格检查：T 36.9℃，P 90次/分，R 20次/分，BP 160/95mmHg。腹部膨隆，肝脾肋下未触及，双下肢水肿。

问题

（1）该患者哪些尿液检查结果提示病变部位在肾脏？

（2）尿液有形成分分析仪检测结果提示"病理管型"能确定是何种病理管型吗？如果不能，需要进行何种处理？

（3）哪些情况下尿液检验需要进行显微镜复检？

（4）尿液干化学试带的常用检测项目有哪些？各项目检测原理是什么？

（胥文春）

书网融合……

重点小结

题库

微课/视频1

微课/视频2

微课/视频3

微课/视频4

微课/视频5

微课/视频6

微课/视频7

微课/视频8

微课/视频9

微课/视频10

微课/视频11

第十章 粪便检验

PPT

粪便（feces）是食物在体内被消化吸收营养成分后的最终产物，其中水分占 3/4，固体成分占 1/4。其固体成分主要有：①未消化的食物残渣，如淀粉颗粒、植物及肉类纤维等；②消化道分泌物，如胆色素及无机盐等；③食物分解产物，如吲哚及脂肪酸等；④肠道脱落的上皮细胞；⑤多种细菌。在病理情况下，粪便中可见血液及大量黏液，镜检可见红细胞、白细胞、寄生虫、致病菌、病理性结晶、结石、肿瘤细胞等。

粪便检验有助于了解消化道以及在消化道开口的肝脏、胆囊、胰腺等器官有无炎症、出血等病变，并可间接用于判断肝脏、胆囊、胰腺的功能状态。

第一节 粪便标本采集与处理

一、粪便标本采集

粪便标本的质量可直接影响检验结果的准确性和可靠程度。不同检验项目对标本采集的要求有所不同，临床上常见粪便标本的采集方法与要求见表 10 – 1。📱 微课/视频 1

表 10 –1 常见粪便标本采集方法与要求

检查项目	采集方法	要求
常规检查	标本新鲜，选取异常部分，稀汁样便采集 3 ~ 5ml；无异常时多部位采集手指头大小（约 3 ~ 5g）	标本新鲜、无污染，及时送检（1 小时内完成检验）
寄生虫检查		
血吸虫毛蚴	采集脓液、血液或黏液处	≥30g，必要时全部标本送检
蛲虫卵	用透明薄膜拭子，于晚 12 时或清晨排便前自肛门皱襞处拭取	立即送检
阿米巴滋养体	采集脓血及稀软部分	立即送检，天气寒冷注意保温
虫体检查及虫卵计数	采集 24 小时粪便	检查虫卵时应混匀标本后检查，坚持"三送三检"
粪便隐血试验（化学法）	同常规检查采集方法	检查前 3 天禁食肉类、动物血及含过氧化物酶类食物；禁服铁剂、铋剂、维生素 C
粪胆原定量	采集 3 天的粪便标本	每天混匀称重，取 20g 送检
细菌学检查	需第一管采集并且是使用抗生素前	需使用无菌容器

二、粪便标本处理

粪便标本的处理应严格按照生物危害物处理，遵照各级医院规定的医疗废弃物处理方法进行处理。纸类容器、塑料类容器可于焚化炉内进行焚烧处理。玻璃、瓷器容器类材料应浸入消毒液（5%甲酚皂溶液、0.5%过氧乙酸或苯扎溴铵溶液）中消毒24小时，再煮沸后清洗干净备用。

三、粪便标本采集与处理的质量保证

1. 容器　最好使用一次性有盖容器，干净、大小适宜，盛便后不漏不溢，无吸水性、不破坏粪便的有形成分，且标识明显。

2. 标本采集和送检　①应尽可能采集含脓血、黏液等异常部分；②不宜取便盆或坐厕中的粪便检验，因其中常混有污水、尿液及消毒剂等，可破坏粪便有形成分并带入各种污染物；③无粪便排出又必须检查时可经直肠指诊或采便管拭取；④由于某些肠道寄生虫及蠕虫卵有周期性排出的现象，需连续三天，连送三次，做到"三送三检"。其余要求见表10-1。

3. 时间要求　标本采集后应在1小时内完成检验，否则可因pH及消化酶等的影响导致其有形成分被破坏。

第二节　粪便理学检验

一、粪便量

1. 参考区间　多数每天1次，也可隔天1次或每天2次，每次排便量100~250g（干重25~50g）。

2. 临床意义　粪便量的多少与进食量、食物的种类及消化器官的功能状态密切相关。进食粗糙粮食及含纤维素较多的食物，粪便量相对较多；反之，则相对较少。在病理情况下，粪便的量可发生改变。

二、粪便颜色

1. 参考区间　健康成人的粪便因含粪胆素而呈黄褐色，婴儿的粪便因含胆绿素呈黄绿色。

2. 临床意义　粪便的颜色易受食物及药物因素的影响。在病理情况下，粪便也可呈现不同的颜色变化（表10-2）。

表10-2　粪便颜色改变及可能的原因

颜色	食物或药物原因	病理原因
鲜红色	食用西红柿、西瓜等	肠道下段出血，如痔疮、肛裂、直肠癌等
暗红色或果酱色	食用大量咖啡、可可、巧克力、火龙果等	阿米巴痢疾、肠套叠等
灰白色	钡餐造影服用硫酸钡，食入过量脂肪、金霉素、氢氧化铝	胆道梗阻、肠结核
绿色	食用大量绿色蔬菜	乳儿肠炎因胆绿素来不及转变为粪胆素呈绿色
黑色或柏油色	食用铁剂、动物血、肝脏、活性炭及（或）某些中药	上消化道出血
黄色	乳儿便，服用大黄、山道年	胆红素未氧化及脂肪不消化

三、粪便性状

1. **参考区间**　健康成人粪便为成形的柱状或条状软便，婴儿粪便多为糊状便。
2. **临床意义**　粪便的性状改变与临床意义见表 10 – 3。

表 10 – 3　粪便性状改变及临床意义

粪便	特点	临床意义
稀汁便	脓样，含有膜状物	伪膜性肠炎
	洗肉水样	副溶血性弧菌食物中毒
	红豆汤样	出血性小肠炎
	稀糊或稀汁样	急性（胃）肠炎
米泔样便	白色淘米水样，含有黏液片块、量多，脓细胞少见	霍乱、副霍乱
黏液便	小肠病变，黏液混于粪便中；大肠病变，黏液附着在粪便表面	肠道炎症或受刺激、某些细菌性痢疾
溏便	粥样、内容物粗糙	消化不良、慢性胃炎、胃窦潴留
胨状便	黏胨状、膜状或纽带状物	过敏性肠炎、慢性细菌性痢疾
鲜血便	鲜红色，滴落于排便之后或附在粪便表面	直肠癌、直肠息肉，肛裂或痔疮
脓血便	脓样、脓血样、黏液血样、黏液脓血样。阿米巴性痢疾的粪便呈稀果酱样，暗红色，有特殊的腥味，以红细胞为主。菌痢时以黏液及脓细胞为主	细菌性痢疾、阿米巴痢疾、结肠癌、肠结核、溃疡性结肠炎
乳凝块	黄白色乳凝块或蛋花样	婴儿消化不良、婴儿腹泻
	球形硬便	习惯性便秘、老年人排便无力
变形便	细条、扁片状	肠痉挛、直肠或肛门狭窄
	细铅笔状	肠痉挛、肛裂、痔疮、直肠癌

四、粪便气味

食物在肠道中经细菌作用后，产生吲哚（靛基质）、硫醇、粪臭素和硫化氢等有臭味的物质，故健康人粪便有一定臭味。一般情况下肉食者臭味较浓，素食为主者臭味相对较淡。

1. **参考区间**　粪臭味。
2. **临床意义**　慢性肠炎、胰腺疾病、消化道大出血、结肠或直肠溃烂时多因未消化的蛋白质发生腐败而致粪便有恶臭；脂肪及糖类消化不良或吸收不良时，由于脂肪酸分解及糖的发酵，而致粪便有酸臭味；阿米巴肠炎时粪便有鱼腥臭味。

五、粪便寄生虫与结石

1. **参考区间**　无寄生虫、无结石。
2. **临床意义**　粪便中的较大虫体（如蛔虫、绦虫或其节片等）肉眼容易发现，将粪便过筛冲洗后也可发现钩虫、鞭虫、蛲虫等细小虫体，发现寄生虫即可诊断相应的寄生虫感染。粪便中排出的结石，最常见的是胆结石，较大者肉眼可见，较小者需用铜筛淘洗粪便后才能发现。　　微课/视频 2

第三节 粪便有形成分显微镜检验

粪便有形成分显微镜检验是粪便检验中最重要的内容，通过显微镜检验可发现粪便中异常细胞、真菌、寄生虫等成分，也可通过检验食物残渣了解消化吸收功能。

一、粪便有形成分显微镜检验方法

（一）生理盐水直接涂片法

1. 原理 粪便经等渗稀释后涂片，以便于显微镜下观察。

2. 操作流程 滴加1~2滴生理盐水于载玻片 → 竹签挑取含有黏液或血液等异常部分 → 混悬于生理盐水中 → 加盖玻片 → 显微镜检查。

（二）涂片染色法

1. 碘液染色法

（1）**原理** 原虫包囊、粪类圆线虫和钩虫幼虫等可被染成黄色，其中包囊糖原泡为棕红色，囊壁、核仁、拟染色体不着色。

（2）**操作流程** 以2%碘液代替生理盐水涂片镜检，或在生理盐水粪便涂片上滴加1~2滴碘液后镜检。

2. 铁苏木素染色法

（1）**原理** 用于原虫滋养体及包囊的永久性染色。铁苏木素染色后，原虫胞质呈灰褐色，胞核、包囊内的拟染色体及溶组织内阿米巴滋养体吞噬的红细胞均被染成墨色，糖原泡则被溶解呈空泡状。

（2）**操作流程** 制备粪便膜片 → 70%乙醇固定 → 流水冲洗 → 依次加苏木精、硫酸亚铁、硫酸铵铁、乙醇 → 水洗 → 依次在70%乙醇、90%乙醇、无水乙醇中脱水 → 二甲苯透明 → 树脂封片。

（三）报告方式

一般情况下，实验室对原虫和蠕虫可不予定量，但需报告具体时期（如滋养体、包囊、卵囊、孢子、卵或幼虫）。若定量检测，应统一报告方式（表10-4）。人芽囊原虫（症状与感染数量可能有关）和鞭虫（轻症感染可不予治疗）要求定量检测。

表10-4 粪便显微镜检查结果报告方式

粪便有形成分	报告方式
细胞	未检出、最低~最高/HP
蠕虫	未检出、2~5个/全片（极少）、1/5~1个/LP（少量）、1~2个/LP（中等）、若干个/LP（多量）
原虫	未检出、2~5个/全片（极少）、1/5~1个/HP（少量）、1~2个/HP（中等）、若干个/HP（多量）
寄生虫虫卵	检出或未检出
夏科-莱登结晶	最低~最高/HP

（四）质量保证

1. 器材要求 载玻片要清洁，定期更换生理盐水，防止被真菌污染。

2. 制备涂片 挑取适量的外观异常标本，通常半个米粒大小，制备涂片，涂片厚薄以通过悬液能看清白纸上的字迹为宜。

3. 显微镜检验 按照操作规程，先低倍镜"城垛"式观察全片有无寄生虫虫卵、原虫滋养体及其他可疑异常成分，再用高倍镜观察有无红白细胞、吞噬细胞、上皮细胞等。注意虫卵与相似花粉之间的鉴别。高倍镜要观察 10 个以上视野，以防漏检。

4. 特殊检验 在温度较低时，检验阿米巴原虫要注意保温。可将生理盐水及载玻片预温后再涂片，并快速检验。必要时可采用集卵法检验寄生虫及虫卵，以提高检出率。

（五）方法学评价

1. 生理盐水 直接涂片法 操作简便，临床常用方法。但易漏检，阳性率低，重复性差。

2. 碘液染色法 快速方便，原虫包囊染色效果好；鉴别粪类圆线虫幼虫和钩虫幼虫时，加入碘液后幼虫立即死亡而静止，便于观察；不适合原虫滋养体染色，标本也不能永久保存。

3. 铁苏木素染色法 原虫滋养体及包囊均着色，结构清晰，标本可永久保存。但比较复杂，不宜作为常规检查。

（六）参考区间

无红细胞，偶见白细胞，无寄生虫、虫卵及原虫，有少量食物残渣。

二、粪便有形成分形态及临床意义

（一）细胞

1. 红细胞 正常粪便中无红细胞。上消化道出血时红细胞在胃及肠道中被消化液破坏，故显微镜检查为阴性，须通过粪便隐血试验证实；下消化道的病变，如炎症、痔疮、直肠息肉、肿瘤及其他出血性疾病时，粪便中可见到数量不等的红细胞，形态与外周血红细胞相似（图 10 - 1A）。

2. 白细胞 正常粪便中偶见白细胞，完整的白细胞直径 $10 \sim 20 \mu m$，主要是中性分叶核粒细胞（图 10 - 1B）。炎症时白细胞可发生退化变性，其胞体肿胀、边缘不完整或破碎、胞质充满细小颗粒、胞核模糊不清，细胞常成堆出现，即脓细胞。脓细胞意义与白细胞相同，因此计数时一并报告。

肠道炎症时白细胞数量增多，且与炎症轻重程度及部位相关，可伴红细胞出现。细菌性痢疾以白细胞为主，红细胞常分散存在，形态多正常；阿米巴痢疾以红细胞为主，可成堆出现，并有破碎的现象，白细胞散在分布。

3. 巨噬细胞 正常粪便中无巨噬细胞。巨噬细胞是由单核细胞演变而来（图 10 - 1C），其体积较大，直径常在

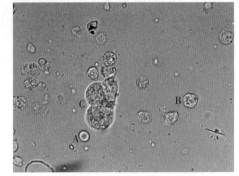

图 10 - 1 粪便中可见到的细胞成分（×400）

A. 红细胞；B. 白细胞；C. 巨噬细胞

$20 \mu m$ 以上，胞核 $1 \sim 2$ 个，形态多不规则且大小不等，常有伪足样突起；胞质内常有吞噬的颗粒、细菌及细胞等异物。若大量出现多见于细菌性痢疾、急性出血性肠炎，偶见于溃疡性结肠炎等。

4. 肠黏膜上皮细胞 除直肠段被覆复层鳞状上皮细胞外，整个小肠、大肠黏膜上皮细胞均为柱状上皮细胞。大小约 $40 \sim 60 \mu m$，呈两端钝圆的短柱状或卵圆形，胞核较大呈椭圆形，胞质颗粒状或均质状，常有小颗粒（图 10 - 2）。生理情况下，柱状上皮细胞脱落较少且易被破坏。在结肠炎症，如坏死性肠炎、霍乱、副霍乱和伪膜性肠炎等时，上皮细胞数量明显增多，其中以伪膜性肠炎增多最明显，还可见成片脱落的上皮细胞。

5. 肿瘤细胞　来源于乙状结肠癌、直肠癌患者的粪便标本，可见数量不等的散在或成堆的癌细胞。

(二) 食物残渣

正常情况下，食物被充分消化，粪便中仅见无定形的细小颗粒残渣。消化不完全时，镜检可见到各种不同类型的食物残渣。

1. 淀粉颗粒　正常粪便中淀粉颗粒较少见。淀粉颗粒为大小不等的圆形或椭圆形的无色颗粒，有一定的折光性，内部呈放射状或呈同心圆条纹结构（图10-3）。滴加碘液后淀粉颗粒呈蓝色或蓝黑色，如水解成红糊精者则染成棕红色。淀粉颗粒在碳水化合物消化不良及腹泻病人的粪便中可大量出现。

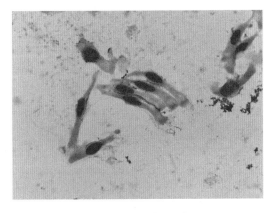

图10-2　柱状上皮细胞（瑞-吉染色×1000）

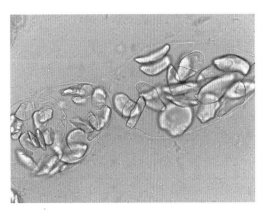

图10-3　淀粉颗粒（×400）

2. 脂肪　正常情况下，食入的脂肪经胰腺脂肪酶消化分解后大多被吸收，故粪便中很少见到。粪便中常见的脂类有中性脂肪（脂肪滴）、游离脂肪酸和结合脂肪酸（图10-4，表10-5）。显微镜检查脂肪滴大于6个/HP，为脂肪排泄增多，多见于腹泻、胆汁淤积性黄疸及胰腺外分泌功能减退等。粪便量多、泡沫状、灰白色、有光泽和恶臭是慢性胰腺炎的粪便特征，显微镜检查可见较多的脂肪滴。脂肪滴数量增多（>60个/HP）或直径增大（40~80μm）常见于脂肪泻。

表10-5　粪便中脂肪的形态及鉴别

项目	中性脂肪	游离脂肪酸	结合脂肪酸
镜下形态	无色折光性块状或淡黄色折光性强的大小不等的球状	无色细长针状结晶或块状	块状或针束状
苏丹Ⅲ染色	红色	块状红色，针状不着色	不着色
加热	溶化	溶化	不溶
乙醚	溶化	溶化	不溶
NaOH	不溶	溶化	不溶
冷乙醇	不溶，加温后溶化	溶化	不溶

3. 肌肉纤维　健康人食用肉类后，粪便中可见少量黄色，粗细不等，有清晰横纹的肌肉纤维（图10-5）。在一张标准盖玻片（18mm×18mm）范围内肌肉纤维不应大于10个，增多见于腹泻、肠蠕动亢进或消化不良等。胰腺外分泌功能减退时，肌肉纤维增多，则提示胰腺功能障碍。

4. 结缔组织　结缔组织为无色或微黄色、成束且边缘不清的线条状物，加入数滴5mol/L醋酸后，弹力纤维可变得非常清晰，胶原纤维则变得膨大。正常情况下结缔组织少见，腹泻或胃蛋白酶缺乏时可增多。

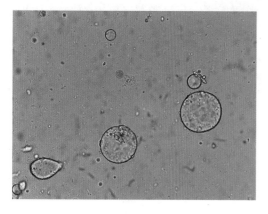

图 10 - 4　脂肪滴（×400）

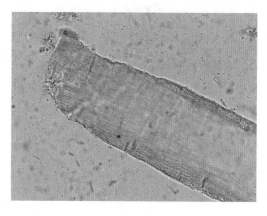

图 10 - 5　肌肉纤维（×400）

5. 植物细胞、植物导管及花粉　植物细胞可呈多角形、圆形或不规则形，双层胞壁（图 10 - 6）；植物导管以螺纹导管（图 10 - 7）最为常见，也有环纹、网纹、梯纹、孔纹等形态；植物毛（图 10 - 8）则是一端呈尖形的管状、细长的条状物。植物细胞及植物导管受饮食和消化功能影响较大，正常粪便中少见，病理情况下如胃蛋白酶缺乏症、肠蠕动亢进或腹泻等情况下，粪便植物细胞及植物导管等物质增多。粪便中出现植物花粉（图 10 - 9）多因食入带花粉的植物而引起，不同植物花粉形态结构各异，有的与寄生虫卵形态相似，应注意鉴别。

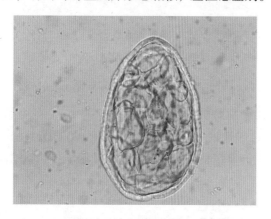

图 10 - 6　植物细胞（×1000）

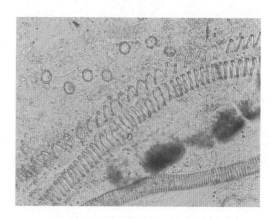

图 10 - 7　植物导管（×1000）

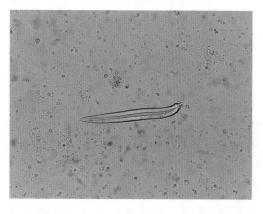

图 10 - 8　植物毛（×1000）

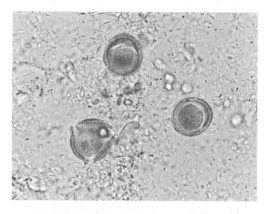

图 10 - 9　花粉（×1000）

（三）病原生物

1. 寄生虫虫卵　粪便涂片中可见到蛔虫卵、鞭虫卵、钩虫卵、带绦虫卵、蛲虫卵、血吸虫卵、肝吸虫卵、肺吸虫卵或姜片虫卵等（图 10 - 10 ~ 图 10 - 18）。检查时要注意虫卵的大小、色泽、形状、卵壳厚薄及内部结构等多方面特点（表 10 - 6）。临床上常采用饱和盐水漂浮法、离心沉淀法和静置沉淀集卵法等方法来提高阳性检出率。

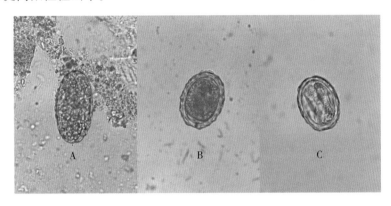

图 10 - 10　蛔虫卵（×1000）

A. 未受精蛔虫卵　B. 受精蛔虫卵；C. 感染期蛔虫卵

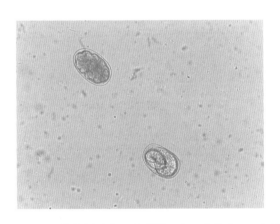

图 10 - 11　钩虫卵（左：桑葚期，右：含幼虫，×400）

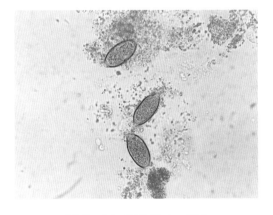

图 10 - 12　鞭虫卵（×400）

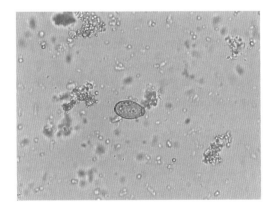

图 10 - 13　肝吸虫卵（×400）

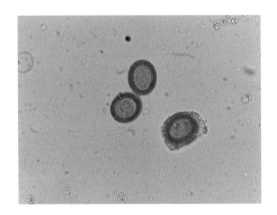

图 10 - 14　带绦虫卵（左为脱掉卵黄层）（×400）

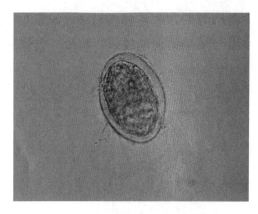

图 10 - 15　血吸虫卵（×400）

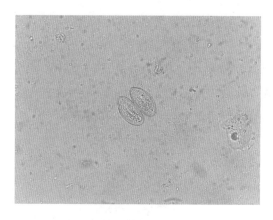

图 10 - 16　蛲虫卵（×400）

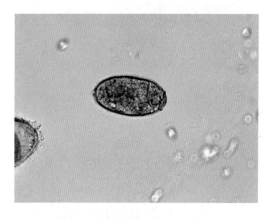

图 10 - 17　肺吸虫卵（×400）

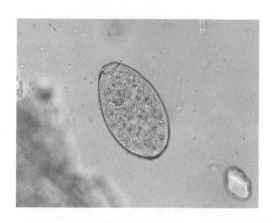

图 10 - 18　姜片虫卵（×400）

表 10 - 6　粪便中部分寄生虫虫卵形态学特征

虫卵名称	大小（μm）	形状	颜色	卵壳	卵盖	内含物
未受精蛔虫卵	（88～94）×（39～44）	长椭圆	棕黄	较厚，蛋白膜较薄	无	大小不等屈光颗粒
受精蛔虫卵	（45～75）×（35～50）	宽椭圆	棕黄	厚，外有一层凹凸不平的蛋白膜	无	1个卵细胞
感染蛔虫卵	同受精蛔虫卵	宽椭圆	棕黄	同受精蛔虫卵	无	蛔蚴
鞭虫卵	（50～54）×（20～23）	纺锤形	黄褐	厚	两端有透明栓	卵细胞
钩虫卵	（56～76）×（36～40）	椭圆	无色	很薄，卵壳与卵细胞间有明显距离	无	分裂的卵细胞
蛲虫卵	（50～60）×（20～30）	椭圆，D字形	无色	厚，一侧较平，一侧稍凸	无	蝌蚪状胚蚴
带绦虫卵	50～60，脱掉卵黄层虫卵31～43	近圆	黄褐	薄，易破，厚的胚膜呈放射状条纹	无	六钩蚴
日本血吸虫卵	（70～106）×（50～80）	椭圆	淡黄	薄，卵壳一侧有小突起，壳外有附着物	无	毛蚴
肝吸虫卵	（27～35）×（11～19）	瓜子状	黄褐	较厚，盖两侧有肩峰，后端有一疣状突起	有	毛蚴
肺吸虫卵	（80～118）×（48～60）	椭圆	金黄	厚薄不均，近卵盖处较薄	有	1个卵细胞十多个卵黄细胞
姜片虫卵	（130～140）×（80～85）	椭圆	淡黄	薄	有而小	1个卵细胞（和）数十个卵黄细胞

2. 肠道原虫

（1）溶组织内阿米巴（*Entamoeba histolytica*） 取新鲜粪便的脓血黏液部分，显微镜检查可见到滋养体和包囊。滋养体大小不一，直径 10~60μm，常吞噬红细胞，活动时内外质分界明显，外质透明、似玻璃状，内质致密、呈细颗粒状。铁苏木素染色可见核膜上染色质颗粒分布均匀，核仁位于核的中央，胞质内红细胞着色较深（图 10-19）。包囊圆球形，直径 10~20μm，未成熟包囊为 1 个或 2 个核，常可见糖原泡和短棒状的拟染色体（图 10-20）。包囊成熟后为 4 个核，糖原泡和拟染色体随着包囊的成熟而逐渐消失。

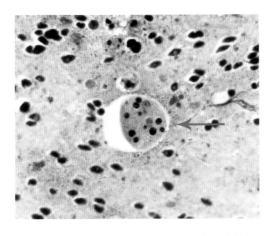 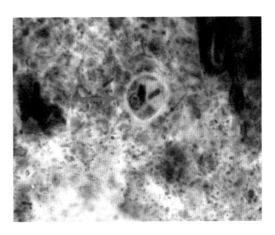

图 10-19 吞噬红细胞的溶组织阿米巴滋养体 　　　　　图 10-20 1 核的溶组织阿米巴包囊
（铁苏木素染色 ×1000） 　　　　　　　　　　　　　　（铁苏木素染色 ×1000）

（2）蓝氏贾第鞭毛虫（*Giardia lamblia*） 滋养体长 9~21μm，宽 5~15μm，厚 2~4μm，其形态如纵切的半个去核的梨，前端钝圆，后端尖细，背面隆起而腹面凹陷，两侧对称形似勺形，腹部前半部有吸盘（图 10-21）。包囊呈椭圆形，长 8~14μm，宽 7~10μm，囊壁较厚，与虫体间有较明显的间隙。未成熟包囊含 2 个核，成熟包囊含 4 个核，囊内隐约可见中体和鞭毛的早期结构（图 10-22）。

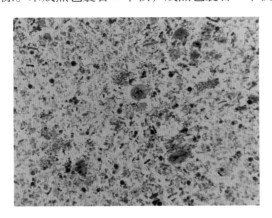 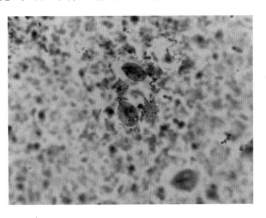

图 10-21 蓝氏贾第鞭毛虫滋养体（铁苏木素染色 ×1000） 　图 10-22 蓝氏贾第鞭毛虫包囊（铁苏木素染色 ×1000）

（3）隐孢子虫（*Cryptosporidium spp.*） 卵囊直径 4~6μm，呈圆形或椭圆形，囊壁光滑，成熟卵囊含有 4 个月牙形子孢子和残留体。常用金胺-酚改良抗酸染色法或改良抗酸染色法来提高阳性率。改良抗酸染色后卵囊为玫瑰红色，背景为蓝绿色（图 10-23）。

（4）人芽囊原虫（*Blastocystis hominis*） 人芽囊原虫滋养体有空泡型、颗粒型及阿米巴型，以空泡型最常见空泡型。虫体无色或淡黄色，圆形或卵圆形，直径为 2~200μm，多为 4~15μm，虫体中央有巨大透明体，其周边绕以狭窄的细胞质，质内含有少数折光小体。人芽囊原虫与白细胞及其他原虫包囊形态容易混淆,可通过染色法进行鉴别。瑞 - 吉染色后空泡型人芽囊原虫虫体中央可见大空泡;核分布于细胞边缘,呈紫红色,数量不等,常为 1~4 个(图 10 - 24)。

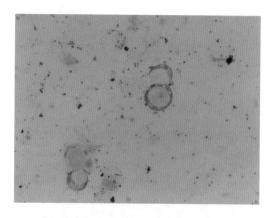

图 10 - 23　隐孢子虫(改良抗酸染色 ×1000)　　图 10 - 24　人芽囊原虫滋养体空泡型(瑞 - 吉染色 ×1000)

3. 真菌　以假丝酵母菌多见,孢子直径 3~5μm,椭圆形,有较强的折光性,有时可见假菌丝(图 10 - 25)。正常粪便中极少见真菌,在排除容器污染或粪便暴露室温下过久而污染时,常见于应用大量抗生素、激素、免疫抑制剂及放疗、化疗或各种慢性消耗性疾病。

4. 细菌　成人粪便中主要的菌群是大肠埃希菌、肠球菌和厌氧菌,约占 80%,还有少量的产气杆菌、变形杆菌、芽孢菌及真菌等。成人粪便中菌量与菌谱处于相对稳定状态,保持着细菌与宿主之间的生态平衡。健康婴幼儿粪便中主要是双歧杆菌、拟杆菌、肠杆菌、肠球菌、葡萄球菌等。粪便中球菌和杆菌的比例大约为 1:10。

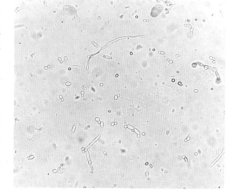

图 10 - 25　真菌孢子及假菌丝(×400)

长期使用广谱抗生素、免疫抑制剂及慢性消耗性疾病病人可发生肠道菌群失调,引起革兰阴性杆菌数量严重减少甚至消失,而葡萄球菌或真菌等明显增多,粪便中球菌/杆菌比值变大。粪便涂片染色后油镜观察可初步判断细菌的种类,但确证需通过细菌培养与鉴定。可采用粪便悬滴检验和涂片染色筛检霍乱弧菌。

(四)结晶

健康人粪便中少见胆固醇、草酸钙、磷酸钙或碳酸钙等结晶,一般无临床意义。病理性结晶如下。

1. 夏科 - 莱登结晶(Charcot - Leyden crystals)　为两端尖细的双锥形,无色透明(图 10 - 26),体积大小不等,折光性强,是嗜酸性粒细胞破裂后嗜酸性颗粒相互融合而成。多见于过敏性肠炎、寄生虫感染等。

2. 血红素结晶　棕黄色,针状、菱形。此结晶不溶于氢氧化钾溶液,遇硝酸呈蓝色,见于胃肠道出血后。

(五)药物成分

某些中草药或保健品含有植物花粉或孢子等成分,其在体内消化不完全时,显微镜检查时常易误认为寄生虫虫卵,其中灵芝孢子常被误认为肝吸虫卵。灵芝孢子约 10μm,无卵盖、肩峰、毛蚴、后端疣状突起等肝吸虫卵特征。灵芝孢子约为肝吸虫卵 1/3 大小,通过大小和其他特征,二者不难鉴别(图 10 - 27)。

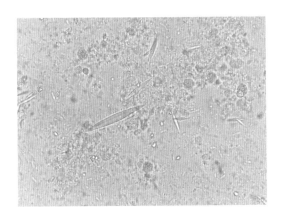

图 10 – 26　夏科 – 莱登结晶（×400）

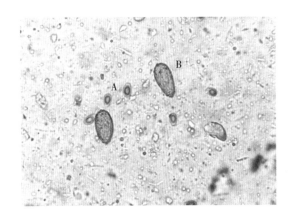

图 10 – 27　粪便中的灵芝孢子和肝吸虫卵（×400）

A. 灵芝孢子；B. 肝吸虫卵

第四节　粪便化学与免疫学检验

一、粪便隐血试验

胃肠道少量（<5ml）出血时，粪便外观无改变，因红细胞溶解破坏，显微镜检查无红细胞，这种肉眼及显微镜均不能证实的出血称为隐血（occult blood）。用来检查粪便隐血的试验，称为粪便隐血试验（fecal occult blood test，FOBT）。FOBT 包括免疫法和化学法两大类。

（一）免疫法

1. 原理　目前多采用单克隆抗体免疫胶体金法。

（1）血红蛋白测定　采用抗人血红蛋白的单克隆抗体，与粪便中的人血红蛋白特异性结合以检测粪便中有无血红蛋白。

（2）转铁蛋白测定　转铁蛋白（transferrin，Tf）是血浆中主要的含铁蛋白质，胃肠道出血时可出现在粪便中。采用转铁蛋白的抗体进行检测，原理同血红蛋白测定。

2. 试剂　商品化试剂盒，包含人血红蛋白或转铁蛋白单克隆抗体的试纸条。

3. 操作流程　取洁净小试管 → 加 0.5ml 蒸馏水 → 加粪便 50～100mg → 混匀 → 插入试带 → 读取结果。只有质控线显色结果判读为阴性，检测线与质控线同时显色结果判读为阳性。

4. 质量保证

（1）试带质量　需关注是否出现质控线，质控线不显色提示试带失效，需更换试带重新检测。

（2）抗原过剩　样本中血红蛋白量过高或检测时样本挑取过多，可因抗原过剩导致后带现象，出现假阴性结果。必要时可将粪便稀释后复检，或者用化学法复检。

（3）抗原降解　上消化道出血时，如血液在肠道停留时间过长会导致血红蛋白被消化酶以及肠道菌降解，丧失原有免疫原性，导致以血红蛋白为抗原的检测方法出现假阴性结果。而转铁蛋白则很稳定。

（4）药物影响　服用阿司匹林 2.5g（可引起出血 2～5ml/24h），免疫法可呈阳性；服用刺激胃肠道药物后，可导致假阳性。

（5）非消化道出血　来源于齿龈出血、鼻出血、月经血等可导致粪便隐血试验阳性。📱微课/视频 3～4

（二）化学法

1. 原理 血红蛋白中的亚铁血红素有类似过氧化物酶的作用，可使过氧化物分解释放出新生态氧，氧化色原物质而呈色，呈色深浅与血红蛋白浓度成正比。根据色原的不同，有邻联甲苯胺法、愈创木酯法和匹拉米洞法等。

目前，有以四甲基联苯胺和愈创木酯为显色基质的隐血试剂带，使用非常方便，患者可自行留取标本进行检测。

2. 试剂 愈创木酯等色原、3% 过氧化氢。

3. 操作流程 挑取少许粪便涂于滤纸片或白瓷版上 → 加色原 2~3 滴 → 再加等量 3% 过氧化氢 → 观察结果 。

4. 质量保证 化学法检查应嘱咐病人在试验前 3 天内禁食影响试验的食物和药物，如动物血、肉类和维生素 C 等。试验前要鉴定 H_2O_2，最好新鲜配制。化学法 FOBT 的干扰因素见表 10-7。 🄴 微课/
视频 5

表 10-7　化学法 FOBT 的干扰因素

干扰因素	干扰结果
食物因素	假阳性：食用鱼、肉、肝脏，或含过氧化物酶的新鲜蔬菜
药物因素	假阳性：使用铁剂、铋剂，阿司匹林、皮质类固醇、非类固醇等引起胃肠道出血的药物 假阴性：服用大量维生素 C 或其他具有还原性作用的药物
器材和试剂	假阳性：器材被铜离子、铁离子、消毒剂、硼酸、过氧化物酶等污染 假阴性：H_2O_2 浓度低或失效
操作过程	假阴性：试验反应时间不足、显色判断不准；试验前在标本中加水可降低灵敏度

（三）方法学评价

不同粪便隐血试验方法各有优缺点，美国胃肠病学学会（American Gastroenterological Association，AGA）推荐方法为免疫法或愈创木酯法。

1. 免疫法 常用方法。可定性和半定量测定，灵敏度高，特异性强，方便快捷。本试验不受动物血红蛋白的干扰，试验前无须禁食肉类。转铁蛋白在粪便中不易被降解，稳定性高于血红蛋白。

2. 化学法 操作简便易行，但影响因素多，特异性不强。传统的湿化学试验已经被更加简便、快速的试带法所替代。几种化学法 FOBT 的比较见表 10-8。

表 10-8　不同化学法 FOBT 的比较

方法	灵敏度（Hb 最小检出量）	评价
邻联甲苯胺法	高（0.2~1mg/L）	易出现假阳性
邻甲苯胺法	高（0.2~1mg/L）	易出现假阳性
匹拉米洞法	中（1~5mg/L）	灵敏度适中，较适宜
无色孔雀绿法	中（1~5mg/L）	灵敏度适中，较适宜
愈创木酯法	低（6~10mg/L）	假阳性极少，假阴性较高

（四）参考区间

阴性。

（五）临床意义

1. 消化道出血的重要指标　消化道疾病如消化道溃疡，药物（如阿司匹林、糖皮质激素等）对胃黏膜的损伤，以及肠结核、克罗恩病、钩虫病、结肠息肉、消化道肿瘤，FOBT 常为阳性。

2. 消化道溃疡的疗效判断指标　消化道溃疡经治疗后粪便颜色已趋正常，但 FOBT 阳性仍可持续 5~7 天，FOBT 转为阴性可作为判断出血完全停止的可靠指标。

3. 消化道肿瘤的过筛指标　以胃癌为例，早期胃癌诊断符合率为20%，晚期符合率高达95%。美国临床生物化学学会（National Academy of Clinical Biochemistry，NACB）建议对 50 岁以上的人群，每年或 2 年进行 1 次愈创木脂法 FOBT 筛检。

二、粪便脂肪检测

粪便脂肪检查可作为了解消化道消化和吸收功能的参考指标。脂肪检查方法有滴定法、显微镜检查法和称量法（较少使用）。

（一）滴定法

1. 检测原理　先将粪便中的脂肪皂化，再使脂皂变成脂酸，最终通过氢氧化钠滴定脂酸，从而计算脂肪酸含量。本法检测的是总脂肪酸，普通饮食情况下，脂肪总量和总脂肪酸相差无几。

2. 操作流程　粪便 + KOH 乙醇溶液 → 煮沸并冷却 → 加入过量 HCl 溶液 → 有机溶剂提取脂酸 → 取一份蒸干提取液残渣并加入中性乙醇 → NaOH 滴定。

（二）显微镜检查法

利用显微镜观察粪便中有无脂肪球。

（三）方法学评价

1. 滴定法　作为定量方法，准确客观。但操作复杂，临床应用较少。

2. 显微镜检查法　简便易行，但准确性低，只能作为消化吸收不良的筛检试验，不能作为诊断依据。

（四）参考区间

在普通膳食情况下，脂肪占粪便干重的 10%~20%。健康成人 24 小时粪便中的脂肪总量为 2~5g。

（五）临床意义

如果粪便中脂肪总量超过 6g，则称为脂肪泻。脂肪泻常见于胆汁淤积性黄疸、慢性胰腺炎、胰腺癌、胰腺纤维囊性病以及小肠病变等。

三、粪便其他化学与免疫学检验

人类轮状病毒、柯萨奇病毒、腺病毒、诺如病毒和新型肠道病毒等均可致病，常用免疫学方法对粪便中病毒抗原进行检测，也可用分子生物学方法进行病毒核酸检测，有助于相关感染性疾病的诊断。

第五节　粪便分析仪检验

自动粪便分析仪是粪便自动化检测系统，该系统包括标本浓缩采集管、自动加样装置、流动计数室、显微镜（含明视野、偏振光和相差）系统和微电脑控制台等，可在全封闭环境中对粪便的颜色、性状、有形成分、化学成分及微生物成分等进行自动化检测。 微课/视频 6~7

一、粪便分析仪检测原理

1. 理学检测原理 自动粪便分析仪内置的摄像头对采集容器内的粪便标本在标本处理前进行拍照，并通过基于机器视觉和卷积神经网络模型等原理的识别软件对图片进行识别，并对标本的颜色、外观等形成初步的判断，最终由人工审核确认。

2. 形态学检测原理 自动粪便分析仪通过微电脑控制台对标本进行自动稀释、混匀、过滤分离、充池，然后通过内置显微镜对粪便有形成分采用城垛式扫描和多层扫描自动拍照，随后通过基于机器视觉和卷积神经网络模型等 AI 原理的识别软件进行有形成分的识别并标注，作出初步判断，最终人工对图片进行审核确认。

3. 免疫学检测原理 目前粪便的免疫学检测项目主要包括粪便隐血、转铁蛋白、钙卫蛋白、细菌及病毒的抗原检测等，多采用胶体金免疫层析技术或干化学侧向层析技术。仪器采用自动识别方法对检测结果进行判读。

二、粪便分析仪检测流程

粪便分析仪检测流程如图 10-28 所示。

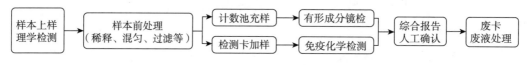

图 10-28 粪便分析仪检测流程

三、粪便分析仪检测参数

自动粪便分析仪检测参数通常包括以下几项。

1. 粪便外观 包括颜色和性状。

2. 有形成分 基本同人工显微镜镜检，包括细胞、虫卵、原虫、脂肪滴、夏科-莱登结晶以及真菌孢子等。

3. 免疫学检查 包括粪便隐血、转铁蛋白、钙卫蛋白、乳铁蛋白、病原体抗原检测（如轮状病毒、肠道腺病毒、诺如病毒、幽门螺杆菌）以及粪便乳糖检测等。

▶┤ 知识拓展 ├◀ --

钙卫蛋白与血红蛋白联合检测

钙卫蛋白作为一种炎症标志物，主要在中性粒细胞和巨噬细胞中表达，其水平升高可反映肠道炎症程度；而血红蛋白则用于检测消化道出血，是肠道出血的指标。

粪便钙卫蛋白与血红蛋白联合检测主要用于肠道炎症及出血的检测以及结直肠癌的筛查。两者联合检测能显著提高息肉、腺瘤及结直肠癌等肠道疾病的检出率，相比单独检测灵敏度大幅度提升。钙卫蛋白的特异性表达可预警肠道炎症，如溃疡性结肠炎和克罗恩病，而血红蛋白的升高则可能提示痔疮、结肠息肉等引起的肠道出血。两者结合，既能捕捉炎症信号，又能监测出血情况，为肠道疾病的早期诊断提供了重要依据。

四、粪便分析仪性能验证

当自动粪便分析仪新安装或关键部位（加样或检测）维修后，须按照我国医药行业标准《自动粪便分析仪》（YY/T 1745－2021）和卫生行业标准《临床体液检验技术要求》（WS/T 662－2020）规定的内容，对仪器的技术性能进行验证。

1. 有形成分检出率　准备浓度约为 10 个/μl 的模拟样本，按照仪器正常测试方法测定 20 次，采用人工或计算机自动识别与分类，审核后得出仪器测定结果，统计结果大于 0 的次数 N，按照以下公式计算检出率（Dr）：Dr = N/20×100%。式中，Dr 为检出率，N 为统计结果大于 0 的次数。分析仪对检出限样品（灵敏度质控品或模拟样本）的检出率应≥90%。

2. 重复性　重复性用以评价粪便分析仪总精密度的优劣，包含重复测定的随机误差与携带污染双重变异因素。准备浓度约为 50 个/μl 和 200 个/μl 的模拟样本，按分析仪正常测试方法分别测试每种浓度的样本各 20 次，将所得数据按下面公示计算变异系数（CV%）：

$$CV = \frac{s}{\bar{x}} \times 100\%$$

有形成分重复性要求见表 10－9。

表 10－9　有形成分重复性

浓度/（个/μl）	CV/%
50～200	≤20
≥200	≤15

3. 携带污染　携带污染是指不同浓度样本间连续测定的相互影响，主要是高浓度样本对低浓度样本的污染。准备浓度约为 5000 个/μl 的模拟样本和样本稀释液，先对模拟样本连续检测 3 次，检测结果分别为 i_1、i_2、i_3；接着对样本稀释液连续检测 3 次，检测结果分别为 j_1、j_2、j_3；按照下面公式计算携带污染率（Ci）：

$$Ci = \frac{j_1 - j_3}{i_3 - j_3} \times 100\%$$

一般要求分析仪的携带污染率应≤0.05%。

4. 检出符合率　指与手工方法检查结果的可比性。评价方法：采集临床粪便标本不少于 40 例（其中阳性标本比例不少于 30%），分别用分析仪和人工标准显微镜镜检方法对其进行分析，检出阳性标本的例数为 Np，计算仪器和人工镜检的阳性检出率（Pr），再将两种方法的阳性检出率进行比较，按下面公式计算检出符合率（Cr）：

$$Pr = \frac{Np}{N} \times 100\%$$

式中，Pr 为阳性检出率，N_p 为检出阳性例数，N 为标本总例数。

$$Cr = \frac{Pr_1}{Pr_2} \times 100\%$$

式中，Cr 为检出符合率，Pr_1 为仪器的阳性检出率，Pr_2 为人工镜检阳性检出率。

一般要求分析仪对各种病理有形成分与人工标准显微镜镜检方法比较，检出符合率应≥80%。涉及的病理成分应至少包括红细胞和白细胞，有条件的情况下也可考虑其他类型（如寄生虫卵和结晶等）。

五、粪便分析仪比对

1. 室内比对　实验室使用两套及以上检测系统时，应至少每半年进行结果的比对。应在确认检测系统的有效性及其性能指标符合要求后，至少使用 5 份临床样品（包含正常和异常标本）进行比对，应有≥80% 的结果符合要求。定性检测的偏差不超过一个等级，并且阳性不为阴性，阴性不为阳性。定量检测的偏差应符合自己实验室制定的判断标准。

2. 实验室间比对 对没有开展室间质评的检验项目，应通过与同级别或高级别医院实验室间比对的方式确定检验结果的可接受性，比对至少每半年 1 次，样品至少 5 份，包括正常和异常样品，应有≥80% 的结果符合要求。若实验室间比对不可行，应对方法学进行评价，并有质量保证措施。

六、粪便分析仪检验复检

由于粪便标本受病人饮食、采样量及标本有形成分的复杂性的影响，以及现阶段 AI 智能识别技术的限制，仪器识别的结果尤其是有形成分的识别结果仅供初筛参考，操作人员对自动粪便分析仪的结果需进行复检确认。复检方法可包括图片确认、人工镜检等，必要时可行进一步检查，如碘染、铁苏木素染色、瑞 – 吉染色等。对寄生虫卵的复检包括浮聚法、沉淀法等。

七、粪便检验方法学评价

手工法和仪器法各有优缺点，手工法和仪器法的评价见表 10 – 10。

表 10 – 10　手工法与仪器法的评价

对比项目	手工法	仪器法
操作技术	手工操作 + 人工镜检	自动稀释、混匀、沉降、充池 + AI 识别 + 人工复核
检测时间	2～3 分钟/样本	<1 分钟/样本
生物安全	操作者直接面对和处理有生物危害性的物质（如粪便、有毒试剂）	全过程在封闭系统内分析，避免对操作人员的危害和环境污染
成本	低，仅需显微镜、载玻片等	高，需要相应仪器及专用粪便采集管
是否标准化	人员水平参差不齐，操作不易标准化	易于标准化
阳性率	常用直接涂片法，多无粪便浓集、过滤及染色等步骤，镜检视野较少，阳性率低	可对粪便进行浓集和过滤处理，扫描视野数达 100 个以上，易发现病理成分，阳性检出率较高

第六节　粪便检验的质量保证与临床应用

一、粪便检验的质量保证

1. 检验前质量保证 ①患者的准备，如指导标本的取材；②工作人员的准备，特别是显微镜检查的能力是否合格；③标本要求，如化学法 FOBT 时必须试验 3 天前停服和停食用会引起干扰的药物和食物；④器材与试剂，如器材避免污染与试剂质量的保证；⑤仪器的相关准备，定期的维护、保养、校准和性能验证等。

2. 检验过程质量保证 ①隐血试验时每天均需要进行阴阳性质控，失控时严格分析并查找失控原因直至重测在控，注意单克隆抗体免疫法要避免后带现象引起的假阴性。②显微镜检查时注意涂片的厚薄适宜，观察时应严格按"城垛"式，先低倍镜观察全片，再高倍镜至少观察 10 个视野；每份标本至少 3 张涂片，怀疑寄生虫感染时尽量浓集法，并警惕混合感染的可能；遇到难以辨认的有价值的有形成分，可通过各种染色、结合患者病史及多人讨论会诊等方法保证结果的准确。

3. 检验后质量保证　①做好仪器的关机清洗等相关步骤，试剂按规定存放；②必要时务必联系患者病情综合分析，并及时与临床沟通，核实检验结果与疾病的符合情况，如不符合应及时分析检验前和检验中可能存在的影响因素。

二、粪便检验的临床应用

消化系统疾病可能导致粪便的组成和性状发生变化，因此粪便检验对相关疾病诊断、鉴别诊断及疗效观察具有重要价值。

1. 消化道出血　利用粪便隐血试验，检测粪便中的血红蛋白和（或）转铁蛋白，同时结合粪便颜色、性状的检验结果，可较好地对上消化道出血及下消化道出血进行诊断与鉴别诊断。

2. 肠道炎症与肿瘤　联合检测粪便中的钙卫蛋白和血红蛋白，对于肠道炎症、结直肠癌的筛查十分重要。另外如待检者粪便隐血试验持续性阳性应考虑消化道肿瘤，若呈间断性阳性，则多考虑消化道溃疡。

3. 寄生虫感染　多数寄生虫感染通过显微镜检查即可确诊，如蛔虫感染、钩虫感染、鞭虫感染、蛲虫感染、肺吸虫感染、溶组织阿米巴感染、蓝氏贾第鞭毛虫感染等，个别虫卵形态相似时需结合患者病史、分子检测等综合分析，如姜片虫卵与棘口吸虫卵、华支睾吸虫卵与异形吸虫卵等的鉴别。

4. 细菌感染　①细菌性食物中毒：病原菌多为沙门氏菌属、变形杆菌、嗜盐菌及葡萄球菌等。大便为水样便且量多，有恶臭，呈酸性反应。偶见脓血便，脓细胞常较少。嗜盐菌性食物中毒可见巨噬细胞。②细菌性痢疾：病原菌为痢疾杆菌，急性时腹泻量少但频繁，粪便中混有大量的脓血和黏液，镜下可见大量脓细胞，易见巨噬细胞。

5. 梗阻性黄疸　粪便为灰白色，白陶土样，结合其他指标可协助诊断。

6. 肠道菌群失调　表现为急、慢性腹泻，镜下除细菌比例改变外，可见大量淀粉颗粒，如为发酵性消化不良，则粪便呈水样或糊状，泡沫多且有酸味；如表现为腐败性消化不良，粪便呈碱性，有硫化氢味。

7. 消化不良　婴儿多见，大便次数多，稀薄带水，黄色或黄绿色，可呈泡沫状或蛋花样，镜下可见大量脂肪滴。📱 微课/视频8

🅠 **思考题**

答案解析

案例　患者，女，48岁，农民。

主诉：上腹不适1年，排黑便3日。

现病史：患者1年前田间劳动后，发现足背出现红疹，后红疹自行消退。近1年来常有上腹不适，进食后可缓解。近半年全身无力，劳动后头晕、心悸、气短，下肢水肿1个月，排黑便3日。血常规部分结果：RBC 3.64×10^{12}/L，Hb 65g/L，WBC 10.2×10^9/L，EOS 38.7%。粪便隐血试验（+），粪便显微镜检验发现某种寄生虫卵。

既往史：既往体健，经常在田间赤脚劳作。

体格检查：体温36.8℃，脉搏95次/分，呼吸24次/分。患者精神不振，消瘦面容，呈贫血貌，心肺无异常，腹部平软无异常，双下肢凹陷性水肿。

问题

（1）粪便标本采集的注意事项有哪些？

（2）请问该患者最可能感染的是哪种寄生虫？为什么？下一步应该做什么检查？

（3）免疫学法和化学法检测粪便隐血各有何优缺点？

（曹　喻）

书网融合……

重点小结　　　　题库　　　　微课/视频 1　　微课/视频 2　　微课/视频 3

微课/视频 4　　微课/视频 5　　微课/视频 6　　微课/视频 7　　微课/视频 8

第十一章　阴道分泌物检验

PPT

学习目标

1. 通过本章学习，掌握阴道分泌物颜色和性状改变的临床意义、阴道分泌物中常见病原体的形态特征及临床意义；熟悉阴道分泌物标本采集的注意事项、病原体化学检验的临床意义；了解阴道分泌物仪器检验的原理、参数、复检、方法学评价及质量保证等。

2. 具有阴道分泌物常见病原体形态识别能力，具有阴道分泌物检验结果的初步分析能力。

3. 树立良好的职业道德和服务意识，保护患者隐私，关爱女性患者健康。

阴道分泌物（vaginal discharge）为女性阴道内排出的分泌物，俗称"白带"。阴道分泌物检验是诊断女性阴道感染性疾病的常规检验项目，主要包括理学检验、化学检验以及微生物和细胞等有形成分检验，可为细菌性阴道病（bacterial vaginosis，BV）、需氧菌性阴道炎（aerobic vaginitis，AV）、外阴阴道假丝酵母菌病（vulvovaginal candidiasis，VVC）、阴道毛滴虫病（trichomoniasis）和生殖系统肿瘤等疾病提供诊断依据。

第一节　阴道分泌物标本采集与处理

阴道分泌物的采集应由专业的医务人员完成。

一、阴道分泌物标本采集

1. 患者准备　采集阴道分泌物前 24~48 小时禁止性交，避免在月经期、阴道灌洗、阴道内局部用药或使用润滑剂等情况下采集标本。

2. 采集器具　宫颈内刷、刮板或拭子，所用器具必须清洁、干燥、无菌、无化学药品或润滑剂。

3. 采集部位　通常在阴道壁上 1/3 处旋转采样，如果分泌物过少或需要检测滴虫时，可在阴道后穹窿处取材，多点取材有助于提高检出率。应避免触碰子宫颈，宫颈黏液污染会影响检验结果。

二、阴道分泌物标本运送与处理

1. 标本运送　标本采集后置于无菌试管中保存，进行唯一标识，在室温条件下尽快送检，送检时间不宜超过 1 小时。检测阴道毛滴虫时，则需保温、保湿，立即送检。

2. 标本处理　接收标本后应及时检验。对于送检过程中出现溢洒、超过规定时间送检、患者信息难以识别、采样管中有污染物的标本，按不合格标本处理。检测完毕后的标本按照生物安全管理要求进行处理。

第二节　阴道分泌物理学检验

一、阴道分泌物颜色与性状

1. 检查方法　肉眼仔细观察阴道分泌物的颜色和性状。

2. 参考区间　白色稀糊状、无腥臭气味。

3. 临床意义　阴道分泌物的量、性状与雌激素水平、子宫或阴道黏膜充血程度有关。女性正常生理周期会对阴道分泌物的量和性状产生影响：①近排卵期分泌物量多、清澈透明、稀薄似蛋清；②排卵 2~3 天后分泌物量少，浑浊黏稠；③行经前分泌物量增加；④妊娠期间分泌物量较多；⑤绝经期分泌物量减少。

不同病理情况下，阴道分泌物的颜色和性状改变及临床意义见表 11-1。　📱 微课/视频 1

表 11-1　阴道分泌物常见颜色和性状改变及临床意义

颜色/性状/气味	常见疾病
黄绿色脓性分泌物，可有泡沫，伴恶臭	阴道毛滴虫病
白色豆腐渣样分泌物，可呈凝乳状	外阴阴道假丝酵母菌病
灰白色，均质、稀薄，有症状者阴道分泌物量增多，有鱼腥臭味	细菌性阴道病
黄色分泌物，有异味	需氧菌性阴道炎
黄色水样	子宫黏膜下肌瘤、宫颈癌、输卵管癌等引起的组织变性坏死
分泌物中带血	宫颈息肉、重症慢性宫颈炎、宫内节育器的不良反应等
血性，有特殊臭味	宫颈癌等恶性肿瘤
无色透明，黏液性	应用雌激素药物后，卵巢颗粒细胞癌等

二、阴道分泌物酸碱度

1. 检查方法　酸碱度采用精密 pH 试纸检测。

2. 质量保证　pH 值检测结果受多种采样因素影响，包括宫颈黏液、精液和血液的混入，预湿拭子的使用，以及送检时间过长等。建议由临床医生用干拭子擦拭阴道侧壁，使用 pH 试纸进行床旁检测。

3. 参考区间　弱酸性，pH 3.8~4.5。

4. 临床意义　pH 值是反映阴道微生态平衡的重要指标之一。阴道的正常菌群是乳杆菌，其代谢产生乳酸，因此健康阴道环境呈弱酸性。细菌和滴虫感染可使 pH 值升高，细菌性阴道病时阴道分泌物的 pH 值 >4.5；需氧菌性阴道炎 pH 值 >5；阴道毛滴虫病 pH 值 >6；酵母菌感染时 pH 值常正常。

第三节　阴道分泌物有形成分显微镜检验

利用显微镜观察阴道分泌物湿片或革兰染色后涂片中的有形成分，包括上皮细胞、白细胞、线索细胞及细菌、真菌、阴道毛滴虫等，可用于评价清洁度或阴道微生态，有助于辅助诊断各种阴道感染。

一、阴道分泌物有形成分显微镜检验方法

(一) 湿片法

1. 原理　在载玻片上将生理盐水和阴道分泌物混合，制备湿片，在显微镜下直接观察上皮细胞、白细胞、细菌、真菌等有形成分。

2. 试剂及作用　生理盐水（0.9% NaCl 溶液）。辨识真菌时，可选用10%氢氧化钾溶液制备湿片，以破坏上皮细胞，更好的呈现真菌结构，提高真菌检出率。

3. 操作流程　滴1~2滴生理盐水于载玻片上 → 加少量分泌物 → 加盖玻片 → 低倍镜浏览全片 → 高倍镜观察（至少10个高倍镜视野）。

4. 质量保证　选择干净的玻片和新鲜生理盐水，防止污染。涂片前混匀样本，均匀平铺，薄厚适宜，避免用力涂抹导致细胞破坏。显微镜检查需光线调节略暗，观察足够多的视野。

(二) 干片法

1. 原理　涂片染色后在显微镜下仔细辨识细菌、真菌、寄生虫、细胞等有形成分，评估阴道菌群变化。

2. 试剂及作用　革兰染液、瑞-吉染液。革兰染色是鉴别细菌、真菌最常用的检验方法；瑞-吉染色主要观察阴道分泌物中的细胞、滴虫等成分。

3. 操作流程　涂片制备 → 干燥 → 固定 → 染色 → 低倍镜浏览全片 → 油镜观察。

4. 质量保证　手工涂片需向一个方向轻轻滚动，不能反复涂抹，保证片膜厚薄均匀。油镜下需仔细观察病原体的形态和结构；对于有形成分较少的标本，可扩大观察视野。

(三) 报告方式

白细胞以半定量的方式进行报告，报告每高倍视野下最低~最高的白细胞数量。病原生物以定性的结果进行报告，镜下查见阴道毛滴虫、真菌或寄生虫报告"检出"，否则为"未检出"。

(四) 方法学评价

湿片法和干片法显微镜检查的方法学评价见表11-2。

表11-2　阴道分泌物显微镜检查的方法学评价

方法	方法学评价
湿片法	操作简单，可用于真菌、滴虫、细胞等有形成分检验，帮助临床医生快速评估阴道清洁度；但是敏感性低于干片染色法，重复性较差。
干片法	干片染色后更易观察区分细菌、细胞的形态和结构，提高各种有形成分的检出率，重复性较好，且涂片可以保存。

干片法除革兰染色和瑞-吉染色外，还可采用其他染色方法，如巴氏染色、曙红-天青染色等有助于异常细胞的鉴别。荧光染色的成像对比度高且抗干扰能力强，有利于病原体的检出，特别是对滴虫、真菌的敏感度高。荧光染色种类多样，目前临床常见的快速荧光染色检测细菌无特异性，不能用于革兰阴性、阳性细菌的判断，也不能用于菌种的鉴别。

(五) 参考区间

清洁度为Ⅰ~Ⅱ度。阴道微生态中以乳杆菌为主，球菌很少或无；阴道上皮细胞数量约1/2视野~满视野，通常没有基底细胞或基底旁上皮细胞；白细胞数≤15个/HP；未见真菌、阴道毛滴虫等病原体。

二、阴道分泌物有形成分形态及临床意义

阴道分泌物有形成分显微镜检查可以辅助阴道感染的诊断，有助于评估激素状态和其他疾病时外阴受累的情况。

（一）阴道清洁度

正常情况下，阴道内含有大量上皮细胞和乳杆菌。当体内雌激素水平变化、病原微生物感染等后，杂菌增多，白细胞或脓细胞增多，此时阴道清洁度下降。阴道清洁度（cleaning degree of vagina）是指阴道清洁的等级程度，根据阴道分泌物中上皮细胞、白细胞、球菌和杆菌的数量进行判断（表11 - 3）。清洁度分为Ⅰ~Ⅳ度，其中Ⅰ~Ⅱ度多为正常，Ⅲ~Ⅳ度为异常。阴道清洁度检查可用于了解阴道内有无炎症病变。育龄期妇女阴道清洁度与激素水平有关，因此检查最佳时间为排卵期。但是清洁度判断的主观性较大，无法提示致病菌和感染类型，在临床应用中存在一定的局限性，应用价值逐渐下降。

表 11 - 3　阴道分泌物清洁度判断标准

清洁度	杆菌	球菌	上皮细胞	白细胞数（个/HP）
Ⅰ度	多	无	满视野	0 ~ 5
Ⅱ度	中	少	1/2 视野	5 ~ 15
Ⅲ度	少	多	少量	15 ~ 30
Ⅳ度	无	大量	无	>30

（二）细菌

未染色湿片显微镜检查时，细菌体积小，形态和结构不清晰，一般使用干片经革兰染色后，在油镜下观察细菌形态和革兰染色特性。

1. 革兰阳性杆菌　阴道分泌物中最常见的革兰阳性杆菌多为乳杆菌（图11 - 1）。乳杆菌呈单个、双链或短链状排列，无动力。乳杆菌可抑制致病菌生长，有助于维持阴道酸性环境。细菌性阴道病、需氧菌性阴道炎和阴道毛滴虫病时乳杆菌通常减少或缺失，而外阴阴道假丝酵母菌病时乳杆菌数量多正常。

2. 革兰染色不定的短杆菌或弧菌　革兰染色阴性或阳性，无芽孢，形态比乳杆菌小。正常时阴道内无或少见，细菌性阴道病时革兰染色不定的短杆菌（图11 - 2）或弧菌（图11 - 3）占优势，以兼性厌氧菌及厌氧菌为主，常见的细菌有：①阴道加德纳菌：革兰染色阴性或染色不定小杆菌；②动弯杆菌：革兰染色阴性，弯曲、弧形的小杆菌，革兰染色变异；③普雷沃菌：革兰染色阴性，球杆菌，排列成双或短链，两端钝圆。

这些细菌黏附于鳞状上皮细胞表面，使细胞结构模糊不清，边缘呈锯齿状，表面有大量细小颗粒，形成线索细胞（clue cells）（图11 - 4、图

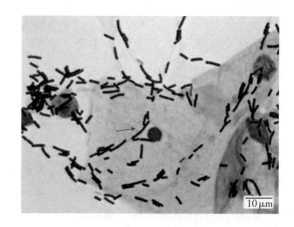

图 11 - 1　革兰阳性大杆菌（乳杆菌）（革兰染色×1000）

11 - 5）。线索细胞数量占阴道上皮细胞总数的20%以上，是细菌性阴道病的重要诊断指标之一。

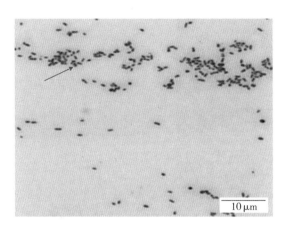

图 11-2 革兰阴性短杆菌（革兰染色 ×1000）

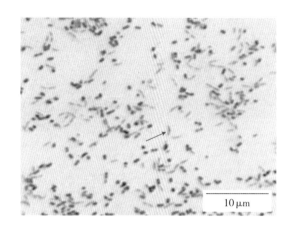

图 11-3 革兰阴性弧菌（革兰染色 ×1000）

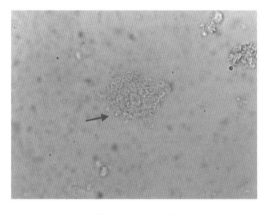

图 11-4 线索细胞（未染色 ×400）

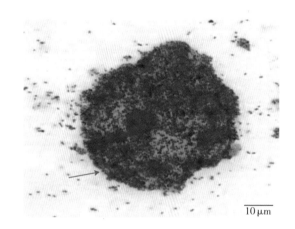

图 11-5 线索细胞（革兰染色 ×1000）

3. 革兰阳性球菌或链球菌　链球菌革兰染色阳性，无芽孢，球状，呈链状排列，无动力（图 11-6）。葡萄球菌革兰染色阳性，无芽孢，球状，呈单个、双个或成簇排列呈葡萄串状（图 11-7）。需氧菌性阴道炎时革兰阳性球菌或链球菌增多，常见的病原菌有 B 族链球菌、葡萄球菌及肠球菌等。

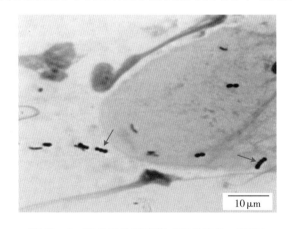

图 11-6 革兰阳性链球菌（革兰染色 ×1000）

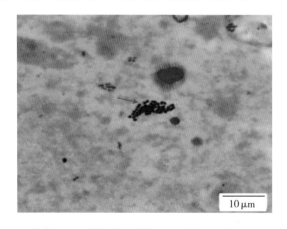

图 11-7 革兰阳性球菌（革兰染色 ×1000）

4. 革兰阴性双球菌　革兰染色阴性，形似肾或咖啡豆，无芽孢，无鞭毛，有荚膜和菌毛，常成双排列，凹面相对，可被中性粒细胞吞噬（图 11-8）。革兰阴性双球菌常见于淋病奈瑟菌感染引起的淋病。革兰染色涂片不能报告检出淋球菌，只能报告检出或未检出革兰阴性双球菌。

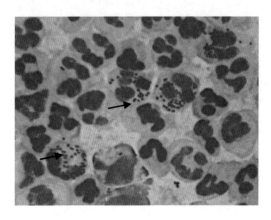

图 11 - 8　革兰阴性双球菌（革兰染色 ×1000）

（三）滴虫

阴道毛滴虫是一种寄生在阴道内的致病性原虫，是引起阴道毛滴虫病的病原体。阴道毛滴虫只有滋养体期，而无包囊期，虫体呈梨形或椭圆形，半透明，大小为白细胞的 2 ~ 3 倍（图 11 - 9），顶端有 3 ~ 5 根前鞭毛，尾部有 1 根后鞭毛，在 25 ~ 42℃运动活泼。可采用湿片镜检法或染色镜检法（图 11 - 10）检查，也可采用免疫学方法或体外培养法检查。阴道分泌物检出阴道毛滴虫可直接诊断阴道毛滴虫病。　📱微课/视频 4

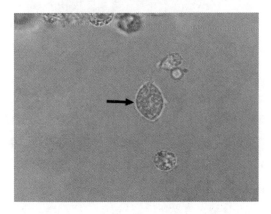

图 11 - 9　阴道毛滴虫（未染色 ×400）

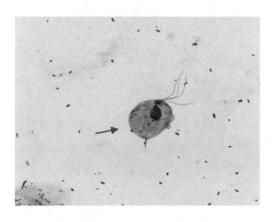

图 11 - 10　阴道毛滴虫（瑞 - 吉染色 ×1000）

（四）真菌

阴道分泌物中真菌以假丝酵母菌为主，孢子呈圆形或卵圆形，单个或芽生状排列，未染色时稍有折光性（图 11 - 11）；假菌丝长短不一，常呈分枝状，有时相互交叉缠绕形成菌丝体。阴道分泌物真菌可与清洁度同时检查，多采用湿片法和染色法。湿片镜检时，如果上皮细胞、白细胞较多时，可用10%氢氧化钾溶液制备湿片以提高真菌检出的阳性率。革兰染色后可见革兰染色阳性的真菌孢子（图11 - 12）、芽生孢子（图 11 - 13）及竹节状假菌丝（图 11 - 14）。

健康女性阴道分泌物中可发现酵母样真菌孢子，一般数量较少，机体免疫力正常时并不致病。若发现大量的真菌孢子和菌丝，并伴清洁度异常，结合临床症状即可诊断为外阴阴道假丝酵母菌病。若发现假菌丝，往往提示真菌感染较严重。

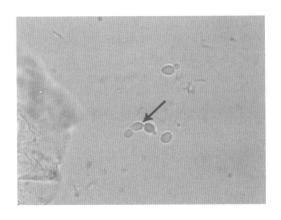

图 11 – 11　芽生孢子（未染色 × 400）

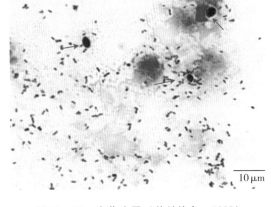

图 11 – 12　真菌孢子（革兰染色 × 1000）

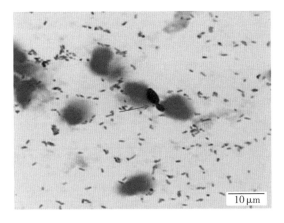

图 11 – 13　芽生孢子（革兰染色 × 1000）

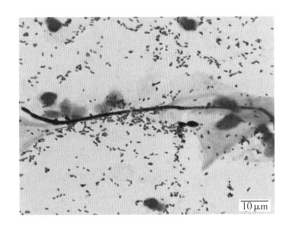

图 11 – 14　假菌丝（革兰染色 × 1000）

（五）羊齿状结晶

将阴道分泌物标本平铺在载玻片上，干燥后在显微镜下观察到与羊齿植物的树叶相似的结晶，称为羊齿状结晶（图 11 – 15）。羊齿状结晶的完整性与激素水平有关，排卵期激素水平增高，可见典型的羊齿状结晶。临床上常用于监测女性体内雌激素水平变化，还可用于提示胎膜早破。孕妇发生胎膜早破时，羊水通过胎盘破口漏出经宫颈至阴道内，将含有羊水的阴道分泌物涂片后可见羊齿状结晶。

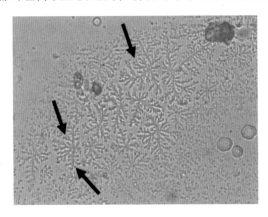

图 11 – 15　羊齿状结晶（未染色 × 400）

第四节 阴道分泌物化学检验

阴道中不同病原生物或细胞产生的代谢产物或酶活性不同，通过化学方法检测其代谢产物和酶活性，可以辅助诊断女性生殖系统感染等疾病。但是病原生物代谢产物复杂，不同病原生物可能产生相同的代谢产物，因此化学法检测阴道分泌物病原生物的特异性较低，不能取代显微镜检查，但可与显微镜镜检相互结合，辅助评价阴道健康状况。

一、阴道分泌物胺试验

1. 原理 细菌（主要是阴道加德纳菌或其他厌氧菌）在阴道内繁殖时可产生胺类物质，胺类物质遇碱后可使游离氨释放，产生鱼腥臭气味，即胺试验阳性。

2. 试剂 10% 氢氧化钾溶液。

3. 操作流程 制备新鲜涂片 → 滴加 1~2 滴 10% 氢氧化钾溶液 → 混匀 → 辨别气味。

4. 质量保证 标本要求新鲜，在月经期间、性交 1 天内、阴道冲洗后、使用抗菌药物均会干扰检查结果，且受检测人员对气味辨识主观性的影响。

5. 参考区间 阴性。

6. 临床意义 胺试验可辅助诊断细菌性阴道病。

二、阴道分泌物过氧化氢检测

1. 原理 过氧化氢（H_2O_2）是乳杆菌的代谢产物，过氧化氢经过氧化物酶作用，释放出新生态氧，后者作用于相应底物呈现红色或紫红色，颜色深浅与过氧化氢浓度成正比。

2. 试剂 商品化试剂盒，主要包括过氧化物酶和底物。

3. 操作流程 标本稀释 → 滴加底物 → 滴加过氧化物酶 → 观察颜色变化。

4. 质量保证 标本采集容器应清洁、干燥，阴道分泌物如果被氧化物或次氯酸盐污染，可能出现假阳性；被还原物质污染，可能出现假阴性结果。因过氧化氢易分解，标本需及时送检，不能及时送检者应置于 2~8℃ 低温冷藏，但不得超过 24 小时。若采用干化学法检测，试纸条保存条件应得当，确保试纸未被酸碱污染、未吸潮变质且在有效期内。

5. 参考区间 阳性。

6. 临床意义 过氧化氢浓度与乳杆菌数量呈正相关，如果过氧化氢浓度降低，提示乳杆菌数量减少，见于阴道微生态破坏、感染治疗后未完全恢复或阴道药物灌洗后。

三、阴道分泌物白细胞酯酶检测

1. 原理 阴道出现炎症时，白细胞增加，白细胞被破坏而释放白细胞酯酶。白细胞酯酶水解特异性底物，其产物在氧存在的条件下呈蓝色，颜色深浅与白细胞酯酶活性成正比。

2. 试剂 商品化试剂盒，主要包括特异性底物试剂和重氮盐试剂。

3. 操作流程 样本稀释 → 滴加试剂 → 观察颜色变化。

4. 质量保证 若采用干化学法检测，试纸条的保存和使用注意事项同过氧化氢检测。

5. 参考区间 阴性。

6. 临床意义 阴道毛滴虫病、需氧菌性阴道炎、子宫颈炎、盆腔炎等疾病时阴道分泌物白细胞酯酶可呈阳性。

四、阴道分泌物唾液酸苷酶检测

1. 原理 唾液酸苷酶（neuraminidase），是由阴道加德纳菌和部分厌氧菌分泌的一种特异性酶，以阴道上皮细胞表面的唾液酸聚糖为底物，在生物膜的形成中发挥重要作用。唾液酸苷酶能水解 X - 乙酰神经氨酸，释放嗅吲哚基，与重氮盐反应呈红色或紫红色，颜色深浅与唾液酸苷酶活性成正比。

2. 试剂 商品化试剂盒，主要包括 X - 乙酰神经氨酸和重氮盐试剂。

3. 操作流程 样本稀释 → 滴加特异性底物试剂 → 滴加显色剂 → 观察颜色变化。

4. 质量保证 标本要求新鲜，性交或使用硬物刺激导致阴道黏膜损伤可使结果呈阳性。少数引起细菌性阴道病的厌氧菌不产生唾液酸苷酶，可导致结果出现假阴性。若采用干化学法检测，试纸条的保存和使用注意事项同过氧化氢检测。

5. 参考区间 阴性。

6. 临床意义 当阴道正常微生物菌群失调时，阴道加德纳菌或其他厌氧菌侵入阴道内大量繁殖，产生的唾液酸苷酶浓度增高，因此唾液酸苷酶阳性可以反映阴道细菌感染，辅助诊断细菌性阴道病。

五、阴道分泌物其他病原生物代谢产物检测

1. 脯氨酸氨基肽酶（proline aminopeptidase，PIP） 检测原理是 PIP 水解特异性底物，生成有色物质，显色深度与 PIP 活性成正比。部分阴道加德纳菌、动弯杆菌、白念珠菌感染时 PIP 可呈阳性。

2. β - 葡糖醛酸糖苷酶（β - glucuronidase，β - G） 检测原理是 β - G 水解特异性 β - 葡萄糖醛酸钠底物，在有氧存在的条件下显色，显色深度与 β - G 活性成正比。该酶为需氧菌合成分泌的酶，部分需氧菌（主要为大肠埃希菌和 B 族链球菌）感染时 β - G 呈阳性。

3. 乙酰氨基葡萄糖苷酶（N - acetylglucosaminidase，NAG） 检测原理是 NAG 水解特异性乙酰氨基葡萄糖苷底物，水解产物在碱性条件下显色，显色深度与 NAG 活性成正比。部分假丝酵母菌（白念珠菌、热带念珠菌）和阴道毛滴虫具有 NAG 活性，通过酶促反应阳性与否，并结合 pH 值可推断病原体种类。但光滑念珠菌分泌 NAG 活性较低甚至不分泌，NAG 检测呈阴性。

第五节　阴道分泌物分析仪检验

传统的阴道分泌物检验一般为手工操作，随着检验技术自动化的发展，基于不同原理的自动化阴道分泌物分析仪逐渐应用于临床。自动化仪器可规范制片过程、保证染色质量、提升检测效率，满足临床高通量和标准化的检测需求。📱 微课/视频 2

一、基于湿片的阴道分泌物分析仪检验

由于生理盐水镜检具有样本处理方式较为简单且无需染色的特点，目前临床常见的阴道分泌物自动化检测仪器大部分采用生理盐水湿片自动化镜检的方式。

（一）检测原理

主要原理和步骤为自动稀释进样、湿片制备、显微镜自动对焦扫描、有形成分自动识别和计数。

（二）检测参数

主要检测参数见表11-4。

表11-4　基于湿片的阴道分泌物分析仪主要参数

主要参数	临床意义
念珠菌	识别菌丝、芽生孢子和孢子，用于辅助诊断外阴阴道假丝酵母菌病
滴虫	识别滴虫形态，用于诊断阴道毛滴虫病
杆菌	识别大杆菌和小杆菌形态和数量，不区分革兰阴阳性，用于评估清洁度
球菌	识别球菌形态和数量，不区分革兰阴阳性，用于评估清洁度
上皮细胞	识别上皮细胞形态和数量，用于评估清洁度
白细胞	识别白细胞形态及比例，炎症反应的指标，用于评估清洁度
线索细胞	识别线索细胞形态及比例，用于辅助诊断细菌性阴道病
清洁度	综合杆菌、球菌、上皮细胞、白细胞数量进行清洁度评估

（三）样本复检

目前，对人工智能软件自动识别的有形成分和计数均需要人工复核。由于生理盐水湿片样本无法长期保存，因此难以实现对相同样本进行间隔时间较长的复检。

（四）方法学评价

基于湿片镜检原理的阴道分泌物有形成分分析仪具有自动化程度高、成本低的优点，适用于大规模阴道分泌物常规检验。以清洁度作为主要的检验指标，在临床应用方面存在一定的局限性，不适用于复杂感染的诊断。

二、基于革兰染色干片的阴道分泌物分析仪检验

目前临床最常见的是半自动革兰染色阴道分泌物有形成分分析仪，随着技术的迭代和发展，全自动革兰染色阴道分泌物有形成分分析仪也逐步应用于临床。

（一）检测原理

半自动革兰染色有形成分分析仪的主要原理和步骤为手工涂片、自动革兰染色、手动装片、自动显微镜扫描和人工智能辅助分析。

全自动革兰染色有形成分分析仪主要采用液基细胞学制片的方式对阴道分泌物进行更高质量的制片，并将革兰染色、玻片装载、显微扫描、智能辅助分析集成为一个封闭系统，实现"样本入——结果出"的全自动检测模式，并进行阴道微生态指标的综合分析。

（二）检测参数

1. 菌群密集度　指阴道分泌物标本中细菌分布、排列的密集程度，可以反映某微生态区域中菌群总生物量的多少。根据每油镜视野下的平均细菌数可将阴道菌群密集度分为四级，分级标准见表11-5。正常阴道微生态菌群密集度为Ⅱ～Ⅲ级。

表 11 - 5　阴道菌群密集度分级标准

分级	分级判定标准
Ⅰ级 （ + ）	1 ~ 9 个细菌/油镜视野
Ⅱ级 （ + + ）	10 ~ 99 个细菌/油镜视野
Ⅲ级 （ + + + ）	≥100 个细菌/油镜视野，光镜下观察细菌满视野
Ⅳ级 （ + + + + ）	油镜下，细菌聚集成团或密集覆盖黏膜上皮细胞

2. 菌群多样性　指阴道分泌物标本中所有细菌种类的多少，用于评估阴道菌群种类的丰富程度。阴道菌群多样性可分为四级，分级标准见表 11 - 6。正常阴道微生态菌群多样性为 Ⅱ ~ Ⅲ级。

表 11 - 6　阴道菌群多样性分级标准

分级	分级判定标准
Ⅰ级 （ + ）	能辨别 1 ~ 3 种细菌
Ⅱ级 （ + + ）	能辨别 4 ~ 6 种细菌
Ⅲ级 （ + + + ）	能辨别 7 ~ 9 种细菌
Ⅳ级 （ + + + + ）	能辨别 ≥10 种细菌

3. 优势菌　指阴道分泌物菌群中生物量或种群密集度最大的细菌，在很大程度上影响着整个阴道菌群的功能，对阴道生理病理状态影响最大。正常情况优势菌为乳杆菌（革兰阳性大杆菌）。需氧菌性阴道炎时以革兰阳性球菌或革兰阳性弧菌为优势菌，细菌性阴道病时以革兰阴性短杆菌或革兰阴性弧菌为优势菌。

4. 需氧菌性阴道炎相关评价指标　主要包括：①乳杆菌分级；②白细胞计数和白细胞与上皮细胞比例；③背景菌群：用于判断需氧菌类型，主要包括"革兰阳性球菌或链球菌"和"革兰阴性杆菌"；④基底旁上皮细胞比例：阴道脱落细胞中接近基底层的上皮细胞比例，主要用于评价阴道上皮组织解剖结构及其屏障作用的完整程度，提示需氧菌感染导致的阴道黏膜萎缩情况。

5. 细菌性阴道病相关评价指标　主要包括革兰阳性大杆菌、革兰染色不定小杆菌和革兰染色不定弯曲杆菌等。

6. 外阴阴道假丝酵母菌病相关评价指标　包括菌丝、芽生孢子和孢子。

7. 阴道毛滴虫病相关评价指标　是否检出阴道毛滴虫。　🅔 微课/视频 3

（三）样本复检

实验室应制定阴道分泌物有形成分分析的复检程序。

1. 图像复核　人工智能软件辅助分析后会对样本视野按照疾病类型进行分类判读，检验人员需对分类标记后的电子图像进行复核确认。

2. 仪器复检　对于临床有疑问的标本，可将保存的干片样本进行重新扫描，必要时增加扫描视野数量进行重新复核。仪器复检后依然存在问题的样本通过人工镜检进行最终确认。当检验结果与临床资料不一致时，应主动与临床进行沟通，必要时重新采集标本进行确认。

（四）方法学评价

1. 半自动革兰染色有形成分分析仪　存在自动化程度低、制片质量难以保证等问题。

2. 全自动革兰染色有形成分分析仪　自动化程度高，制片质量有保证，配合自动玻片装载、自动显微扫描、人工智能辅助分析实现了阴道分泌物有形成分的全自动检测，提高效率，保证了检测质量。但对于人工智能出具的结果要进行人工复核以保证结果的可靠性。

三、阴道分泌物化学成分分析仪检验

该类仪器具备自动温育、自动加样、自动判断结果及传输数据等功能，主要用于过氧化氢、白细胞酯酶、唾液酸苷酶等项目检验。一般仅作为临床诊断的辅助指标，当化学检测结果与形态学结果不一致时，应对结果进行复检确认，最终报告以形态学结果为准。

第六节　阴道分泌物检验的质量保证与临床应用

阴道分泌物检验前、中、后全过程质量保证是保证检验质量的重要前提。患者准备、标本采集、检验操作、室内质控、室间质评、结果报告等任何环节出现问题，都可能导致检验结果的不准确。阴道分泌物检验的质量保证措施可参考我国卫生行业标准 WS/T 662－2020《临床体液检验技术要求》、《医学实验室质量和能力认可准则的应用要求》和《阴道分泌物临床检验与结果报告规范化指南》等相关规定。

一、阴道分泌物检验的质量保证

（一）检验前质量保证

1. 标准操作规程　为保证检验质量，实验室应与临床共同讨论制定阴道分泌物标本采集和处理的标准操作程序。

2. 标本采集　标本采集应使用灭菌拭子，根据检查目的不同采集不同部位的标本，如细菌性阴道炎检查时应采集阴道侧壁分泌物，怀疑阴道毛滴虫病时宜采集后穹窿分泌物。

3. 标本运送　阴道分泌物标本运送时应使用密闭容器，用于检测阴道毛滴虫的标本需保温送检。

（二）检验过程质量保证

1. 室内质控　定性检验项目至少使用阴性和阳性质控物进行室内质控，每个检测日至少检测 1 次，阴性和阳性质控结果应符合预期，偏差不超过 1 个等级，且阴性不可为阳性，阳性不可为阴性。定量检验项目宜使用 2 个浓度水平（正常和异常水平）的质控物。质控物成分应至少包括细胞等有形成分或模拟物，至少使用 1_{3s}、2_{2s} 失控规则。如进行染色，应每周或检测当日使用质控菌株进行质量控制。

2. 室间质评　对于已开展室间质评或能力验证的检验项目，实验室应积极参加室间质评或能力验证。目前已开展的室间质评的项目有唾液酸苷酶、乙酰氨基糖苷酶、过氧化氢、白细胞酯酶及脯氨酸氨基肽酶。

3. 实验室间比对　对于没有室间质评或能力验证的项目，可与其他临床实验室进行比对。需明确比对实验室的选择原则、比对样品数量、比对频次和合格判断标准等。建议使用 5 份新鲜临床样本（包括 2 份正常样本和 3 份异常样本）进行实验室间的比对以确定检验结果的可接受性，比对结果符合率应≥80%，即 5 份样本中最多只能有 1 个样本结果不一致（偏差超过 1 个等级或阴阳性结果判断不一致）。实验室应对室间质评、能力验证或实验室间比对结果进行管理和监控，当不符合预定的判定标准时，应实施纠正措施。

4. 人员比对　负责阴道分泌物检验的人员需具备相关的专业技术资格，检验人员之间需定期进行

比对，例如显微镜湿片镜检、革兰染色结果判读等，以确保检验结果的一致性。至少 6 个月 1 次，每次至少选择 5 份新鲜临床样本（包括 2 份正常样本和 3 份异常样本）进行比对，以比对结果 ≥80% 符合作为评价要求，比对记录至少保存 2 年。

二、阴道分泌物检验的临床应用

阴道分泌物检验可用于评估体内雌激素水平，辅助诊断女性生殖系统感染、肿瘤等疾病。

（一）女性生殖系统感染

阴道分泌物形态学检验结合化学检验，可以辅助诊断细菌性阴道病、需氧菌性阴道炎、外阴阴道假丝酵母菌病、阴道毛滴虫病，还有助于及时发现各种混合性阴道炎（满足两种或两种以上阴道炎诊断标准）。根据不同感染评价的异常指标结合临床症状，为治疗方案的选择提供重要依据。

1. 需氧菌性阴道炎 阴道分泌物湿片镜检是诊断需氧菌性阴道炎的金标准，通过相差显微镜观察，分别对乳杆菌分级、白细胞数、含中毒颗粒的白细胞比例、背景菌群和基底旁上皮细胞比例进行评分（表 11-7），累计评分 ≥3 分，同时结合患者的临床症状和体征，可诊断需氧菌性阴道炎。3~4 分为轻度，5~6 分为中度，7~10 分为重度，根据评分结果可指导临床合理治疗。

表 11-7 需氧菌性阴道炎的评分系统（Donders 标准）

评分	乳杆菌分级	白细胞数	含中毒颗粒白细胞比例	背景菌群	基底旁上皮细胞比例
0 分	Ⅰ 级或Ⅱa 级	≤10 个/HP	无或散在	不明显或溶胞性	无或 <1%
1 分	Ⅱb 级	>10 个/HP 且 ≤10 个/上皮细胞	≤50% 白细胞	肠杆菌类的小杆菌	1%~10%
2 分	Ⅲ 级	>10 个/上皮细胞	>50% 白细胞	球菌样或呈链状	>10%

注：乳杆菌分级，Ⅰ级：只存在乳杆菌；Ⅱa：存在其他细菌，但是乳杆菌占优势；Ⅱb：存在乳杆菌，但其他细菌占优势；Ⅲ级：乳杆菌缺失。

2. 细菌性阴道病 细菌性阴道病的诊断主要依据 Amsel 临床诊断标准和革兰染色 Nugent 评分标准。①Amsel 临床诊断标准：纳入了线索细胞（>20%）、胺试验、pH 值和阴道分泌物性状，适用于实验室条件有限的医疗机构；②革兰染色 Nugent 评分标准：阴道分泌物革兰染色镜检是细菌性阴道病实验室诊断的参考方法，依据每油镜视野下各种细菌的平均数量进行 Nugent 评分（表 11-8），0~3 分为正常，4~6 分为细菌性阴道病中间态，≥7 分可诊断为细菌性阴道病；③Hay-Ison 评分：基于革兰染色，将阴道微生物菌群进行定性分类，简化了 Nugent 评分过程，同时囊括了其他常见的菌群失衡情况（表 11-9），在临床实践应用中更简单、更快速。

表 11-8 细菌性阴道病 Nugent 评分标准

评分	乳杆菌（革兰阳性大杆菌）	阴道加德纳菌及其他类杆菌（革兰染色不定小杆菌）	弯曲杆菌（革兰染色不定）
0 分	>30	0	0
1 分	5~30	<1	1~4
2 分	1~4	1~4	≥5
3 分	<1	5~30	/
4 分	0	>30	/

注：评分标准基于每个油镜视野下细菌的平均数量。/：表示无该等级标准。

表 11 - 9　细菌性阴道病 Hay – Ison 分级标准

分级	革兰染色形态特征	临床意义
0 级	仅见上皮细胞，未见乳杆菌	提示近期使用抗生素
1 级	乳杆菌占优势	正常
2 级	乳杆菌减少，混合存在其他细菌，可见阴道加德纳菌或动弯杆菌	中间态
3 级	乳杆菌很少或不存在，阴道加德纳菌和（或）动弯杆菌占优势，可见线索细胞	细菌性阴道病
4 级	仅见革兰阳性球菌，乳杆菌未见	与细菌性阴道病无关

3. 外阴阴道假丝酵母菌病　约85%是由白念珠菌引起的，其他还有光滑念珠菌（占5% ~10%）、热带念珠菌（占1% ~2%）等。在油镜下发现真菌孢子、芽生孢子或管状假菌丝，革兰染色阳性，应报告为外阴阴道假丝酵母菌病。对于复发性外阴阴道假丝酵母菌病（1 年内有症状性外阴阴道假丝酵母菌病发作≥4 次）或有症状但多次镜检阴性的患者，应进行真菌培养和药敏试验以指导临床合理用药。

4. 阴道毛滴虫病　显微镜下发现阴道毛滴虫，可诊断为阴道毛滴虫病，但是显微镜检查阴性并不能排除阴道毛滴虫感染。

5. 淋病　阴道分泌物涂片染色发现革兰阴性双球菌，且白细胞增多，可进一步行淋球菌培养和核酸检测，并结合流行病学史和临床表现综合分析，谨慎做出诊断。

阴道分泌物检验有助于同时诊断多种阴道炎症。当同时存在至少两种病原体或同时满足两种或两种以上阴道炎的诊断标准可诊断混合性阴道炎。

（二）阴道微生态评价

女性阴道微生态系统是人体微生态系统的组成之一，由阴道微生物菌群、内分泌调节系统、阴道解剖结构和局部免疫系统共同组成。阴道微生态评价不仅能够辅助诊断常见类型的阴道感染，还能够对目前临床上仅存在"外阴瘙痒、白带增多"等症状、而传统阴道分泌物常规检查未发现特殊病原微生物、难以诊断的阴道感染患者进行微生态评价。

阴道微生态评价指标有：菌群密集度、菌群多样性、优势菌、病原微生物、白细胞计数、Nugent 评分、Donders 评分等。　　微课/视频 4

（三）女性生殖系统肿瘤

患子宫颈癌、子宫体癌、子宫内膜癌、子宫黏膜下肌瘤等生殖道肿瘤时，阴道分泌物的颜色和性状会发生改变。当怀疑生殖道肿瘤时，可进一步行细胞学检查以明确诊断。

（四）激素水平监测

阴道分泌物的性状与激素水平有关。羊齿状结晶的出现与消失也可以反映体内雌激素水平，雌激素水平越高，羊齿状结晶的完整性越好，可用于女性激素水平监测、排卵期预测等。

（五）妇科术前检查

阴道分泌物检查是妇科手术前的常规检查项目之一，对于避免妇科手术引起的女性生殖道感染具有重要临床意义。

答案解析

思考题

案例　患者，女，41 岁。

主诉： 外阴瘙痒、灼痛 5 天。

现病史：患者5天前出现尿频、尿急，伴有外阴灼热、小腹坠胀感，2天前出现外阴瘙痒伴豆腐渣样阴道分泌物。阴道微生态检查：菌群密集度3+，菌群多样性2+，优势菌为革兰阳性大杆菌，乳杆菌分级Ⅱa，白细胞≤10个/HP，白细胞/上皮细胞≤10，假菌丝阳性，孢子阳性，基底旁上皮细胞<1%，革兰染色不定小杆菌<1个/油镜视野，Donders评分0分，Nugent评分1分。

既往史：既往体健，否认传染病史。

妇科检查：外阴潮红，白色分泌物，量中等，无异味，宫颈肥大，轻度糜烂。

问题

（1）该患者可诊断为外阴阴道假丝酵母菌病吗？诊断依据是什么？

（2）该患者阴道分泌物湿片镜检的注意事项有哪些？湿片和干片革兰染色后显微镜下可见的病原体形态特征是什么？

（3）阴道微生态形态学评价指标有哪些？

（4）阴道分泌物有形成分显微镜检验有何临床意义？

（杨 硕）

书网融合……

重点小结

题库

微课/视频1

微课/视频2

微课/视频3

微课/视频4

图片补充

第十二章　精液检验

✎ 学习目标

1. 通过本章学习，掌握精液标本采集与送检要求、正常及异常精子形态特征、精液有形成分检查方法及质量保证；熟悉精液检验的临床意义；了解精液仪器分析的原理及参数。

2. 具有识别异常精子形态及精液中其他有形成分的能力，具有实施精液常规检验的能力。

3. 树立以患者为中心，尊重患者、关爱患者的职业道德和人文素养，保护患者隐私，为优生优育做贡献。

精液（semen）是男性生殖器官和附属性腺的分泌液体，主要由精子（sperm）和精浆（seminal plasma）组成。精子产生于睾丸生精小管，是男性生殖细胞。精浆是由精囊腺、前列腺、尿道球腺和尿道旁腺等附属腺体分泌的混合液（表 12－1）。精浆的化学成分很复杂，主要包括：①果糖；②蛋白质：白蛋白、纤维蛋白原、凝固酶、免疫球蛋白、α_2－巨球蛋白等；③酶类：蛋白酶、酸性磷酸酶、乳酸脱氢酶－X、纤溶酶、柠檬酸酶等；④微量元素：锌、铜、镁、钙、铁等；⑤其他：柠檬酸及激素等。精浆是输送精子必需的介质，并为精子提供能量和营养物质。

精液检验主要用于男性生殖功能评价、男性生殖系统疾病的辅助诊断和疗效观察等。

表 12－1　精浆中男性附属腺体分泌液主要组成及作用

组成	含量	性状	成分	作用
精囊液	50%~80%	胶冻状	蛋白质、果糖、凝固酶	果糖供给精子能量，蛋白质和凝固酶使精液呈胶冻状
前列腺液	15%~30%	乳白色	酸性磷酸酶、纤溶酶	纤溶酶能使精液液化，利于精子运动
尿道球腺液	2%~3%	清亮		润滑和清洁尿道
尿道旁腺液	2%~3%	清亮		润滑和清洁尿道

第一节　精液标本采集与处理

PPT

一、精液标本采集

1. 采集时机　标本采集前应禁欲 2~7 天。如需多次采集，每次禁欲天数应尽可能保持一致。3 个月内至少检查 2 次，2 次间隔应超过 7 天，但不超过 3 周。

2. 采集方法　精液标本采集方法有手淫法、电按摩法、专用安全套法和性交中断法，其中手淫法是推荐方法。将一次排出的全部精液收集在专用容器内，如采集的标本用于微生物培养需无菌操作。

3. 标本运送　立即于 20~37℃条件下保温，并在 1 小时内送检。

4. 标本采集的质量保证

（1）**患者准备**　采集前应向患者解释标本采集的方法和注意事项，嘱患者禁欲（包括无遗精和手淫等）2~7 天。

（2）**器材**　样本容器应为洁净、干燥、带刻度的容器，对精子无影响，不能用乳胶安全套收集精液。

（3）标本　如果标本收集不完整，尤其是富含精子的初始部分精液丢失，要在检验报告中注明，并且在禁欲2～7天后重新采集标本检查。

二、精液标本处理

精液内可能含有 HBV、HIV 和疱疹病毒等潜在的传染性病原体，故精液需要按潜在生物危害物质进行处理。检查完毕后应焚烧标本，或浸入5%甲酚皂溶液中24小时或0.1%过氧乙酸12小时后再处理。

第二节　精液理学检验

PPT

一、精液外观

1. 操作流程　刚排出精液 → 移入透明玻璃容器 → 肉眼观察 → 记录结果 → 液化后精液 → 肉眼观察 → 记录结果。

2. 参考区间　①健康人刚射出的精液呈均质性、灰白色或乳白色，久未射精者的精液可呈浅黄色；②精液正常液化后呈半透明或稍有浑浊。

3. 临床意义　黄疸患者、服用维生素或药物时的精液可呈亮黄色；生殖系统的炎症、结核、肿瘤或结石等患者的精液伴有红细胞者为血精，呈鲜红色或棕红色；前列腺炎或精囊炎等患者精液呈黄色或棕色脓性。

二、精液量

1. 操作流程

（1）直接测量法　液化后精液 → 刻度试管或小量筒 → 记录结果。

（2）称重法　容器称重 → 容器＋精液称重 → 记录结果。根据样本重量计算体积，一般假定精液密度为1g/ml。

2. 质量保证　①应待精液完全液化后，测量全部精液；②不推荐使用移液器或注射器从标本容器中吸取样本然后注入量筒中测量体积，因该方式无法保证不损失样本，而会导致对体积的低估；③采用称重法，空样本容器可能具有不同的重量，所以每一容器必须提前分别称重。

3. 方法学评价　临床常用刻度试管或小量筒测量精液，但无法保证标本不损失，会低估精液量。WHO 推荐称重法，其优点在于没有造成任何精液的丢失，测量结果比较精准。

4. 参考区间　1.5～6.8ml/次。

5. 临床意义　一次排精量的多少与排精间隔的时间长短有关。根据量的多少可分为精液减少症（oligospermia）、无精液症（aspermia）和多精液症（polyspermia）。精液量的变化与临床意义见表12－2。

表 12 − 2　精液量的变化与临床意义

精液量变化	评价
精液减少症	5 ~ 7 天未射精，精液量少于 1.5 ml。精液减少可见于频繁的性生活或自慰导致精液生成不足；射精管阻塞或先天性双侧输精管缺如，以及精囊腺发育不全；也可见于采集时部分精液丢失、不完全性逆行性射精或雄激素缺乏等
无精液症	禁欲 3 天后精液量减少到数滴甚至排不出，见于生殖系统的特异性感染，如淋病、结核及非特异性炎症等
多精液症	一次排精量超过 6.8 ml，多由于垂体性腺激素分泌过多，产生大量雄性激素所致

三、精液液化时间

正常人刚排出的精液在凝固酶作用下立即凝固呈胶冻状，在蛋白水解酶（如纤溶酶）的作用下逐渐发生液化。精液液化时间（semen liquefaction time）是指精液由胶冻状转变为流动状液体所需的时间。

1. 操作流程　精液 37℃水浴 → 每 5 分钟倾斜容器或用滴管吸取精液 → 观察并记录时间。

2. 质量保证　①精液采集后应立即送检，收到标本后应立即观察标本液化时间；②标本液化检查期间，应全程置于 20 ~ 37℃保温；③观察结果时注意，正常精液可含有少量不液化的胶冻状颗粒。

3. 方法学评价　肉眼观察法和滴管法操作简便、实用，临床常用，但结果判断受检验者主观因素影响较大，准确性和重复性有限。

4. 参考区间　60 分钟内完全液化。

5. 临床意义　精液超过 60 分钟未液化称为精液液化延迟（semen delayed liquefaction）。前列腺炎时，分泌纤溶酶减少，可使液化延迟或不液化。精液液化不全或不液化可抑制精子的活动力，从而影响生殖能力。

四、精液黏稠度

精液黏稠度（semen viscosity）是指精液完全液化后的黏度。

1. 操作流程　用一次性塑料吸管吸入液化精液 → 让精液依靠重力滴落 → 观察拉丝长度。

2. 质量保证　精液黏稠度应在精液完全液化后检查。

3. 参考区间　拉丝长度 <2 cm，形成不连续的小滴落下。

4. 临床意义　①黏稠度减低：即新排出的精液呈米汤样，可见于先天性无精囊腺、精子浓度太低或无精子症；②黏稠度增加：多与附属腺功能异常有关，如附睾炎、前列腺炎，且常伴有精液不液化，可引起精子活动力降低而影响生殖能力。另外，精液黏稠度增加可干扰精子活动力、精子计数和精子表面抗体的检测。

五、精液酸碱度

1. 操作流程　液化后精液 → 精密 pH 试纸测定。

2. 质量保证　应在精液液化后 30 分钟内进行，不超过 1 小时以免因 CO_2 丢失而影响检测结果。

3. 参考区间　7.2 ~ 8.0（平均 7.8）。

4. 临床意义　①pH >8.0，常见于急性前列腺炎、精囊炎或附睾炎，可能是精囊腺液分泌过多或前列腺液分泌少所致；②pH <7.0 伴有精液量减少和精子数量减少，可能是射精管阻塞、先天性双侧输精管缺如或精囊腺发育不全所致。　微课/视频 1

PPT

第三节 精液有形成分显微镜检验

精液显微镜检验或称精液有形成分分析，包括精子凝集、精子活动力、精子存活率、精子计数和精子形态分析及其他有形成分检查等，需采用标准化的操作和计数方能获得准确和可靠的结果。

一、精子凝集

精子凝集（agglutination of spermatozoa）是特指活动的精子以头对头、尾对尾或混合方式相互黏附在一起的现象。这些精子常呈旺盛的摇动式运动，但有时也因黏附而使精子运动受限。WHO 将精子凝集分为 4 级，见表 12 - 3。而不活动精子之间、活动精子与黏液丝、非精子细胞或细胞碎片之间黏附在一起的现象称为非特异性聚集（non - specific aggregation）。

表 12 - 3　WHO 精子凝集分级

分级	特点
1 级	零散凝集，每个凝集 <10 个精子，有很多自由活动的精子
2 级	中等凝集，每个凝集有 10 ~ 50 个精子，存在自由活动的精子
3 级	大量凝集，每个凝集 >50 个精子，仍有一些自由活动的精子
4 级	全部凝集，所有精子凝集，数个凝集又粘连在一起

1. 操作流程　混匀精液 10μl 于载玻片 → 加盖玻片 → 低倍镜观察 → 记录结果

2. 质量保证　①应在充分混匀标本后立即取样，以免精子在悬浮液中沉降；②涂片厚度约为 20μm，利于精子自由游动；③精子凝集需在湿片下观察，一旦精液不再漂移，应立即观察；④不活动精子之间、活动精子与黏液丝之间、非精子细胞与细胞碎片之间黏附在一起，为非特异性聚集而非凝集，需注意非特异性聚集和凝集的区别。

3. 参考区间　无凝集。

4. 临床意义　精子凝集虽然不能作为免疫因素引起不育的充分证据，但可提示抗精子抗体的存在。严重的凝集可影响精子活动力和数量的检测。

二、精子活动力

精子活动力（sperm motility）是指精子前向运动的能力，是一项直接反映精子质量的指标。WHO 将精子活动力分为 4 级（表 12 - 4）。a 级：快速前向运动（fast progressively motile, fPR）；b 级：慢速前向运动（slow progressively motile, sPR）；c 级：非前向运动（non - progressively motile, NP）；d 级：不运动（immotile, IM）。

表 12 - 4　WHO 精子活动力分级

分级	标准
快速前向运动（a 级）	精子运动活跃，呈直线或大圆周运动，精子速度 ≥25μm/s
慢速前向运动（b 级）	精子运动活跃，呈直线或沿大圆周运动，5μm/s < 精子速度 <25μm/s
非前向运动（c 级）	所有其他非前向运动的形式，如小圆周运动、尾部动力几乎不能驱使头部移动或只能观察到尾部摆动，精子速度 <5μm/s
不运动（d 级）	尾部没有主动运动

1. 操作流程 | 液化精液 10μl 于载玻片 | → | 加盖玻片 | → | 静置 | → | 高倍镜下计数 | → | 计算 |。

2. 质量保证 ①尽量在精液液化后 30 分钟到 1 小时之内完成检查；②应尽可能在 37℃ 的环境下检查；③至少计数 5 个视野、超过 200 个精子；④重新制备一张湿片计数，如果 2 次计数结果一致性可以接受，计算结果；如果不能接受，制备新样本再做检查。

3. 方法学评价 精子活动力检查的方法学评价见表 12－5。

表 12－5 精子活动力检查的方法学评价

方法	评价
显微镜检查法	WHO 所推荐，操作简便，但主观性较强，且受许多因素影响
连续摄影法	需要高精度的实验设备，不便于开展普及
精子质量分析仪法	简单、快捷、易操作、重复性好，是一种较理想的精子质量检验方法

4. 参考区间 射精后 60 分钟内，前向运动精子（a＋b）≥50%，快速前向运动精子（a）≥25%。

5. 临床意义 精子活动力低下见于：①睾丸组织缺氧、精索静脉曲张、静脉血回流不畅等；②生殖系统非特异性感染、使用某些药物（抗疟药、抗代谢药、氧化氮芥、雌激素等）。

三、精子存活率

精子存活率亦称为精子活率（sperm vitality rate），是指活精子占精子总数的百分率。

1. 原理 采用伊红 Y 和苯胺黑对液化精液染色。活精子不着色，死精子因其细胞膜破损，失去屏障作用，易于着色，油镜下观察判断精子死活情况，计算活精子百分率。

2. 试剂 伊红－苯胺黑溶液，主要成分伊红 Y 和苯胺黑。

3. 操作流程 | 液化精液和伊红－苯胺黑溶液各 1 滴 | → | 混匀 | → | 30 秒 | → | 制成涂片 | → | 干燥 | → | 油镜镜检 |。

4. 质量保证 ①检查应在精液液化后尽快（最好在 30 分钟之内）进行，务必在排精后 1 小时之内完成，防止时间过长因脱水及温度变化对检测结果产生影响；②每个标本重复计数 2 次，每次至少计数 200 个精子。

5. 参考区间 精子存活率≥58%（伊红－苯胺黑染色法）。

6. 临床意义 精子存活率降低是导致男性不育症的重要原因之一。死精子超过 50%，即可诊断为死精子症，可能与附属性腺炎症和附睾炎有关。如果全部精子中超过 25%～30% 为不活动的活精子，可能是遗传性鞭毛障碍。

四、精子计数

精子计数（sperm count）有 2 种报告方式，一种是指计数单位体积内的精子数量，即精子浓度。另一种是精子总数（即单次排出精子的绝对数量），以精子浓度乘以本次的精液量，即精子总数。

1. 原理 新鲜液化精液经精子稀释液稀释后，充池，显微镜下计数一定范围内的精子数，再换算成每升精液中的精子数。

2. 试剂及作用 精子稀释液：碳酸氢钠 5.0g，40% 甲醛 1ml，加蒸馏水至 100ml。碳酸氢钠的作用是破坏精液的黏稠度，甲醛使精子制动。

3. 操作流程 | 精液液化 | → | 稀释精液 | → | 充池计数板 | → | 镜检计数 | → | 计算 |。

可采用以下2种计数板计数：①改良牛鲍计数板；②Makler 精子计数板：1978 年以色列学者 Makler 发明，专门用于精液计数，计数室深为 10μm，恰好覆盖 1 层精子而不影响精子的自由运动，充池 1 次就可分析精子浓度和活动力等参数。

4. 质量保证 ①精液标本的采集、送检符合要求；②精液必须完全液化，吸取精液前必须充分混匀标本，吸取精液量必须准确；③计数板使用的注意事项同血细胞显微镜计数法；④计数时以精子头部为基准，应计数结构完整的精子（有头和尾），有缺陷的精子（无头或尾）不计数在内，若数量多时应分开计数并记录；⑤同一份标本应重复 2 次稀释和计数，以减少计数误差；⑥太少的精子用于计数，将会得出不可确信的结果，对诊断和治疗产生影响；⑦若精子数量变异较大，最好在 2~3 个月内间隔 2~3 周分别取 3 份或以上的精液检查，方能得出较准确结果。

5. 方法学评价 精子计数的方法学评价见表 12-6。

表 12-6 精子计数的方法学评价

方法	评价
改良牛鲍计数板法	常规方法，简便、经济，为 WHO 推荐；但标本需稀释，准确性和重复性较低
Makler 精子计数板法	操作流程复杂，但 1 次可分析多项参数，也可以拍摄精子的运动轨迹，并可根据精子的运动轨迹分析其运动方式和运动速度
计算机辅助精液分析	操作简便、快速，具有客观、准确和定量分析的特点；但易受到精液中细胞成分和非精子颗粒物质的影响

6. 参考区间 精子计数 $(15~213) \times 10^6/ml$；精子总数 $(39~802) \times 10^6/$ 每次射精。

7. 临床意义 精子计数持续小于 $20 \times 10^6/ml$ 时为少精子症；精液多次检查无精子时为无精子症（连续检查 ≥2 次，离心后沉淀物中仍无精子）。常见于：①睾丸病变：如睾丸炎症、结核、肿瘤、淋病、畸形及隐睾等以及精索静脉曲张；②输精管疾病：如输精管先天性缺如、输精管阻塞和免疫性不育（睾丸创伤和感染使睾丸屏障的完整性受到破坏，产生抗精子抗体所致）；③其他：有害金属或放射性损害、环境因素、逆行射精、老年人、应用抗癌药物等。

五、精子形态

正常精子外形似蝌蚪状，分头部、中段和尾部三部分（图 12-1）。①头部：长 4.0~5.0μm，宽 2.5~3.0μm，正面呈卵圆形，侧面呈扁平梨形；②中段：轮廓直而规则，与头部纵轴成一直线，长 5~7μm，宽约 1μm；③尾部：细长，外观规则而不卷曲，一般长 50~60μm。另外，在中段处，见到少量胞质小滴（不超过正常头部面积的 1/3）是正常的。

精子形态异常包括头部异常、中段异常、尾部异常和其他异常等。异常精子形态见图 12-2 和表 12-7。

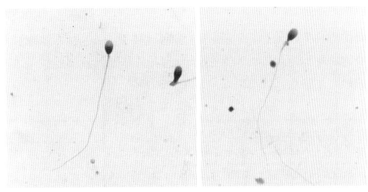

图 12-1 正常形态精子（Diff-Quik 染色，×1000）

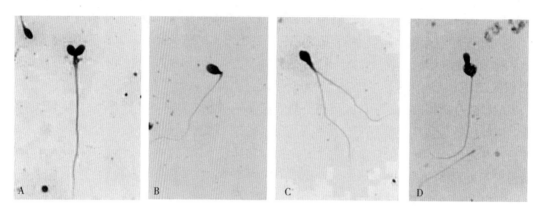

图 12 - 2　异常形态精子（Diff - Quik 染色，×1000）

A：双头精子；B：颈中段弯曲；C：双尾精子；D：过量残留胞质

表 12 - 7　异常精子形态

异常形态	标准
头部异常	有大头、小头、锥形头、梨形头、无定形头、空泡样头、双头、无顶体头等
中部异常	有体部膨胀、不规则、弯曲中段、异常薄中段等
尾部异常	有短尾、无尾、断尾、长尾、双尾、卷尾、发卡形尾、尾部断裂、尾部弯曲等
胞质残留	残留胞质超过头部面积的 1/3

1. 操作流程　液化精液制成涂片 → 干燥、固定 → 染色 → 镜检计数 200 个精子 → 结果报告。

现已有预先固定染料的商品化载玻片，在载玻片上直接滴加 5 ~ 10μl 液化精液，加盖玻片，数分钟后精子着色，可以清楚地显示精子形态。

2. 质量保证　①当精子同时存在多种缺陷时，只需记录 1 种，应先记录头部缺陷，其次为尾部缺陷；②计数脱落或游离的精子头作为异常形态，但不计数游离尾（避免重复计数）；③卷尾与精子衰老有关，但高卷尾率与低渗透压有关；④所有处于临界状态（介于正常与异常之间）的形态都归类为异常。

3. 方法学评价　染色后精子结构清楚易于辨认，结果准确可靠，重复性好，但操作相对复杂、费时。巴氏染色法是 WHO 推荐方法。

4. 参考区间　正常形态精子 ≥4% 。

5. 临床意义　异常精子增多见于高温、放射线、乙醇中毒、药物、感染、外伤、环境污染、工业废物、激素失调或遗传因素导致精索静脉曲张、睾丸异常等。

六、精液中的细胞

（一）生精细胞

生精细胞即未成熟的男性生殖细胞，包括精原细胞（精液中罕见）、初级精母细胞、次级精母细胞和精子细胞。这些细胞的胞体相对较大，多呈圆形，不具有尾部。细胞核的大小是观察的重点，有助于鉴别。生精细胞的形态学特点（表 12 - 8，图 12 - 3）。

表 12 - 8　生精细胞的形态学特点

生精细胞	形态学特点
精原细胞	圆形，直径约为 12μm；胞核居中或偏位，直径约为 6 ~ 7μm
初级精母细胞	精原细胞分裂产生而来，一般胞体较大，圆形；胞核直径 8 ~ 9μm

续表

生精细胞	形态学特点
次级精母细胞	初级精母细胞分裂而来，胞体较小，圆形，约 12μm，染色质细致网状，染色较浅；胞核直径 8 ~ 9μm
精子细胞	细胞形态多样，大小不等，其体积较次级精母细胞小；胞核较小，直径 4 ~ 5μm，呈圆形或精子头的雏形，着色较深。精子细胞经过一系列的形态变化后形成精子

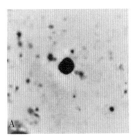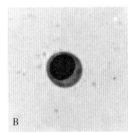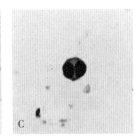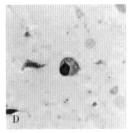

图 12 - 3   生精细胞（Diff - Quik 染色，×1000）
A：精原细胞；B：初级精母细胞；C：次级精母细胞；D：精子细胞

1. 操作流程   同精子形态检查。

2. 质量保证   各阶段生精细胞的形态、大小及核的形态、大小均不规则，易与白细胞相混淆。故 WHO 推荐采用正甲苯胺蓝过氧化酶染色法，中性粒细胞呈阳性，而生精细胞则呈阴性。对不含过氧化物酶的其他白细胞建议采用免疫细胞化学法检测。

3. 参考区间   生精细胞 <1%。

4. 临床意义   动态观察精液生精细胞的变化，可以作为男性不育症疗效观察和预后判断的指标。当睾丸曲细精管生精功能受到药物、其他因素的影响或伤害时，精液中可出现较多的病理幼稚型细胞。

（二）其他细胞

精液中可见到少量的白细胞和上皮细胞，偶见红细胞。白细胞大于 5 个/HP 时为异常，当白细胞计数大于 1×10^6/L（邻甲苯胺过氧化物酶法），称为脓精症或白细胞精子症（leukocytospermia），常见于前列腺炎、精囊炎和附睾炎等。

白细胞通过直接吞噬作用、分泌细胞因子或释放自由基等破坏精子，引起精子的存活率和活动力降低，导致男性不育。红细胞增多常见于睾丸肿瘤、前列腺癌等，此时精液中还可出现肿瘤细胞。

七、精子低渗膨胀试验

精子低渗膨胀试验（hypoosmotic swelling test，HOST）是观察精子在低渗溶液中的变化，以检测精子膜的完整性。

1. 原理   精子在低渗溶液中，由于渗透压的变化，水分子通过精子的细胞膜而进入精子，以达到内外渗透压平衡。由于精子尾部的细胞膜相对薄而疏松，故在尾部可出现不同程度的膨胀现象（图 12 - 4），用相差显微镜或普通显微镜观察，计数 100 ~ 200 个精子中各种膨胀精子的百分率。

2. 试剂及作用   膨胀液，提供低渗环境。

3. 操作流程   加膨胀液 → 加精液 → 孵育 → 涂片 → 镜检。

4. 方法学评价   本试验简便、快速，且与其他精子功能试验有很好的相关性，为临床上较为理想的精子功能测定方法。

5. 参考区间   膨胀率 58% ~ 91%。

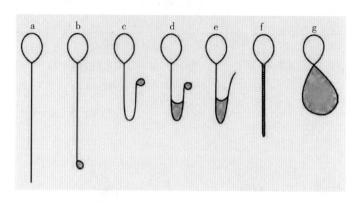

图 12 - 4　精子尾部膨胀试验示意图

a. 未肿胀；b. 尾尖肿胀；c. 尾尖弯曲肿胀；d. 尾尖肿胀伴弯曲膨胀；

e. 尾弯曲肿胀；f. 尾粗短肿胀；g. 尾完全肿胀

6. 临床意义　本试验是精子膜功能及完整性的评估指标。精子尾部膨胀现象是精子膜功能的正常表现，不育症男性的精子低渗膨胀试验膨胀率明显降低。

第四节　精液化学与免疫学检验

PPT

精液中的化学成分包括蛋白质、酶类、微量元素、果糖、柠檬酸及多种激素，化学成分非常复杂。主要为精子提供营养物质和能量，常用生物化学和免疫学等方法进行检验。

一、精浆果糖检测

1. 原理

（1）间苯二酚法　精浆果糖在沸水浴、强酸性环境下，可与间苯二酚发生反应，生成棕红色化合物，其颜色的深浅与果糖浓度成正比。

（2）吲哚比色法　果糖与溶于浓盐酸的吲哚试剂作用，产生黄色化合物，其颜色深浅与果糖浓度成正比。本法操作简单，结果准确，为 WHO 推荐的方法。

2. 参考区间　①间苯二酚法：9.11mmol/L ~ 17.67mmol/L；②吲哚比色法≥13μmol/次。

3. 临床意义　精浆果糖测定是诊断男性不育症、评价精囊腺功能和睾丸内分泌功能的指标之一。果糖降低见于精囊炎和雄性激素分泌不足；果糖缺如可见于先天性精囊腺缺如、输精管发育不良、逆行射精等；而单纯性输精管阻塞性无精症的果糖含量正常。

二、精浆锌检测

1. 原理　原子吸收光谱法或化学比色法。

2. 参考区间　①原子吸收光谱法：（2.12 ± 0.95）mmol/L；②化学比色法：（1.259 ± 0.313）mmol/L。

3. 临床意义　精浆锌浓度减低可引起生育力下降、生殖器官发育不良等，最终导致睾丸萎缩、少精、弱精或死精。青春期缺锌则可影响男性生殖器官和第二性征的发育，可作为评价男性生殖功能和诊治不育症的指标之一。

三、精子顶体酶检测

1. 原理　在25℃、pH8.7条件下，顶体酶（acrosomal enzyme）将苯甲酰精氨酸乙酯水解产生乙醇，乙醇在乙醇脱氢酶的氧化下，将辅酶 I（NAD^+）还原为还原性辅酶 I（NADH），根据 NADH 吸光度值的变化而得出顶体酶的活性。

2. 参考区间　（36.72 ± 21.43）U/L。

3. 临床意义　精子顶体酶活性与精子活动力、精子浓度以及顶体的完整性均呈正相关。精子顶体酶活性测定可作为精子受精能力和诊断男性不育症的参考指标，其活性不足可致男性不育。

四、抗精子抗体检测

抗精子抗体（anti-spermatozoon antibody，AsAb）有 IgG、IgA、IgM、IgE 四种类型，可存在于精浆、血清、宫颈黏液或精子的表面。血清中以 IgG、IgM 为主，而精浆中以 IgA、IgG 为主。IgM-AsAb 是识别近期免疫应答的一个指标；IgE-AsAb 只参与变态反应，与免疫不孕、流产无关。

1. 原理　目前常用的方法有 ELISA、精子凝集试验（sperm agglutination test，SAT）、精子制动试验（sperm immobilization test，SIT）、免疫珠试验（immunobead test，IBT）、混合抗人球蛋白试验（mixed antiglobulin reaction，MAR）等。

2. 参考区间　阴性。

3. 临床意义　AsAb 在男性和女性患者体内都可出现，是导致免疫性不育的主要因素。①AsAb 是某些免疫性不育患者的辅助诊断指标和疗效观察指标；②AsAb 是病情监测和预后判断的指标。抗精子抗体滴度高、持续时间长与患者疗效差、预后不佳有密切联系。

五、精液其他化学与免疫学检验

精液化学与免疫学检验其他指标及其临床意义见表12-9。

表12-9　部分精液化学与免疫学检验项目及临床意义

指标	参考区间	临床意义
酸性磷酸酶	磷酸苯二钠比色法：48.8~208.6U/ml	减低见于前列腺炎，可使精子活动减弱，受精率下降；增高见于前列腺癌和前列腺肥大
乳酸脱氢酶-X（LD-X）	聚丙烯酰胺电泳法：相对活性 ≥42.6%；绝对活性 1430 ± 940U/L	减低见于少精液症或无精液症和精子缺陷
中性 α-葡萄糖苷酶	比色法：≥20mU/次排精	是反映附睾功能状态特异、敏感的指标，活性与精子密度、精子活动力正相关，有助于鉴别输精管阻塞（显著降低）和睾丸生精障碍所致的无精子症（无明显变化）
精浆柠檬酸	紫外比色法：50μmol/次排精 吲哚比色法：≥13μmol/次排精	显著减少见于前列腺炎；与睾酮水平相关，可以评价判断雄激素分泌状态

第五节　计算机辅助精液分析

PPT

精液分析是判断和评价男性生育能力最基本和最重要的检验方法。精子浓度、精子活动力、精子存活率的综合分析是了解和评估男性生育能力的依据。为了能客观评价精子活动及其运动特征，先后有浊度分析法、激光散射测量仪以及显微摄像等技术与方法问世。计算机辅助精液分析（computer-aided semen analysis，CASA）是20世纪80年代将计算机技术和图像处理技术相结合发展起来的一项新的精液分析技术。

一、计算机辅助精液分析检测原理

将精液标本通过显微镜放大后，经过图像采集系统采集到精子的动静态图像输入计算机，根据设定的精子大小和灰度、精子运动时的移位及精子运动的有关参数对采集到的图像进行动态处理分析并得出结果。CASA可定性定量分析精子浓度、活动力、运动速度和运动轨迹特征等几十项检验项目，特别是在分析精子运动能力方面显示了独特的优越性。

二、计算机辅助精液分析检测参数

CASA的主要参数及其含义见表12-10。

表12-10　CASA主要参数及其含义

参数	含义
曲线速度（curvilinear velocity，VCL）	也称轨迹速度，指精子头部实际运动轨迹的平均速度
直线速度（straight - line velocity，VSL）	也称前向运动速度，指精子检测时起始位到终点位之间直线距离的平均速度
平均路径速度（average path velocity，VAP）	精子头沿其空间平均轨迹的速度。是根据精子运动的实际轨迹平均后计算出来的，各仪器之间稍有不同
直线性（linearity，LIN）	指曲线轨迹的直线分离度，计算公式为VSL/VCL
前向性（straightness，STR）	指精子运动平均路径的直线分离度，计算公式为VSL/VAP
摆动性（wobble，WOB）	精子头沿其实际运动轨迹的空间平均路径摆动的尺度，计算公式为VAP/VCL
鞭打频率（beat cross frequency，BCF）	也称摆动频率，指精子头部超越过其平均路径的频率
精子头侧摆幅度（amplitude of lateral head displacement，ALH）	精子头实际运动轨迹对平均路径的侧摆幅度，可以是最大值，也可以是平均值，不同仪器间计算方法有所差异
平均移动角度（mean angle of deviation，MAD）	精子头部沿其运动轨迹瞬间转折角度的时间平均值

三、计算机辅助精液分析方法学评价

CASA有优点，也有缺点。优点：①精子运动的指标多，客观、准确；②可以提供精子动力学的量化数据；③操作简便、快速、可捕捉的信息量大，可以自动化等。缺点：①仪器设备昂贵；②CASA根据人为设定的大小和灰度来识别精子，准确性受精液细胞成分和非细胞颗粒的影响；③CASA系统还缺乏统一的国际标准，不同厂家和型号的仪器分析结果缺乏可比性。

目前，WHO仍推荐使用显微镜直接检测精子的浓度、精子的存活率和活动力，精液分析的自动化是今后发展的趋势和方向。随着CASA硬件系统和软件系统的不断更新与改进，系统设置的标准化不断完善，其应用前景广阔，并将逐步替代人工精液检验。

第六节　精液检验的质量保证与临床应用

PPT

一、精液检验的质量保证

目前国内尚缺乏一套完整、系统、全面和规范的精液检验标准化方案，对精液检验质量的评价缺少客观指标。为了保证精液检验的结果准确可靠，需要检验人员、临床医师和患者紧密配合，通过建立各种规章制度和室内质量保证方案，采取多种措施进行检验前、检验过程以及检验后的质量保证。

（一）检验前的质量保证

1. 检验人员 应当熟悉与掌握精液各项检验项目的原理、操作、注意事项以及精液有形成分的识别等。

2. 器材及试剂 器材要进行校正。试剂要合格有效，无污染。

3. 标本采集及运送 必须按规定和要求进行标本的采集和运送。

4. 检验方法 精液检验的项目较多，每个项目又有不同的检验方法，尽可能使用公认的、结果准确可靠的方法。

（二）检验过程的质量保证

1. 规范操作 严格按照 SOP 文件完成各项检验项目的操作。

2. 室内质量保证 目前尚缺乏权威参考性的室内质量保证方法，但是各实验室可根据自己的特点，制定相应的质量保证方案。

3. 室间质量评价 定期组织发放经固定过的精液标本进行精子计数，发放染色后的精液涂片来观察精子形态等，并对结果进行统计分析，动态了解各实验室的检验水平。

（三）检验后的质量保证

1. 审核结果 由质控负责人审核检验结果后，方可发出报告。

2. 规范报告 报告单规范化，并向临床医生提供必要的讲解与宣传。

3. 合理复检 精液检验结果变化范围大，有时不能仅凭一次检验结果就做出诊断，对结果异常的患者一般应间隔 1~2 周进行复检，如无精子症的病人一般应离心检验 3 次无精子方可报告。

二、精液检验的临床应用

1. 评价男性生育功能 男女同居 1 年以上，没有采取任何避孕措施，且无 1 次妊娠的称为不孕（育）症。其中由于男方原因引起的不能生育称为男性不育。导致男性不育有多种原因：①精子的发生和成熟受阻，导致精子质和（或）量的异常；②生殖管道的异常，使精液不能正常排入女性生殖道；③附属性腺的功能异常导致精液的性状异常。通过精液检验可以发现精子是否异常及输精管是否阻塞，为男性不育症诊断和疗效观察提供依据。

2. 为精子库和辅助生育筛选优质精子 在进行辅助生育前和精子库精液标本获取时对精液进行全面检验分析，采集和选择活力强、质量高的优质精子，以保证辅助生育的顺利进行及生育质量。

3. 辅助诊断男性生殖系统疾病 淋病、肿瘤、结核、先天性睾丸发育不全等疾病是男性生殖系统的常见疾病，精液检验可为生殖系统疾病的诊断及疗效观察提供一定依据。当患有上述疾病时，精液会发生质和（或）量的改变。如生殖系统有炎症或性传播性疾病时，在精液中可发现白细胞或检出相应的病原体；肿瘤患者可于涂片中找到肿瘤细胞。

4. 法医学鉴定 法医学检验是将怀疑被精液污染的衣物用等渗盐水清洗后直接离心后找精子、查找血型物质或染色寻找结晶，也可用化学、免疫学或分子生物学方法进行检验，作为判断有关案情的参考。如通过标本中存在的 DNA 找到嫌犯的直接犯罪证据。

答案解析

? 思考题

案例 患者，男，35岁。

主诉：结婚3年，未避孕未育。

现病史：婚后3年，性生活正常，未采取任何避孕措施，至今未育。妻子生殖功能检查正常。患者无明显不适。夫妻双方要求试管婴儿治疗。精液常规分析：精液量2.8ml，黄白色，黏稠度正常，液化时间30分钟，pH 7.2，精子计数 10×10^6/ml，快速前向运动精子为10.1%，慢速前向运动精子为3.4%，非前向运动精子为5.0%，不运动精子为81.5%，精液中白细胞计数 2.8×10^6/ml，正常形态精子率4.5%。

既往史：既往体健，无吸烟酗酒嗜好，否认传染病史、家族史。

体格检查：阴茎发育可，双侧睾丸大小约14ml，双侧精索未见异常，双侧输精管可触及且未见明显异常。

问题

（1）引起该患者不育最可能的原因是什么？

（2）什么是精液液化时间？

（3）精子活动力分几级？分级标准是什么？

（4）常见的精子形态异常有哪些？

（张　杰）

书网融合……

重点小结　　　　题库　　　　微课/视频　　　　图片补充

第十三章　前列腺液检验

PPT

前列腺液（prostatic fuid）是由前列腺分泌的乳白色、稀薄不透明的液体，是精液的重要组成部分，约占精液的15%～30%，在维持精液 pH、参与精子能量代谢、抑制细菌生长、促使精液液化等方面发挥重要作用。前列腺液的主要成分有：①电解质：钾、钠、钙、锌等；②酶：纤溶酶、酸性磷酸酶、乳酸脱氢酶等；③脂类：磷脂、胆固醇等；④免疫物质：免疫球蛋白、补体、前列腺特异抗原（prostate specific antigen，PSA）等；⑤有形成分：前列腺小体、白细胞、上皮细胞等；⑥其他：精胺、亚精胺、柠檬酸等。

前列腺液检验常用于前列腺炎、前列腺结石、前列腺结核及前列腺肿瘤等疾病诊断、辅助诊断和疗效观察，也可用于性传播性疾病（sexually transmitted disease，STD）的诊断。

第一节　前列腺液标本采集与处理

一、前列腺液标本采集

前列腺液一般由临床医师按摩前列腺采集。采集前应明确前列腺按摩指征，如疑有前列腺急性炎症、脓肿、结核或肿瘤且压痛明显者，应慎重或禁止采集标本。前列腺液流出后，弃去第 1 滴前列腺液，收集于洁净的试管内，立即送检。如按摩后无前列腺液流出，可收集前列腺按摩后的尿液进行检验。如果一次按摩失败或检验结果为阴性，而患者确有临床症状，可于 3～5 天后重新采集复检。细菌培养标本必须以无菌操作采集，并收集于无菌容器内。

二、前列腺液标本处理

前列腺液标本中可能存在细菌及其他病原微生物等，因此检验后的前列腺液标本、载玻片和试管等，应按照生物安全管理和医疗废物管理办法统一处理。

第二节　前列腺液理学检验

一、前列腺液量

1. 检测方法　前列腺按摩后，计数滴数或使用刻度吸管测量毫升数。

2. 参考区间 数滴至 2.0ml 不等。

3. 临床意义 分泌量增多常由前列腺慢性充血引起，也可见于过度兴奋；减少主要见于前列腺炎。若多次按摩无前列腺液排出，提示前列腺分泌功能严重不足，常见于前列腺炎性纤维化或性功能低下者。

二、前列腺液颜色和透明度

1. 检测方法 肉眼观察。颜色以乳白色、黄色或红色等报告，透明度以稀薄、浑浊、黏稠或脓性黏稠报告。

2. 参考区间 乳白色、不透明、稀薄、有光泽的液体。

3. 临床意义 黄色、浑浊或呈脓性黏稠提示存在化脓性感染，多见于化脓性前列腺炎、精囊炎等。红色为出血征象，多见于精囊炎、前列腺炎、前列腺结核及肿瘤等，也可由按摩过度引起。

三、前列腺液酸碱度

1. 检测方法 采用 pH 试纸测定。

2. 参考区间 弱酸性（pH 为 6.4 ~ 7.0），随年龄增长可略增高。

3. 临床意义 前列腺炎时，pH 值可增高至 7.7 ~ 8.4。治疗期间，前列腺液 pH 值变化可作为判定疗效的参考指标。若混入较多精囊液，前列腺液 pH 也可增高。

第三节 前列腺液有形成分显微镜检验

一、前列腺液有形成分显微镜检验方法

1. 未染色直接涂片法 取 1 滴前列腺液滴于载玻片上，加盖玻片。先用低倍镜观察全片，再用高倍镜观察有形成分。至少观察计数 10 个视野。

2. 涂片染色法 如未染色直接涂片法显微镜检验发现异型细胞、体积巨大细胞或疑似肿瘤细胞等异常有形成分，可采用瑞 – 吉染色、巴氏染色或 HE 染色，进行细胞学检验，还可以进行革兰染色、抗酸染色查找病原微生物。

3. 报告方式 前列腺小体以高倍镜视野中的多少报告 1 + ~4 +：高倍镜下满视野均匀分布报告为 4 +；占视野 3/4 为 3 +；占视野 1/2 为 2 +；数量极少，分布不均匀，占视野 1/4 为 1 +。其他有形成分参考尿液有形成分检验报告结果。

4. 方法学评价 未染色直接涂片法操作简便、快速，临床较常用，主要用于细胞和前列腺小体观察。涂片染色法可清晰辨认细胞结构，适用于白细胞分类、肿瘤细胞筛查等。抗酸染色或革兰染色可查找病原微生物，对前列腺结核及性传播性疾病具有辅助诊断价值，但检出率较低，必要时应进行微生物培养和鉴定。

5. 参考区间 前列腺液有形成分显微镜检验的参考区间见表 13 –1。

二、前列腺液有形成分形态及临床意义

前列腺液中常见有形成分的形态特点及临床意义见表 13 –1，其中，前列腺小体、前列腺颗粒细

胞和淀粉样小体形态见图 13 – 1 ～ 13 – 4。

表 13 – 1 前列腺液常见有形成分形态特点、参考区间及临床意义

有形成分	形态特点	参考区间	临床意义
前列腺小体	又称卵磷脂小体或磷脂酰胆碱小体，呈圆形或卵圆形，大小不均，折光性强，形似脂滴，比血小板略大；经瑞氏染色后，内部可见沟回状结构，粉红色	量多，满视野，均匀散在分布	前列腺炎时，分布不均，数量减少甚至消失
前列腺颗粒细胞	体积较大，多为白细胞的 3～5 倍，可能是吞噬了较多前列腺小体或脂类的吞噬细胞；经苏丹Ⅲ染色后呈橘红色	<1 个/HP	增多见于老年人或前列腺炎患者（可明显增多，并伴有大量脓细胞）
淀粉样小体	具有同心圆条纹的层状结构，淡黄色或黄褐色，体积大小不等	一般随年龄增长而增多	一般无临床意义，可与胆固醇结合形成前列腺结石
红细胞	形态特点同外周血中红细胞	<5 个/HP	增多见于前列腺炎、前列腺结核、结石或肿瘤；也可因按摩手法过重导致出血使红细胞增多
白细胞	圆球形，散在、成片、成簇或成团出现	<10 个/HP	增多见于前列腺炎、前列腺结核等
上皮细胞	前列腺上皮细胞主要包括前列腺主上皮细胞（分泌性上皮细胞）、前列腺基上皮细胞（基底细胞）和神经内分泌细胞	无或偶见	前列腺炎、前列腺增生时，可见前列腺上皮细胞增多
病原生物	特殊染色后呈现其相应特点，如抗酸杆菌、革兰阴性双球菌、支原体、滴虫等	无	相应病原生物引起的感染
精子	外形似蝌蚪	偶见	多因前列腺按摩时，精囊受挤压而使少量精子排出，一般无临床意义

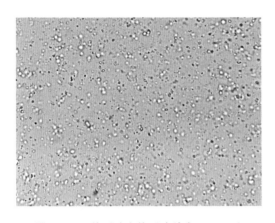

图 13 – 1 前列腺小体（未染色，×400）

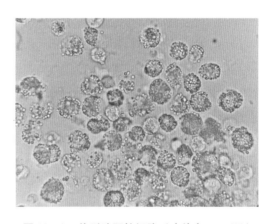

图 13 – 2 前列腺颗粒细胞（未染色，×400）

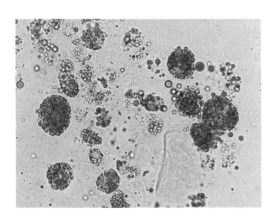

图 13 – 3 前列腺颗粒细胞（苏丹Ⅲ染色，×400）

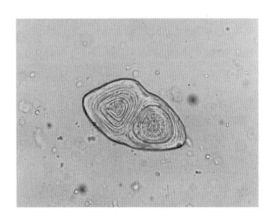

图 13 – 4 淀粉样小体（未染色，×400）

第四节　前列腺液检验的质量保证与临床应用

一、前列腺液检验的质量保证

前列腺液检验应严格控制各个环节，以保证检验结果的准确性。

1. 标本采集与处理的质量保证　参照本章第一节标本采集与处理的要求。

2. 理学检验的质量保证　无论是量、颜色与透明度，还是酸碱度的检验，都应对全部标本进行检验，避免遗漏。对前列腺液量的检验要准确到 0.1ml。采用 pH 试纸法检测酸碱度时，可反复检测多次，需达到规定时间后再与标准 pH 色板进行比较。

3. 有形成分显微镜检验的质量保证　①涂片制备要求厚薄适宜；②先低倍镜浏览全片，再用高倍镜观察，至少观察 10 个以上高倍镜视野，认真记录结果；③对标本较少或有形成分较少的标本，应扩大观察视野；④未染色直接涂片法若发现较大、形态异常的细胞应高度重视，可进行染色镜检进一步明确。

4. 报告审核　检验报告单应由检验人员初审和报告审核人员复核无误后，签名发出。

二、前列腺液检验的临床应用

（一）前列腺疾病的诊断及鉴别诊断

前列腺液检验是前列腺炎、前列腺结石、前列腺结核及前列腺肿瘤的辅助诊断方法。前列腺炎时，前列腺液常呈黄色浑浊，白细胞及前列腺颗粒细胞明显增多，前列腺小体明显减少；查见细菌提示可能存在细菌性前列腺炎，可通过革兰染色和细菌培养鉴定致病菌。通过瑞-吉染色、HE 染色或巴氏染色可鉴别肿瘤细胞，同时检测前列腺特异性抗原，有助于前列腺肿瘤的诊断。抗酸染色查找分枝杆菌有助于前列腺结核的诊断。

> **知识拓展**
>
> **前列腺液 - 尿液肿瘤标志物的研究进展**
>
> 前列腺癌时脱落的肿瘤细胞、循环肿瘤 DNA、肿瘤特异性蛋白以及外泌体等可释放至前列腺液中，而后进入尿液，因此，尿液、前列腺液 - 尿液混合物中肿瘤标志物检测，对于前列腺癌的筛查以及复发风险预测具有重要意义。相比于前列腺穿刺，尿液、前列腺液 - 尿液混合物更易获取。近年来，已研发了多种基于尿液、前列腺液 - 尿液混合物及其外泌体的肿瘤标志物检测方法，用于检测其中的 PSA、PCA3、MALAT1 及 miRNA 等。

（二）性传播疾病的辅助诊断

前列腺液中查见病原生物，可反映患者的感染状况，对于患者是否患有性病具有辅助诊断价值。前列腺液中发现滴虫，可诊断为滴虫性前列腺炎。前列腺液涂片染色查见革兰阴性双球菌，或淋病奈瑟菌培养鉴定阳性，结合患者临床症状和体征可协助诊断淋病。对前列腺液进行支原体培养和衣原体鉴定等，可协助诊断相关性传播疾病。

答案解析

思考题

案例 患者，男，28岁。

主诉：尿频、尿急、尿痛近1年，近期加重。

现病史：患者近1年来出现尿频、尿急、尿痛及尿不尽感，会阴部疼痛不适，终末尿中有白色分泌物。近1个月因劳累过度上述症状加重。前列腺液检验：前列腺液外观呈黄色浑浊，前列腺小体减少，白细胞18~25个/HP，红细胞2~4个/HP。

直肠指诊：前列腺中央沟变浅，质地较硬，有结节感，触痛明显。

问题

（1）该患者最可能的诊断是什么？为什么？

（2）前列腺液有形成分显微镜检验的主要内容有哪些？

（3）前列腺液常见有形成分有何临床意义？

（李文娟）

书网融合……

重点小结

题库

图片补充

第十四章　痰液与支气管肺泡灌洗液检验

PPT

✎ 学习目标

1. 通过本章学习，掌握痰液与支气管肺泡灌洗液标本采集注意事项，有形成分显微镜检验的方法、质量保证及有形成分形态特征；熟悉痰液与支气管肺泡灌洗液有形成分变化的临床意义。

2. 具有识别痰液与支气管肺泡灌洗液常见有形成分的能力，具有开展痰液与支气管肺泡灌洗液检验及检验结果初步分析的能力。

3. 树立终身学习理念，培养严谨求实的科学态度和创新意识，关注呼吸系统疾病诊疗技术的进展，追求专业卓越发展。

第一节　痰液检验

痰液（sputum）是气管、支气管和肺泡的分泌物。正常情况下，肺泡、支气管和气管可有少量分泌物，以保持呼吸道黏膜湿润，但一般不形成或很少形成痰液。在病理情况下，呼吸道黏膜受到理化因素、感染等刺激时，分泌物增加，痰量增多，其成分也发生改变。痰液检验对呼吸系统炎症、结核、肿瘤和寄生虫病具有确诊价值，对支气管哮喘、支气管扩张和慢性支气管炎等疾病的诊断、疗效评估和预后判断有一定价值。

一、痰液标本采集与处理

（一）痰液标本采集

痰液标本采集方法依检验目的和患者情况而定，主要有自然咳痰法、雾化导痰法和负压吸引法等，其中以自然咳痰法最为常用。痰液标本采集的方法学评价见表 14 - 1。痰液采集容器应加盖，并防止痰液污染容器外壁。一次就诊应连续送检 3 次，每天 1 次，以提高阳性率。

表 14 -1　痰液标本采集的方法学评价

方法	评价
自然咳痰法	主要方法。留痰前嘱患者刷牙、清水漱口数次后，用力咳出气管深部或肺部的痰液，采集于干燥洁净的容器内，要避免混杂唾液或鼻咽分泌物
雾化导痰法	操作简单、经济、方便、无痛苦，患者易于接受，适用于自然咳痰法采集标本不理想时
负压吸引法	适用于昏迷患者、婴幼儿

（二）痰液标本运送和处理

1. 标本运送　标本采集后应尽快送检，以防细胞、细菌等有形成分自溶或破坏。如不能及时送检，可暂时 2 ~ 8℃冷藏保存，但不能超过 24 小时。

2. 标本处理　痰液中可能含有各种病原微生物，应视为有潜在感染性的标本。为防止医源性感染和污染，用过的标本及容器应煮沸 30 ~ 40 分钟消毒，不能煮沸的容器可用 5% 苯酚消毒后再行处理。

检验后的痰液标本及容器，应按照生物安全管理和医疗废物管理办法统一处理。

二、痰液理学检验

（一）痰液量

1. 检查方法 用量筒测量 24 小时痰液总量。

2. 参考区间 无痰或仅有少量泡沫样或黏液样痰。

3. 临床意义 呼吸系统疾病患者排痰量增多，可达 50 ~ 100ml/24h，具体依病种和病情而异。一般情况下，呼吸系统急性炎症较慢性炎症痰量少，病毒感染较细菌感染痰量少。痰量增多常见于支气管扩张、肺脓肿、肺水肿、肺空洞性改变和慢性支气管炎等，有时甚至超过 100ml/24h。在上述疾病治疗过程中，如痰量减少，常提示病情好转；若发生支气管阻塞导致痰液不能排出时，痰量减少反而表明病情加重。

（二）痰液颜色

1. 参考区间 无色或灰白色黏液痰。

2. 临床意义 病理情况下痰液颜色可发生改变，但特异性较差。痰液常见颜色改变的原因及临床意义见表 14 - 2。

表 14 - 2 痰液颜色改变的常见原因及临床意义

颜色	常见原因	临床意义
黄色、黄绿色	脓细胞增多	肺炎、慢性支气管炎、支气管扩张、肺脓肿、肺结核等
红色、棕红色	出血	肺结核、肺癌、支气管扩张等
铁锈色	血红蛋白变性	急性肺水肿、大叶性肺炎、肺梗死等
棕褐色	红细胞破坏	阿米巴肺脓肿、肺吸虫病等
灰色、灰黑色	吸入粉尘、烟雾	矿工、锅炉工、长期吸烟者、肺尘埃沉着病
粉红色泡沫样	左心功能不全	肺水肿、肺淤血等
烂桃样灰黄色	肺组织坏死	肺吸虫病等

（三）气味

1. 参考区间 无特殊气味。

2. 临床意义 血腥味见于肺癌、肺结核等；粪臭味见于膈下脓肿与肺相通时；恶臭见于肺脓肿、晚期肺癌或支气管扩张等；大蒜味见于有机磷中毒、砷中毒等。

（四）性状

1. 参考区间 泡沫状或稍黏稠。

2. 临床意义 不同疾病时产生的痰液可有不同的性状，甚至出现异物，其性状改变有助于临床诊断。痰液常见性状改变及临床意义见表 14 - 3。

表 14 - 3 痰液常见性状改变及临床意义

性状	特点	临床意义
黏液性	黏稠、无色透明或灰色	急性支气管炎、支气管哮喘、早期肺炎；白色黏痰、牵拉成丝见于白假丝酵母菌感染
浆液性	稀薄、泡沫	肺水肿、肺淤血；稀薄浆液性痰液内含粉皮样物见于棘球蚴病
脓性	脓性、浑浊、黄绿色或绿色、有臭味	支气管扩张、肺脓肿、脓胸向肺内破溃、活动性肺结核等

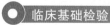

性状	特点	临床意义
黏液脓性	黏液、脓细胞、淡黄白色	慢性气管炎发作期、支气管扩张、肺结核等
浆液脓性	静置后分4层，上层为泡沫和黏液、中层为浆液、下层为脓细胞，底层为坏死组织	肺脓肿、肺组织坏死、支气管扩张等
血性	带鲜红血丝、血性泡沫样痰、黑色血痰	肺结核、支气管扩张、肺水肿、肺癌、肺梗死等

三、痰液有形成分显微镜检验

（一）痰液有形成分显微镜检验方法

1. 直接涂片法 选取痰液可疑部分（如血丝或脓液）直接涂片或加少量生理盐水制成涂片，加盖玻片，低倍镜浏览，高倍镜观察。

2. 涂片染色法 主要用于细胞学检验和微生物学检验。常用染色方法包括巴氏染色、HE 染色检查痰液中的肿瘤细胞；瑞 - 吉或瑞氏染色检查各种血细胞；革兰染色鉴别细菌，但诊断需结合细菌培养和鉴定；抗酸染色检查痰液中的结核分枝杆菌等。

3. 方法学评价 直接涂片法为常规方法，简便、快速，但阳性率较低，重复性较差，容易漏检。涂片染色法可清晰地显示有形成分的结构，有利于细胞的识别和细菌鉴定，阳性率较高，重复性较好，有较高的临床应用价值。

4. 参考区间 正常情况下，痰液中可见少量中性粒细胞及上皮细胞，无红细胞，无寄生虫及致病菌。

（二）痰液有形成分形态及临床意义

1. 细胞 病理情况下，痰液中可见较多的红细胞、白细胞及上皮细胞等，肿瘤患者的痰液中还可发现肿瘤细胞，其临床意义见表14 - 4。

表14 - 4　痰液细胞成分及临床意义

细胞成分	临床意义
红细胞	常见于支气管扩张、肺癌、肺结核等
白细胞	中性粒细胞增多见于呼吸系统炎症，细胞易退化或变形；嗜酸性粒细胞增多见于支气管哮喘、过敏性支气管炎、肺吸虫病等；淋巴细胞增多见于肺结核等
上皮细胞	少量上皮细胞一般无临床意义；鳞状上皮细胞伴白细胞增多见于急性喉炎或咽炎等；柱状上皮细胞脱落增多见于气管或支气管炎等；肺泡上皮细胞增多见于炎症或肺组织严重破坏时
肺泡巨噬细胞	少量无意义，明显增多见于肺炎、肺淤血、肺梗死、肺出血等
肿瘤细胞	见于原发性或转移性肺癌

2. 病原生物 痰液中可发现各种细菌，需结合微生物培养，鉴定致病菌。若检出耶氏肺孢子菌，提示肺孢子菌肺炎；抗酸染色查见抗酸杆菌，提示受检者可能患有肺结核。痰液还可发现多种寄生虫，如卫氏并殖吸虫卵、阿米巴滋养体、细粒棘球蚴和多房棘球蚴等。

3. 其他有形成分 痰液中还可发现硫黄样颗粒、弹性纤维以及结晶等非细胞成分，其临床意义见表14 - 5。

表14 - 5　痰液常见非细胞成分及临床意义

非细胞	形态特点	临床意义
干酪样小块	豆腐渣或干酪样	肺组织坏死的崩解产物，见于肺结核、肺坏疽
硫磺样颗粒	淡黄、黄色或灰白，形似硫黄颗粒	见于肺放线菌病

非细胞	形态特点	临床意义
肺结石	淡黄或白色小石块，表面不规则	见于肺结核、异物进入肺内钙化
柯斯曼螺旋体	淡黄色、灰白色富有弹性的丝状物	小支气管分泌的黏液凝固，见于慢性阻塞性肺部、支气管哮喘、喘息性支气管炎等
弹性纤维	细长、弯曲、有折光性、轮廓清晰条状物	多见于肺脓肿、肺癌等
夏科 – 莱登结晶	两端尖细的双锥形，无色、透明，折光性强	见于支气管哮喘、肺吸虫病等
胆固醇结晶	缺角方形薄片状，无色透明	见于慢性肺脓肿、脓胸、慢性肺结核、肺肿瘤
血红素结晶	黄褐色针状或菱形结晶	见于陈旧性出血、肺脓肿等

四、痰液检验的质量保证

痰液检验应严格遵循标本采集和处理、有形成分显微镜检验等环节的质量要求，以确保检验结果准确可靠。

1. 检验人员　要强化责任意识，密切结合临床，熟练掌握痰液中正常和异常有形成分形态特点。

2. 标本采集与处理　参见本章第一节。

3. 显微镜检验操作　应规范显微镜检验操作，严格控制各种主观因素的影响。

4. 报告审核　发出报告前应核对报告单、送检单及片号是否一致，检验结果与患者病史体征等是否一致，复核无误后，签名发出报告单。

五、痰液检验的临床应用

痰液检验临床应用基本同支气管肺泡灌洗液。

第二节　支气管肺泡灌洗液检验

支气管肺泡灌洗液（bronchoalveolar lavage fluid，BALF）是通过纤维支气管镜对支气管以下肺段、亚肺段用无菌生理盐水灌洗，回收的肺泡表面衬液。对 BALF 进行细胞学、病原学等检验，在呼吸系统疾病尤其是下呼吸道疾病的诊断、疗效评估、预后判断及发病机制研究等方面具有重要意义。

一、支气管肺泡灌洗液标本采集与处理

1. 标本采集　BALF 由临床医生在常规纤维支气管镜检查气道后，在活检和刷检前获得。用于病原学检验的标本须严格无菌操作，避免杂菌混入。

2. 标本处理　收到标本后及时处理，观察其性状，如标本中含有大量黏液，可加入二硫苏糖醇（DTT）或其他试剂进行预处理以溶解黏液，再以 400g 相对离心力，离心 5 ~ 10 分钟，取沉淀物用于显微镜检验。

3. 合格标本要求　BALF 标本应符合以下要求：①回收率 >40%；若选择下叶或其他肺叶肺段灌洗，回收率 >30%；②不可混入血液，红细胞 <10%；③上皮细胞 <5%。

二、支气管肺泡灌洗液理学检验

1. 检验方法 肉眼观察 BALF 的外观。

2. 参考区间 无色透明液体。

3. 临床意义 淡黄色或黄色多见于肺部感染或脓性标本；血性或棕褐色提示急性弥漫性肺泡出血；乳白色或淘米水样，放置后可见絮状颗粒物沉淀，提示可能为肺泡蛋白沉积症。

三、支气管肺泡灌洗液有形成分显微镜检验

（一）细胞计数及分类计数

1. 检验方法

（1）细胞计数　将预处理后的 BALF 标本混匀，充入改良的 Neubauer 计数板或其他定量计数板，计数细胞总数及有核细胞数。有核细胞需计数除上皮细胞和红细胞外的所有细胞。

（2）细胞分类计数　取离心沉淀物涂片，瑞氏染色，油镜下至少计数 200 个细胞（中性粒细胞、淋巴细胞、嗜酸性粒细胞、嗜碱性粒细胞、巨噬细胞等），分类结果以百分比报告。

2. 参考区间 非吸烟成年人：有核细胞数为 $(90 \sim 260) \times 10^6/L$ ，其中肺泡巨噬细胞 85% ~ 96% ，淋巴细胞 6% ~ 15% ，中性粒细胞 ≤3% ，嗜酸粒细胞 <1% 。

3. 临床意义 中性粒细胞数量及比例增高，见于各种细菌或真菌感染等；淋巴细胞数量及比例增高，多见于病毒性肺炎、结节病或过敏性肺炎等，还可根据淋巴细胞亚群区分不同间质性肺疾病；嗜酸性粒细胞比例增高，见于嗜酸性粒细胞浸润症、支气管哮喘或变应性支气管肺曲霉病等。

（二）病原生物

BALF 来自于下呼吸道深部，不易受上呼吸道杂菌的污染，也不含气管和左右大支气管的分泌物，非病原性杂菌很少，病原生物检出比痰液检验更有优势且意义更大，可检出痰液中检出率低的真菌、寄生虫或虫卵和原虫等。一般取 BALF 沉淀物涂片进行革兰染色、抗酸染色及真菌的特殊染色（六胺银染色等）。

1. 参考区间 无病原生物。

2. 临床意义

（1）耶氏肺孢子菌（*Pneumocystis jirovecci*）旧称卡氏肺孢子菌或卡氏肺孢子虫。肺孢子菌是一种非典型真菌，高度多样化，具有严格的宿主物种特异性。有滋养体和包囊 2 个发育阶段：滋养体有伪足，形似阿米巴；包囊圆形或椭圆形，内含球形囊内小体，完全成熟的包囊内有 8 个囊内小体。在 BALF 涂片中包囊和滋养体多聚集成斑片状分布（图 14 - 1）。耶氏肺孢子菌为条件致病真菌，多为无症状隐性感染；在免疫力低下人群，如艾滋病、器官移植、肿瘤等患者，潜伏的耶氏肺孢子菌在肺内可大量繁殖，引起肺孢子菌肺炎。

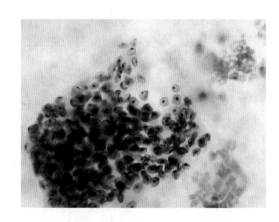

图 14 - 1　耶氏肺孢子菌滋养体（六胺银染色，×1000）

（2）其他病原生物　抗酸杆菌、肺炎链球菌、星形诺卡菌及寄生虫幼虫或虫卵等，均可出现在 BALF 中。若检出，提示相应病原生物感染。

（三）肿瘤细胞

BALF 中检出肿瘤细胞有利于呼吸系统肿瘤的诊断，详见第十九章第三节呼吸系统脱落细胞学检验。

（四）其他有形成分

BALF 中还可见夏科 - 莱登结晶、胆固醇结晶等，其形态和意义同本章第一节痰液检验。石棉肺患者 BALF 中可查见石棉纤维或石棉小体。

四、支气管肺泡灌洗液化学和免疫学检验

呼吸系统疾病时，BALF 中白蛋白、球蛋白（IgG、IgM、IgA、IgE、α2 - 巨球蛋白）、补体、癌胚抗原（CEA）、纤维连结蛋白（FN）、III 型前胶原（PC - III）、透明质酸（HA）、酶类（α - 抗胰蛋白酶、胶原酶、弹性蛋白酶、血管紧张素转换酶）和细胞因子（IL - 1、IL - 6、TNF - α、TGF - β）等可发生相应变化。

知识拓展

BALF 实验室检验进展

目前，BALF 中一些新的疾病标志物逐渐应用于临床。超氧化歧化酶（SOD）活性可反映机体内抗氧化损伤能力，丙二醛（MDA）和过氧化物酶（MPO）是机体重要的脂质过氧化代谢产物，可反映细胞氧化损伤的程度。呼吸机相关肺炎（VAP）时，机体活性氧物质（ROS）水平增高，从而导致脂质过氧化及氧化损伤等，MDA 和 MPO 水平明显增高，SOD 水平明显降低。对 BALF 中 SOD、MDA、MPO 等指标的动态变化监测，有助于 VAP 等疾病的诊断。目前，SOD、MDA 和 MPO 等检测已有商品化试剂盒提供，并初步应用于临床。

五、支气管肺泡灌洗液检验的质量保证

BALF 检验应严格遵循各个环节的质量要求，以确保检验结果准确可靠。

（一）标本采集与处理的质量保证

BALF 标本采集与处理的注意事项见表 14 - 7。

表 14 - 7 BALF 标本采集与处理的注意事项

项目	注意事项
临床医生	经过专业培训，准确评估患者适应证和禁忌证，按操作规程进行
标本容器	BALF 标本应根据检测目的分装于不同的无菌容器中，细胞学分析标本需选择硅化的塑料容器或玻璃容器以减少细胞黏附
送检	标本采集后 2 小时内送检，注意生物安全防护
标本处理	DTT 等试剂可有效去除标本中黏液成分
生物安全防护	BALF 标本采集、运送应符合生物安全要求；检验人员在处理 BALF 标本时，需做个人防护，严格执行生物安全管理程序，传染性疾病患者 BALF 标本按相应级别进行防护与处理；检验后的 BALF 标本及其他的废弃物，严格执行医疗废物处理流程

（二）显微镜检验的质量保证

1. 检验人员 要强化责任意识，耐心细致，密切结合临床，熟练掌握 BALF 中各种有形成分形态

特点。

2. 标本制片 根据标本性状合理选择制片方法，注意生物安全防护。

3. 显微镜检验 ①严格遵守操作规程，严格控制各种主观因素的影响；②先用低倍镜观察全片，然后用高倍镜或油镜观察细胞细微结构，并鉴定细胞类别；③对检验结果有疑问时，应请示上级检验技师（医师），对检验结果进行双重复核；④检出具有特殊意义或可能影响临床诊疗的成分，如肺孢子菌、隐球菌、恶性肿瘤细胞等，应立即报告临床。

4. 报告审核 发出报告前应核对报告单、送检单及片号是否一致，诊断结果与患者病史体征等是否一致，复核无误后，签名发出报告单。

六、支气管肺泡灌洗液检验的临床应用

BALF 的细胞学、病原学和化学等检验结果，对于呼吸系统疾病尤其是下呼吸道疾病的诊断、疗效评估、预后判断及发病机制研究等具有重要意义。

（一）肺部感染的病原学诊断

BALF 不易受上呼吸道杂菌的污染，非病原性杂菌很少，因此，对 BALF 进行病毒、细菌、真菌、原虫等病原学检查对下呼吸道感染的诊断具有重要价值。对于普通细菌感染，细菌培养 $\geqslant 10^5\,\mathrm{CFU/ml}$ 时被认为有诊断意义。但对于某些特殊感染，如从 BALF 中分离出结核分枝杆菌、军团菌可做出诊断。BALF 检验对免疫功能低下合并肺感染的诊断也很有帮助，如对巨细胞病毒感染的敏感性可达 96%，对肺孢子菌的感染敏感性可达 90%。

（二）非感染性疾病的诊断

在非感染性疾病中，BALF 检验主要用于肺间质疾病的诊断、疗效评估和预后判断。BALF 检验发现的一些特征性改变可能会成为某些特定疾病的确诊依据，如肺泡蛋白沉积症患者，BALF 为奶白色，稠厚且不透明，静置后沉淀分层，细胞 PAS 染色阳性和阿利新蓝染色阴性可以证实诊断。也可为其他相关疾病的鉴别诊断、疗效评估及预后提供有用信息，如结节病的特征性表现是肺泡炎，淋巴细胞增多 >18%，$CD4^+/CD8^+$ 比值 >4.0（约 4% 的结节病患者 $CD4^+/CD8^+$ 比值 <1.0），肺泡巨噬细胞计数增高；特发性肺含铁血黄素沉积病，可见肺泡巨噬细胞中典型的铁颗粒，如果检查时仍有急性出血，BALF 呈红色。

（三）恶性肿瘤的诊断

BALF 检验对于诊断呼吸道原发性或继发性恶性肿瘤具有较好效果，包括非小细胞肺癌、小细胞肺癌及肉瘤等。检出造血淋巴组织系统原始细胞或淋巴瘤细胞，则提示白血病、淋巴瘤出现肺部浸润。

？思考题

答案解析

案例 患者，男，14 岁。

主诉：咳嗽、发热 1 年，近期加重。

现病史：患者 1 年前出现活动后胸闷、气促、干咳，偶伴咳痰、发热等不适。2 个月前患者感觉轻微活动即出现胸闷、气促等症状，且较前明显加重。胸部 CT 示两肺弥漫性病变。痰培养阴性。支气管肺泡灌洗液（BALF）检验显示，BALF 呈乳黄色奶油状，蛋白质（＋＋＋），镜检显示细胞形态不整，可见大量细胞碎片及无定形颗粒，PAS 染色呈阳性。根据 BALF 检验结果提示，进行胸腔镜取病

理检查，符合肺泡蛋白沉积症。

既往史：既往健康，否认传染病史。

体格检查：T 37.9℃，P 90 次/分，R 22 次/分，BP 120/75mmHg。肺部湿啰音，腹部未见异常。

问题

（1）痰液标本采集方法有哪些？

（2）合格的支气管肺泡灌洗液标本应符合哪些要求？

（3）痰液检验和支气管肺泡灌洗液检验各有何优缺点？

（李文娟）

书网融合……

重点小结　　　　题库　　　　图片补充

第十五章　脑脊液检验

　　1. 通过本章学习，掌握脑脊液的标本采集与送检要求、细胞计数和分类计数的方法、有形成分形态特征，潘氏试验的检测原理及质量保证；熟悉脑脊液新鲜出血与陈旧性出血的鉴别及脑脊液检验的临床意义；了解常见中枢神经系统疾病脑脊液检验的特点。

　　2. 具有正确识别脑脊液有形成分的能力，具有开展脑脊液常规检验项目检测及结果解释的能力。

　　3. 树立尊重患者、一视同仁、医者仁心、终身学习的观念，主动获取新知识，不断完善自我、推动学科发展。

　　脑脊液（cerebrospinal fluid，CSF）是存在于脑室和蛛网膜下腔（又称蛛网膜下隙）内的一种无色透明液体，70%来自脑室脉络丛的主动分泌和超滤作用，30%由大脑和脊髓细胞间隙产生。脑脊液通过第3脑室和第4脑室流入小脑延髓池，汇入蛛网膜下腔，经蛛网膜粒渗透至硬脑膜窦，回流到血液中。在生理状态下，人体每天产生约400～500ml的脑脊液，并在4～8小时内更新一次。正常成人脑脊液总量为120～180ml，约占体液总量的1.5%。

　　正常脑脊液中含有一定的细胞和化学成分。若发生器质性病变，如感染、外伤、肿瘤、水肿和阻塞等时，可引起脑脊液的性状、化学成分和有形成分的改变。脑脊液检验包括脑脊液常规、细胞学、生化检验及微生物相关检测等，对中枢神经系统感染性疾病、脑血管病和脑肿瘤等疾病的诊断、鉴别诊断、疗效观察和预后评估有重要的临床价值。

第一节　脑脊液标本采集与处理

　　脑脊液标本的质量直接关系到脑脊液检查结果的准确性和可靠性。

一、脑脊液标本采集

（一）采集时机

　　脑脊液标本的采集是诊断疾病过程中至关重要的一环，为了获得更加可靠、准确的检验结果，选择合适的穿刺时机至关重要。一般而言，诊断性穿刺时机的选择需要由经验丰富的临床医师来审慎决定，不同疾病脑脊液标本采集时机见表15-1。

表15-1　不同疾病脑脊液标本采集时机

疾病	穿刺时机
化脓性脑膜炎	发病后1～2天
病毒性脑膜炎	发病后3～5天
结核性脑膜炎	发病后1～3周
疱疹性脑膜炎	流行性感冒症状期开始后5～7天
神经疏螺旋体病（Lyme病）	肌痛期开始后2～4周

（二）采集要求

临床医生评估穿刺适应证及禁忌证后，对患者进行腰椎穿刺，必要时可从小脑延髓池或侧脑室进行穿刺，穿刺成功后立即测定脑脊液压力。根据检验目的将脑脊液标本分别采集于3~4个无菌试管中，每管采集1~2ml，一般无需加抗凝剂。第1管用于化学和免疫学检查，第2管用于病原生物学检查，第3管用于理学检查和细胞计数，如怀疑为恶性肿瘤，需另采集1管用于脱落细胞学检查。标本采集结束后应在检查申请单上注明标本采集日期和时间。

二、脑脊液标本送检与处理

（一）标本送检

标本采集后应立即由专人或通过物流系统转运送检，并于1小时内检验完毕。用于病原微生物检验的标本须室温送检，以免冷藏导致某些微生物死亡。

（二）标本处理

标本及时检测，若标本放置过久，容易导致细胞破坏、葡萄糖等物质分解、细菌自溶等，影响检验结果。只有用于蛋白质和核酸分析的标本，方可在冷冻条件下（−20℃以下）贮存。脑脊液标本应尽量避免凝固和混入血液。若混入血液应注明，并对白细胞进行校正。

第二节　脑脊液理学检验

脑脊液理学检验包括脑脊液外观、凝固性和比重等，可用于脑脊液性质初步判断以及对疾病进行大致分类。

一、脑脊液颜色与透明度

1. 检查方法　肉眼观察脑脊液颜色和透明度。颜色分别以无色、乳白色、红色、绿色等描述；透明度分别以透明、微浊、浑浊等描述。

2. 参考区间　无色，透明。

3. 临床意义

（1）颜色变化　当中枢神经系统有炎症、损伤、肿瘤或梗阻时，血－脑脊液屏障破坏，脑脊液成分发生改变，导致其颜色发生变化，常见的原因见表15－2。脑脊液呈黄色称为黄变症（xanthochromia），其原因及临床意义见表15－3。

表15－2　脑脊液常见的颜色变化及临床意义

颜色	原因	临床意义
无色		正常脑脊液、病毒性脑炎、轻型结核性脑膜炎、脊髓灰质炎、神经梅毒
黄色	黄变症	出血、黄疸、瘀滞或梗阻等
红色	出血	穿刺损伤出血、蛛网膜下腔或脑室出血
乳白色	白细胞增高	脑膜炎球菌、肺炎球菌、溶血性链球菌引起的化脓性脑膜炎
绿色	铜绿假单胞菌产生绿脓素	铜绿假单胞菌性脑膜炎
褐色或黑色	色素沉积	脑膜黑色素瘤

表 15 – 3 脑脊液黄变症的原因及临床意义

性质	原因	临床意义
出血性	红细胞破坏，胆红素增高	陈旧性蛛网膜下腔出血或脑出血
黄疸性	胆红素增高	急性肝炎、肝硬化、钩端螺旋体病、胆道梗阻、新生儿溶血症
淤滞性	红细胞渗出，胆红素增高	颅内静脉、脑脊液循环淤滞
梗阻性	蛋白质含量显著增高	髓外肿瘤等所致的椎管梗阻

（2）透明度变化 脑脊液透明度与其所含的细胞数量、蛋白含量及微生物多少有关。当脑脊液白细胞超过 $300 \times 10^6/L$ 时，标本可呈浑浊；蛋白质明显增高或含有大量细菌或真菌时，也可使脑脊液浑浊。结核性脑膜炎的脑脊液可呈毛玻璃样浑浊；化脓性脑膜炎的脑脊液呈脓性或块状浑浊；脑出血和穿刺损伤所致出血（新鲜出血）时脑脊液多呈红色浑浊。新鲜出血与陈旧性出血的鉴别具有重要临床意义，其鉴别方法见表 15 – 4。

表 15 – 4 脑脊液新鲜性出血与陈旧性出血的鉴别

项目	新鲜性出血	陈旧性出血
外观	血性浑浊	透明或茶红色、微浊
易凝性	易凝	不易凝
离心后上清液	无色、透明	红色、黄褐色或柠檬色
红细胞形态	无变化	皱缩
上清液隐血试验	多为阴性	阳性
白细胞	不增高	继发性或反应性增高

二、脑脊液凝固性

1. 检测方法 肉眼观察脑脊液的凝固性，分别以无凝块、有凝块、有薄膜、胶冻状等描述。
2. 参考区间 放置 12～24 小时后无薄膜、凝块或沉淀（室温）。
3. 临床意义 脑脊液形成凝块或薄膜与其所含的蛋白质（特别是纤维蛋白原含量）有关。当脑脊液蛋白质含量超过 10g/L 时，可出现薄膜、凝块或沉淀。如化脓性脑膜炎的脑脊液在 1～2 小时内呈块状凝固；结核性脑膜炎的脑脊液在 12～24 小时内呈薄膜或纤细的凝块；神经梅毒的脑脊液可有小絮状凝块；蛛网膜下腔梗阻的脑脊液呈黄色胶冻样。

三、脑脊液比重

1. 检测方法 采用折射仪法。
2. 参考区间 ①腰椎穿刺：1.006～1.008；②脑室穿刺：1.002～1.004；③小脑延髓池穿刺：1.004～1.008。
3. 临床意义 凡是导致脑脊液的细胞数量和蛋白质含量增高的疾病，其比重均可增高。常见于中枢神经系统感染、神经系统寄生虫病、脑血管病、脑肿瘤、脑出血、脑退行性变和神经梅毒等。脑脊液比重降低见于脑脊液分泌增多。 🄔 微课/视频1

第三节 脑脊液有形成分显微镜检验

脑脊液有形成分显微镜检验主要是对于脑脊液中的细胞成分的数量和种类进行检查，也包括真菌、原虫等病原生物的检查。

一、脑脊液细胞计数及分类计数

（一）显微镜计数法

1. 原理 采用改良牛鲍计数板分别计数细胞总数和有核细胞数，二者之差即为红细胞数量。对于有核细胞，可在高倍镜下粗略分类为单个核细胞和多个核细胞，也可经离心、涂片、染色后在油镜下准确分类。

（1）细胞总数计数 ①直接计数法：清晰或微浑的脑脊液标本可直接充池计数，在低倍镜下计数2个计数室四角和中央共10个大方格内的细胞总数，计算；②稀释计数法：浑浊的脑脊液标本，需用生理盐水或红细胞稀释液稀释后计数，计数原理同直接计数法，结果乘以稀释倍数。

（2）有核细胞计数 ①直接计数法：清晰或微浑的脑脊液标本，用微量冰醋酸破坏红细胞后充池，计数10个大方格内的白细胞数量，计算；②稀释计数法：浑浊的脑脊液标本，需用白细胞稀释液稀释后充池，计数原理同直接计数法，结果乘以稀释倍数。

（3）有核细胞分类计数 ①直接分类法：计数板中完成有核细胞计数后，在高倍镜下根据细胞核形态进行粗略分类，计数100个有核细胞，计算单个核细胞和多个核细胞的百分比；如有核细胞不足100个，则分别报告单个核细胞和多个核细胞的数量。②染色分类法：将脑脊液离心，取沉淀物制备涂片，经瑞氏或瑞－吉染色后，在油镜下进行有核细胞分类。细胞涂片离心机制片收集的细胞比较集中，不易形成涂抹细胞，染色后细胞结构清晰。

（二）血液分析仪计数法

应用血液分析仪的体液细胞分析模式进行细胞计数和分类计数。因体液细胞数量少，体液细胞分析模式下计数细胞是全血模式的3倍，与显微镜计数法有良好的相关性。血液分析仪体液模式可将有核细胞分为单个核细胞和多个核细胞，并提供了一些研究参数，如高荧光细胞比率及散点图。

（三）质量保证

1. 及时检测 采集标本后应在1小时内进行细胞计数。标本放置过久，细胞可能凝集成团或被破坏，影响计数结果。

2. 标本处理 ①标本必须混匀后方可进行检查，否则会影响计数结果；②用微量冰醋酸破坏红细胞后计数有核细胞时，试管与吸管中的冰醋酸要尽量去尽，否则可使计数结果偏低；③涂片染色分类计数时，离心速度不能太快，否则会影响细胞形态。

3. 检查方法选择 若标本陈旧或细胞变形时，有核细胞直接分类计数法误差大，可采用染色分类计数法。

4. 穿刺出血校正 穿刺损伤血管，可引起血性脑脊液，白细胞计数结果必须校正，以消除因出血带来的影响。校正公式：

$$WBC_{校正} = WBC_{未校正} - (RBC_{脑脊液} \times WBC_{血液})/RBC_{血液}$$

5. 与新型隐球菌鉴别 细胞计数时，应注意红细胞、白细胞与新型隐球菌鉴别。新型隐球菌不溶于乙酸，加酸后显微镜下仍然保持原形，加优质墨汁后可见未染色的厚荚膜；白细胞不溶于乙酸，加酸后细胞核更清晰；红细胞加酸后溶解。

6. 异常细胞发现 如发现可疑肿瘤细胞，需染色涂片后在油镜下仔细观察。瑞氏或瑞－吉染色可满足肿瘤细胞检查需求。

（四）方法学评价

1. 细胞计数 显微镜计数法不需要特殊仪器，但操作相对繁琐，结果易受操作人员主观因素影响；血液分析仪计数法操作简单、快速，结果稳定，重复性好，但不能识别异常细胞，结果易受细胞形态及细胞碎片影响。

2. 有核细胞分类计数

（1）**直接分类法** 简单、快速，但准确性差，尤其是陈旧性标本，细胞变形，分类困难，误差较大。只能将细胞分为单个核和多个核细胞，不能准确分类。

（2）**染色分类法** 细胞易于识别，可以准确识别各种细胞，能发现异常细胞，为推荐方法。但操作繁琐、费时。

（3）**血液分析仪分类法** 自动化，快速，结果较为准确。对于细胞数较少的体液标本，细胞计数和白细胞分类的误差较大，因此不能完全代替显微镜计数法。研究参数能仅能提供异型细胞筛检信息。

（五）参考区间

①无红细胞；②白细胞极少，成人：$(0\sim8)\times10^6/L$，儿童：$(0\sim15)\times10^6/L$，主要为单个核细胞，淋巴细胞与单核细胞之比为 7 : 3。

（六）临床意义

1. 红细胞增多 脑脊液中红细胞增多见于脑室和蛛网膜下腔出血以及穿刺损伤出血。

2. 有核细胞增多 脑脊液中有核细胞 $(10\sim50)\times10^6/L$ 为轻度增高，$(50\sim100)\times10^6/L$ 为中度增高，大于 $200\times10^6/L$ 为显著增高。脑脊液有核细胞主要为白细胞（图 15-1~图 15-4）。脑脊液白细胞增高的程度及临床意义见表 15-5。

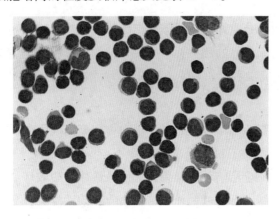

图 15-1 脑脊液淋巴细胞反应（瑞-吉染色，×1000）

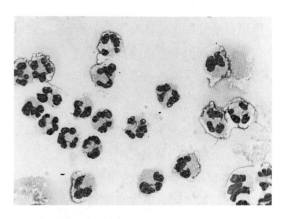

图 15-2 脑脊液中性粒细胞反应（瑞-吉染色，×1000）

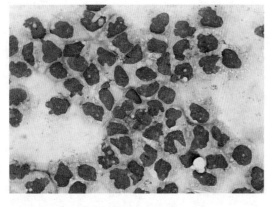

图 15-3 脑脊液单核细胞反应（瑞-吉染色，×1000）

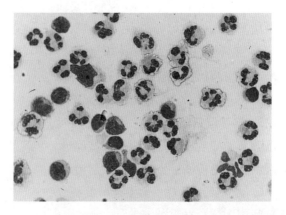

图 15-4 脑脊液混合细胞反应（瑞-吉染色，×1000）

表 15 – 5　脑脊液白细胞增高的临床意义

白细胞增高程度	细胞种类	临床意义
显著增高	中性粒细胞	化脓性脑膜炎
轻度或中度增高	早期以中性粒细胞为主、后期淋巴细胞为主 嗜酸性粒细胞	结核性脑膜炎，且有中性粒细胞、淋巴细胞、浆细胞同时存在的现象 寄生虫感染
正常或轻度增高	淋巴细胞	浆液性脑膜炎、病毒性脑膜炎、脑水肿

3. 肿瘤细胞　在染色后脑脊液涂片中发现肿瘤细胞（图 15 – 5），具有较大的临床价值。脑脊液中可见来源于脑室壁的室管膜和脉络丛脱落的细胞，易被误认为肿瘤细胞，一般无临床意义。

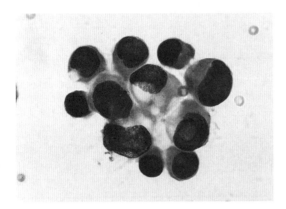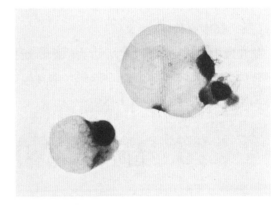

图 15 – 5　脑脊液中的转移癌细胞（瑞 – 吉染色，×1000）

二、脑脊液病原生物学检查

（一）检测方法

1. 微生物检查

（1）显微镜检查　脑脊液涂片经革兰染色或碱性亚甲蓝染色等检查致病菌。①革兰染色：用于革兰阳性菌和革兰阴性菌的筛查和鉴别；②碱性亚甲蓝染色：用于检查脑膜炎球菌；③抗酸染色：如果怀疑为结核性脑膜炎，可采用抗酸染色，油镜下寻找抗酸杆菌（图 15 – 6）；④墨汁染色法：新型隐球菌检查常采用墨汁染色法（图 15 – 7）。

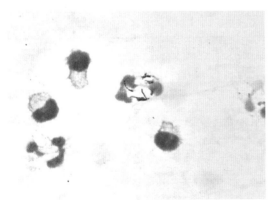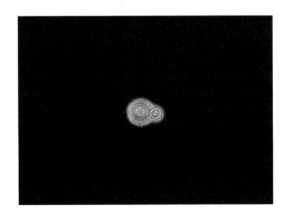

图 15 – 6　抗酸杆菌（抗酸染色，×1000）　　　　图 15 – 7　新型隐球菌（墨汁染色，×1000）

（2）细菌培养　　主要适用于脑膜炎奈瑟菌、链球菌、葡萄球菌、大肠埃希菌和流感嗜血杆菌等的鉴别。同时，也要注意厌氧菌、真菌的培养。必要时做动物接种实验，以帮助临床进行诊断和治疗。

（3）免疫学检查　　如结核分枝杆菌抗体检查、梅毒螺旋体抗体检查。

2. 寄生虫检查

（1）显微镜检查　　脑脊液涂片可发现血吸虫卵、肺吸虫卵、弓形虫和阿米巴滋养体等。

（2）免疫学检查　　脑囊虫补体结合试验诊断脑囊虫的阳性率可达88%；致敏乳胶颗粒玻片凝集试验诊断脑囊虫的符合率为90%；ELISA法对诊断脑囊虫病具有高度的特异性。

（二）参考区间

阴性。

（三）临床意义

脑脊液中查找到病原生物，可为临床诊断提供病因学依据，具有确诊价值。如查见致病菌，结合临床特征，可以诊断为细菌性脑膜炎；如查见新型隐球菌，可诊断为新型隐球菌性脑膜炎；如发现寄生虫虫卵，可以诊断为脑寄生虫病。

第四节　脑脊液化学与免疫学检验

正常情况下，由于血－脑脊液屏障的作用，脑脊液中仅含有少量中、小分子量的化学成分，如氯离子、某些金属离子、葡萄糖及少量白蛋白等。病理情况下，血－脑脊液屏障受损，血液中一些大分子物质进入到脑脊液中，或因病原生物的增殖消耗葡萄糖等物质，使得脑脊液成分会发生改变。通过对脑脊液进行化学与免疫学检验，有助于中枢神经系统疾病的诊断。

一、脑脊液蛋白质检测

脑脊液蛋白质含量较血浆低，大约为血浆的0.5%。脑脊液蛋白质的检验有定性方法和定量方法。

（一）检测方法

1. 定性法　　临床多采用潘氏试验（Pandy test）定性检测脑脊液蛋白质。

（1）检测原理　　脑脊液蛋白质定性检测原理见表15-6。

（2）试剂　　潘氏试验用5%苯酚溶液。

（3）操作流程　　潘迪试验：$\boxed{加试剂2.0ml}\rightarrow\boxed{脑脊液1\sim2滴}\rightarrow\boxed{立即在黑色背景下观察}$。　　🄔 微课/视频2

表15-6　脑脊液蛋白质定性检测原理

方法	检测原理
Pandy 试验	脑脊液中的蛋白质与苯酚结合形成不溶性蛋白盐而出现白色浑浊或沉淀
硫酸铵试验	包括 Ross－Jone 试验和 Nonne－Apelt 试验 ①饱和硫酸铵能沉淀球蛋白，出现白色浑浊或沉淀
Lee－Vinson 试验	②若球蛋白增多则 Ross－Jone 试验阳性，Nonne－Apelt 试验可检测球蛋白和白蛋白 磺基水杨酸和氯化高汞均能沉淀脑脊液蛋白质，根据沉淀物的比例不同，可鉴别化脓性和结核性脑膜炎

（4）质量保证

1）标本　　血性标本需离心取上清液进行检测，否则易出现假阳性。

2）器材　　试验中所用试管和滴管应保证洁净，否则易出现假阳性。

3）试剂 苯酚不纯可引起 Pandy 试验呈假阳性；室温低于 10℃、苯酚浓度降低可引起假阴性。

4）设置对照 人工配制含有球蛋白的溶液作阳性对照，可在正常脑脊液或配制与正常脑脊液基本成分相似的基础液中加不同量的球蛋白。

2. 定量法 使用比浊法、染料结合比色法（如双缩脲法）和免疫学方法检测脑脊液蛋白质含量。

（二）方法学评价

脑脊液蛋白质检验方法较多，但灵敏度和特异性不同，其方法学评价见表 15 – 7。

表 15 – 7 脑脊液蛋白质定性检验的方法学评价

方法	优点	缺点
Pandy 试验	检测球蛋白，操作简便、标本量少、易于观察、灵敏度高	假阳性率高
Ross – Jone 试验 Nonne – Apelt 试验	检测球蛋白，特异性高	灵敏度低
Lee – Vinson 试验	检测球蛋白和白蛋白，特异性高	操作繁琐
	检测球蛋白、白蛋白	操作繁琐、特异性低

（三）参考区间

1. 定性 阴性或极弱阳性。

2. 定量 腰椎穿刺：0.20 ~ 0.40g/L；小脑延髓池穿刺：0.10 ~ 0.25g/L；脑室穿刺：0.05 ~ 0.15g/L；蛋白商：0.4 ~ 0.8。

（四）临床意义

脑脊液蛋白质含量增高是血 – 脑脊液屏障功能受损的标志。脑脊液蛋白质含量增高常见的原因见表 15 – 8。

蛋白商反映了脑脊液球蛋白与白蛋白的比例变化。①蛋白商增高：提示脑脊液球蛋白含量增高，见于多发性硬化症、神经梅毒、脑脊髓膜炎、亚急性硬化性全脑炎等；②蛋白商减低：提示脑脊液白蛋白含量增高，见于化脓性脑膜炎急性期、脑肿瘤、脊髓压迫症等。

表 15 – 8 脑脊液蛋白质增高常见的原因

原因	临床意义
感染	化脓性脑膜炎增高最明显，结核性脑膜炎次之，病毒性脑膜炎轻度增高
神经根病变	常见于吉兰 – 巴雷综合征，有蛋白质 – 细胞分离的现象
梗阻	脊髓肿瘤、肉芽肿、硬膜外脓肿造成的椎管部分或完全梗阻
出血	脑血管畸形、高血压病、脑动脉硬化症以及全身出血性疾病等
其他	肺炎、尿毒症等出现中枢神经系统症状时，脑脊液蛋白质含量也可增高

二、脑脊液葡萄糖检测

脑脊液葡萄糖的含量主要与血液中葡萄糖浓度以及脑脊液中葡萄糖被消耗和分解有关。

（一）检测原理

脑脊液葡萄糖定量检测多采用葡萄糖氧化酶法或己糖激酶法。葡萄糖氧化酶法中，一些还原性物质可竞争性抑制氧化反应，造成检验结果偏低。己糖激酶法不受溶血、高脂血、黄疸、尿酸、维生素 C 及药物的干扰，特异性和准确性均高于葡萄糖氧化酶法。

（二）参考区间

①腰椎穿刺：2.5 ~ 4.4mmol/L；②小脑延髓池穿刺：2.8 ~ 4.2mmol/L；③脑室穿刺：3.0 ~

4. 4mmol/L。

（三）临床意义

脑脊液葡萄糖含量为血糖的 50% ~80%（平均 60%），其高低与血糖浓度、血 – 脑脊液屏障的通透性及葡萄糖的酵解程度有关。

1. 生理性变化 增高见于：①新生儿及早产儿：由于血 – 脑脊液屏障通透性较高，血液中葡萄糖易渗入脑脊液所致；②饱食或静脉注射葡萄糖后：由于机体摄入增高，血液中葡萄糖含量增高所致。

2. 病理性变化

（1）脑脊液葡萄糖增高　见于：①糖尿病：血液中葡萄糖浓度升高所致；②脑出血或蛛网膜下腔出血：由于混入了血液中的葡萄糖；③病毒性脑膜炎或脑炎：病毒感染时可能会影响脑脊液葡萄糖代谢或导致血 – 脑屏障通透性增加；④下丘脑损伤：由于肾上腺素分泌过多，促进糖原分解使血糖增高，导致脑脊液葡萄糖增高。

（2）脑脊液葡萄糖减低　见于：①细菌性脑膜炎和真菌性脑膜炎：以化脓性脑膜炎早期减低最明显，由于病原体增殖消耗葡萄糖、白细胞释放分解葡萄糖的酶所致；②寄生虫感染：脑囊虫病、锥虫病、血吸虫病、肺吸虫病或弓形虫病等，由于虫体繁殖等引起葡萄糖消耗增加；③脑肿瘤：葡萄糖的转运受抑制、肿瘤细胞增殖消耗葡萄糖等；④神经梅毒：血 – 脑屏障的转运功能受抑；⑤低血糖昏迷、胰岛素过量所致的低血糖状态。

三、脑脊液氯化物检测

脑脊液氯化物含量常随着血清氯化物含量的改变而变化。由于脑脊液中蛋白质含量较少，为了维持脑脊液和血浆渗透压的平衡（Donnan 平衡），其氯化物含量较血浆高 20% 左右。

（一）检测原理

氯化物定量检验方法与血清氯化物检验方法相同，有硝酸汞滴定法、硫氰酸汞比色法、电量分析法和离子选择性电极法，临床常用离子选择性电极法。

（二）参考区间

成人：120 ~130mmol/L；儿童：110 ~123mmol/L。

（三）临床意义

1. 氯化物增高　主要见于尿毒症、肾炎、脱水、心力衰竭和浆液性脑膜炎等。

2. 氯化物减低　见于：①细菌或真菌感染，特别是化脓性、结核性和新型隐球菌性脑膜炎的急性期、慢性感染的急性发作期，氯化物减低与葡萄糖的减低同时出现，其中以结核性脑膜炎减低最明显；②病毒性脑炎、脊髓灰质炎、脑肿瘤时，脑脊液氯化物稍减低或不减低；③呕吐、肾上腺皮质功能减退时，由于血氯减低，脑脊液氯化物含量亦减低。

四、脑脊液免疫球蛋白检测

（一）检测原理

检验方法有免疫扩散法、免疫电泳法、免疫散射比浊法。免疫散射比浊法原理是一种利用抗原与抗体在液相中特异结合，形成一定大小的复合物，进而产生光的散射效应来测定免疫球蛋白浓度的方法。免疫散射比浊法具有灵敏、快速及自动化程度高等优点，临床应用最为广泛。

（二）参考区间

IgG：10~40mg/L；IgM：0~13mg/L；IgA：0~6mg/L；IgE：极少量。

（三）临床意义

正常脑脊液免疫球蛋白含量极少，主要为IgG。脑脊液免疫球蛋白变化的临床意义见表15-9。

表15-9　脑脊液免疫球蛋白变化的临床意义

免疫球蛋白	临床意义
IgG 增高	多见于细菌性脑膜炎、亚急性硬化性全脑炎、多发性硬化、吉兰-巴雷综合征，且结核性脑膜炎 IgG 增高较化脓性明显
IgG 减低	癫痫、放射线损伤和服用类固醇药物等
IgM 增高	多见于化脓性脑膜炎，也可见于多发性硬化、肿瘤和血管通透性改变等。IgM 明显增高可排除病毒性感染
IgA 增高	多见于化脓性脑膜炎、结核性脑膜炎和病毒性脑膜炎等
IgE 增高	脑寄生虫病等

五、脑脊液蛋白电泳检测

（一）检测原理

脑脊液蛋白电泳常用的检验方法有乙酸纤维薄膜电泳法和琼脂糖凝胶电泳法，电泳条件与血清蛋白电泳相同。脑脊液蛋白质含量少，在电泳前可使用高分子聚乙二醇或者右旋糖酐透析液对脑脊液标本进行浓缩。

（二）参考区间

①前白蛋白：2%~6%；②白蛋白：55%~65%；③α_1-球蛋白：3%~8%；④α_2-球蛋白：4%~9%；⑤β-球蛋白：10%~18%；⑥γ-球蛋白：4%~13%。

（三）临床意义

脑脊液蛋白质的特点为：①有较多的前白蛋白；②β-球蛋白较多，且高于血清，而γ-球蛋白仅为血清的50%；③白蛋白主要来自血清。脑脊液蛋白质电泳的变化及临床意义见表15-10。

表15-10　脑脊液蛋白质电泳的变化及临床意义

指标增高	原因	临床意义
前白蛋白	脑细胞退行性病变	脑萎缩、脑积水和中枢神经系统变性疾病等
白蛋白	脑组织供血不足或脑血管通透性增高	脑血管病变、椎管梗阻等
α-球蛋白	炎症损伤或占位性病变	急性化脓性脑膜炎、结核性脑膜炎、脑膜肿瘤浸润、脑肿瘤转移
β-球蛋白	脂肪代谢障碍或脑组织萎缩	动脉硬化、脑血栓、脑组织萎缩退行性变者
γ-球蛋白	免疫、占位性病变或暂时性脑功能失调	脱髓鞘病（多发性硬化症、视神经脊髓炎）、中枢神经系统的肿瘤和感染

六、脑脊液髓鞘碱性蛋白检测

髓鞘碱性蛋白（myelin basic protein，MBP）是脑组织实质损伤的特异性标记，是反映神经细胞有无实质性损伤的灵敏指标，其高低与损伤范围和病情严重程度有关。

（一）检测原理

临床常用的检测方法为比色法。

（二）参考区间

比色法 <4μg/L。

（三）临床意义

脑脊液 MBP 现已广泛应用于多发性硬化的辅助诊断，是多发性硬化病情活动的观察指标。90% 以上的多发性硬化急性期表现为 MBP 明显增高，50% 的慢性活动者 MBP 增高，非活动者 MBP 不增高。MBP 增高也可见于神经梅毒、脑血管病、颅脑外伤等。

七、脑脊液酶类检测

（一）乳酸脱氢酶

1. 检测原理　乳酸脱氢酶（lactate dehydrogenase，LDH）常用的检测方法为酶速率法，与血清 LDH 检测法相同。

2. 参考区间　8~32U。

3. 临床意义　脑脊液 LDH 相当于血清的 10%，随着年龄的增长，脑脊液 LDH 浓度越来越低。当中枢神经系统有病变时，脑脊液 LDH 浓度可增高或明显增高，对诊断或鉴别诊断某些中枢神经系统疾病有重要意义。脑脊液 LDH 增高主要见于：①感染，特别是细菌性脑膜炎，而病毒性脑膜炎脑脊液 LDH 多正常或轻度增高，因此，LDH 可作为鉴别细菌性和病毒性脑膜炎的重要指标；②脑梗死、脑出血、蛛网膜下腔出血的急性期；③脑肿瘤的进展期，LDH 明显增高，缓解期或经过治疗后疗效较好者 LDH 明显减低或恢复正常；④脱髓鞘病，特别是多发性硬化症的急性期或病情加重期。

（二）氨基转移酶

1. 检测原理　常用酶速率法，与血清天门冬氨酸氨基转移酶（AST）和丙氨酸氨基转移酶（ALT）检验方法相同。

2. 参考区间　①AST：5~20U；②ALT：5~15U。

3. 临床意义　由于血 - 脑脊液屏障的作用，脑脊液氨基转移酶与血清无相关性。因此，脑脊液氨基转移酶的活性仅反映了中枢神经系统病变，且 AST 较 ALT 更具有诊断价值。脑脊液氨基转移酶活性增高主要见于：①中枢神经系统器质性病变，尤其是脑出血或蛛网膜下腔出血等，增高的氨基转移酶以 AST 为主，且 AST 增高与脑组织损伤坏死的程度有关；②中枢神经系统感染，如细菌性脑膜炎、脑炎/脊髓灰质炎等，氨基转移酶增高与血 - 脑脊液屏障通透性增高有关；③中枢神经系统转移癌、缺氧性脑病和脑萎缩等。

（三）其他酶类

脑脊液中除了检测 LDH、AST、ALT 外，还可检测磷酸肌酸激酶（CPK）、溶菌酶（Lys）、磷酸己糖异构酶（PHI）、胆碱酯酶（ChE）、神经元特异性烯醇化酶（NSE）、醛缩酶（aldolase，ALD）和腺苷脱氨酶（ADA）等，这些指标增高也有一定的临床意义（表 15-11）。

表 15-11　脑脊液部分酶学指标增高的临床意义

指标	参考区间	临床意义
CPK（U/L）	0.5~2.0	①中枢神经系统感染，以化脓性脑膜炎最明显；②脑出血、蛛网膜下腔出血；③进行性脑积水、脱髓鞘病、继发性癫痫
Lys（mg/L）	<0.2	①细菌性脑膜炎，以结核性脑膜炎增高最明显；②脑肿瘤
PHI（Bodansky U）	0~4.2	①脑部肿瘤，特别是恶性肿瘤；②中枢神经系统感染，以结核性脑膜炎 PHI 增高更明显；③急性脑梗死

指标	参考区间	临床意义
ChE（U）	0.5 ~ 1.3	①多发性硬化；②重症肌无力、脑肿瘤和多发性神经根神经炎等
NSE（U/L）	1.14 ± 0.39	脑出血、脑梗死、癫痫持续状态
ALD（U）	0 ~ 1	①家族性黑蒙性痴呆；②颅脑外伤伴有长期昏迷者；③急性脑膜炎、脑积水、神经梅毒、多发性硬化
ADA（U/L）	0 ~ 8	结核性脑膜炎（可作为诊断和鉴别诊断结核性脑膜炎的指标）

八、脑脊液其他化学和免疫学检测

除了上述检测指标以外，脑脊液一些化学和免疫学检测指标增高也有一定的临床意义（表 15 - 12）。

表 15 - 12　脑脊液部分化学和免疫学检测指标增高的临床意义

指标	参考区间	临床意义
谷氨酰胺（mmol/L）	0.41 ~ 0.96	肝硬化，特别是肝性脑病；败血症性脑病、中枢神经系统感染
色氨酸	阴性	中枢神经系统感染，特别是结核性脑膜炎
糖蛋白（mg/L）	4.95 ~ 13.20	急性化脓性脑膜炎和结核性脑膜炎的急性期
β_2 - MG（mg/L）	成人：1.15 ± 3.70 儿童：1.10 ± 0.50	中枢神经系统感染、肿瘤、白血病/急性脑梗死
C 反应蛋白	阴性	急性化脓性脑膜炎或结核性脑膜炎
乳酸（mmol/L）	<2.1	化脓性、结核性脑膜炎，脑血流量减少、脑积水、脑梗死、脑死亡等

知识拓展

P - tau217

Tau 蛋白是一种微管相关蛋白，主要定位于中枢神经系统的神经元，在星形胶质细胞和少突胶质细胞中低水平表达。阿尔茨海默病（AD）的主要神经病理学特征之一是 tau 蛋白的过度磷酸化并形成纤维缠结。P - tau217 指的是在 tau 蛋白的苏氨酸 217 位点发生磷酸化的形式。研究表明，P - tau217 在脑脊液中的水平与 AD 的病理变化密切相关，是 AD 的一种高度特异性的生物标志物。脑脊液 P - tau217 检查有助于 AD 的早期诊断、AD 与其他神经退行性疾病的鉴别诊断。此外，P - tau217 还可用于监测疾病严重程度，预测认知衰退，为制定个性化治疗方案提供依据。目前认为血浆 P - tau217 也是 AD 的敏感标志物。

第五节　脑脊液检验的质量保证与临床应用

一、脑脊液检验的质量保证

1. 规范操作　操作方法和判断标准不统一，不利于脑脊液检验的室内质量控制。因此，应规范操作流程，统一判断标准，并定期对各种试剂的质量及仪器的性能进行评价，才能保证脑脊液检验质量。目前，脑脊液细胞计数和分类计数的室内质量控制尚无理想的方法，为了提高检验质量，应该严格执行操作规程，减少各种因素的影响。

2. 设立阳性和阴性对照或使用质控物　对于定性检验，为了防止假阳性和假阴性，应做阳性和阴性对照，以保证结果的准确性和可靠性。对于定量检验，可使用质控物随常规标本做室内质量控制，以减少误差，提高检验结果的可靠性和可比性。

二、脑脊液检验的临床应用

1. 检验项目选择与诊断价值　脑脊液检验对中枢神经系统疾病的诊断和鉴别诊断、疗效观察和预后判断都具有重要意义。随着影像诊断学，特别是CT、MRI技术的发展与应用，对颅内出血、梗阻和占位性病变的检出率越来越高，在许多情况下脑脊液检验并非首选项目。脑脊液检验项目可分为常规检验项目和特殊检验项目（表15-13）。一般常规检验往往不能满足临床需要，必须结合临床表现选择恰当的特殊检验指标，才能对中枢神经系统疾病做出准确诊断。

表15-13　CSF实验室检验项目

分类	项目
常规检验	细胞计数（红细胞、白细胞）、细胞分类计数（染色涂片）、葡萄糖、蛋白质、氯化物
特殊检验	①脑脊液培养（细菌、真菌、病毒、结核分枝杆菌）、革兰染色、抗酸染色、真菌和细菌抗原检测、PCR法检测结核分枝杆菌和病毒；②酶学（LDH、ADA、CK-BB）、乳酸、蛋白电泳、蛋白测定（C-反应蛋白、转铁蛋白等）；③细胞学检查、D-二聚体测定、性病研究实验室梅毒试验

2. 中枢神经系统疾病的诊断和辅助诊断

（1）中枢神经系统感染性疾病诊断与鉴别诊断　对于脑膜炎或脑炎的病人，通过检测脑脊液压力、性状，脑脊液化学、免疫学、细胞学检查，对中枢神经系统感染性疾病诊断具有重要意义。另外，对细菌性和病毒性脑膜炎的鉴别诊断也可选用LDH、ADA、溶菌酶等指标。

（2）脑血管疾病诊断与鉴别诊断　头痛、昏迷或偏瘫的病人，如果脑脊液为血性，首先要鉴别是穿刺损伤出血还是脑出血、蛛网膜下腔出血。若脑脊液为均匀一致的红色，则可能为脑出血、蛛网膜下腔出血；若第1管脑脊液为红色，以后逐渐变清，则多为穿刺损伤出血；若头痛、昏迷或偏瘫病人的脑脊液为无色透明，则多为缺血性脑病。另外，还可选用LDH、AST、CPK等指标诊断或鉴别诊断脑血管病。

（3）脑肿瘤辅助诊断　大约70%恶性肿瘤可转移至中枢神经系统，此时脑脊液中单个核细胞增多、蛋白质增高、葡萄糖减少或正常。若白血病病人脑脊液发现白血病细胞，则可诊断为脑膜白血病。脑脊液涂片查见肿瘤细胞，以及β_2-MG、LDH、PHI和溶菌酶等指标变化则有助于肿瘤的诊断。

（4）脱髓鞘病诊断　脱髓鞘病是一类颅内免疫反应活性增高的疾病，多发性硬化症是其代表性疾病。除了脑脊液常规检查外，MBP、免疫球蛋白、AChE等检查也有重要诊断价值。

常见中枢神经系统性疾病的脑脊液检验结果见表15-14。

表15-14　常见脑或脑膜疾病的脑脊液检验结果

疾病	外观	凝固	蛋白质	葡萄糖	氯化物	细胞计数增多	检出病原体
化脓性脑膜炎	浑浊	凝块	↑↑	↓↓↓	↓	显著，中性粒细胞	化脓菌
结核性脑膜炎	浑浊	薄膜	↑	↓	↓↓	中性粒细胞，淋巴细胞	结核分枝杆菌
病毒性脑膜炎	透明或微浑	无	↑	正常	正常	淋巴细胞	无
新型隐球菌性脑膜炎	透明或微浑	可有	↑↑	↓	↓	淋巴细胞	新型隐球菌
流行性乙脑	透明或微浑	无	↑	正常或↑	正常	中性粒细胞，淋巴细胞	无

续表

疾病	外观	凝固	蛋白质	葡萄糖	氯化物	细胞计数增多	检出病原体
脑出血	血性	可有	↑↑	↑	正常	红细胞	无
蛛网膜下腔出血	血性	可有	↑↑	↑	正常	红细胞	无
脑肿瘤	透明	无	↑	正常	正常	淋巴细胞	无
脑脓肿	透明或微浑	有	↑	正常	正常	淋巴细胞	有或无
神经梅毒	透明	无	正常	正常	↑	淋巴细胞	无

答案解析

思考题

案例 患者，男，62岁。

主诉：发热、头痛、记忆力减退。

现病史：患者1个半月以前出现发热、头痛，自己服用感冒退烧药未见好转。近期出现食欲不振、体重减轻，入院行进一步检查治疗。实验室检查：脑脊液无色透明，压力320mmH₂O，白细胞总数200×10⁶/L，单个核细胞为主。脑脊液蛋白质1.3g/L，葡萄糖1.2mmol/L，氯化物100mmol/L。脑脊液涂片墨汁染色可见新型隐球菌，脑脊液抗酸染色检查及结核抗体试验阴性。

既往史：既往体健，否认传染病。

其他检查：体温轻度升高，脑电图示轻、中度异常，其他检查未见异常。

问题

（1）脑脊液标本需要采集几管？分别用于哪些检验项目？

（2）脑脊液细胞分类计数的方法有哪些？各有何优缺点？

（3）该患者可诊断为什么病？为什么？

（江新泉）

书网融合……

重点小结 题库 微课/视频1 微课/视频2

PPT

第十六章　浆膜腔积液检验

1. 通过本章学习，掌握浆膜腔积液的标本采集与送检要求、细胞计数与分类计数方法、有形成分形态特征、黏蛋白定性试验的检测原理与质量保证；熟悉浆膜腔积液检验的临床意义；了解渗出液、漏出液的形成机制及各种类型浆膜腔积液的鉴别。

2. 具有开展浆膜腔积液常规检验项目检测的能力，具有应用检验结果初步鉴别浆膜腔积液类型的能力。

3. 树立服务意识，尊重患者和其他医务人员，培养较强的人际交流能力。

人体的胸膜腔、腹膜腔和心包膜腔统称为浆膜腔（serous cavity）。正常情况下，浆膜分泌少量液体起润滑作用，以减少脏器间的摩擦。正常成人胸膜腔液小于20ml，腹膜腔液小于50ml，心包膜腔液为10~30ml。病理情况下，浆膜腔内液体生成增多并积聚形成浆膜腔积液（serous effusion），因其发生部位不同而分为胸腔积液（pleural effusion）、腹腔积液（seroperitoneum）和心包积液（hydropericardium）。根据病因和积液性质，将浆膜腔积液分为漏出液（transudate）和渗出液（exudate）。漏出液为非炎性积液，常为双侧性。渗出液多为炎性积液，多为单侧性。漏出液与渗出液产生机制和原因见表16-1。

表16-1　漏出液与渗出液产生的机制和原因

积液	发生机制	常见原因
漏出液	毛细血管流体静压增高	静脉回流受阻、充血性心力衰竭
	血浆胶体渗透压减低	血浆白蛋白浓度明显减低的各种疾病
	淋巴回流受阻	丝虫病、肿瘤压迫等所致的淋巴回流障碍
	水钠潴留	充血性心力衰竭、肝硬化和肾病综合征
渗出液	微生物毒素、缺氧及炎性介质	细菌感染
	血管活性物质增高、癌细胞浸润	转移性肺癌、乳腺癌、淋巴瘤、卵巢癌
	外伤、化学物质刺激等	血液、胆汁、胰液和胃液等刺激，外伤

第一节　浆膜腔积液标本采集与处理

一、浆膜腔积液标本采集

浆膜腔积液由临床医生行浆膜腔穿刺术采集，建议使用标本专用管（有盖、带刻度），采集后加盖送检，细菌培养应使用无菌容器。通常可不加抗凝剂，每管采集2~10ml。抗酸杆菌培养采集15~50ml，脱落细胞学检查采集5~50ml，特殊情况可增加标本量。

二、浆膜腔积液标本运送与处理

1. **标本运送**　标本采集后2小时内由专人送检，注意生物安全防护，避免溢出。

2. **标本处理**　为防止积液出现凝块、细胞变形或自溶、细菌繁殖等，采集标本后应及时检测或处理。若无法及时检测，可置于2~4℃冰箱中保存，但不宜超过48小时。

3. 检测后处理 浆膜腔积液内可能含有结核分枝杆菌等潜在的传染性病原体，故需按潜在生物危害物质进行处理。检测后的标本、试管、玻片等需浸入消毒液（如0.1%过氧乙酸）浸泡12小时后再处理。

> ► **知识拓展** ◄

胸腔积液——肺癌分子诊断的重要标本

非小细胞肺癌（non-small cell lung cancer，NSCLC）患者晚期常伴随胸腔积液，这些积液中包含着有价值的分子病理信息。相比传统组织样本检测，浆膜腔积液样本具有获取简便、能反映肿瘤全貌、支持动态监测等优势。近年来，浆膜腔积液分子病理检测成为新选择。胸腔积液作为NSCLC分子病理检测的样本，具有诸多优势：①获取简单易行；②积液样本量通常较大，能够满足多种检测需求；③重要的是，积液中的肿瘤细胞或游离核酸往往来源于多个病灶，能够全面地反映肿瘤的分子特征；④晚期NSCLC患者持续产生的积液可以用于病情的动态监测，有助于评估疗效和预后；⑤当沉渣中肿瘤细胞数量不足时，还可利用上清液中的游离核酸进行检测，实现细胞与上清液的互补应用。

第二节 浆膜腔积液理学检验

一、浆膜腔积液量

正常浆膜腔内均有少量的液体。病理情况下液体量增多，其量的多少与病变部位和病情严重程度有关，可由数毫升至上千毫升不等。

二、浆膜腔积液颜色与透明度

1. 检测方法 肉眼观察浆膜腔积液颜色，分别以淡黄色、黄色、红色、白色、绿色等描述。一般渗出液颜色随病情而改变，漏出液颜色较浅。肉眼观察透明度，以透明、微浑、浑浊描述。

2. 参考区间 淡黄色，透明。

3. 临床意义

（1）颜色变化 浆膜腔积液是临床常见的体征，病因复杂，在病理情况下可出现不同的颜色变化（表16-2）。

表16-2 浆膜腔积液颜色变化的临床意义

颜色	临床意义
红色	由于出血量和出血时间的不同，积液可呈淡红色、暗红色或鲜红色，常由穿刺损伤、结核、肿瘤、内脏损伤、出血性疾病等所致
白色	呈脓性或乳白色：①脓性常见于化脓性感染时大量白细胞和细菌所致；②乳白色见于胸导管阻塞或淋巴管阻塞时的真性乳糜积液，或积液含有大量脂肪变性细胞时的假性乳糜积液；③有恶臭气味的脓性积液多为厌氧菌感染所致
绿色	多见于铜绿假单胞菌感染。如腹膜腔积液呈绿色可能因胆囊或肠道穿孔，胆汁混入积液所致
棕色	多由阿米巴脓肿破溃进入胸腔或腹腔所致
黑色	由曲霉菌感染引起
草黄色	多见于尿毒症引起的心包积液

（2）透明度变化　积液的透明度与其所含的细胞或细菌的数量有关。渗出液因含有大量细胞或细菌而呈不同程度的浑浊，乳糜液因含有大量脂类而浑浊。漏出液因其所含细胞、蛋白质较少且无细菌，呈透明或微浑。

三、浆膜腔积液凝固性

1. 检测方法　浆膜腔积液标本（采集时不加抗凝剂）静置数分钟后，肉眼观察。

2. 参考区间　无凝块。

3. 临床意义　渗出液由于含有较多的纤维蛋白原和细菌，细胞破坏后释放凝血活酶，可自行凝固。但如果渗出液含有纤维蛋白溶解酶时，可溶解纤维蛋白，也可能不出现凝块。

四、浆膜腔积液比重

1. 检测方法　常用比重计法和折射仪法。

2. 临床意义　浆膜腔积液比重的高低与其所含溶质的多少有关。比重计法标本用量多，折射仪法标本用量少。漏出液因其含有的细胞、蛋白质等成分少，其比重常小于 1.015；而渗出液由于含有较多的蛋白质、细胞等成分，其比重常大于 1.018。 💿微课/视频 1

第三节　浆膜腔积液有形成分显微镜检验

一、浆膜腔积液细胞计数及分类计数

1. 浆膜腔积液细胞计数　操作流程、质量保证、方法学评价同脑脊液检验。不同的是，浆膜腔积液中存在较多间皮细胞，注意在计数有核细胞时应包括间皮细胞。浆膜腔积液细胞计数的临床意义如下：

（1）红细胞　红细胞计数对鉴别漏出液和渗出液的意义不大，少量红细胞多因穿刺损伤所致。大量红细胞提示为血性渗出液，常见于恶性肿瘤、结核性积液、肺栓塞等。

（2）有核细胞　有核细胞数量的变化对诊断积液的性质有一定的帮助，漏出液有核细胞 $< 100 \times 10^6/L$，渗出液有核细胞 $> 500 \times 10^6/L$。

2. 有核细胞分类计数　浆膜腔积液细胞分类计数的方法、质量保证、方法学评价同脑脊液检验。

间皮细胞是浆膜腔积液中常见的有核细胞之一，可单个出现或聚集成团。瑞 - 吉染色后间皮细胞胞体呈圆形或椭圆形，胞质丰富，胞质深蓝；胞核圆形，核大，可见核仁（图16 - 1）。需特别注意间皮细胞与恶性肿瘤细胞的鉴别，二者的形态特征详见第十九章第二节浆膜腔积液脱落细胞学检验。

正常情况下，浆膜腔中有形成分数量和种类很少，仅有少量淋巴细胞、巨噬细胞及中性粒细胞。病理情况下，浆膜腔积液有形成分数量和种类均可增多。漏出液

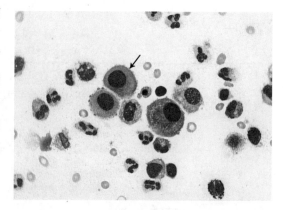

图 16 - 1　间皮细胞（瑞吉染色，×1000）

中细胞较少，以淋巴细胞和间皮细胞为主，渗出液中细胞种类较多。浆膜腔积液细胞分类计数的临床意义见表16 - 3。

表 16 - 3　浆膜腔积液各类有核细胞数量增高的临床意义

细胞	临床意义
中性粒细胞	化脓性积液，早期结核性积液，肺梗死、膈下脓肿、腹膜炎所致浆膜腔积液
淋巴细胞	结核性积液，肿瘤、病毒、结缔组织疾病等所致浆膜腔积液
浆细胞	充血性心力衰竭、恶性肿瘤或多发性骨髓瘤浸润浆膜所致浆膜腔积液
嗜酸性粒细胞	胸腔积液见于血胸和气胸、肺梗死、真菌或寄生虫感染、间皮瘤、过敏综合征；腹腔积液见于腹膜透析、血管炎、淋巴瘤、充血性心力衰竭等
间皮细胞	主要见于漏出液，也可见于炎症、肿瘤所致浆膜腔积液
肿瘤细胞	恶性肿瘤所致浆膜腔积液
其他细胞	巨噬细胞见于炎性浆膜腔积液；含铁血黄素细胞见于陈旧性血性浆膜腔积液

二、浆膜腔积液病原生物学检验

浆膜腔积液查到病原生物，可提供病因学诊断依据，有确诊价值。

1. 细菌学检验　根据患者病情，对疑似渗出液的标本需要涂片镜检和细菌培养。常见的细菌有脆弱类杆菌、大肠埃希菌、粪肠球菌、铜绿假单胞菌、结核分枝杆菌等。

2. 寄生虫检验　积液离心沉淀后，在显微镜下观察有无寄生虫及虫卵。乳糜样积液中可能查见微丝蚴；棘球蚴病所致积液中可见棘球蚴的头节和小钩；此外，消化道穿孔所致的浆膜腔积液还可发现滴虫、阿米巴原虫等。

第四节　浆膜腔积液化学与免疫学检验

浆膜腔积液的化学与免疫学检验需将积液离心后取上清液进行，其检测方法与血清化学与免疫学检验方法相同，且常需要与血清中的某些成分同时检测，并对照观察。

一、浆膜腔积液蛋白质检测

（一）黏蛋白定性试验

1. 原理　在炎症反应刺激下间皮细胞分泌黏蛋白增加。黏蛋白是一种酸性糖蛋白（其等电点的pH 为 3 ~ 5），在稀乙酸溶液中产生白色雾状沉淀。黏蛋白定性试验又称李凡他试验（Rivalta test）。

2. 操作流程　取 100ml 量筒 → 加蒸馏水 100ml → 滴加冰乙酸 0.1ml → 混匀、静置数分钟 → 滴加样本 2 ~ 3 滴 → 黑色背景下观察有无白色雾状沉淀及其下降速度。 微课/视频 2

3. 质量保证

（1）标本　血性浆膜腔积液应离心后取上清液进行蛋白质定性试验。

（2）操作　进行李凡他试验时，量筒中蒸馏水加入冰乙酸后应充分混匀。

（3）结果观察　加入标本后，应在黑色背景下观察结果，如浑浊不明显、中途消失为阴性。

（4）干扰因素　若标本中球蛋白含量过高，李凡他试验可呈假阳性。鉴别方法：将标本滴入未加冰醋酸的蒸馏水中，出现白色雾状沉淀（球蛋白不溶于水）则提示球蛋白含量高。

（二）蛋白质定量检测

浆膜腔积液中蛋白质定量采用双缩脲法，积液蛋白质成分分析采用蛋白电泳方法，白蛋白梯度（albumin graient，AG）为血清白蛋白浓度与积液白蛋白浓度之差。

（三）方法学评价

李凡他试验是一种简易筛检试验，简便、快速，无需特殊仪器，但只能检测黏蛋白。积液蛋白质定量试验可检测白蛋白、球蛋白等的含量，蛋白电泳可对蛋白质成分进行分析，故蛋白质定量试验、蛋白电泳和 AG 有助于积液性质的判断。

（四）临床意义

浆膜腔积液蛋白质的变化对鉴别渗出液和漏出液以及寻找浆膜腔积液的原因有重要意义。李凡他试验一般漏出液为阴性，渗出液为阳性。蛋白定量检测漏出液 <25g/L，渗出液 >30g/L。AG 鉴别渗出液与漏出液较蛋白定量更有价值，且 AG 不受利尿剂和穿刺术的影响。

二、浆膜腔积液葡萄糖检测

（一）原理

浆膜腔积液葡萄糖定量检测多采用葡萄糖氧化酶法或己糖激酶法。

（二）临床意义

葡萄糖定量检测对鉴别浆膜腔积液的性质有一定参考价值。漏出液葡萄糖含量与血清相似或稍低；渗出液葡萄糖含量较血清明显减低，主要原因为细菌和炎性细胞对葡萄糖的酵解作用增强，恶性积液因肿瘤细胞利用葡萄糖增多，葡萄糖从血浆转移至浆膜腔减少等。

浆膜腔积液葡萄糖减低，或积液与血清葡萄糖比值小于0.5，主要见于：①化脓性积液和结核性积液；②类风湿性积液、恶性积液、非化脓性感染性积液、食管破裂性积液；③恶性浆膜腔积液中葡萄糖含量减低，提示肿瘤有广泛转移、浸润，预后不良；④心包腔积液中葡萄糖减低见于细菌性、结核性、风湿性或恶性积液等。

三、浆膜腔积液酶类检测

浆膜腔积液中多种酶在鉴别积液性质中有一定价值，见表16-5。

表16-5　浆膜腔积液酶类检测指标及其增高的临床意义

指标	临床意义
乳酸脱氢酶（LDH）	增高多见于化脓性积液、恶性积液、结核性积液等，恶性积液 LDH/血清 LDH 比值 >1.0
溶菌酶（LZM）	增高见于感染性积液、结核性积液，恶性积液 LZM 活性不增高
腺苷脱氨酶（ADA）	结核性积液 ADA 明显增高，常 >40U/L，甚至超过100U/L；恶性积液 ADA <25U/L
淀粉酶（AMY）	胰源性腹膜腔积液显著增高，消化道穿孔所致腹膜腔积液或者食管穿孔所致胸膜腔积液也增高
血管紧张素转换酶（ACE）	结核性胸腔积液显著增高（>30U/L），恶性胸腔积液低于血清水平
碱性磷酸酶（ALP）	恶性浆膜腔积液、小肠狭窄或穿孔所致腹膜腔积液明显增高，非肿瘤性积液低于血清水平
β-葡萄糖苷酸酶（β-G）	结核性积液显著增高
透明质酸酶（HA）	胸膜间皮瘤时胸腔积液增高

四、浆膜腔积液肿瘤标志物检测

浆膜腔积液中肿瘤标志物和其他指标，对判断积液的性质具有一定临床意义见表 16 - 6。

表 16 - 6　浆膜腔积液肿瘤标志物和其他指标的临床意义

指标	临床意义
癌胚抗原（CEA）	恶性积液 CEA 明显增高，积液 CEA/血清 CEA > 1.0 对恶性肿瘤诊断的符合率可达 80%
甲胎蛋白（AFP）	浆膜腔积液中 AFP 含量与血清 AFP 浓度呈正相关，当腹腔积液 AFP > 300μg/L 时，对诊断原发性肝癌有重要价值
糖类抗原125（CA125）	腹膜腔积液 CA125 浓度升高可作为卵巢癌腹腔转移的指标
糖类抗原199（CA199）	恶性腹腔积液 CA199 含量高于良性腹腔积液，CA199 对胰腺癌腹腔积液的诊断有较高的特异度和灵敏度
C - 反应蛋白（CRP）	恶性积液、感染性积液增高；结核和普通细菌引起的良性胸腔积液明显升高
铁蛋白（ferritin）	恶性积液、结核性积液增高
糖类抗原50（CA50）	腹腔积液增高见于肝癌、胃癌、胰或胆管癌等肿瘤转移
组织多肽抗原（TPA）	恶性积液增高
肿瘤坏死因子（TNF）	结核性积液、风湿性积液增高，结核性积液增高更明显
γ - 干扰素（γ - IFN）	结核性积液增高，风湿性积液减低

第五节　浆膜腔积液检验的质量保证与临床应用

一、浆膜腔积液检验的质量保证

浆膜腔积液检验特别是常规检验项目，目前尚无标准的质控方法，为了保证检验结果的准确性，须严格遵守操作规程，加强室内质量控制措施。

1. 规范操作　操作流程不同将影响浆膜腔积液检验结果的可比性，无法保证检验质量，因此，浆膜腔积液检验应该规范操作流程，统一报告方式。

2. 做好室内质控　定性试验应做阴性、阳性对照，保证结果的准确性和可靠性。定量试验应随常规工作做室内质量控制，以提高结果的准确性和可比性。细胞计数和细胞分类计数质量保证可以参照血液白细胞计数和分类计数质量保证方法。

二、浆膜腔积液检验的临床应用

浆膜腔积液是临床常见的体征，其病因比较复杂。腹腔积液主要病因有肝硬化、肿瘤和结核性腹膜炎等，约占 90% 以上；此外，还有心血管疾病、肾脏疾病、结缔组织病等。胸腔积液主要病因为结核性胸膜炎和恶性肿瘤，且有以恶性肿瘤为主的发展趋势。心包积液主要病因为结核性、非特异性和肿瘤性，结核性仍占首位，但呈逐年减低的趋势，而肿瘤性则呈逐年上升趋势。

1. 检验项目选择　浆膜腔积液检验对判断积液的性质、查找病因具有重要价值，但常规检验项目鉴别积液性质符合率较低。随着检验技术的发展，各种化学、免疫学指标的应用，提高了浆膜腔积液诊断的符合率。在分析检验结果时，应结合临床综合分析，才能提高浆膜腔积液性质判断的准确率。推荐的浆膜腔积液检验项目见表 16 - 7。

表 16 - 7　浆膜腔积液检验项目的选择

分类	检验项目
常规检验	理学检验、积液/血清蛋白比值、积液/血清 LDH 比值、细胞学、病原生物学检验（涂片显微镜检查和培养）
特殊检查	积液胆固醇、积液/血清胆固醇比值、白蛋白梯度（AG）、pH、乳酸盐、酶类（ADA、AMY、ALP）、CRP、脂质分析、肿瘤标志物（CEA、PSA、CA19 - 9、CA15 - 3、CA125）、免疫学、结核硬脂酸

2. 渗出液与漏出液的鉴别　浆膜腔积液大致分为漏出液和渗出液，但有些浆膜腔积液既有渗出液的特点，又有漏出液性质，这些积液称为"中间型积液"。其形成的原因可能是：①漏出液继发感染。②漏出液长期滞留在浆膜腔，致使积液浓缩。③漏出液含有多量血液。因此，判断积液的性质除了依据实验室的检验结果外，还应结合临床其他检查结果，进行综合分析，才能准确诊断。漏出液与渗出液的鉴别见表 16 - 8。

表 16 - 8　漏出液与渗出液的鉴别

项目	漏出液	渗出液
病因	非炎症性	炎症性、外伤、肿瘤或理化刺激
颜色	淡黄色	黄色、红色、乳白色
透明度	清晰透明	浑浊
比重	<1.015	>1.018
凝固性	不易凝固	易凝固
李凡他试验	阴性	阳性
蛋白质定量（g/L）	<25	>30
积液蛋白/血清蛋白	<0.5	>0.5
AG（g/L）	胸腔积液>12，腹腔积液>11	胸腔积液<12，腹腔积液<11
葡萄糖（mmol/L）	接近血糖	<3.33
LDH（U/L）	<200	>200
积液 LDH/血清 LDH	<0.6	>0.6
细胞总数（×10^6/L）	<100	>500
有核细胞分类	淋巴细胞为主，可见间皮细胞	炎症早期以中性粒细胞为主，慢性炎症或恶性积液以淋巴细胞为主
细菌	无	有
肿瘤细胞	无	有

3. 真假乳糜性渗出液的鉴别　乳糜性渗出液（chylous exudate）外观呈乳白色浑浊、浆液性或血性，以脂肪球为主，苏丹Ⅲ染色阳性，常见于丝虫感染、纵隔肿瘤、淋巴结结核所致的胸导管阻塞、破裂所致积液。假乳糜性渗出液是由于积液中中性粒细胞脂肪变性、破坏，外观常呈乳糜样，镜下可见脂肪滴和脂肪变性细胞，常见于慢性化脓性浆膜腔积液。真假乳糜性渗出液的鉴别见表 16 - 9。

表 16 - 9　真假乳糜性渗出液的鉴别

鉴别点	真乳糜性渗出液	假乳糜性渗出液
病因	丝虫病、纵隔肿瘤、淋巴结结核导致的胸导管阻塞或破裂	慢性化脓性炎症
外观	乳糜样	乳糜样
乙醚实验	变清	无变化
脂肪	大量脂肪球，苏丹Ⅲ染色阳性	少量脂肪，较多脂肪变性的中性粒细胞
蛋白质（g/L）	>30	<30
细菌	少见	有
细胞学检验	淋巴细胞	中性粒细胞为主

4. 结核性与恶性胸腔积液鉴别　结核性与恶性胸腔积液见表 16－10。

表 16－10　结核性与恶性胸腔积液的鉴别

鉴别点	结核性积液	恶性积液
外观	黄色、血性	血性多见
ADA（U/L）	＞35	＜25
积液 ADA/血清 ADA	＞1.0	＜1.0
LZM（mg/L）	＞27	＜15
积液 LZM/血清 LZM	＞1.0	＜1.0
CEA（μg/L）	＜5	＞15
积液 CEA/血清 CEA	＜1.0	＞1.0
LDH（U/L）	＞200	＞500
细菌	结核分枝杆菌	无
细胞学检验	淋巴细胞	可见肿瘤细胞

答案解析

? 思考题

案例　患者，女，45 岁。

主诉：咳嗽、咳痰、胸痛。

现病史：患者咳嗽、咳痰、午后低热、盗汗 6 月，胸痛、乏力 3 天入院。肝功能检查：血清总蛋白 55g/L，白蛋白 32g/L，丙氨酸氨基转移酶 23U/L，天门冬氨酸氨基转移酶 34U/L，乳酸脱氢酶 211U/L。胸水常规检查：棕黄色，微浑浊，黏蛋白定性试验 2＋，有核细胞计数 2500×10^6/L，单个核细胞 74%，多个核细胞 26%。胸水生化检查：ADA 46U/L，LZM 30U/L。

既往史：既往健康。

体格检查：T 37.8℃，80/min，R 20/min，BP 110/70mmHg。发育正常，消瘦，慢性病容，精神较差。胸廓对称，左肺锁骨上下区叩诊呈浊音，并可闻及细湿啰音。其余未见异常。

问题

（1）请问该患者积液是哪种性质的积液？判断依据是什么？

（2）根据实验室检查结果结合案例资料，初步考虑患者诊断是什么？需要进一步做哪些实验室检查？

（程　龙）

书网融合……

重点小结

题库

微课/视频 1

微课/视频 2

第十七章 关节腔积液检验

PPT

学习目标

1. 通过本章学习，掌握关节腔积液的标本采集与送检要求、细胞计数与分类计数方法和质量保证、有形成分形态特征；熟悉关节腔积液检验的临床应用。

2. 具有开展关节腔积液检验项目检测的能力，具有对结果异常分析判断的能力。

3. 树立以患者为中心的职业素养，关爱患者关节健康。

关节腔是由关节面与滑膜围成的腔隙。滑膜内含有丰富的血管和毛细淋巴管，可分泌滑膜液（synovial fluid，SF）。正常关节腔内分泌极少量的无色透明、黏稠度极高的滑膜液，不易抽取。当关节有炎症、损伤等病变时，滑膜液增多，称为关节腔积液。关节腔积液检验对各种关节疾病的诊断和鉴别诊断具有重要意义。

第一节 关节腔积液标本采集与处理

一、关节腔积液标本采集

关节腔积液由临床医师在无菌条件下行关节腔穿刺术采集。标本采集时记录采集量，并根据需要分装于3支无菌试管中。第1管不加抗凝剂，用于观察有无凝固，离心后上清液用于化学和免疫学检查；第2管使用肝素（肝素钠25U/ml）抗凝，用于细胞计数、分类计数和细胞病理学检查；第3管加或不加抗凝剂，用于微生物学检查。

二、关节腔积液标本运送与接收

1. 标本的运送 标本采集后尽快送检，应注意生物安全防护，避免标本外溢或污染。

2. 标本的接收 接收时，仔细核对标本信息、标本种类、标本留取时间、标本容器及标本量等是否符合要求。对于标本量不足或其他异常情况时，检验人员应与临床医生沟通，了解详情并协商解决办法。

三、关节腔积液标本处理

接收标本后及时处理。细胞计数宜在标本采集后1小时内完成检测。化学和免疫学检查，如不能及时检测，先分离细胞后保存，避免酶释放改变积液成分，4℃保存10天，必要时−20℃冷冻保存。标本需充分混匀，自动混匀器5~10分钟或手动翻转15次。黏稠标本加透明质酸酶37℃水浴10分钟。阳性穿刺可做晶体检查、革兰染色及培养；阴性但怀疑感染时，可采集清洗液作细菌培养。

> **知识拓展**
>
> ### 关节腔积液结晶检验慎选抗凝剂
>
> 关节腔积液结晶检验通常有助于诊断某些类型的关节炎，如痛风性关节炎。处理积液样本时，需

避免使用影响结晶检验的抗凝剂。EDTA 是一种常用的抗凝剂，可与金属离子形成稳定的复合物，其对关节腔积液结晶检验的影响取决于其使用方式和浓度。如果在收集关节腔积液样本时使用 EDTA 作为抗凝剂，理论上不会直接影响结晶的形态和数量，因为 EDTA 主要与钙离子等金属离子结合，而关节腔积液中的结晶通常与钙离子无关，但高浓度或处理不当可能存在间接影响。在实际操作中为了确保检验结果的准确性，通常选用肝素抗凝，如需使用 EDTA，应确保其浓度适宜，且在后续的处理过程中不会对结晶的检测产生干扰。

第二节 关节腔积液理学检验

一、关节腔积液量

1. 参考区间 关节腔一般有 0.1~2.0ml 液体。

2. 临床意义 在关节发生炎症、创伤和化脓性感染时，关节腔积液增多。积液量多少可初步反映关节局部刺激、炎症或感染的严重程度。

二、关节腔积液颜色与透明度

1. 检查方法 肉眼观察。颜色可用无色、黄色、红色、淡黄色等描述，透明度以清晰透明、微浑、浑浊等描述。

2. 参考区间 淡黄色或无色、清晰透明。

3. 临床意义 当关节有炎症、损伤等病理改变时，关节腔液增多并伴有颜色的改变。浑浊的关节腔积液主要与细胞成分、细菌、蛋白质增多有关，多见于炎性积液。炎性病变越严重，浑浊越明显，甚至呈脓性。关节腔积液内含有的结晶、纤维蛋白、类淀粉样物、脂肪滴和软组织碎屑等也可致其浑浊。常见关节腔积液颜色变化及临床意义见表 17-1。

表 17-1 常见关节腔积液的颜色变化及临床意义

颜色	临床意义
淡黄色	正常或关节腔穿刺损伤时红细胞少量混入、轻微炎症
红色	穿刺损伤、创伤、出血性疾病、恶性肿瘤、关节置换术后、血小板减少症
乳白色	结核性、慢性类风湿关节炎、痛风、丝虫病等
脓性黄色	细菌感染性关节炎
绿色	铜绿假单胞菌性关节炎
黑色	褐黄病（尿黑酸不能被氧化分解）
金黄色	胆固醇含量增高

三、关节腔积液黏稠度

1. 原理 正常关节腔液因含有丰富的透明质酸（hyaluronic acid，HA），而富有高度的黏稠性，拉丝长度可达 2.5~5.0cm。黏稠度的高低与透明质酸的浓度呈正相关。一般采用拉丝试验来检查其黏稠度。

2. 参考区间 高度黏稠。

3. 临床意义

（1）黏稠度减低　炎性积液时，积液中的透明质酸受中性粒细胞释放的酶降解及其浓度被积液稀释，而使黏稠度减低。关节炎症越严重，积液的黏稠度越低。重度水肿、外伤引起的急性关节腔积液，因透明质酸被稀释，即使无炎症，黏稠度也减低。

（2）黏稠度增高　见于甲状腺功能减退症、系统性红斑狼疮（SLE）、腱鞘囊肿及骨关节炎引起的黏液囊肿等。

四、关节腔积液凝块形成

1. 参考区间　无凝块。

2. 临床意义　正常关节腔液因不含纤维蛋白原及其他凝血因子，故而不发生凝固现象。当关节有炎症时，血浆凝血因子渗出导致凝块形成，且凝块形成速度、大小与炎症程度成正比。根据凝块占试管中积液体积的多少，将凝块形成分为 3 种类型，临床意义见表 17 - 2。

表 17 - 2　关节腔积液凝块形成的程度及临床意义

凝块的程度	判断标准	临床意义
轻度凝块形成	凝块占试管内积液体积的 1/4	骨性关节炎、SLE、系统性硬化症及骨肿瘤等
中度凝块形成	凝块占试管内积液体积的 1/2	类风湿关节炎、晶体性关节炎
重度凝块形成	凝块占试管内积液体积的 2/3	结核性、化脓性、类风湿关节炎

第三节　关节腔积液有形成分显微镜检验

一、关节腔积液细胞计数及分类计数

（一）细胞计数

1. 检查方法　关节腔积液细胞计数的方法、质量保证、方法学评价基本同脑脊液检验。值得注意的是，血性标本计数有核细胞时，可使用低渗盐水溶液 [0.3%（v/v）] 裂解红细胞，不能使用冰醋酸裂解红细胞，因为黏蛋白遇酸会凝固。

2. 参考区间　无红细胞；有核细胞：$<500 \times 10^6/L$。

3. 临床意义　健康人滑膜液中白细胞极少，关节炎症时有核细胞（主要是白细胞）数增高。关节腔积液有核细胞计数对诊断关节疾病是非特异的，但可筛检炎症性和非炎症性积液。化脓性关节炎的细胞总数（红细胞与有核细胞之和）往往超过 $50000 \times 10^6/L$；急性尿酸盐痛风、类风湿关节炎时细胞数可达 $20000 \times 10^6/L$；淋病奈瑟菌感染的早期，关节腔积液细胞总数一般不增高。

（二）细胞分类计数

1. 检测方法　关节腔积液细胞分类计数的方法、质量保证、方法学评价同脑脊液检验。

2. 参考区间　①单核 - 巨噬细胞：65%；②淋巴细胞：10%；③中性粒细胞：20%；④偶见滑膜细胞和组织细胞。

3. 临床意义　感染、出血等情况下，关节腔积液中的各种血细胞数量会发生改变。同时关节腔积液中还可见到一些特殊细胞如类风湿细胞、赖特细胞和狼疮细胞，是关节腔积液的中性粒细胞、单核细胞变性所致。

（1）血细胞　关节腔积液血细胞改变的临床意义见表 17 - 3。

表 17 – 3　关节腔积液血细胞的临床意义

细胞	临床意义
中性粒细胞	①感染性积液中性粒细胞增高大于80%，其中化脓性关节炎积液的中性粒细胞高达95%；②风湿性关节炎、痛风、类风湿关节炎的中性粒细胞大于50%；③创伤性关节炎、退变性关节炎、肿瘤等，中性粒细胞小于30%
淋巴细胞	增高主要见于类风湿关节炎早期、慢性感染、结缔组织病等
巨噬细胞	增高可见于病毒性关节炎、血清病、SLE 等
嗜酸性粒细胞	增高可见于风湿性关节炎、风湿热、寄生虫感染及关节造影术后等
红细胞	常见于穿刺本身造成的出血，也可能是创伤、骨折、血管瘤、凝血功能障碍、色素沉着绒毛结节性滑膜炎、肿瘤等原因造成的陈旧性出血

（2）类风湿细胞　类风湿细胞又称包涵体细胞（图 17 – 1），是中性粒细胞吞噬了聚集的 IgG、IgM、类风湿因子、纤维蛋白、补体、免疫复合物及 DNA 颗粒等所致。主要见于类风湿关节炎，尤其是类风湿因子阳性者，且此种病人预后较差。也可见于其他类型的炎性关节炎如化脓性关节炎。

（3）赖特细胞（Reiter cell）　由已脱颗粒死亡的中性粒细胞完全分解后被单核细胞或巨噬细胞吞噬形成。一般 1 个巨噬细胞可吞噬 3 ~ 5 个中性粒细胞，而 1 个单核细胞仅吞噬 1 个中性粒细胞（图 17 – 2）。该细胞在防止中性粒细胞自溶导致局部组织损伤中发挥重要作用，但它们的存在也反映了炎症过程的活跃性。赖特细胞多见于 Reiter 综合征（结膜炎、关节炎、尿道炎三联征）患者的关节腔积液中，但也可见于痛风、幼年类风湿关节炎等，不具有特异性。

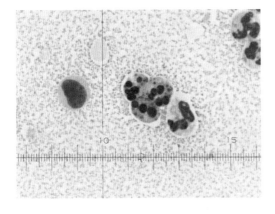 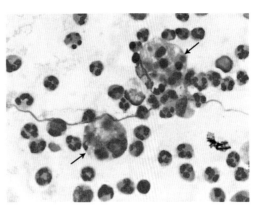

图 17 – 1　类风湿细胞（瑞 – 吉染色，×1000）　　　图 17 – 2　Reiter 细胞（瑞 – 吉染色，×1000）

（4）狼疮细胞　白细胞破坏后脱落的细胞核与抗核抗体结合后，在补体的参与下被中性粒细胞吞噬，形成狼疮细胞（lupus erytheumatosus cells, LE cells），见图 17 – 3。SLE、药物性狼疮关节炎的积液中可出现 LE 细胞，但并非特异。类风湿关节炎的关节腔积液中有时也可出现 LE 细胞。

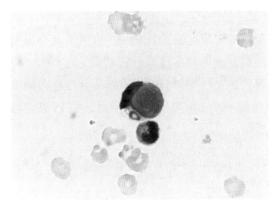

图 17 – 3　狼疮细胞（瑞 – 吉染色，×1000）

（5）多核巨细胞　可见于痛风性关节炎、结节病、骨肿瘤等。

二、关节腔积液结晶

结晶检验是关节腔积液显微镜检验的重要内容，尿酸钠和焦磷酸钙结晶检验分别是痛风和软骨钙质沉着症的确诊试验。外源性结晶多见于关节手术中手套滑石粉脱落，以及注射皮质类固醇形成的结晶，不同类型的结晶可同时存在。尿酸钠结晶见图 17 –4。

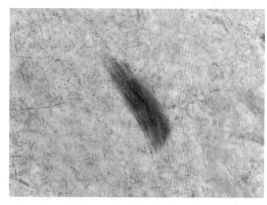 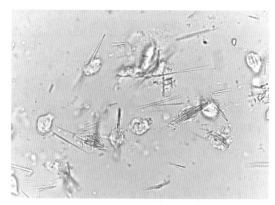

图 17 –4　痛风患者尿酸钠结晶（未染色，×400）

1. **检测方法**　涂片后直接采用光学显微镜，宜采用偏振光显微镜观察积液中结晶的类型。
2. **参考区间**　阴性。
3. **临床意义**　关节腔积液结晶检验主要用于鉴别痛风和假性痛风。关节腔积液中常见结晶的形态特点和临床意义见表 17 –4。

表 17 –4　关节腔积液结晶的形态特点和临床意义

结晶	折光性	形状	大小（μm）	临床意义
尿酸钠	强	细针状或杆状	5 ~ 20	痛风
焦磷酸钙	弱	棒状	1 ~ 20	软骨钙质沉着症
羟磷灰石	无	无色、大小不等的颗粒状	3 ~ 65	急性、慢性关节炎，骨性关节炎
胆固醇	弱	缺角的矩形片状结构	5 ~ 40	类风湿性、结核性、骨性关节炎
草酸钙	弱	八面体结构或椭圆形	2 ~ 10	慢性肾衰竭、先天性草酸盐代谢障碍所致关节炎
类固醇	强	针状或菱形	1 ~ 40	注射类固醇

三、关节腔积液病原生物学检验

病原生物学检验是关节腔积液的常规检验项目之一。将标本离心后取沉淀进行革兰染色涂片检查，查找有无致病菌。常见的致病菌有金黄色葡萄球菌、链球菌、大肠埃希菌等。如果怀疑结核性感染可行抗酸染色，寻找结核分枝杆菌，必要时行关节腔积液结核分枝杆菌培养或核酸检查，以提高阳性率。大约30%细菌性关节炎的关节腔积液中找不到细菌。因此，需氧菌培养阴性时，不能排除细菌性感染，还应考虑到厌氧菌和真菌感染。

第四节 关节腔积液化学与免疫学检验

因关节腔积液黏稠度较高，而透明质酸是构成关节腔积液黏稠度的主要因素之一，进行化学成分检验前，通常需用透明质酸酶预处理以分解透明质酸，降低关节腔积液的黏稠度，便于进行检验。

一、关节腔积液透明质酸检测

1. 原理 黏蛋白凝块形成试验。正常关节腔液含有大量的黏蛋白（mucoprotein），是透明质酸与蛋白质的复合物，呈黏稠状，在乙酸的作用下，形成凝块。该试验有助于反映透明质酸的含量和聚合作用。

2. 参考区间 阳性。

3. 临床意义 黏蛋白凝块形成试验是检测关节腔积液透明质酸最有效可行的方法。关节腔积液黏蛋白凝块形成不良与透明质酸 – 蛋白质复合物被稀释或破坏有关，多见于化脓性关节炎、结核性关节炎、类风湿关节炎及痛风。

二、关节腔积液其他化学和免疫学检验

关节腔积液中的蛋白质、葡萄糖、类风湿因子（rheumatoid factor，RF）、抗核抗体（anti – nuclear antibody，ANA）等化学成分多采用生物化学或免疫学方法进行定量检测，检测指标及临床意义见表17 – 5。

表17 – 5 关节腔积液化学成分检查及临床意义

项目	参考区间	临床意义
蛋白质	11 ~ 30g/L 清蛋白：球蛋白 = 4：1 无纤维蛋白原	可反映关节感染的程度，增高主要见于化脓性关节炎，其次是类风湿关节炎和创伤性关节炎
葡萄糖	3.3 ~ 5.3mmol/L	减低见于化脓性关节炎、结核性关节炎、类风湿关节炎，以化脓性关节炎降低最明显
乳酸	1.0 ~ 1.8mmol/L	增高见于化脓性关节炎和类风湿关节炎，类风湿关节炎的积液中乳酸含量可轻度增高，而淋病奈瑟菌感染的关节腔积液中乳酸含量可正常
类风湿因子	阴性	约60%类风湿关节炎病人血清类风湿因子呈阳性，关节腔积液 RF 阳性率较血清高，但并非特异，许多感染性和非感染性关节疾病均可出现 RF 阳性
抗核抗体	阴性	存在于血清中，也可存在于关节腔积液、胸膜腔积液和尿液中，70% SLE 和 20%类风湿关节炎的关节腔积液中可检测出 ANA
尿酸	178 ~ 416mmol/L	增高见于痛风，因尿酸可以通过滑膜，故关节腔积液的尿酸浓度与血液的浓度一致

第五节 关节腔积液检验的质量保证与临床应用

关节腔积液检验的质量保证是确保检验结果准确性的关键，而其临床应用则为关节炎的诊断和治疗提供了重要依据。通过规范化的操作和准确的检验结果，医生可以更好地评估患者的病情，制定合适的治疗方案。

一、关节腔积液检验的质量保证

关节腔积液检验已成为各种关节疾病的重要检验方法，其结果的准确性直接影响临床诊断，目前尚无理想的质控方法。因此，为了保证关节腔积液检验质量应做到：①采集标本应严格无菌操作；②标本及时送检；③化学和免疫学检验标本需预先用透明质酸酶消化处理，以降低标本的黏稠度；④试验性关节穿刺为阳性时，可将穿刺针内的血液或组织成分做晶体检查、革兰染色及培养等；如怀疑关节感染而穿刺结果为阴性时，可取关节腔清洗液作细菌培养；⑤结晶检验最好采用偏振光显微镜；⑥采用生理盐水稀释积液，不能用草酸盐或乙酸稀释，以防黏蛋白凝块的形成；⑦细胞分类采用染色分类法。

二、关节腔积液检验的临床应用

1. 检验项目选择 关节炎症或其他疾病可以改变关节腔积液的成分，不同疾病的关节腔积液的变化各不相同。关节腔积液的检验主要用于各种关节病变的诊断、治疗效果的观察及预后判断等。关节腔积液检验项目的选择见表17-6。

表17-6 关节腔积液检验项目的选择

分类	检验项目
常规检验	理学检查（颜色、透明度）、有核细胞总数与分类计数、革兰染色与细菌培养（需氧和厌氧培养）、结晶检查（偏振光和补偿镜）
特殊检查	真菌、抗酸染色和细菌培养、PCR检测细菌DNA、蛋白质、血清/关节腔积液葡萄糖、乳酸和其他有机酸、补体、酶学、尿酸

2. 关节腔积液检验的临床应用 临床上将关节腔积液分为4类。

（1）Ⅰ类（非炎症性积液） 常见于骨关节病和创伤性骨关节病。但早期类风湿关节炎、系统性红斑狼疮、结节性红斑伴发的关节炎和关节周围炎等，由于其炎症表现并不明显，故也可表现为Ⅰ类积液的特点。

（2）Ⅱ类（炎症性积液） 最常见于类风湿关节炎或其他结缔组织病、强直性脊柱炎、Reiter综合征、晶体性关节炎（痛风、假性痛风）、反应性关节炎等。

（3）Ⅲ类（化脓性积液） 最常见于化脓性关节炎和结核性关节炎。

（4）Ⅳ类（出血性积液） 可由出血性疾病或局部病变所致。常见于血友病、创伤、绒毛结节性滑膜炎、神经病变性关节病及抗凝治疗过度等。

常见关节腔积液检验的特征见表17-7。

表17-7 常见关节腔积液的特征

项目	非炎症性积液	炎症性积液	化脓性积液	出血性积液
病因	骨关节病、创伤性关节病	类风湿性、晶体性关节炎	化脓性、结核性关节炎	关节创伤、出血性疾病、过度抗凝治疗
外观	淡黄色、清亮	黄色、微浑	黄或乳白色、浑浊	红色、浑浊
黏稠度	高	减低	低	低
白细胞	增高	中度增高	明显增高	增高
葡萄糖	正常	降低	中度降低	正常
蛋白质	正常	增高	明显增高	增高
细菌	阴性	阴性	阳性	阴性
结晶	阴性	阳性/阴性	阴性	阴性
乳酸	增高	中度增高	明显增高	正常
RF	阴性	阳性/阴性	阴性	阴性

? 思考题

案例 患者，男，45岁。

主诉：近两周，膝关节逐渐变得红肿且活动受限。

现病史：患者因右膝关节疼痛和肿胀就诊。通过关节腔穿刺获得关节腔积液标本送检。关节腔积液外观浑浊、淡黄色；黏稠度较正常降低；蛋白质45g/L；葡萄糖2.5mmol/L（空腹血糖为5.8mmol/L）；白细胞计数12×10^9/L，其中中性粒细胞占70%；未见明显结晶；类风湿因子（RF）阳性。

体格检查：右膝关节肿胀明显，局部温度升高；活动范围受限，被动和主动活动均引起疼痛；关节周围有压痛，无明显畸形。

问题

（1）该患者初步考虑哪些可能的诊断？

（2）关节腔积液的葡萄糖水平与血糖的差值提示了什么？

（郑峻松）

书网融合……

重点小结

题库

第十八章　羊水检验

PPT

1. 通过本章学习，熟悉羊水透明度、颜色等理学变化与意义，羊水细胞遗传学及分子生物学检验的临床应用，了解羊水化学与免疫学检查新进展。

2. 具有能将检验结果与疾病诊断相结合的能力。

3. 树立不断探索的创新意识，提高创新能力；探索新的检验方法，预防出生缺陷，提高人口质量。

妊娠期羊膜腔内的液体称为羊水（amniotic fluid，AF），其主要功能是保护母体和胎儿。羊水成分早期与母体血浆相似，后期有胎儿消化道、泌尿道排泄物和呼吸道排出物及胎儿皮肤脱落细胞等。羊水的主要成分是水（98%～99%），溶质仅占1%～2%，羊水中的溶质包括50%无机物（如电解质）和50%有机物（如葡萄糖、蛋白质等）。在妊娠不同时期进行羊水检验，对产前诊断染色体异常、先天性代谢障碍、神经管缺陷等先天性或遗传性疾病具有重要意义；此外，羊水检验还可以用于协助诊断与治疗母婴血型不合及宫内感染等，对降低围产儿死亡率和减少患有遗传性疾病胎儿的出生也具有重要作用。

第一节　羊水标本采集与处理

一、羊水标本采集

羊水采集前需进行超声波检查确定胎儿位置和羊水量，由临床医师通过羊膜腔穿刺获得。标本量一般为20～30ml，采集后应及时送检。若不能及时送检，应置于4℃冰箱中保存，但不能超过24小时。供胆红素检查的标本需用棕色容器避光保存。标本采集的准确性直接影响检验结果，需特别注意采集时机。

二、羊水标本处理

将采集的羊水标本存放于无菌刻度离心管内，离心分离上清液和细胞层。上清液可供化学成分检验，细胞可供细胞培养、染色体核型分析、脂肪细胞及其他有形成分检查。

第二节　羊水理学检验

一、羊水颜色

1. 参考区间　①妊娠早期：无色或淡黄色；②妊娠晚期：乳白色。

2. 临床意义 病理情况下羊水颜色变化及临床意义见表 18 – 1。

表 18 – 1 病理性羊水颜色变化及临床意义

颜色	原因	临床意义
深黄色	胆红素增多	胎儿出血症或遗传性红细胞异常、胎儿溶血病、无脑儿、十二指肠闭锁等
绿色	羊水被胎粪污染（羊水粪染）	胎儿宫内窘迫
红色	出血	穿刺损伤、胎儿出血或胎盘早剥
棕色或褐色	宫内有陈旧性出血	宫内死胎
脓性浑浊	细菌、白细胞增多	宫腔内化脓性感染
黏稠黄色	羊水过少、妊娠时间长	过期妊娠或胎盘功能减退

二、羊水透明度

1. 参考区间 ①妊娠早期：清晰、透明；②妊娠晚期：清晰或稍浑浊。

2. 临床意义 妊娠晚期羊水因混入上皮细胞、胎脂等有形成分稍显浑浊。胎粪污染可使羊水变得较为浑浊，一般认为胎粪污染是胎儿宫内缺氧的表现。

第三节 羊水化学与免疫学检验

羊水化学成分较多，如甲胎蛋白、胆碱酯酶等，对产前诊断神经管缺陷（neural tube defect，NTD）等疾病有重要意义，常采用化学法或免疫学法进行定量检测。羊水化学成分检查及临床意义见表 18 – 2。

表 18 – 2 羊水化学成分检查及临床意义

项目	参考区间	临床意义
甲胎蛋白（mg/L）	妊娠 15～20 周：<40 妊娠 32 周：<25	产前诊断神经管缺陷（NTD）的特异性指标：①增高：开放性神经管缺陷、腹壁缺陷、胎儿畸形，死胎及羊水血液污染；②减低：葡萄胎，唐氏综合征等
乙酰胆碱酯酶（U/L）	<10.43	协助 AFP 增高的确认，NTD 的"第 2 标志"
雌三醇（mg/L）	妊娠末期：0.8～1.2	<1.0 提示胎儿存在危险、胎儿窘迫症，突然下降考虑先兆流产
肌酐（μmol/L）	妊娠 37 周：>176.8	羊水肌酐水平变化判断胎儿肾脏成熟度准确率达 90%。
胆红素（μmol/L）	<1.71	观察胎儿肝脏成熟程度和监测胎儿溶血情况
淀粉酶（U/L）	>300	活性高低主要用于判断胎儿唾液腺成熟程度

◆ 知识拓展 ◆ --

胎膜早破与早产的新标志物

胰岛素样生长因子结合蛋白 1（IGFBP – 1）是一种由胎儿肝细胞和母体蜕膜产生的蛋白质。正常妊娠时宫颈分泌物中无，先兆早产时，蜕膜与绒毛膜分离，导致 IGFBP – 1 释放到宫颈分泌物中，可用于预测早产和辅助诊断胎膜早破。

胎儿纤维连接蛋白（fFN）由滋养层细胞分泌，正常情况下 fFN 在宫颈阴道分泌物中含量低，22 周后 fFN 浓度增加与自发性早产相关。fFN 阴性预测未来 1 周内无自发性早产的准确率为 99.5%，2 周内为 99.2%。fFN 阳性预示先兆早产孕妇近期分娩可能性高达 70%。

IGFBP-1 在预测 7 天内分娩的临床价值优于 fFN，具有更高敏感性和阴性预测值，两者联合检测可提高早产预测准确性。二者均可通过宫颈分泌物检测，无创、快捷，具有较大的临床应用价值。

第四节　羊水细胞遗传学和分子生物学检验

多种遗传因素和生物因素可致胎儿出生缺陷，羊水细胞遗传学及分子生物学检验在产前诊断中有重要价值。

一、羊水染色体核型分析

染色体核型分析可检测染色体数目异常和大范围染色体变异。健康胎儿染色体核型，男性为 46，XY；女性为 46，XX。常见的异常包括：①染色体数目异常：如 21-三体，18-三体，13-三体等；②染色体结构异常：包括缺失、易位、倒位、插入及环状染色体等引起的综合征。该法结果直观、准确、是诊断染色体异常的"金标准"。但标本要求高，细胞培养周期长，对染色体微小异常及多基因病的检测受限，对于片段长度小于 5Mb 的异常则难以检出。

二、羊水荧光原位杂交分析

荧光原位杂交（fluorescence in situ hybridization，FISH）技术是将分子杂交与组织化学技术相结合，用已知序列的核酸荧光标记探针，在一定条件下与被检染色体或组织细胞中的靶核酸序列以互补的方式特异性结合，通过仪器显示特异性探针结合的部位和结合荧光强度，从而对染色体或染色质上的特定核酸序列进行定性、相对定量和定位分析。妊娠 16 周后可直接取羊水检查，无需细胞培养，1~2 天出结果，结果直观、易判读。适用于验证已知的或疑似的微小缺失和重复，但无法检测未知染色体异常。

三、羊水微阵列比较基因组杂交分析

微阵列比较基因组杂交技术（array-based comparative genomic hybridization，aCGH），又称分子核型分析，该法可以检测常规染色体核型分析不能发现的微小异常。适合对产前诊断中常规核型分析结果异常、但无法确认异常片段来源和性质的患者进行 DNA 水平的更精细分析。具有快速、高通量、高分辨率、高敏感性和高准确性等优点。但设备昂贵，费用高。

四、羊水全外显子基因检测

羊水全外显子基因检测是通过获取胎儿 DNA 并分析超过 2 万个基因的完整编码序列，它涵盖了所有外显子区域的基因变异检测，以评估潜在遗传性疾病。

全外显子测序仅针对人类基因组中的外显子区域进行测序，这些区域约占人类基因组的 1%~2%，但包含了大部分与疾病相关的变异。全基因组测序可提供更全面的基因信息，包括非编码区域，但其成本更高。

五、羊水病原生物核酸检测

TORCH 代表弓形虫（toxoplasma gondii）、其他病原微生物（others）、风疹病毒（rubella virus）、巨细胞病毒（cytomegalovirus）、单纯疱疹病毒（herpes simplex virus）的首字母缩写组合。这些病原生物能引起宫内感染并导致胎儿发育异常，引起胎儿出生缺陷，常通过检查妇女外周血中相应病原生物的抗体（IgG 和 IgM）间接反映感染情况，已广泛应用于孕前和孕早期致畸因素的筛查。在必要时可采用 PCR 等分子生物学方法直接检查羊水中病原体 RNA 或 DNA，从而帮助判断胎儿是否存在宫内感染。

第五节　羊水检验的临床应用

一、产前诊断

采用细胞遗传学及分子生物学技术，对羊水标本进行染色体核型分析、基因分析等，可预防先天异常或遗传病患儿的出生，降低遗传病发生率。

二、胎儿宫内感染诊断

孕早期检测孕妇外周血中 TORCH 抗体（IgG 和 IgM）是间接反映弓形虫、风疹病毒、巨细胞病毒及单纯疱疹病毒等感染情况的常用实验室检查方法，但在必要时可采用分子生物学方法对羊水中病原体核酸进行检查，以获得感染的直接证据，从而确定是否存在致畸病原生物的宫内感染。

三、其他应用

产前胎儿成熟度的评估有胎龄计算法、超声诊断法和羊水检查法。羊水胎儿成熟度检查即通过观察羊水中某些指标的变化来评估胎儿的器官功能是否发育完善，如羊水胆红素检测可反映胎儿肝脏成熟度、肌酐检测可反映胎儿肾脏成熟度等。但是羊水检查作为一种有创性检查，且与临床符合率较低，临床上已很少使用，逐渐被分辨率越来越高的影像学检查所取代。

孕妇外周血中循环胎儿 DNA 和循环胎儿细胞能够全面反映胎儿的遗传信息，是无创产前筛查及诊断的理想靶标，因此羊水细胞遗传学和分子生物检验也逐渐被外周血检验所替代。

? 思考题

答案解析

案例：患者，女，28 岁。

主诉：孕 28 周，近期自感胎动减少，并伴有下腹部不适。

现病史：患者近两周来自感胎动较以往减少，尤其近两天胎动几乎不可觉察。同时伴有下腹部轻度疼痛和坠胀感，但无阴道出血或流水。

既往史：患者既往身体健康，无慢性疾病史。本次为首次妊娠，无流产、早产史。家族中无遗传性疾病史。

基本检查：经腹部超声检查显示，胎儿心率偏慢，羊水指数偏低。为进一步评估胎儿宫内状况，医生建议进行羊水检验。经患者同意后，在超声引导下进行羊水穿刺，成功抽取羊水样本。

问题

（1）羊水理学检验通常包括哪些项目？这些项目对于评估胎儿宫内状况有何意义？

（2）羊水检验有何临床应用价值？

（郑峻松）

书网融合……

重点小结　　　　题库

第十九章　脱落细胞学检验

1. 通过本章学习，掌握脱落细胞学检验方法及流程；熟悉各系统正常脱落细胞、良性病变脱落细胞及肿瘤细胞的形态特点；了解脱落细胞学检验报告方式。

2. 具有脱落细胞涂片制作、染色以及显微镜镜检的能力。

3. 树立科学的职业观，深刻理解脱落细胞学检验在恶性肿瘤诊断中的重要性，培养敬业精神和良好心理素质。

脱落细胞学检验通过采集人体各种体液标本，经过制片、染色后在显微镜下观察脱落细胞形态，从而协助临床诊断的一门技术。该检查方法具有操作简便、经济实用、结果准确等特点。通过对脱落细胞的观察和分析，可以发现异常细胞及其他有价值的成分，有助于感染和肿瘤等多种疾病的早期诊断和治疗。

第一节　脱落细胞学检验方法

PPT

一、脱落细胞标本采集

（一）标本类型

脱落细胞学检验的标本类型按照采集方式可以分为自然排出物、体腔抽出液、细针穿刺吸取液、内镜刷片及刮擦物等，详见表 19 – 1。

表 19 – 1　脱落细胞学检验常见的标本类型

采集方式	标本类型
自然排出物	尿液、痰液、乳头溢液等
体腔抽出液	胸腔积液、腹腔积液、心包积液、关节腔积液和脑脊液等
内镜刷片	对于食管、胃、肠道、气管、支气管等部位，可以使用纤维内镜在病灶处直接刷取组织细胞
刮擦物	皮肤表面刮擦物

（二）采集方法

1. 直视采集法　阴道、宫颈、口腔、肛管、鼻腔、鼻咽部、眼结膜及皮肤等部位可以采用直接刮取、吸取、刷取的方式采集标本。食管、胃肠道、气管、支气管可在内镜下直接在病灶处刷取。

2. 直接留取　尿液、乳头溢液推荐使用清洁干燥的容器直接留取；痰液标本建议使用无菌痰杯留取清晨深部痰。

3. 针穿抽吸法　浆膜腔积液由临床医生通过胸腔穿刺、腹腔穿刺或心包腔穿刺采集；脑脊液标本主要通过腰椎穿刺术采集；淋巴结、乳腺、甲状腺、肝等浅表及深部组织器官可用细针穿刺吸取。

4. 灌洗或冲洗法　用一定量生理盐水冲洗空腔、浆膜腔或盆腔表面，使细胞脱落并收集灌洗液，如肺泡灌洗液、盆腔冲洗液等。

5. 摩擦法 用有线网套、气囊、海绵球等摩擦工具在病变处摩擦，收集擦取物送检。

（三）质量保证

1. 标本采集 合理选择采集部位，综合评估标本采集的适应症和禁忌症。采集方法应简便，操作轻柔，减少患者痛苦，避免引起严重并发症或肿瘤扩散。采集时应尽量避免黏液、血液等干扰物混入标本。

2. 标本送检 标本采集后应尽快送检，并及时制片和固定，以免细胞破坏。

二、脱落细胞涂片制备

涂片制备是脱落细胞学检验重要环节，包括载玻片准备、标本预处理、制片、标本固定等步骤。

（一）载玻片准备

推荐使用厚度 0.95～1.06mm，长宽为 76.2×25.4mm 的载玻片。载玻片应清洁、无油渍，先用洗涤液或 10% 盐酸浸泡 24 小时，清水冲洗后再用纱布擦拭干净后备用。

（二）标本预处理

标本预处理的目的是去除标本中的黏液，浓缩有形成分或富集细胞，提高检出率。

1. 黏稠标本处理 如痰液、肺泡灌洗液等标本因含有黏液，有形成分常被黏液包裹或遮盖，不利于观察，可使用 Saccomanno 固定液与二硫苏糖醇（DTT）混合液去除黏液，标本与试剂量以 1∶1～2 为宜，振摇液化 30～60 分钟，离心取沉淀制片。

2. 液体标本处理 液体量≥10ml 的标本，如尿液、浆膜腔积液等标本因液体量较多，可将标本离心后取沉淀制片。

3. 血性标本处理 对于血性标本，离心后吸取"白膜"层制片；或加入适量 10% 冰乙酸处理 5～10min 后离心，再用磷酸盐缓冲溶液（PBS）清洗 2 次，离心取沉淀制片。

（三）涂片制备方法

1. 推片法 适用于无黏液的标本，如血液、浆膜腔积液等。取离心后标本 10～15μl，推制成厚薄适度的涂片。

2. 涂抹法 适用于黏稠的标本，如痰液、肺泡灌洗液、分泌物等。用棉签或竹棒在玻片上均匀涂抹，避免重复涂抹。由玻片中心经顺时针方向由内向外涂抹或从玻片一端向另一端平行涂抹。

3. 压拉法 适用于较黏稠标本，如痰液、肺泡灌洗液等。将标本放在玻片右侧约 1/3 交界处，另取一张玻片与标本重叠，手持各玻片两端稍加压力，快速反向拉开，即成 2 张厚薄均匀的涂片。

4. 喷射法 用配有细针头的注射器将标本均匀地喷射在玻片上，此法适用于各种吸取的液体标本。

5. 印片法 对有糜烂、溃疡的组织可采用印片法，将玻片在病变部位轻轻按压即可；或将切取的病变组织块，用小手术刀切开，立即将切面平放于玻片上，轻轻按印。此方法为活体组织检查的辅助方法。

6. 液基薄层制片法（liquid based cytology，LBC） 适用于各种体液标本。将标本收集在特殊的保存液中，制成细胞悬液，除去其中的血液、蛋白质及炎性渗出物，将细胞收集到滤膜上，最后转移到载玻片上制成细胞涂片。其主要特点是：将阅片范围缩小到直径 20mm 内；涂片上的细胞集中、分布均匀、背景清晰。

7. 细胞离心涂片机制片法 适用于脑脊液、尿液、浆膜腔积液及无黏液的支气管肺泡灌洗液等标本。使用专用细胞离心涂片机及配套耗材，在细胞收集器中安装好载玻片和吸水滤纸，加入适量标本于细胞收集器中，选择合适的离心参数并运行离心程序，离心结束后取出玻片后晾干、染色。

（四）标本固定

固定（fixation）可凝固和沉淀细胞内的蛋白质，保持细胞的自然形态，还能破坏细胞内的溶酶体酶，避免细胞自溶或细菌所致的腐败。标本越新鲜，固定越快，细胞结构越清晰，染色效果越好。

1. 固定液　脱落细胞学检验常用的固定液（fixation fluid）有以下 3 种，其评价见表 19 – 2。

表 19 – 2　脱落细胞学检验常用固定液与评价

固定液	评价
乙醚乙醇	渗透性较强，固定效果好；适用于一般细胞学常规染色
95% 乙醇	渗透性稍差；适用范围广，无毒，污染小，便于更换；适用于细胞学常规染色
氯仿乙醇	渗透性强；适用于含血多的标本，醋酸能够溶解红细胞，可防止细胞由乙醇所引起的收缩，特别适用于核酸、糖原和黏蛋白等的染色

2. 固定方法

（1）湿固定（wet fixation）　即在标本制片后（尚未干燥）即刻固定。在固定过程中细胞不与空气接触，能使细胞质脱水、蛋白质凝固。适用巴氏或 HE 染色的痰液、阴道分泌物及食管拉网等黏液多的涂片。此法固定的细胞染色鲜艳，结构清楚。

（2）干固定（drying fixation）　即在标本制片后自然干燥再固定。适用于吉姆萨染色、瑞氏染色或瑞 – 吉染色的涂片。

3. 固定时间　因标本性质和固定液不同而异，通常为 15 ~ 30min。不含黏液的浆膜腔积液及尿液等涂片的固定时间可缩短；而痰液和阴道分泌物含黏液较多，涂片固定时间需适当延长。

三、脱落细胞涂片染色

（一）染色目的和原理

1. 染色目的　染色目的是借助于一种或多种染料，使组织或细胞分别染成不同的颜色，充分显示细胞的内部结构，便于细胞分类。

2. 染色原理　临床日常工作中常用的染色方法有巴氏染色、HE 染色和瑞 – 吉染色。

（1）巴氏染色　细胞核内的染色质与带正电荷的苏木精染料结合而被染成蓝色或靛蓝色。EA50 可与蛋白质中带正电的氨基结合，从而使胞浆呈现蓝色、绿色、橘黄色或红色。该染色法具有显示细胞核结构清晰、分色明显、透明度好、胞浆颜色鲜艳等特点。

（2）HE 染色　基本原理涉及两种不同性质的染料：苏木精（hematoxylin）和伊红（eosin）。这种染色方法能够使细胞核呈现蓝色或靛蓝色，而细胞质则呈现红色或粉红色，颜色对比鲜明，便于显微镜下观察分析。

（3）瑞 – 吉染色　染色原理见第二章第四节。

（二）方法学评价

1. 巴氏染色　具有色彩鲜艳多样的特点，细胞核结构清晰；可以显示鳞状上皮细胞分化程度，对角化型癌细胞较易识别；适用于观察女性激素水平对上皮细胞的影响；但该法染色步骤较复杂，染色效果较难掌握。

2. HE 染色　步骤较简便，适用于各种上皮组织涂片标本；胞核与胞质对比鲜明，核染色清晰，染色效果稳定。

3. 瑞 – 吉染色　融合了瑞氏染色和吉姆萨染色两种染色的优点，细胞核染色质结构和细胞质内颗粒较清晰，操作简便，可以快速得到检验结果。该法适用于白细胞分类、肿瘤细胞鉴别及其他特殊细胞筛查等。

三种染色方法比较见表 19 - 3。

表 19 - 3　常用染色方法比较

项目	巴氏染色	HE 染色	瑞 - 吉染色
固定要求	湿固定	湿固定	不需要固定
细胞核	胞核结构清楚	胞核容易过染	染色质细致结构清晰
核仁	红色或蓝色	红色或蓝色	浅染，淡灰色或淡蓝色
细胞质	能显示细胞质角化状况	不能显示胞质分化程度	能显示胞质颗粒及包涵体，能清晰显示胞质分化程度
操作	步骤多，复杂，需要 1 小时左右	操作简单，需要 30 ~ 40 分钟	简便快速，需要 10 ~ 15 分钟

四、脱落细胞学检验阅片

（一）人工阅片

阅片前应严格核对患者信息、申请单及涂片标识，并仔细阅读患者资料，重点关注与病情或诊断相关的信息。

阅片时严格执行阅片程序，初筛时先在低倍镜下浏览，观察涂片中各种细胞分布、评估染色效果，发现异常细胞时，再结合高倍镜或油镜仔细观察，并做出诊断。

（二）计算机辅助阅片

计算机辅助阅片技术（computer – assisted reading，CAR）是一种利用计算机系统和软件来辅助医生或研究人员对医学图像进行分析和解读的技术。这种系统能够通过数字图像处理技术进行图像拼接、分割及识别，从而实现对脱落细胞的高效识别。计算机辅助阅片技术在脱落细胞学诊断中的应用已经取得了显著的进展和成效。通过高精度的图像采集和先进的图像处理算法，不仅可以提高诊断的准确性和效率，还可以推动智能医疗的发展。

（三）人工智能阅片

脱落细胞学人工智能阅片是指通过人工智能系统对脱落细胞进行图像采集、分析和诊断的过程。这种技术在临床医学中具有广泛的应用前景，尤其是在宫颈癌筛查、膀胱癌检测等领域，能够显著提高诊断效率和准确性。人工智能阅片不仅提高了疾病诊断的工作效率，还减轻了医生的工作压力，但由于人工智能系统的训练和优化需要大量的标注数据，而获取高质量的标注数据是一个复杂且耗时的过程，因此目前还未在临床大规模推广使用。

五、脱落细胞学检验报告

（一）直接描述报告法

对于不能作出明确或肯定的诊断；或不能归结为明确的疾病和病理过程；或因标本未及病灶、固定不好或病变细胞过少等原因时可采用直接描述报告法。对发现的异常细胞或有诊断价值的细胞进行详细描述，包括细胞大小、形状、细胞核的形态、染色质分布、核仁情况以及细胞质的特点等，并给出提示或建议。

（二）分级报告法

分级报告法为常用的报告方式，包括改良巴氏五级分类报告法、四级分类报告法、TBS（the Bethesda system，TBS）报告方法等。

自上世纪40年代初，巴氏涂片细胞学检查作为子宫颈癌和癌前病变的标准筛查方法一直沿用至今。1988年，美国国家癌症研究所提出了TBS报告方式。与传统的巴氏分级报告术语相比，TBS术语能更好地与组织病理报告术语衔接。该系统经过1991年、2001年和2014年的多次修订，2014年TBS报告结果已较为完善，目前较为常用。

（三）体液细胞学图文报告法

体液细胞学图文报告法是检验科常用的报告方法。报告内容主要包括常规细胞计数与分类、图像、形态学描述及初步诊断和建议等。

1. 常规细胞计数与分类　包括细胞总数、有核细胞计数及分类。

2. 图像　在涂片细胞分布均匀、染色良好的部位，对诊断有价值的细胞或有形成分进行拍摄，选择有代表性的图片2～4张。

3. 形态学描述　对异型细胞或肿瘤细胞进行必要的形态描述；对其他有诊断价值的细胞或有形成分进行必要的形态学描述。

4. 初步诊断和建议

（1）初步诊断　①细胞分级报告：未查见肿瘤细胞、查见核异质细胞、查见可疑肿瘤细胞、查见肿瘤细胞；②报告其它有价值的细胞；③报告有价值的非细胞有形成分。

（2）提示或建议　根据细胞数量和种类以及形态学变化，结合临床资料，提示进一步检查的方向或给出合理化建议。 🖥 微课/视频 1

六、脱落细胞学检验质量保证

（一）标本采集

合格的标本是保证检验质量的前提。标本采集或留取时，应注意无菌操作，注意标本量及抗凝剂或防腐剂的使用。各类标本中应检出有效的细胞成分才能称为满意的标本，如痰液涂片观察到肺泡巨噬细胞、尘细胞等。

（二）标本接收

严格做好标本查对和交接工作。对申请单填写的内容或标本有疑问时，应及时查明原因；对申请单缺项和漏项应督促送检方补充完整，核对无误后方可接收登记。记录好标本接收时间，交接双方人员签字，所有接收的标本应做好编号。对不符合要求的标本应拒收并详细记录。

（三）涂片制作

良好的涂片质量是保证正确诊断的重要条件之一。为防止漏诊，同一标本至少做两张涂片。涂片时操作要规范，避免人为损伤细胞。涂片厚薄适宜，涂片太厚，细胞容易重叠；涂片太薄，片中细胞数量过少，易造成漏诊。尿液、浆膜腔积液等含液体较多的标本，可先离心取沉淀物制片。

（四）固定与染色

涂片制备后应立即固定，以保持细胞原有的形态。染色过程对于脱落细胞识别非常重要，因此需要控制好染色液的质量和染色时间，避免染色过深过浅或偏酸偏碱。同时，要定期更换和过滤固定液、染色液，防止污染。

（五）阅片与结果报告

由于细胞形态千变万化，而且影响因素较多，给诊断带来一定难度，因此阅片时一定要仔细观察，结合细胞形态综合分析。当常规染色法对肿瘤细胞分型诊断较困难时，可结合免疫细胞化学、原位杂交、电镜及其他检查进一步明确。

（六）人员能力提升

细胞学检查人员应当熟练地掌握细胞学理论知识，并积极参加继续教育和培训，掌握新技术、新理论，进而提高细胞学诊断水平。

（七）复查与会诊

对涂片进行复查与会诊是细胞学诊断质量保证的一个重要措施。复查一般是请上一级医（技）师检查，如无上级医生，则多请一些检验人员一起观察涂片，必要时请专家会诊。

（八）定期随访

对细胞学诊断阳性或发现异常细胞的患者，均应进行定期随访观察，以达到早期诊断、及时治疗的目的。

七、脱落细胞学检验的方法学评价与临床应用

（一）方法学评价

脱落细胞学检验操作简便、无创或微创，在疾病的早期诊断、筛查和监测中发挥着重要作用。但需要注意的是，其结果可能受到取材、制片和诊断经验等因素的影响，必要时可结合其他检查综合分析。

1. 优点

（1）安全简便　脱落细胞学检验最突出的优点是安全简便。患者痛苦少，无不良反应，可重复取材；无需特殊设备，费用低廉，操作简便易行。

（2）快速准确　诊断迅速，准确性和检出率均较高。

（3）应用广泛　细胞学诊断可扩大到全身所有组织和器官及全身所有肿瘤的检查，还可诊断非肿瘤性疾病。也可用于疗效观察、预后评估及用药检测等。

2. 局限性

（1）假阴性或假阳性　受标本质量、制片与染色及检验人员水平的影响，脱落细胞学检验有一定的假阴性和假阳性。

（2）难以定位诊断　细胞学诊断通常不能确定肿瘤的具体部位，有时需结合组织活检或影像学等检查进行明确。

（3）病理组织学分型困难　脱落细胞学检查通常只能观察到单个细胞或细胞团，缺乏组织结构信息，所以仅从细胞学角度分析有时很难判断肿瘤细胞的组织学类型。

（二）脱落细胞学检验的临床应用

脱落细胞学检验在临床上的应用广泛，主要用于感染、肿瘤等疾病的诊断及鉴别诊断等。常见的脱落细胞学检验临床应用见表19-4。

表19-4　脱落细胞学检验的临床应用

细胞学检验	临床应用
宫颈脱落细胞学	通过宫颈涂片检查，观察宫颈上皮细胞的形态变化，早期发现宫颈癌及癌前病变
痰液、肺泡灌洗液和支气管刷片细胞学	多用于肺部炎症、肺癌的诊断，可根据细胞形态区分小细胞癌和非小细胞癌
浆膜腔积液细胞学	可用于炎性积液、肿瘤性积液的诊断与鉴别诊断

续表

细胞学检验	临床应用
尿液脱落细胞学	用于肾脏疾病、泌尿系统炎症及肿瘤的诊断
乳头溢液细胞学	用于诊断乳腺炎症性疾病、导管上皮细胞增生、非典型增生和乳腺癌等
脑脊液细胞学	用于神经系统炎症和肿瘤的诊断

> **知识拓展**
>
> ### 细胞蜡块技术
>
> 细胞蜡块技术是将送检的标本（如胸腔积液、腹腔积液），通过多次离心，使其中的细胞和沉淀凝固成块，并模拟组织学蜡块的制备流程，经固定、脱水、石蜡包埋、切片、染色后在显微镜下观察细胞的技术。
>
> 细胞蜡块技术可以最大限度的保留细胞成分，降低漏诊率，使脱落的组织碎片更接近组织学，能够更好地观察细胞形态、组织结构，提高阳性检出率。细胞蜡块的制作能使脱落细胞样本长期保存，后期可进行免疫细胞化学染色及分子病理检测。

（刘咏梅）

PPT

第二节　脱落细胞学基本知识

一、正常脱落细胞形态

人体的基本组织分为上皮组织、结缔组织、肌肉组织和神经组织，每一种组织由其特殊的细胞和细胞间质构成。细胞经特定染色后，可根据细胞着色特点及形态特征来判断细胞的种类和性质。

（一）正常脱落上皮细胞

上皮组织可分为被覆上皮、腺上皮和特殊上皮等。被覆上皮细胞按细胞层数可分为单层上皮细胞和复层上皮细胞；按形状可分为鳞状上皮细胞和柱状上皮细胞。

1. 复层鳞状上皮细胞（stratified squamous epithelial cells）　又称复层扁平上皮细胞，被覆于皮肤、口腔、喉部、鼻咽的一部分、食管、子宫颈外口、阴道和肛门等部位，一般由10多层排列紧密的扁平细胞组成，细胞间由桥粒连接。组织学上由底层至表面分为底层、中层和表层细胞（图19-1）。

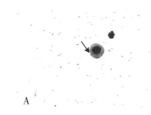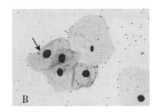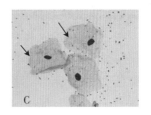

A　　　　　　　B　　　　　　　C

图 19-1　鳞状上皮细胞（瑞-吉染色，×1000）
A. 底层；B. 中层；C. 表层

复层鳞状上皮细胞从底层到表层，细胞形态总体变化规律见表19-5。

表 19-5　鳞状上皮细胞形态变化规律

内容	底层→中层→表层
细胞体积	小到大
细胞质	少到多
细胞核	大到小，最后消失
核染色质	细致、疏松、均匀到粗糙、紧密、固缩
核质比	大到小

（1）底层细胞（basal layer cells）　　底层细胞分为基底层细胞和副基底层细胞。①基底层细胞：又称生发层细胞，位于鳞状上皮的最底层，紧贴基底膜，是一种未分化细胞，具有较强的增殖能力，以补充衰老的表层细胞。形态特点：复层鳞状上皮细胞中体积最小的细胞，呈圆形，胞体直径 12～15μm；胞核相对较大，居中或略偏位，圆形或椭圆形，结构疏松，直径 8～10μm；核染色质呈均匀细颗粒状；细胞核质比 1:（0.5～1）。②副基底层细胞：位于基底层细胞之上，由 2～3 层细胞组成，常见于黏膜萎缩、糜烂、溃疡等病变时。形态特点：胞体直径 15～30μm；胞核与基底层细胞相似，圆形或椭圆形，直径 8～10μm，核染色质略疏松；胞质较基底层细胞略多；细胞核质比 1:（1～2）。

（2）中层细胞（middle layer cells）　　由多层细胞组成，位于鳞状上皮中部。细胞形态多样，呈圆形、椭圆形、梭形或多边形，胞体直径 30～40μm；胞核相对较小，圆形、居中，核染色质呈细颗粒状；胞质量较多，细胞核质比 1:（2～3）。

（3）表层细胞（superficial cells）　　位于鳞状上皮表层，该类细胞扁平，体积较大，胞体直径 40～60μm，呈不规则多边形，胞质透明，边缘卷褶；胞核小，固缩深染。根据角化程度可分为角化前细胞、不全角化细胞和完全角化细胞，其细胞特征见表 19-6。完全角化细胞为衰老死亡的细胞，正常情况下仅见于皮肤。

表 19-6　表层细胞形态特征

特征	角化前细胞	不全角化细胞	完全角化细胞
细胞核	直径 6～8μm，着色较深，染色质呈均匀细颗粒状	固缩呈圆形，直径约 4μm，核深染，核周可见白晕	无核
细胞质	量多，H-E 染色呈浅红色，巴氏染色呈淡蓝或淡绿色，瑞-吉染色呈淡蓝色	量更多，H-E 染色呈浅红色，巴氏染色呈粉红色，瑞-吉染色呈淡红色	极薄，可见皱褶，H-E 染色呈淡红色，巴氏染色呈橘黄色，瑞-吉染色呈淡红色
核质比	1:（3～5）	1:5 以上	0

2. 柱状上皮细胞（columnar epithelial cells）　　主要分布于鼻腔、咽部、支气管、胃肠黏膜、子宫颈管、子宫内膜和输卵管等部位。从组织学上分为单层柱状上皮细胞、假复层纤毛柱状上皮细胞和复层柱状上皮细胞。根据形态和功能不同分为纤毛柱状上皮细胞、黏液柱状上皮细胞和储备细胞。

（1）纤毛柱状上皮细胞（ciliated columnar epithelial cells）　　完整的纤毛柱状上皮细胞呈圆柱形，栅栏样排列，一端有密集的纤毛，底部细尖；胞核呈圆形或椭圆形，位于细胞基底侧，直径 8～12μm，核边界清晰，染色质呈细颗粒状，着色较淡，偶见核仁（图 19-2）。

（2）黏液柱状上皮细胞（mucus columnar epithelial cells）　　细胞肥大，呈卵圆形、圆柱形或锥形；胞质丰富，内含大量黏液，着色浅；胞核常被黏液空泡挤压至底部，呈月牙形或戒指形。

（3）储备细胞（reserve cells）　　是具有增生能力的未分化细胞，位于假复层柱状上皮的基底部。储备细胞体积小，圆形或卵圆形，成片脱落的细胞呈蜂窝状排列；核染色质呈细颗粒状，可见小核仁；胞质少，呈嗜碱性（图 19-3）。

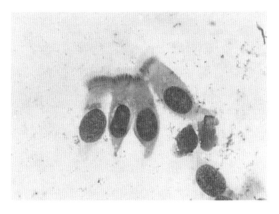

图 19-2　纤毛柱状上皮细胞（瑞-吉染色，×1000）

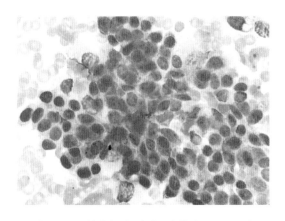

图 19-3　储备细胞（瑞-吉染色，×1000）

3. 成团脱落的上皮细胞　多种因素（如炎症、机械损伤等）可使上皮细胞成团脱落，因其排列紧密，有时与肿瘤细胞很难区分。成团脱落的上皮细胞形态特点见表 19-7。

表 19-7　上皮细胞成团脱落时的形态特点

细胞	形态特点
基底层鳞状上皮细胞	细胞大小基本一致，呈镶嵌铺砖状排列；胞核形态规整，核距相等
纤毛柱状上皮细胞	细胞界限不清，呈栅栏样或蜂窝状排列；胞核可互相堆叠形成核团，核团周围是胞质融合带，细胞团表面有时可见整齐排列的纤毛
黏液柱状上皮细胞	细胞常融合成团，蜂窝状排列；胞核规整，核距较远；胞质透明而淡染，内含大量黏液

（二）退化变性的上皮细胞

脱落上皮细胞因缺氧、营养不良及膜表面黏液酶的作用，短时间内导致细胞发生变性直至坏死统称退化变性，简称退变（degeneration）。标本放置时间过长、制片不当或标本未及时固定等都可能导致细胞发生退变。标本中出现退变细胞，不能用于临床诊断，需重新取材制片。脱落上皮细胞的退变可以分为肿胀性退变和固缩性退变。

1. 肿胀性退变（swelling degeneration）　可能与细胞膜能量不足，导致细胞内水钠潴留和酸度增加有关。肿胀性退变表现为细胞胞体肿胀，体积可增大 2~3 倍，胞质内可见液化空泡，胞核可被空泡挤压至一侧而呈月牙形或肾形，有时空泡不断增多可使胞质呈泡沫状。细胞进一步退变，胞核肿胀、变形，发展为核膜不清，染色质颗粒模糊，最后细胞膜逐渐溶解消失，胞质溢出，只剩下肿胀的裸核，直至细胞核逐渐溶解消失（图 19-4）。

2. 固缩性退变（pyknotic degeneration）　可能与细胞器和染色质的脱水有关。固缩性退变表现为细胞体积变小且皱缩变形；胞质脱水，染色变深；核染色质固缩呈团块状，细胞核与细胞质之间可见核周晕（perinuclear halo）。

表层鳞状上皮细胞常表现为固缩性退变，胞质内常可见细菌或异常颗粒；中层和底层鳞状上皮细胞常表现为肿胀性退变。柱状上皮细胞较鳞状上皮细胞更容易发生退变，且两种退变类型均可见，常表现为细胞质横断分离或纤毛消失（图 19-5）。

（三）非上皮细胞成分

脱落细胞涂片中除上皮细胞外，其余的非上皮细胞成分统称为背景成分。常见的非上皮细胞成分有血细胞、坏死物、异物、黏液、细菌及真菌等。非上皮细胞其临床意义见表 19-8。

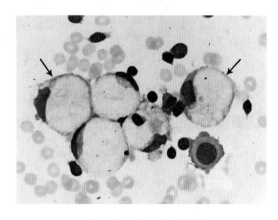
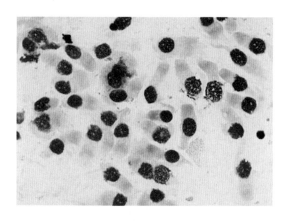

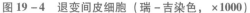

图19-4 退变间皮细胞（瑞-吉染色，×1000）　　图19-5 退变纤毛柱状上皮细胞（瑞-吉染色，×1000）

表19-8 常见的非上皮细胞及临床意义

细胞	临床意义
红细胞	数量多少与病变性质及取材时局部损伤有关
中性粒细胞	增多提示病变部位有炎症，常见于组织炎症、癌组织坏死后继发感染及化疗后
嗜酸性粒细胞	增多常见于炎症、过敏反应及寄生虫感染等病变
淋巴细胞	增多常见于慢性炎症、结核、肿瘤等病变。大小较恒定，常作为衡量其他细胞大小的"标尺"
浆细胞	增多见于慢性炎症及结核等病变
吞噬细胞	有较强吞噬作用
组织细胞	正常涂片少见，炎症时多见
多核巨细胞	多见于慢性炎症

需要注意的是，背景细胞并非真正的脱落细胞，其主要来源于血液或组织，病理情况多见。

二、良性病变脱落细胞形态

良性病变脱落细胞是相对于恶性病变而言，通常是由炎症或其他理化因素作用引起。组织细胞因各种内在或外在因素造成的损伤，进而引起细胞形态改变，表现为细胞的退化变性、坏死、增生、再生及化生等。

（一）炎症时脱落细胞的形态特征

1. 炎症时上皮细胞一般变化　炎症反应时局部组织表现为变质、渗出、增生3种病变。上皮细胞在不同的炎症反应中变化各异。在急性炎症时，上皮细胞主要表现为退变、坏死和渗出；而在慢性炎症时，上皮细胞主要表现为增生、再生、化生以及不同程度的退变。

（1）鳞状上皮细胞　中层和底层细胞在炎症时常成片脱落，细胞改变较明显，形态表现为：①细胞核：常表现为核肥大（swelling of nucleus）、核异型（nuclear atypia）、核固缩（pycnosis）和核碎裂（karyorrhexis）等。炎症所致脱落鳞状上皮细胞明显增生，细胞体积基本不变，核增大，核膜增厚，核质比轻度增大。细胞退化变性或坏死时，细胞核常表现为核固缩或核碎裂。②细胞形态：炎症时，偶见异型性明显的鳞状上皮细胞，细胞呈梭形、星形、蝌蚪形或不规则形，而细胞核变化不明显或仅表现为轻度增大、畸形和深染，此类细胞称为异型细胞，该类细胞也可能为柱状上皮细胞鳞状化生产生。炎症时还可见成团脱落的底层细胞和中层细胞，该类细胞形态、大小和染色大致正常，少数细胞可表现为轻度核畸形，染色略深。

（2）柱状上皮细胞　炎症时纤毛柱状上皮细胞可成片、成排脱落，细胞主要表现为固缩退变，细胞体积缩小，多呈小锥形；胞核体积缩小，轻度不规则，染色变深，有时可见 2 个以上的细胞核，呈固缩重叠状。

（3）病毒感染导致的上皮细胞形态改变　引起上皮细胞形态改变的病毒主要有单纯疱疹病毒、巨细胞病毒、人乳头瘤病毒等，病变部位主要在生殖道、泌尿道和呼吸道等。

1）单纯疱疹病毒（HSV）感染　根据抗原性的差别分为 HSV‐1 和 HSV‐2，HSV‐1 感染的好发部位是呼吸道，HSV‐2 感染的好发部位是生殖道。单纯疱疹病毒感染主要累及鳞状上皮细胞，疾病早期细胞核可出现中度至重度肿大，偶见细胞核空泡样变，有时可见多核巨细胞，核中央出现大小不一的嗜酸性包涵体，其周围有亮晕；细胞质呈弱嗜碱性、不透明毛玻璃样变，胞质内可见到包涵体。

2）巨细胞病毒（CMV）感染　CMV 是一种 DNA 病毒，可侵犯全身各重要器官和组织，常见的有唾液腺、肺、肝、肾、肠、膀胱、肾上腺等。CMV 感染的上皮细胞胞体增大，直径可达 $20\sim40\mu m$，胞核与胞质内均可出现嗜酸性包涵体，胞核内包涵体体积巨大，直径 $8\sim10\mu m$，电镜证实这些包涵体是由 CMV 颗粒组成。

3）人乳头瘤病毒（human papilloma virus，HPV）感染　HPV 可感染人的皮肤和黏膜，以生殖道黏膜感染常见，如尖锐湿疣、乳头状瘤等。涂片中上皮细胞胞体增大，胞核增大，核质比变大。在宫颈涂片中常见鳞状上皮细胞化生，伴有炎症细胞的出现。

2. 上皮细胞增生、再生、化生

（1）增生（hyperplasia）　一般指非肿瘤性增生，多由慢性炎症或其他理化因素等持续刺激引起。上皮细胞分裂增殖能力增强，数量增多，常伴有细胞体积增大。增生的组织和器官弥漫性肿大，可出现单发或多发增生性结节。形态特点：①鳞状上皮细胞增生：表现为底层和中层细胞增生，细胞常成团脱落；胞核增大，增生活跃时胞核可有轻度至中度核异质，可见双核或多核，可见核仁；少数染色质形成小结，但仍为细颗粒状；胞质量相对减少，核质比增大，胞质呈嗜碱性。鳞状上皮细胞增生常见于口腔、痰液、阴道等涂片中。②纤毛柱状上皮细胞增生：细胞成团脱落，游离端可见纤毛，胞体增大，胞核增大，可见双核或多核，核大小一致，染色质粗大、深染。③储备细胞增生：细胞常成团脱落，胞体较小，排列紧密，胞核居中，核大小一致，染色质略深。

（2）再生（regeneration）　当局部组织因慢性炎症或其他理化因素等刺激引起损伤后，由邻近正常组织的基底层细胞分裂、增生、修复补充的过程称为再生。再生的上皮细胞未完全成熟，容易脱落，涂片中可见再生的上皮细胞和增生活跃的基底层细胞。细胞排列方向一致，胞质边缘有裂隙，此为诊断再生的依据之一。

（3）化生（metaplasia）　是指已经分化成熟的组织，在慢性炎症或其他理化因素等刺激下，其形态和功能转变为另一种成熟组织的过程。化生通常发生在同源性细胞之间，其意义主要在于增强组织对不良环境的抵抗力。当病因去除后，化生上皮可恢复原来的组织结构。

鳞状上皮化生（squamous metaplasia），简称鳞化，多由柱状上皮细胞逐渐向鳞状上皮细胞分化，是最常见的化生形式（图 19‐6）。常见于子宫内膜、子宫颈管、鼻咽、鼻腔、支气管等部位。鳞化是由基底层开始，逐渐向表层推进的，故有时在表层可见原来的成熟柱状上皮细胞。不成熟的鳞化细胞，其形态和基底层细胞及棘层细胞间的过渡细胞较相似（图 19‐7）。如果鳞化细胞胞核增大，形态、大小异常，染色质增粗深染，表明在化生的基础上发生了核异质改变，称为不典型化生（atypical metaplasia）。

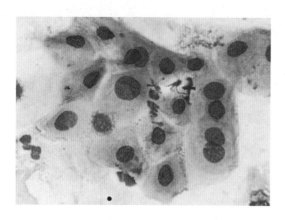

图 19 - 6　鳞化细胞

（支气管刷片，瑞 - 吉染色，×1000）

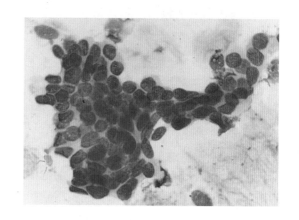

图 19 - 7　不成熟的鳞化细胞

（支气管刷片，瑞 - 吉染色，×1000）

3. **各种炎症时脱落细胞特征**　炎症（inflammation）可分为急性炎症、亚急性炎症、慢性炎症和肉芽肿性炎症（granulomatous inflammation）4 种类型。前 3 种是按炎症的病程分类，后者多由特殊病原体引起的。

（1）急性炎症　上皮细胞胞体增大，常伴有明显退变，背景可见较多中性粒细胞、吞噬细胞、坏死颗粒及纤维蛋白等。

（2）亚急性炎症　临床上较少见，多见于寄生虫感染。涂片中可见退变的上皮细胞、增生的上皮细胞和坏死颗粒，可伴有嗜酸性粒细胞、单核细胞及淋巴细胞增多。

（3）慢性炎症　慢性炎症以增生为主，可见大量成团的增生上皮细胞，变性坏死的细胞较少见。炎症细胞以淋巴细胞或浆细胞为主，可伴有组织细胞或多核巨细胞增多。

（4）肉芽肿性炎症　肉芽肿性炎症是由特殊病原体引起的，病变部位有特征性肉芽肿形成，呈慢性经过。结核病是最常见的肉芽肿性炎症，以形成结核结节为特征，中央常发生干酪样坏死（caseation）。涂片中可见以下成分：①类上皮细胞（epithelioid cells）：是由组织细胞吞噬结核分枝杆菌后变形而成。类上皮细胞胞体呈不规则的梭形、圆形或多边形，直径 15~25μm；胞核大小不一，呈圆形或椭圆形；核边界清，染色质疏松呈细颗粒状，有 1~2 个小核仁；胞质丰富，可见空泡。②朗汉斯巨细胞（Langhans giant cells）：是由多个类上皮细胞融合而成，胞体直径可达 200~300μm，形态不规则；胞核数个至数十个不等，环形或马蹄形排列在细胞的周边部。③干酪样坏死颗粒：为无固定结构颗粒状物，常成堆分布。④其他细胞：结核肉芽肿还可见较多的单核细胞和淋巴细胞。

（二）非典型增生上皮细胞和角化不良细胞形态特征

1. **非典型增生上皮细胞**　非典型增生上皮细胞介于良性和恶性细胞之间，通常认为是癌前病变，常由慢性炎症等刺激所致。其主要变化是细胞核的改变，表现为胞核大小、形态和染色质分布异常，核边界不整齐，核膜增厚等，细胞质分化正常。根据细胞增生程度，分为轻度非典型增生、中度非典型增生和重度非典型增生（图 19 - 8）。

非典型增生细胞特征见表 19 - 9。

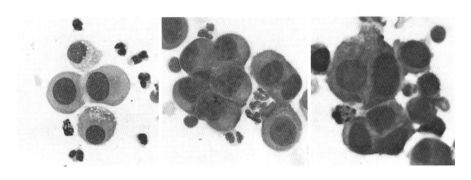

图 19 - 8　非典型增生上皮细胞（浆膜腔积液，瑞 - 吉染色，×1000）

A. 轻度；B. 中度；C. 重度

表 19 - 9　非典型增生细胞特征

特征	轻度非典型增生	中度非典型增生	重度非典型增生
细胞核	轻度增大，正常或轻度畸形	中度增大，可伴畸形	明显增大，常伴畸形
染色质	细颗粒状或网状，略深染	浓密不均，深染	粗颗粒状、分布不均，可见透明间隙，偶见块状
核膜	不增厚	轻度增厚	明显增厚，且厚薄不均
核质比	正常或轻度增大	增大	明显增大
核仁	无增大、增多	偶见增多、增大	增多，偶见增大

（1）鳞状上皮细胞非典型增生　常发生于女性生殖系统。宫颈鳞状上皮轻度非典型增生又称为低级别鳞状上皮内病变（low - grade squamous intraepithelial lesion，LSIL），包括 HPV 感染引起的细胞学改变（典型细胞是挖空细胞）和传统非典型增生（主要改变为细胞核增大）。鳞状上皮中度及重度非典型增生又称为高级别鳞状上皮内病变（high - grade squamous intraepithelial lesion，HSIL），细胞学改变更为明显，细胞更小，胞核常可见凹陷及核沟，深染，偶见核仁；胞质角化不全，偶见高度角化。

（2）柱状上皮细胞非典型增生　常发生于子宫、消化道及呼吸道等部位。轻度非典型增生的子宫颈细胞呈条状或片状排列；胞核拥挤重叠、增大、轻度深染；染色质轻度不规则，可见小空泡；偶见有丝分裂。中、重度非典型增生的细胞呈条状或片状排列；胞核拥挤重叠、增大、深染；染色质粗糙，异质性强；细胞边界不清，偶见有丝分裂或凋亡小体。

2. 角化不良（dyskeratosis）　是指表层鳞状上皮细胞在角化前，或个别中层和底层细胞出现胞质内角化的现象，表现为胞质的成熟程度超过胞核的成熟程度。

角化不良细胞呈圆形或不规则形；核大、深染，核仁明显；胞质偏酸性，巴氏染色呈橘黄色。可见多核巨细胞和异常核分裂象。中、底层细胞出现角化不良时被认为是癌前病变，故又被称为癌前角化（precancerous keratinization）。更年期和老年期妇女阴道分泌物涂片中如发现角化不良细胞，建议定期复查，以防癌变。此外，部分角化不良细胞呈同心性排列，接近中心部逐渐出现角化，称为角化珠（squamous pearls）。

三、肿瘤脱落细胞形态

肿瘤是机体在各种致癌因素的长期作用下，导致局部组织细胞在基因水平上失去对其生长的正常调控，克隆性异常增生而形成新组织，该组织可以是良性或者恶性。与正常细胞相比，肿瘤细胞具有异常的形态、代谢和功能，其生长旺盛，具有相对自主性，在不同程度上失去了分化成熟的能力。

（一）恶性肿瘤细胞的一般形态特征

1. 恶性肿瘤的异型性　肿瘤组织结构、细胞形态与相应正常组织之间的差异称为肿瘤的异型性。

异型性是区分良性肿瘤与恶性肿瘤的重要标志，良性肿瘤异型性较小而恶性肿瘤异型性较大。异型性越大，肿瘤组织和细胞的成熟程度和分化程度就越低，与相应正常组织的差异也就越大。肿瘤细胞的特征性变化主要表现为细胞核和细胞质的异型性。

（1）细胞核的异型性　细胞核的异型性是区分良性肿瘤和恶性肿瘤细胞的主要依据。恶性肿瘤细胞核的主要变化表现在以下几方面：①核增大：因细胞核染色质增生过剩所致，可达正常同类细胞1～5倍，甚至更大。②核大小不等：成堆的恶性肿瘤细胞中可见细胞核大小不等、极性消失（图19-9A）。③核质比增高：细胞核蛋白质合成旺盛，导致胞核的增长速度快于胞质所致。④核畸形：以鳞癌最为显著，分化好的腺癌则不明显。⑤核染色质增粗、深染：癌细胞DNA含量增加，蛋白质合成旺盛，染色质明显增多，颗粒增粗，故细胞核深染，常伴核膜增厚（图19-9B）。⑥核分裂增多及病理性核分裂：涂片中核分裂增多，可见病理性核分裂，如多极分裂、不对称分裂、环状分裂等，放射性损伤时也可以出现。⑦多核：癌细胞分裂时胞质未分开或癌细胞融合所致，可出现双核、多核（图19-9C）。⑧核仁增大、增多：表现为核仁明显增大，数量增多，常伴核畸形；分化低的恶性肿瘤甚至出现巨大核仁（直径大于5μm）。⑨裸核：由于肿瘤细胞增生过快，营养供给不足，或因继发感染，恶性肿瘤细胞发生退变，胞质首先溶解消失所致，以腺癌和未分化癌常见；退化后的裸核结构不清，失去了诊断价值。

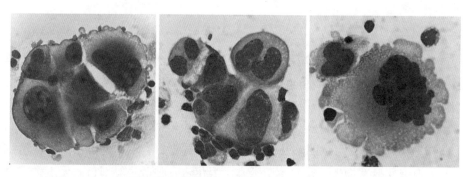

图19-9　细胞核的异型性（浆膜腔积液，瑞-吉染色，×1000）

A. 胞核大小不等；B. 胞核畸形；C. 多核

（2）细胞质的异型性　细胞质的异型性主要用来区分肿瘤类型和分化程度。主要表现在以下几方面：①细胞质的多少提示细胞分化程度。分化好的恶性肿瘤细胞质丰富，体积更大。反之，分化越差的恶性肿瘤细胞质越少，体积也越小。②分化好的恶性肿瘤细胞质可出现特征性结构，如鳞癌胞质内出现角化，腺癌胞质内出现黏液空泡（图19-10A），横纹肌肉瘤出现横纹等。③细胞多形性：如角化型鳞癌细胞可呈圆形、三角形、纤维形、蝌蚪形和癌珠等（图19-10B）。④恶性肿瘤细胞质呈嗜碱性、深染，主要是由于恶性肿瘤细胞增殖快，合成自身蛋白增多所致。⑤恶性肿瘤细胞可有吞噬现象，如胞质内可见吞噬的血细胞和细胞碎片等。若恶性肿瘤细胞质中含有另外一个完整的恶性肿瘤细胞，称为封入细胞，又称为"鸟眼细胞"（图19-10C）。

2. 癌细胞团　癌细胞团是上皮组织发生的恶性肿瘤，具有上皮组织的特点和成巢倾向。成团癌细胞排列紊乱、极性消失（图19-11）。癌细胞增殖快，互相重叠、挤压，可呈堆叠状或镶嵌状。腺癌和未分化癌细胞团可出现特殊排列，如菊花状、桑葚状或乳头状等。

3. 背景成分　恶性肿瘤易发生出血坏死，涂片中常见较多的红细胞和坏死组织，在背景中易找到肿瘤细胞，此背景称为"阳性背景"。如继发感染，还可出现数量不等的中性粒细胞。因炎症、结核等也可出现出血、坏死，故需找到典型的恶性细胞才能诊断。

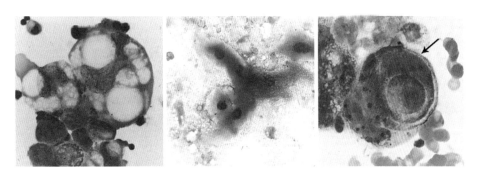

图 19 - 10　细胞质的异型性（浆膜腔积液，瑞 - 吉染色 ×1000）
A. 出现黏液空泡；B. 细胞多形性；C. "鸟眼细胞"

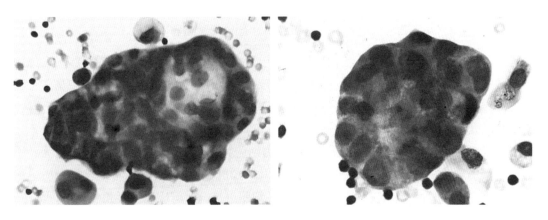

图 19 - 11　癌细胞团（浆膜腔积液，瑞 - 吉染色，×1000）

4. 恶性肿瘤细胞与不典型增生细胞的鉴别　恶性肿瘤细胞与不典型增生细胞的鉴别见表 19 - 10，掌握其鉴别要点，是细胞学诊断的关键。

表 19 - 10　恶性肿瘤细胞与不典型增生细胞的鉴别

鉴别点	恶性肿瘤细胞	不典型增生细胞
核大小、形态不一	显著	轻至中度
核畸形	多显著，部分腺癌细胞不明显	轻至中度
染色质结构	不规则粗颗粒状或块状，分布不均，其间有透明间隙，有时可呈墨水滴样	多呈细颗粒状，少数可结块，无墨水滴样改变
核仁	显著增大，可达 $4\mu m$ 以上，可多个	轻度增大，1 ~ 2 个
核膜	明显增厚且厚薄不均	轻度增厚
病理性核分裂	有	无
胞质	常较多，嗜碱性	质与量尚正常，可见核周晕
核质比	显著增大	轻度至中度增大

（二）几种常见癌细胞的形态特征

上皮组织恶性肿瘤中癌细胞常表现出向某种上皮分化的特征，细胞学常分为鳞状细胞癌（鳞癌）、腺癌及未分化癌 3 个主要类型。

1. 鳞癌　是由鳞状上皮或柱状上皮鳞状化生后癌变产生，好发于食管、子宫颈、阴道、皮肤等部位。组织学上根据癌细胞是否穿破基底膜分为原位癌（癌细胞局限在上皮内，未穿破基底膜）和浸润癌（癌细胞穿破基底膜，侵入上皮下组织）。细胞学上根据癌细胞分化程度分为高分化鳞癌和低分化鳞癌，还可根据癌细胞胞质内是否有角化，分为角化型鳞癌和非角化型鳞癌（图 19 - 12）。

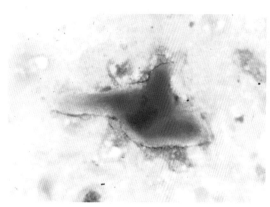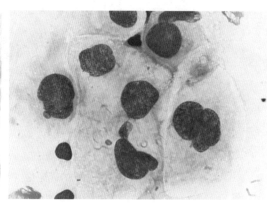

图 19 – 12　鳞癌细胞（浆膜腔积液，瑞 – 吉染色，×1000）
A. 角化型鳞癌细胞；B. 非角化型鳞癌细胞

　　（1）高分化鳞癌细胞　涂片中以表层细胞癌变为主，细胞分化程度高。表现为：①癌细胞胞体较大，可单个散在或成团分布。成团脱落的癌细胞常互相嵌合，边界较清楚。②癌细胞呈多形性，如纤维形、梭形、多角形、蝌蚪形或不规则形等。③胞核畸形明显，核染色质粗糙、深染，可聚集成块状，核仁多不明显。④胞质丰富，多有角化倾向，巴氏染色染成橘红色，有时可见癌珠。

　　（2）低分化鳞癌细胞　涂片中以中层或底层的癌细胞为主，细胞分化程度低。表现为：①癌细胞胞体小，多呈圆形或不规则形，可单个散在或数个成团分布。②胞核居中畸形，核染色质呈粗颗粒状或网状，分布不均，有时可见核仁。③成团脱落的癌细胞可堆叠，胞质少，无角化现象，呈嗜碱性。

　　2. 腺癌　是来源于柱状上皮或腺上皮的恶性肿瘤，好发于乳腺、前列腺、肺部、消化系统（胃、肠、肝、胆）等部位。细胞学上，根据细胞分化程度分为高分化腺癌和低分化腺癌。

　　（1）高分化腺癌细胞　形态特点：①癌细胞胞体较大，常呈圆形、卵圆形或不规则形，单个散在、成堆或成团分布。成团脱落的细胞呈腺腔样、乳头状或葡萄状排列。②胞核呈圆形、卵圆形或不规则形，常偏位；核膜增厚，可见 1 个或多个增大的核仁，直径可达 3～5μm；核染色质丰富，略深染，呈粗颗粒或粗块状。③胞质丰富，嗜碱性，胞质内可见黏液空泡，有时较大的空泡可将胞核挤于一侧，形成半月状，称为印戒样细胞（signet – ring cells）。各种高分化腺癌细胞见图 19 – 13A～D。

　　（2）低分化腺癌细胞　形态特点：①癌细胞胞体较小，单个散在或成团分布，细胞界限不清，呈桑葚状或条索状排列。②胞核圆形或不规则形；核染色质呈粗网状或粗块状，分布不均；核膜增厚，核仁明显。与高分化腺癌细胞相比，核畸形、核深染较明显；胞核常偏位，位于细胞团边缘，使细胞边缘隆起，此时整个细胞团呈桑葚状。③胞质量少，核质比增高，呈强嗜碱性，少数癌细胞胞质内可见细小的黏液空泡。低分化腺癌细胞见图 19 – 13E～F。

　　3. 未分化癌　未分化癌（undifferentiated carcinoma）是指各种上皮组织发生的分化极差的癌。未分化癌从形态上很难确定其组织来源，但是恶性程度却很高。细胞学上，根据癌细胞的形态将未分化癌分为大细胞未分化癌（macrocytic undifferentiated carcinoma）和小细胞未分化癌（small cell undifferentiated carcinoma）。

　　（1）大细胞未分化癌　形态特点：①癌细胞体积较大，相当于外底层细胞大小，呈圆形、卵圆形或不规则形，单个散在或成团分布。②细胞核较大，核畸形明显；染色质增多，呈粗颗粒状或粗网状；有时可见较大的核仁。③胞质量少或中等，呈嗜碱性（图 19 – 14A）。

　　（2）小细胞未分化癌　形态特点：①癌细胞体积小，呈不规则形或卵圆形，排列紧密，呈站队样或镶嵌状。②细胞核较小，仅比正常淋巴细胞大 0.5～1 倍，呈不规则燕麦形、三角形、圆形或不规则形，核畸形明显；染色质细致。③胞质量极少，核质比极高，部分细胞呈裸核样（图 19 – 14B）。

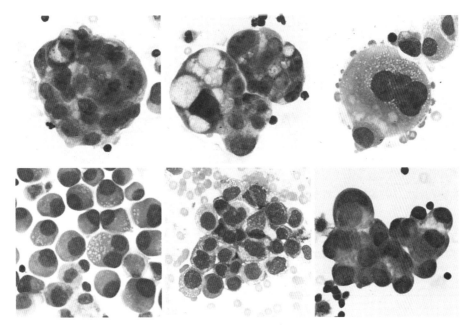

图 19 - 13　腺癌细胞（浆膜腔积液，瑞－吉染色，×1000）

A - D. 高分化；E - F. 低分化

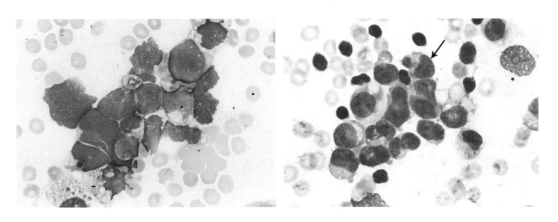

图 19 - 14　小细胞未分化癌（浆膜腔积液，瑞－吉染色，×1000）

　　因淋巴细胞在退化变性时，也可出现核增大、核畸形等变化，有时与小细胞未分化癌细胞形态相似，其鉴别要点见表 19 - 11。

表 19 - 11　淋巴细胞与小细胞未分化癌细胞的鉴别

鉴别点	淋巴细胞	小细胞未分化癌细胞
核大小	体积小，大小相近，大淋巴细胞略大	比正常淋巴细胞大 0.5～1 倍，明显大小不等
核排列	单个散在	呈站队状或镶嵌状
细胞核	常为圆形，退化变性时可出现轻度畸形	畸形明显
核染色	染色深，且深浅一致	染色极深呈墨水滴样，但深浅不一
胞质	量少，可见淡蓝胞质，少数裸核样	胞质量极少，常见裸核样

　　鳞癌、腺癌及未分化癌是临床上常见癌的 3 个主要类型，其癌细胞鉴别要点见表 19 - 12。

表 19－12　鳞癌细胞、腺癌细胞及未分化癌细胞的鉴别要点

鉴别要点	鳞癌细胞	腺癌细胞	未分化癌细胞	
			大细胞未分化癌	小细胞未分化癌
细胞排列	单个散在或成片分布，可有癌珠	常成团脱落，呈不规则腺腔样、乳头状或葡萄状	单个散在或数个成团分布	排列紧密，成束出现，呈站队状或镶嵌状
细胞形态	多形性，如纤维形、梭形等	圆形或卵圆形	圆形、卵圆形或不规则	圆形、卵圆形或不规则
胞核位置	居中	常偏位	居中	居中
核畸形	明显	不明显	明显	明显
核染色质	粗糙、深染，可呈煤块状	略深染，呈粗颗粒或粗块状	粗颗粒状或粗网状，浓染	粗颗粒状，不均匀，染色极深呈墨水滴样
核仁	多不明显	可见明显增大的核仁	偶见较大的核仁	少见
胞质	丰富，高分化鳞癌多有角化倾向，巴氏染色染成橘红色	丰富，略嗜碱性，可见透明黏液空泡	少或中等，呈嗜碱性	量极少，似裸核，弱嗜碱性

4. 腺鳞癌　一种罕见的癌细胞类型，是指同一个肿瘤中合并有鳞癌与腺癌的组织学特征，且每种细胞至少在 10% 以上。腺鳞癌是一种混合性癌，两种癌成分可相互交错，也可被纤维间质分隔，主要包括黏液表皮样癌、炎性腺鳞癌等，可发生于肺部、食管、宫颈等部位，治疗较困难。

（三）放射治疗后的细胞形态变化

放射治疗（radiotherapy）是治疗肿瘤的重要方法之一，治疗后受照射部位的癌细胞及其周围正常细胞均可受射线影响而引起形态改变。放射治疗后的细胞损伤主要表现在 4 个方面：分裂间期杀伤、丝状分裂期抑制或延迟、基因改变、染色体畸变。涂片中可见细胞核增大、空泡变性、核碎裂和核溶解；细胞质内细胞器出现空泡变性，溶酶体破裂释放出蛋白水解酶，进而导致细胞自溶。

1. 良性上皮细胞放射性改变

（1）急性放射性改变　①细胞增大、变形：胞体可增大 1 倍以上，但因胞核与胞质几乎同比例增大，故细胞核质比变化不大。增大的原因主要是由于细胞内蛋白质变性，导致胶体渗透压改变，产生吸水作用，使细胞内水分增多所致。细胞因增大变形可呈不规则形或蝌蚪形。②胞质空泡形成：胞质内可见各种细胞器退化，形成大小不等、边界清楚的空泡。胞核因空泡挤压偏位而呈肾形。③核膜增厚、核空泡变：染色质同质化，淡染，空泡形成，染色质被推向核边，使核膜增厚，出现皱折、凹陷或外凸，最后导致核碎裂、溶解。④多叶核：由于放射作用影响细胞的有丝分裂，可形成多叶核，核畸形明显。

（2）上皮细胞持续性放射改变　放射治疗后，上皮细胞改变持续时间较长，可见核异质细胞，表现为：胞核增大，染色质粗颗粒状，核深染，有时可见核内空泡；胞质嗜多色性；有时细胞可呈纤维形或蝌蚪形。

2. 癌细胞放射性改变　放射治疗后，癌细胞也表现为持续性改变，表现为：胞核和胞质内空泡形成，可见空泡变性，核仁增大。严重时可出现胞核同质化、核碎裂和核溶解。癌细胞坏死后，呈无结构颗粒状。

（林斯恩）

PPT

第三节 各系统脱落细胞学检验

一、宫颈/阴道脱落细胞学

宫颈/阴道脱落细胞学主要用于女性宫颈癌及生殖道炎症筛查，是一种无创、准确、快速、简便、经济的检查方法。

（一）正常阴道脱落细胞

1. 鳞状上皮细胞 从外阴至子宫颈外口的黏膜均被覆鳞状上皮细胞。从表层到基底分为表层、中层、底层鳞状上皮细胞（图 19 – 15）。

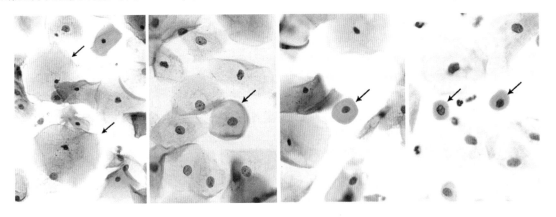

图 19 – 15 鳞状上皮细胞（巴氏染色，×400）

A. 表层；B. 中层；C. 副基底层 D. 基底层

（1）表层细胞 此层细胞与卵巢雌激素水平密切相关，主要表现在角化细胞和角化前细胞所占比例的变化。

（2）中层细胞 ①非孕期中层细胞：见于月经期、排卵前期和排卵后期。该类细胞呈船形、贝壳形或菱形；胞核居中，染色质疏松；胞质丰富，半透明，内含糖原，核质比为 1 : （2 ~ 3）。②妊娠期中层细胞：见于闭经期及妊娠期。受黄体孕激素的影响，妊娠期中层细胞生长旺盛，常成片脱落；胞核大且偏位；胞质丰富，内含大量糖原。

（3）底层细胞 分为副基底层细胞和基底层细胞。

1）副基底层细胞 在基底层细胞上方，仅在哺乳期、闭经后、阴道糜烂、创伤或高度萎缩时可见。根据其来源和生理状态不同分为 3 型：①子宫颈型副基底层细胞：从子宫颈外部上皮脱落，显示上皮细胞的增生状态。②产后型副基底层细胞：常见于产妇和晚期流产者。③萎缩型副基底层细胞：常见于原发性无月经或绝经期妇女。其形态特点见表 19 – 13。

表 19 – 13 阴道脱落的副底层细胞形态特点

类别	内容	形态特点
子宫颈型	大小及分布	细胞大小不一，成群脱落
	胞核	较大，染色质致密
	胞质	丰富，呈嗜碱性，内有空泡，环绕于核周形成透明环，有时有深蓝色颗粒

续表

类别	内容	形态特点
产后型	大小及分布	细胞形态大小不一，常成群分布，排列紧密，显示外底层细胞增生的状态，部分细胞体积较大
	胞核	增大，染色质致密，常被胞质内空泡挤压至边缘，呈扁圆形或瓢形，瓢形核是产后型副基底层细胞的特征
	胞质	呈嗜酸性，有深染颗粒
萎缩型	大小及分布	细胞呈圆形或卵圆形，形态较一致，常散在分布
	胞核	圆形或卵圆形，大小较一致，染色质疏松。细胞核质比为 1∶（1-2）
	胞质	无或有时含有小空泡

2）基底层细胞　为宫颈鳞状上皮的最底层，不易脱落，所以在涂片中很少见到。

2. 腺上皮细胞

（1）宫颈管腺上皮细胞　又称黏液细胞，为柱状上皮细胞，呈杯状或高柱状，成片脱落的细胞呈栅栏样或蜂窝状排列（图19-16）；胞核呈圆形或月牙形，位于细胞底部，染色质呈细颗粒状，分布均匀，有时可见小核仁；胞质可见小空泡。宫颈管腺上皮细胞常见于排卵期分泌旺盛时。

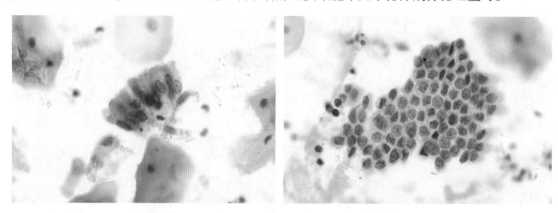

图 19-16　宫颈管腺上皮细胞（巴氏染色，×400）

（2）子宫内膜细胞　子宫内膜细胞大小一致，常成群分布（图19-17）。根据其雌激素水平可分为周期型和萎缩型：①周期型（periodic type）：增殖期脱落的细胞呈扁平状、低柱状或高柱状，胞核大小一致、形态规则，位于底部，染色质致密均匀，可见 1~2 个核仁；胞质边界清楚，呈嗜碱性。分泌期脱落细胞的胞核较小，呈圆形，淡染透亮，偏中位，核仁大；胞质丰富，透明，有空泡。②萎缩型（atrophic type）：细胞数量少，松散排列，胞核形态规则，大小一致，胞质呈嗜碱性、淡染。

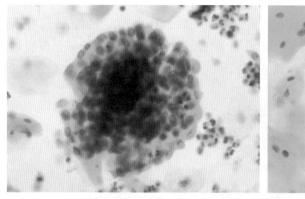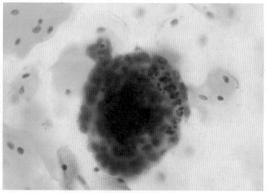

图 19-17　子宫内膜细胞（巴氏染色，×400）

（3）输卵管上皮细胞 输卵管上皮细胞为柱状上皮细胞，常有纤毛。正常情况下，涂片中不易见到此类细胞，染色过深及假复层化时可能会误判为异型腺细胞。

3. 非上皮细胞成分 除了上皮细胞外，还可见血细胞、吞噬细胞、细菌、滴虫、真菌、精子和黏液等。

（二）阴道上皮细胞与卵巢功能的关系

阴道上皮细胞受卵巢内分泌激素的直接影响，其成熟度和体内雌激素水平呈正相关，根据涂片内上皮细胞的变化可评价卵巢功能。

1. 雌激素水平对阴道脱落细胞的影响 根据各层鳞状上皮细胞所占的比例，将雌激素水平分为 8 个等级，见表 19 – 14。

表 19 – 14 雌激素水平对阴道脱落细胞形态的影响

雌激素水平	脱落细胞形态	意义
极度低落	以内底层细胞为主，可有少量中层细胞，胞核深染	见于老年妇女或卵巢切除者
高度低落	以外底层细胞为主，占 40% 以上，可混有少量中层和表层细胞，黏液较多	见于年轻妇女长期卵巢缺如者，绝经后和围绝经期症状明显
中度低落	以中层细胞为主，细胞排列拥挤，夹杂比正常细胞偏小的表层细胞、少量外底层细胞及少量黏液	见于年轻人有闭经者、围绝经期症状轻者和年龄大而未绝经者
轻度低落	以钝角的角化前细胞为主，染色较淡；混有少量中层细胞	见于卵巢功能低下者
极度影响	角化细胞持续达 60% ~70% 或角化细胞占 90% 以上	见于卵巢颗粒细胞瘤、卵泡膜细胞瘤、子宫内膜囊性增生、子宫内膜腺癌和子宫肌瘤等患者
高度影响	角化细胞占 60% 左右，几乎无白细胞，背景清晰，红蓝相间的角化细胞和角化前细胞显得非常艳丽	见于排卵期或接受大剂量雌激素治疗者
中度影响	以角化前细胞为主，并有 30% ~40% 角化细胞	见于卵泡迅速发育、排卵前期或接受中等剂量雌激素治疗者
轻度影响	均为表层细胞，以多边形角化前细胞为主（多占 20% 以上），并夹杂少量角化细胞	见于行经后或接受小剂量雌激素治疗者

2. 女性各阶段阴道脱落细胞表现 随着卵巢功能的建立、旺盛及衰退，每个阶段阴道上皮细胞各不相同：

（1）青春期（puberty） 女性在 12 ~17 岁，卵泡发育逐渐成熟。因青春期内分泌系统尚不稳定，故阴道上皮细胞无明显的周期性改变。

（2）性成熟期（sexual maturation period） 青春期以后，随着卵巢发育逐渐成熟，阴道上皮细胞随卵巢激素水平呈周期性变化。女性性成熟期阴道脱落细胞形态特点见表 19 – 15。

表 19 – 15 女性性成熟期阴道脱落细胞形态特点

雌激素水平	脱落细胞形态	意义
月经期	一般持续 3 ~7 天	可见大量黏液、红细胞和中性粒细胞，行经第 2 天可见成群的子宫内膜细胞，行经后期表层细胞逐渐增多
行经后期	第 5 ~11 天	以角化前细胞为主，角化细胞也开始逐渐增多
排卵前期	第 12 ~13 天	角化细胞占 30% ~50%，黏液及阴道杆菌增多、中性粒细胞减少
排卵期	第 14 ~16 天	表层细胞为主，角化细胞占 60% 以上，排列分散，见大量阴道杆菌、黏液，白细胞较少、背景清洁
排卵后期	第 16 ~24 天	角化细胞减少且聚集成堆，边缘折卷，阴道杆菌减少，白细胞增多
行经前期	第 25 ~28 天	细胞成堆，胞质皱褶，边缘折卷，细胞边界不清；中性粒细胞与黏液增多；可见细胞坏死碎片、裸核和阴道杆菌崩解碎屑

（3）围绝经期（perimenopausal period） 绝经前的雌激素水平不低落，有时还可能升高，但无周期性改变。绝经后的卵巢功能逐渐衰退，雌激素水平降低，常伴有炎症。涂片以副基底层细胞为主，胞核深染，背景可见多核巨细胞、中性粒细胞及红细胞等。因炎症刺激，也可见增生或退变的表层、中层细胞。

（三）阴道炎症脱落细胞

1. 慢性子宫颈炎 是常见的妇科疾病之一。表现为白带增多、宫颈肥大、糜烂或出现息肉。涂片中有较多的黏液、吞噬细胞、白细胞及细胞碎片，涂片背景"污浊"；上皮细胞的胞核轻度增大、深染，胞质出现空泡，底层细胞增多，严重者可见核异质细胞。

2. 萎缩性阴道炎 见于绝经后的老年女性。以萎缩型的基底层细胞为主，细胞较小且大小不一，核固缩或碎裂，胞质变薄，伴有数量不等的炎症细胞。

3. 滴虫性阴道炎 滴虫感染时，涂片中可见滴虫滋养体（图19-18），各层鳞状上皮细胞均可脱落，细胞常发生退化变性，细胞膜模糊不清。青年女性常见较多的底层细胞；老年女性可见大量的表层细胞。

4. 真菌性阴道炎 以白假丝酵母菌感染最常见。阴道分泌物增多，呈凝乳状或豆腐渣样，少数患者阴道分泌物可有异味。阴道分泌物涂片镜检可见大量酵母样真菌孢子和假菌丝；鳞状上皮细胞可沿菌丝"串起"，部分细胞有变性坏死改变。

5. 放线菌感染 放线菌感染少见，患者可出现阴道分泌物异常增多，黄色并伴有明显异味，还可出现外阴瘙痒、疼痛等症状。涂片中可见深染的棉花团样放线菌（图19-19），大量白细胞黏附到放线菌的小集落上，呈"硫磺颗粒"状外观。

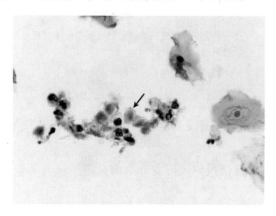 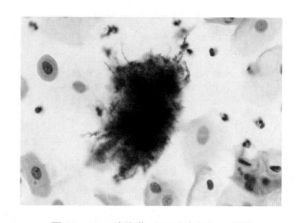

图19-18 滴虫（巴氏染色，×400）　　　　　图19-19 放线菌（巴氏染色，×400）

6. 淋病奈瑟菌感染 淋病奈瑟菌是寄生在细胞内的革兰阴性双球菌，主要存在于子宫颈鳞状上皮的中层和外底层细胞及子宫颈管鳞状化生细胞内；脓细胞内也可见群集的 G$^-$ 双球菌。

7. 人乳头瘤病毒（HPV）感染 涂片中可出现角化不良细胞及挖空细胞等。①角化不良细胞：细胞呈卵圆形、梭形或不规则形，染色质固缩、深染，胞质呈嗜酸性（图19-20A）；②挖空细胞：胞核是正常细胞的2~3倍，核膜不规则，核深染，胞质被病毒破坏，形成的一个宽阔而边界清楚的核周透亮区和一圈浓厚边缘（图19-20B）。挖空细胞是低级别上皮内病变（LSIL）细胞的特征性表现，但不是判断 LSIL 所必须的。

（四）宫颈恶性肿瘤细胞

宫颈恶性肿瘤以宫颈鳞状细胞癌最为常见，约占宫颈癌的95%，其次是腺癌，未分化癌极少见。

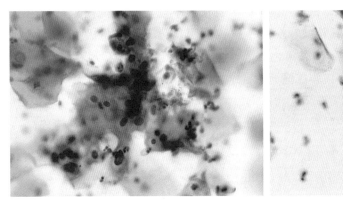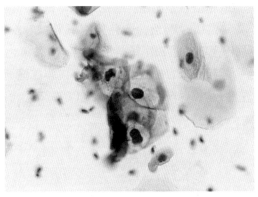

图 19 - 20 人乳头瘤病毒感染时阴道分泌物涂片（巴氏染色，×400）

A. 角化不良细胞；B 挖空细胞

1. 宫颈鳞状细胞癌（鳞癌）

（1）角化型子宫颈鳞癌 形态特征：①癌细胞多单个散在分布，体积大，多形性，可呈圆形、纤维形、蝌蚪形、梭形或不规则形。②胞核大、畸形，染色质粗颗粒状或固缩呈块状，染色极深。③胞质丰富、有角化，红染（图 19 - 21）。圆形癌细胞常见于早期子宫颈鳞癌（病理切片证实多数为原位癌），注意与正常内底层细胞相鉴别。

图 19 - 21 角化型子宫颈鳞癌细胞（巴氏染色，×400）

（2）非角化型宫颈鳞癌 ①癌细胞多成群分布，异型性大，癌细胞呈圆形或卵圆形，相当于外底层或中层细胞，很少角化（图 19 - 22）；②胞核大小不等，圆形、卵圆形或不规则形，染色质粗糙、深染，分布不均，核仁单个或多个；③胞质多少不一，嗜碱性；④核质比明显增大。

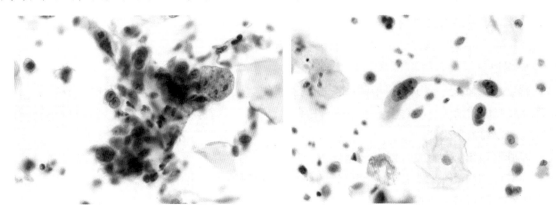

图 19 - 22 非角化型子宫颈鳞癌细胞（巴氏染色，×400）

（3）小细胞型宫颈鳞癌 ①癌细胞体积小，圆形、卵圆形或不规则形，单个散在或呈松散排列的细胞团；②胞核明显畸形，染色质粗颗粒状、深染，核仁不明显；③胞质量极少，细胞呈裸核状；④部分癌细胞呈小梭形或小蝌蚪形，胞质内有角化，呈鲜红色。小细胞型子宫颈鳞癌较少见。

2. 宫颈腺癌 来自于子宫颈、子宫内膜或输卵管，细胞学区分其来源比较困难，仅占阳性涂片总数的5%左右，以高分化腺癌为主（图19-23）。

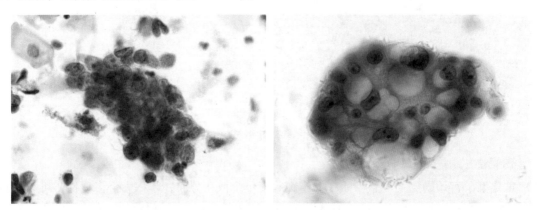

图 19-23 宫颈腺癌细胞（巴氏染色，×400）

3. 子宫颈未分化癌 极为少见。由于癌细胞分化极低，恶性程度高，故常发生坏死、出血和炎症反应。其特点为：①癌细胞体积小，呈不规则圆形或卵圆形；②胞核小而畸形，似裸核，呈不规则圆形或燕麦形、瓜子形，染色质颗粒粗大而分布不均；③胞质少，呈嗜碱性。④细胞核质比增大；⑤背景中可见大量坏死碎片、黏液、红细胞及中性粒细胞等。

（五）宫颈细胞学检查及报告方式

目前国内多采用改良 Papanicolaou 五级分类法、Bethesda 系统（the Bethesda system，TBS）细胞学诊断的报告系统。其中以宫颈细胞学 TBS 报告系统最为推荐。TBS 报告系统认为宫颈细胞学属于筛查性质，而非诊断性质，因此，用"判读"或"报告"取代"诊断"一词。报告主要内容包括标本类型和满意度评估、总体分类、结果判读三个方面。

1. 标本类型和满意度评估

（1）标本类型 标明传统涂片（巴氏涂片）液基细胞制片或其他类。

（2）标本满意度评估 满意样本一般具备以下三点 ①申请单及样本有明确的标记；②有相关的临床资料；③有足够量的保存完好的鳞状上皮细胞，其中传统涂片要求细胞量为8000~12000个，液基制片要求至少5000个细胞。另外，只要发现有异常细胞（非典型鳞状上皮细胞/腺细胞或以上病变细胞）的样本均属于满意样本。不满意标本：鳞状上皮细胞数量不足或由于各种因素影响75%以上鳞状上皮细胞观察，则属于不满意标本。

2. 总体分类 描述对诊断能提供依据的细胞成分及其形态特征。

3. 结果判读

（1）感染 ①原虫：滴虫。②细菌：发现"线索细胞"可提示菌群失调；发现"放线菌"，报告为形态符合放线菌的细菌。③真菌：形态符合白色念珠菌。④病毒：符合单纯疱疹病毒的细胞学改变；符合巨细胞病毒细胞学改变。

（2）非肿瘤性细胞学改变 鳞状细胞化生、角化性改变、输卵管化生、萎缩、妊娠相关性改变。

（3）反应性细胞改变 炎症（包括典型的修复）、放射治疗、宫内节育器（IUD）。

（4）子宫切除后是否有腺细胞。

（5）鳞状上皮细胞、腺上皮细胞异常，见表19-16。

（6）非上皮源性恶性肿瘤细胞。

（7）激素水平评估（阴道分泌物涂片）。

表 19 - 16　鳞状上皮细胞、腺上皮细胞异常

鳞状上皮细胞异常	腺上皮细胞异常
非典型鳞状上皮细胞（ASC） 无明确诊断意义的非典型的鳞状上皮细胞（ASC - US） 不除外 HSIL（ASC - H）	不典型的 宫颈管细胞［不作特殊说明（NOS）或在注解中说明］ 子宫内膜细胞［不作特殊说明（NOS）或在注解中说明］ 腺细胞［不作特殊说明（NOS）或在注解中说明］
低度鳞状上皮内病变（LSIL） 包括：HPV 感染/轻度非典型增生/CIN1	非典型的 宫颈管细胞，倾向瘤变 腺细胞，倾向瘤变
高度鳞状上皮内病变（HSIL） 包括：中、重度非典型增生，原位癌/CIN2 和 CIN3 指出有可疑浸润的特征（如果怀疑浸润）	宫颈内膜原位癌
鳞癌	腺癌 宫颈腺癌、子宫内膜腺癌、宫外腺癌、不明来源的（或不能分类的） （NOS）

二、浆膜腔积液脱落细胞学

浆膜腔积液细胞学检查有助于积液性质的判断，在诊断炎症、结核、肿瘤等方面有着重要的临床意义。

（一）浆膜腔积液非上皮细胞

1. 中性粒细胞　增多见于急性炎症、化脓性炎症、慢性炎症急性发作期及结核性胸膜炎早期。化脓性炎症时，中性粒细胞数量明显增多，细胞易破碎，背景常见液化坏死颗粒及细胞碎片。

2. 淋巴细胞与反应性淋巴细胞　淋巴细胞增多见于慢性炎症、结核、肿瘤、结缔组织病、病毒感染及肝硬化等疾病。因淋巴细胞大小基本一致，故常用作评估其他细胞大小的"标尺"。反应性淋巴细胞胞体偏大，胞质深染，胞核大且不规则，染色质致密，需要与淋巴瘤细胞进行鉴别。

3. 嗜酸性粒细胞　增多见于气胸、血胸、肺梗死、肿瘤、变态反应性疾病、寄生虫感染等疾病，其中以气胸、血胸最为常见。

4. 巨噬细胞　来源于浆膜组织细胞或血液中的单核细胞，该类细胞散在分布，体积大小不等，胞体不规则，胞质内可见吞噬的红细胞、白细胞、细胞碎片、脂类物质、含铁血黄素颗粒或尘埃颗粒等；胞核不规则，染色质疏松。巨噬细胞增多见于慢性炎症、急性炎症恢复期及肿瘤性积液等。

5. 浆细胞　少量见于炎症或肿瘤性浆膜腔积液；明显增多常见于多发性骨髓瘤浆膜腔浸润。

（二）浆膜腔积液良性上皮细胞

1. 间皮细胞（mesothelial cells）　是构成浆膜的良性上皮细胞，该类细胞散在或成片分布，胞体呈圆形或椭圆形，胞质丰富，胞核圆形，核膜光滑，染色质呈细颗粒状，核仁小或不明显（图 19 - 24）。间皮细胞增多见于结核性胸膜炎、胸膜外伤、肿瘤等疾病。

2. 反应性间皮细胞（reactive mesothelial cells）　由慢性炎症、肿瘤或放射线作用引起的间皮细胞形态改变。该类细胞有以下特点：①细胞体积增大，直径可达 $30 \sim 60 \mu m$，胞体呈圆形或卵圆形，散在或成团分布（图 19 - 25）；②胞质丰富或偏少，强嗜碱性，核质比正常或增高；③胞核增大，圆形或卵圆形，居中或偏位，可见双核、多核，染色质细颗粒状，核仁明显，部分细胞核膜出现轻度不规则切迹。

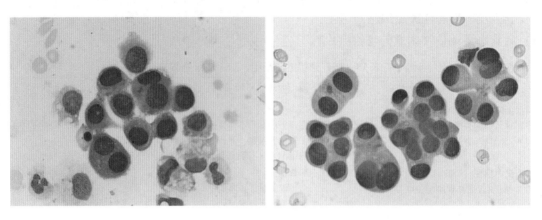

图 19 – 24　间皮细胞（瑞吉染色，×1000）

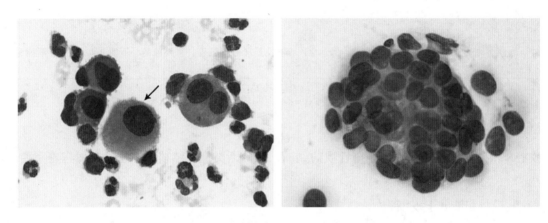

图 19 – 25　反应性间皮细胞（瑞吉染色，×1000）

3. 退化变性间皮细胞　简称退变间皮细胞。当脱落的间皮细胞在积液浸泡时间较长时可出现不同程度的退变。肿胀性退变比固缩性退变更常见。肿胀性退变间皮细胞需要与印戒样肿瘤细胞进行区别，前者胞核较小，染色质均匀、细致（图 19 – 26），而印戒样肿瘤细胞体积大，胞核大，染色质致密，核仁明显。

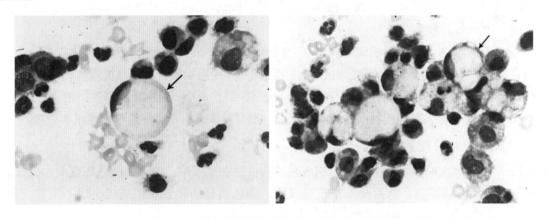

图 19 – 26　退变间皮细胞（瑞吉染色，×1000）

（三）浆膜腔积液肿瘤细胞

浆膜腔积液可以出现各种类型肿瘤细胞，根据肿瘤细胞的来源分为原发性肿瘤和转移性肿瘤，其中以转移性肿瘤最多见，占98%以上。

1. 原发性肿瘤　间皮肿瘤是发生于胸膜、腹膜、心包膜等部位的肿瘤，分为良性间皮肿瘤及恶性间皮瘤（间皮瘤）。

（1）良性间皮肿瘤　良性间皮肿瘤生长局限，包膜完整，很少引起积液。

（2）间皮瘤（mesothelioma）　具有侵袭性高、恶性度高、预后差及发病率低等特点，其发病与接触石棉、病毒感染、遗传因素等有关。间皮瘤起病隐匿，早期无明显症状，患者多以胸腔积液引起的进行性呼吸困难和胸痛就诊。

间皮瘤分为上皮样、肉瘤样及双相型三类，其中以上皮样恶性间皮瘤最常见。①上皮样间皮瘤：细胞呈团状、乳头状分布或呈腺腔样排列；胞体大小不一，可见体积巨大的瘤细胞；胞核可呈间变核、奇异核或多核，多核瘤巨细胞胞核可达数十个；染色质致密，核仁大而明显（图19-27）。②肉瘤样间皮瘤：细胞多散在或成片分布，呈梭形、纤维状或不规则形，胞核椭圆形，染色质致密，核仁明显或隐约可见，可见多核瘤细胞。③双相型间皮瘤又称混合性间皮瘤：由上皮样和肉瘤样间皮瘤细胞混合而成，每种成分至少超过肿瘤细胞的10%。

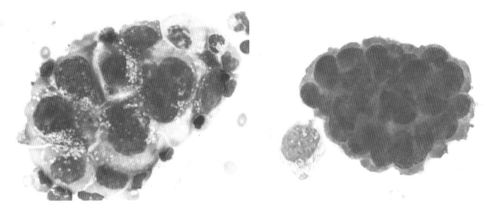

图19-27　间皮瘤细胞（瑞吉染色，×1000）

2. 转移性肿瘤　浆膜腔积液转移性肿瘤种类较多，根据细胞形态特征可分为小细胞癌和非小细胞癌，非小细胞癌又包括鳞状细胞癌、腺癌及大细胞癌等。

（1）腺癌　占转移性肿瘤的80%以上，根据肿瘤细胞的分化程度分为高分化腺癌细胞和中低分化腺癌细胞。①高分化腺癌：癌细胞体积大或巨大，散在、成团或成片分布，成团的肿瘤细胞排列混乱，结构立体；胞质丰富，部分细胞可见分泌泡，可将细胞核推向一侧，形成印戒样肿瘤细胞；胞核一个或多核，核形不规则，染色质致密，核仁隐约或明显可见（图19-28A）。②中低分化腺癌：癌细胞体积大小不等，胞质量少或极少，强嗜碱性，胞核大、深染，核质比明显增高，染色质细致，核仁明显（图19-28B）。

（2）鳞癌　少见，仅占2%~3%。胸腔转移性鳞癌原发灶多为肺癌和食管癌，腹腔转移性鳞癌原发灶多为宫颈鳞癌。按照癌细胞是否角化分为非角化型鳞癌（图19-29A）和角化型鳞癌（图19-29B）。

（3）小细胞癌　是一种低分化神经内分泌肿瘤，恶性程度较高。小细胞癌细胞体积偏小，成片、葡萄状或索状分布，细胞排列紧密，可见嵌合现象；胞质量极少，有的细胞呈裸核样；胞核不规则，排列紧密，核质比极高，染色质细腻，一般无核仁（图19-30）。

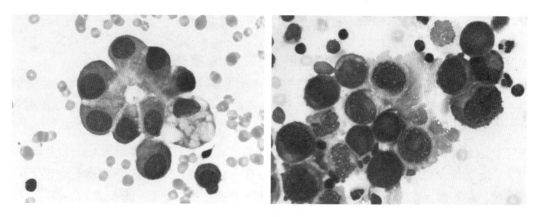

图 19 – 28　腺癌细胞（瑞吉染色，×1000）

A. 高分化腺癌；B. 低分化腺癌

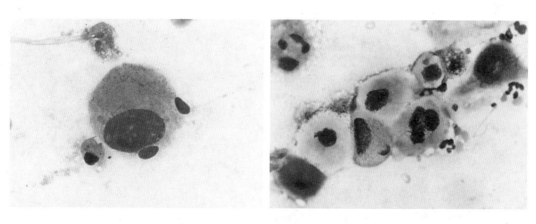

图 19 – 29　鳞癌细胞（瑞吉染色，×1000）

A. 非角化型鳞癌细胞；B. 角化型鳞癌细胞

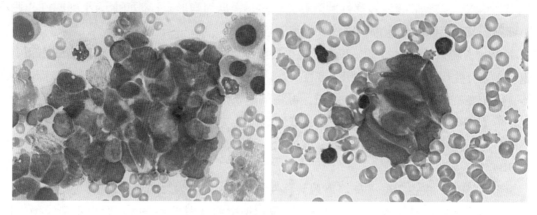

图 19 – 30　小细胞癌细胞（瑞吉染色，×1000）

（4）其它转移性肿瘤　除常见的腺癌、鳞癌和小细胞癌外，浆膜腔积液中还可见其它转移性肿瘤，如恶性黑色素瘤、肉瘤、神经母细胞瘤及生殖细胞瘤等。

3. 淋巴瘤　原发于浆膜腔的淋巴瘤较少见，多数由其他部位淋巴瘤蔓延、扩散而来。细胞学检验可以诊断淋巴瘤，但不能明确来源，需结合病史、影像学检查及免疫表型分析进行分型。淋巴瘤细胞散在分布，依据形态特征分为 4 种类型：①大细胞淋巴瘤：细胞体积大，大小形状不一，胞质少，胞核不规则，畸形明显，可见沟裂或切迹，核仁明显（图 19 – 31A）。②小细胞淋巴瘤：细胞体积小，大小基本一致，胞质量少，核质比高，核染色质细致（图 19 – 31B）。③霍奇金淋巴瘤（hodgkin lymphoma）：可见 R – S 细胞等。④混合性淋巴细胞增生和血液学异常：较少见。

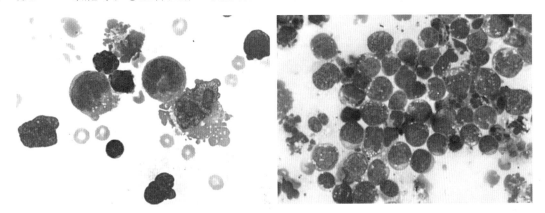

图 19 – 31　淋巴瘤细胞（瑞吉染色，×1000）
A. 大细胞淋巴瘤；B. 小细胞淋巴瘤

（四）浆膜腔积液非细胞成分

浆膜腔积液除细胞成分外，有的病例中还可发现细菌、真菌、寄生虫及结晶等成分；在空腔脏器穿孔的病例中，还能发现植物细胞、花粉、脂肪球及其他异物。

三、泌尿道脱落细胞学

尿液脱落细胞学检查是通过观察尿液中各种细胞并做出诊断的一种方法，主要用于肾脏疾病、泌尿系统炎症、肿瘤性疾病的诊断。尿液细胞学检查方法简便、无创、特异性高，是泌尿系统肿瘤诊断和术后随访的主要检查方法。

（一）泌尿道非上皮细胞

1. 白细胞　尿液中性粒细胞增多常见于肾盂肾炎、膀胱炎、前列腺炎、精囊炎、尿道炎等疾病。嗜酸性粒细胞增多见于间质性肾炎、寄生虫感染、药物过敏等疾病。淋巴细胞增多见于肾结核、病毒感染或肾移植后排斥反应患者。单核细胞增多常见于泌尿系统炎症恢复期、前列腺疾病等。

2. 巨噬细胞　增多常见于泌尿系统感染、增殖性肾小球肾炎、IgA 肾病、肾盂肾炎等。

（二）泌尿道上皮细胞

1. 尿路上皮细胞（urothelial cells）　尿路上皮细胞被覆于肾盂、肾盏、输尿管、膀胱及部分尿道，分为表层、中层和底层尿路上皮细胞（图 19 – 32）。

（1）表层尿路上皮细胞　体积较大，圆形或不规则形，胞质丰富，胞核圆形，单个核多见，可见双核、多核，染色质细颗粒状。健康人尿液中可有少量表层尿路上皮细胞，一般无临床意义；大量出现伴白细胞升高时，多见于膀胱炎。

（2）中层尿路上皮细胞　中层尿路上皮细胞比表层细胞体积偏小，呈卵圆形、多边形、梭形或纺锤形。增多见于肾盂肾炎、膀胱炎等。

（3）底层尿路上皮细胞　胞体偏小，多为圆形，单个散在或聚集成团，核居中，核质比高，染色质颗粒状。底层尿路上皮细胞临床意义与中层尿路上皮细胞类似。

2. 柱状上皮细胞　来自男性尿道中段、尿道球腺、前列腺、精囊和女性子宫颈、子宫体等处。健康人尿液中柱状上皮细胞少见，增多见于尿道炎、前列腺炎等，导尿时导致的机械性损伤、前列腺按摩后、女性进行细胞学刮片检查以及子宫机械性擦伤后的尿液也可出现柱状上皮细胞。

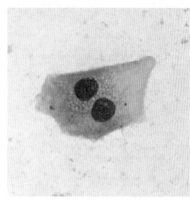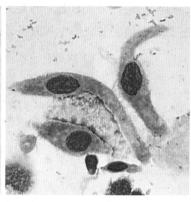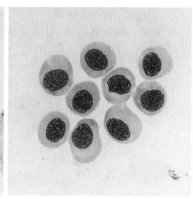

图19－32　尿路上皮细胞（瑞吉染色，×1000）

A. 表层；B. 中层；C. 底层

3. 鳞状上皮细胞　女性多来自膀胱三角区、尿道外口段，男性多来自尿道舟状窝至外口段；也可能来自阴道、外阴部和包皮的表皮污染。健康人尿液中可见少量鳞状上皮细胞，特别是育龄期女性，一般无临床意义；若伴白细胞大量出现时，则提示尿道炎；若同时伴尿路上皮细胞增多，则提示慢性膀胱炎。

（三）泌尿道良性病变脱落细胞形态

1. 炎症　细胞数量明显增多，包括炎症细胞及各种上皮细胞。上皮细胞常有显著退变，体积增大，核固缩，胞质易见空泡。慢性炎症还可出现非典型增生的上皮细胞。尿道炎、慢性腺性膀胱炎可见柱状上皮细胞增多。

2. 尿结石症　由于结石反复摩擦黏膜上皮，可使尿路上皮细胞成团脱落。可见轻度核异质的尿路上皮细胞，该类细胞核增大、增多，核染色质增粗、深染，核膜规整，可见核仁。肾盂和输尿管结石可见体积巨大的多核巨细胞。

3. 膀胱黏膜白斑病　在慢性炎症、血吸虫病或结石等刺激下，膀胱黏膜发生鳞状上皮化生，鳞状上皮表面覆以厚的完全角化层，使其黏膜呈白色，称为膀胱黏膜白斑。尿液中可见角化细胞及无核的完全角化细胞。

4. 尿路上皮非典型增生　常发生于急性或慢性炎症，尿路上皮细胞不规则增大，核轻度不规则，核染色质增多呈离心性分布，可见核仁及核分裂象，但无病理性核分裂象。

5. 治疗对上皮细胞影响

（1）放射治疗的影响　上皮细胞的胞质和胞核均可出现空泡，胞核固缩或碎裂。体积明显增大的上皮细胞易被误认为癌细胞。

（2）化学治疗的影响　使用环磷酰胺等药物治疗后，上皮细胞增大，胞质空泡变性，胞核增大，染色质呈粗颗粒状，核固缩或碎裂，可有明显核仁。其他抗癌药物引起的尿路上皮细胞退变，与放射治疗反应相似。

（四）泌尿道肿瘤细胞

泌尿系统恶性肿瘤约95%以上来源于尿路上皮，以膀胱癌最常见。在膀胱癌中以尿路上皮癌为主，鳞癌、腺癌少见。除了上皮来源的肿瘤以外，还可出现淋巴瘤、黑色素瘤及非上皮性恶性肿瘤等。

1. 尿路上皮癌（urothelial carcinoma，UC）　根据癌细胞的分化程度分为高级别尿路上皮癌和低级别尿路上皮癌。

（1）高级别尿路上皮癌（high-grade urothelial carcinoma，HGUC）　是指尿路上皮肿瘤分化较差

且分级较高的恶性泌尿系统肿瘤。细胞形态特征：①细胞大小不一，呈椭圆形、圆形或不规则形，成片或成堆分布；②胞质量少，嗜碱性强，呈深蓝色，部分细胞胞质内可见脂质空泡；③胞核大，核质高（N/C 比为 0.7 或更大），核膜轮廓明显不规则，染色质致密，核仁大而明显（图 19 - 33）。

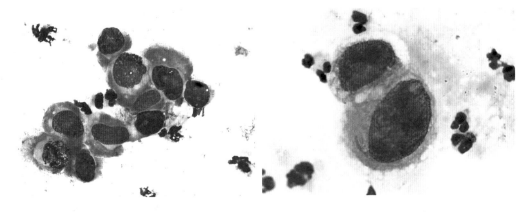

图 19 - 33　高级别尿路上皮癌细胞（瑞 - 吉染色，×1000）

（2）低级别尿路上皮癌（low grade urothelial carcinoma，LGUC）　是分化较好的尿路上皮肿瘤，恶性程度较低。LGUC 细胞与正常尿路上皮细胞或非典型尿路上皮细胞很难区分。细胞形态特征：①细胞体积偏大，但大小基本一致，成团或呈乳头状排列，细胞团内可见纤维血管轴心；②胞质量中等或丰富；③胞核偏大，核不规则，染色质细致，核仁隐约或明显可见（图 19 - 34）。

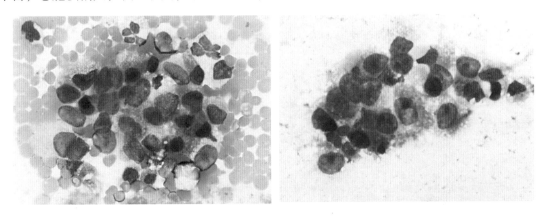

图 19 - 34　高级别尿路上皮癌细胞（瑞 - 吉染色，×1000）

2. 鳞癌　少见，在泌尿系统恶性肿瘤中 <5%。细胞学表现与宫颈鳞癌或肺鳞癌细胞形态相似。

3. 腺癌　较少见，在泌尿系统恶性肿瘤中 <2%。细胞形态与其他部位腺癌细胞相似。

四、呼吸道脱落细胞学

呼吸道脱落细胞学检查是通过观察痰液、肺泡灌洗液、支气管刷片等标本中的细胞及其他有形成分，是诊断呼吸道炎症、肿瘤等疾病的重要方法。

（一）呼吸道非上皮细胞

1. 白细胞　中性粒细胞增多见于肺部炎症、肺脓肿及肺结核等；肿瘤表面坏死、破溃也可出现大量中性粒细胞。淋巴细胞增多见于肺结核、慢性炎症、病毒感染或吸烟者。嗜酸性粒细胞增多常见于支气管哮喘、寄生虫感染或嗜酸性粒细胞增多症等疾病。

2. 肺泡巨噬细胞（alveolar macrophages，AMs）　游走入肺泡腔内的巨噬细胞，具有吞噬、免疫和分泌作用，有重要防御功能。肺泡巨噬细胞单个散在分布，也可被黏液包裹成群或成堆分布，细胞体积大小不等，呈圆形或卵圆形，胞质丰富，着色深浅不一，呈灰蓝色或蓝色，细胞核呈圆形或椭圆形，染色质呈颗粒状（图 19 – 35）。

3. 尘细胞（dust cells） 是由肺泡巨噬细胞吞噬大量尘埃颗粒或其他异物颗粒形成的（图 19 – 36）。尘细胞增多常见于吸烟者或长期接触粉尘的人群。

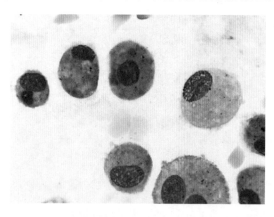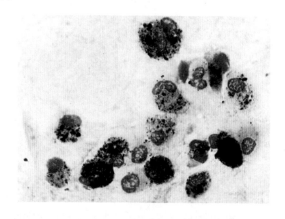

图 19 – 35 肺泡巨噬细胞（瑞 – 吉染色，×1000）　　图 19 – 36 尘细胞（瑞 – 吉染色，×1000）

4. 含铁血黄素细胞（hemosiderin cells） 未染色时含铁血黄素颗粒呈金黄色或黄褐色（图 19 – 37A），颗粒大小不一，数量不等，散在分布于细胞内或充满整个细胞；铁染色后含铁血黄素颗粒呈深蓝色（图 19 – 37B）。当慢性充血性心力衰竭导致肺淤血时，大量红细胞由肺泡毛细血管渗出进入肺间质，被巨噬细胞吞噬、分解形成的含铁血黄素细胞又称为心衰细胞（heart failure cells）。

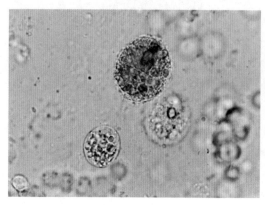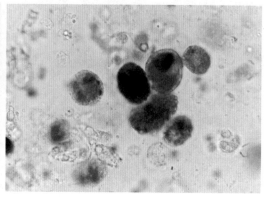

图 19 – 37 含铁血黄素细胞
A. 未染色，×1000；B. 铁染色，×1000

（二）呼吸道上皮细胞及其各种变化

1. 正常上皮细胞

（1）鳞状上皮细胞 痰液中的鳞状上皮细胞多来自口腔，主要是表层细胞，中层细胞少见。

（2）柱状上皮细胞 ①纤毛柱状上皮细胞：来自鼻咽部、气管、支气管等部位。②杯状细胞：健康人痰涂片中较少见，支气管刷片中易见，慢性炎症刺激或哮喘时细胞明显增多。③储备细胞：又称基细胞，痰液中很少，但在支气管刷片中易见。

2. 上皮细胞各种形态变化

（1）多核纤毛柱状细胞 细胞体积大，呈多边形或不规则形，一端有纤毛，胞质丰富，含有数个或数十个密集成团、大小一致的细胞核，有时可见小核仁（图 19 – 3 – 24）。多见于创伤、病毒感染、放射性治疗及恶性肿瘤等。

（2）退变纤毛柱状上皮细胞 纤毛脱落，但终板结构清晰可见，部分细胞核固缩、核碎裂；有时胞质残体内可见 1 个或多个嗜酸性包涵体（图 19-38）。多见于病毒或细菌感染。

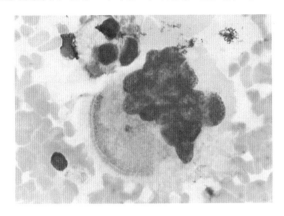 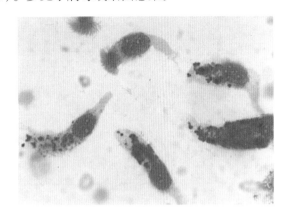

图 19-38 多核纤毛柱状上皮细胞（瑞-吉染色，×1000） 图 19-39 退变纤毛柱状上皮细胞（瑞-吉染色，×1000）

（3）纤毛柱状上皮细胞增生 腺瘤样增生的乳头状中心可见互相重叠排列紧密的细胞，胞核大小一致；细胞群边缘细胞结构清晰，细胞团表面可见纤毛。多见于慢性炎症、支气管扩张和哮喘等疾病。

（4）储备细胞增生 细胞体积偏小，常成团分布，胞质量少，核质比高，核仁明显。在慢性支气管炎、支气管扩张、结核及肺部肿瘤等疾病均可出现储备细胞增生。

（5）鳞化细胞 是支气管对损伤的常见反应，呼吸道上皮被鳞状上皮代替。鳞化细胞常成群或成片出现，呈铺砖式排列，细胞多角形或卵圆形，染色质呈细颗粒状，常有核固缩。支气管刷片中所见的成片鳞状上皮细胞均是鳞化细胞。

（6）纤毛柱状上皮细胞核内或胞质内包涵体 见于副流感病毒、腺病毒、巨细胞病毒、单纯疱疹病毒、呼吸道合胞病毒、麻疹病毒等感染。

（三）呼吸道肿瘤细胞

肺部恶性肿瘤以原发性肺癌最多见，其次为转移癌，肉瘤少见。原发性肺癌分为鳞癌、腺癌、小细胞癌、大细胞未分化癌、腺鳞癌等，以前三种类型最多见。

1. 原发性肺癌

（1）鳞癌 是肺部的常见肿瘤之一，以中央型肺癌为主，好发部位为主支气管和外周支气管，男性多见，与吸烟密切相关。临床主要表现为咳嗽，伴或不伴咯血。根据癌细胞是否角化分为角化型鳞状细胞癌（图 19-40A）与非角化型鳞状细胞癌（图 19-40B），以非角化型鳞状细胞癌常见。

（2）腺癌 常来源于小支气管，以周围型肺癌多见，容易累及脏胸膜。按照细胞分化程度，可分为高分化、中分化和低分化腺癌；根据来源分为支气管腺癌和支气管肺泡细胞癌。①支气管腺癌：大多来源于小支气管，也可来自黏液腺；癌细胞散在或成群排列，成群分布癌细胞结构立体，部分细胞呈腺腔样排列；胞核圆形或卵圆形，明显偏位，染色质呈颗粒状，胞核数目不等，核仁明显（图 19-41）。②支气管肺泡细胞癌：来源于 II 型肺泡上皮或细支气管上皮。该类细胞多成群出现，细胞大小较一致，常为圆形或卵圆形，异型性不明显；胞质较少，染色较浅；核为圆形，可见个小核仁。

（3）小细胞癌 是一种低分化神经内分泌肿瘤，多为中央型，较早发生转移。小细胞癌细胞有以下形态特征：①体积相对偏小，成堆或成片分布，排列极其紧密，可呈列兵式排列；②胞质量极少，核质比极高，部分细胞呈裸核样；③染色质细腻，一般无核仁（图 19-41）。

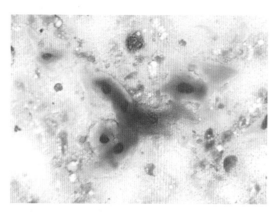
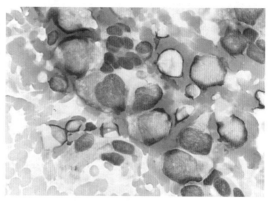

图 19 – 40　鳞癌细胞（瑞 – 吉染色，×1000）

A. 角化型鳞癌细胞；B. 非角化型鳞癌细胞

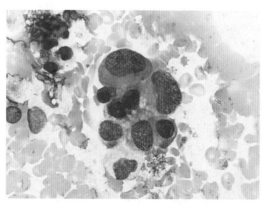
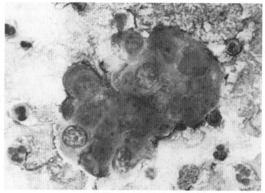

图 19 – 41　腺癌细胞（瑞 – 吉染色，×1000）

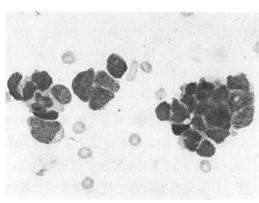
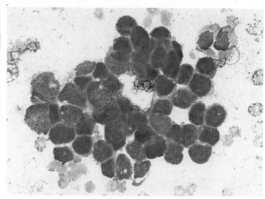

图 19 – 42　小细胞癌细胞（瑞 – 吉染色，×1000）

　　（4）大细胞未分化癌　癌细胞体积大，核大且不规则，核仁明显，胞质较多，呈嗜酸性。多为单个存在，亦可成群出现，成群细胞大小不一，很少重叠。既无鳞癌亦无腺癌的特征。大细胞未分化癌恶性特征明显，定型诊断并不难。若定型诊断困难时，需在排除腺癌或鳞癌后，才能做出诊断。

　　（5）腺鳞癌（adenosquamous carcinoma）　较少见，是指在同一肿瘤内显示鳞癌和腺癌两种成分的癌，其中每种成分至少占肿瘤细胞的 10% 。

　　2. 转移性肺癌　人体大多数恶性肿瘤皆可经过血道转移至肺，且多为晚期。转移性肺癌需要破坏肺支气管才能出现在痰液涂片中，其阳性检出率较低。如转移性肺癌患者有咯血现象，则是支气管被侵犯的指征，此时做痰液细胞学检查的阳性率较高。转移癌细胞与原发性肺癌细胞形态类似，所以仅根据细胞形态特征不能确定其来源，需要结合免疫组化染色及影像学等检查才能明确。

（四）呼吸道非细胞成分

肺泡灌洗液中除细胞成分外，还可见一些非细胞成分，如结晶、柯斯曼螺旋体、石棉小体、钙化小体、硫磺样颗粒及黏液成分等，这些物质在肺部疾病的诊断方面有一定的参考价值。

1. 柯斯曼（curschmann）螺旋体　在慢性炎症时由细支气管分泌的黏液浓缩形成，呈毛虫状蜷曲，中轴深染，边缘淡红色（图 19－43）。柯斯曼螺旋体常见于慢性阻塞性肺疾病、支气管炎、支气管哮喘、重度吸烟者和老年人。

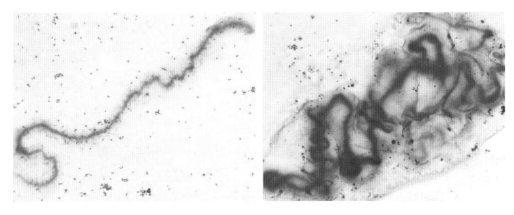

图 19－43　柯斯曼螺旋体（瑞－吉染色，×100）

2. 夏科－莱登结晶（Charcot－Leyden crystals）　无色，双锥形，瑞－吉染色略带蓝色（图 19－44）。多见于支气管哮喘、寄生虫感染、真菌感染患者的支气管肺泡灌洗液或痰液中，常伴嗜酸性粒细胞同时出现。

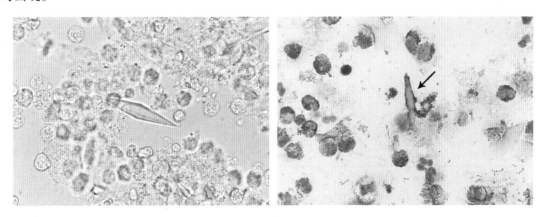

图 19－44　夏科－莱登结晶（×100）
A. 未染色；B. 瑞－吉染色

3. 石棉小体（asbestos bodies）　石棉是一种天然矿物纤维，非常细小，可长时间飘浮在空气中，能被人体吸入并在肺部沉积，表面包裹铁蛋白形成石棉小体。石棉小体长短、粗细不一，金黄色或橘黄色，呈棒状、串珠状、竹节状、哑铃形或不规则形（图 19－45A）。石棉小体铁染色后呈阳性呈深蓝色，所以又称为含铁小体（ferruginous bodies）（图 19－45B）。

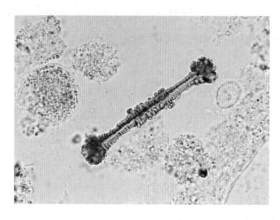
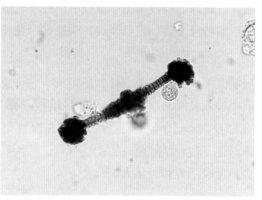

图 19 – 45　石棉小体/含铁小体（×100）

A. 未染色；B. 铁染色

知识拓展

错构瘤

　　错构瘤（hamartoma）是一种介于畸形和肿瘤之间的"交界性病变"，1904 年由 albrecht 在首先提出。错构瘤属于一种良性肿瘤样病变，是某些器官内正常组织在发育过程中出现错误的组合、排列，而导致的类瘤样畸形瘤体。

　　错构瘤生长缓慢，随机体的发育生长而增大，但增大到一定程度即可停止，极少恶变。错构瘤可以来自许多组织，常见于肺（由软骨岛、支气管上皮和腺体等混合，局部增生而形成局限型或弥漫型错构瘤）、肾（血管平滑肌脂肪瘤）、乳腺（乳腺小叶脂肪形成的乳腺错构瘤）及婴儿肝（间叶性错构瘤）等。手术治疗是该病的首选方法。

? 思考题

答案解析

　　案例　患者，女，72 岁。

　　主诉：咳嗽、气短 1 月。

　　现病史：患者 1 月前出现咳嗽、少量黄白痰，有过痰中带血，感气短，于其他医院就诊查胸部 CT 异常，考虑慢性阻塞性肺病、肺炎，予抗感染、对症治疗，病情好转出院。回家后病情再次加重，咳嗽明显，少量白粘痰，感气短。患者自发病以来，精神、食欲、睡眠差，大小便正常。

　　既往史：高血压病史 20 年，口服降压药，血压可降至正常。否认肝炎、结核病等传染病史，否认冠心病、糖尿病等慢性病史。

　　体格检查：SPO$_2$ 88%，一般状况可，发育正常，营养良好，神志清楚，语言清晰。两侧胸廓对称，呼吸运动均匀，双肺呼吸音粗。

　　辅助检查：

　　（1）胸部 CT 检查　右肺见片状密度增高影，片状影，右侧胸腔积液。

　　（2）血清肿瘤标志物检查　神经元特异性烯醇化酶 63.21ng/ml，非小细胞癌相关抗原 211 为 168.0ng/ml，鳞状上皮细胞抗原 0.732ng/ml，胃泌素释放肽前体 86.99pg/ml。

　　（3）胸腔积液生化检查　葡萄糖 4.56mmol/L，乳酸脱氢酶 306.0U/L，腺苷脱氨酶 11.2U/L，蛋白质 39.4g/L，氯化物 95.7mmol/L。

（4）胸腔积液细胞学检查 镜检发现大量成团细胞，该类细胞体积偏大，排列紊乱，细胞边界不清，胞质量中等，其内可见分泌泡，胞核大小不等，染色质致密，核仁大而明显。

问题

（1）恶性肿瘤细胞的一般形态特征有哪些？

（2）通过细胞形态特征，初步判断该患者胸腔积液中的成团细胞是什么细胞？

（3）该患者最终的诊断可能是什么？依据是什么？需要进一步做何种检查才能确诊？

（闫立志）

书网融合……

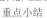
重点小结

题库

微课/视频

附录 中国儿童血细胞分析参考区间

项目	单位	年龄	静脉血		末梢血	
			男	女	男	女
红细胞 计数（RBC）	×10¹²/L	28 天 ~ <6 月	3.3 ~ 5.2		3.5 ~ 5.6	
		6 月 ~ <6 岁	4.0 ~ 5.5		4.1 ~ 5.5	
		6 岁 ~ <13 岁	4.2 ~ 5.7		4.3 ~ 5.7	
		13 岁 ~ 18 岁	4.5 ~ 5.9	4.1 ~ 5.3	4.5 ~ 6.2	4.1 ~ 5.7
血红蛋白（Hb）	g/L	28 天 ~ <6 月	97 ~ 183		99 ~ 196	
		6 月 ~ <1 岁	97 ~ 141		103 ~ 138	
		1 岁 ~ <2 岁	107 ~ 141		104 ~ 143	
		2 岁 ~ <6 岁	112 ~ 149		115 ~ 150	
		6 岁 ~ <13 岁	118 ~ 156		121 ~ 158	
		13 岁 ~ 18 岁	129 ~ 172	114 ~ 154	131 ~ 179	114 ~ 159
血细胞 比容（Hct）	%	28 天 ~ <6 月	28 ~ 52		29 ~ 57	
		6 月 ~ <1 岁	30 ~ 41		32 ~ 45	
		1 岁 ~ <2 岁	32 ~ 42		32 ~ 43	
		2 岁 ~ <6 岁	34 ~ 43		35 ~ 45	
		6 岁 ~ <13 岁	36 ~ 46		37 ~ 47	
		13 岁 ~ 18 岁	39 ~ 51	36 ~ 47	39 ~ 53	35 ~ 48
平均红细胞 体积（MCV）	fl	28 天 ~ <6 月	73 ~ 104		73 ~ 105	
		6 月 ~ <2 岁	72 ~ 86		71 ~ 86	
		2 岁 ~ <6 岁	76 ~ 88		76 ~ 88	
		6 岁 ~ <13 岁	77 ~ 92		77 ~ 92	
		13 岁 ~ 18 岁	80 ~ 100		80 ~ 98	
平均红细胞 血红蛋白 含量（MCH）	pg	28 天 ~ <6 月	24 ~ 37		24 ~ 37	
		6 月 ~ <6 岁	24 ~ 30		24 ~ 30	
		6 岁 ~ 18 岁	25 ~ 34		26 ~ 34	
平均红细胞 血红蛋白 浓度（MCHC）	g/L	28 天 ~ <6 月	309 ~ 363		305 ~ 361	
		6 月 ~ 18 岁	310 ~ 355		309 ~ 359	
白细胞 计数（WBC）	×10⁹/L	28 天 ~ <6 月	4.3 ~ 14.2		5.6 ~ 14.5	
		6 月 ~ <1 岁	4.8 ~ 14.6		5.0 ~ 14.2	
		1 岁 ~ <2 岁	5.1 ~ 14.1		5.5 ~ 13.6	
		2 岁 ~ <6 岁	4.4 ~ 11.9		4.9 ~ 12.7	
		6 岁 ~ <13 岁	4.3 ~ 11.3		4.6 ~ 11.9	
		13 岁 ~ 18 岁	4.1 ~ 11.0		4.6 ~ 11.3	

项目	单位	年龄	静脉血		末梢血	
			男	女	男	女
中性粒细胞绝对值（Neut#）	×10⁹/L	28 天 ~ <6 月	0.6 ~ 7.5		0.6 ~ 7.1	
		6 月 ~ <1 岁	0.8 ~ 6.4		0.8 ~ 6.1	
		1 岁 ~ <2 岁	0.8 ~ 5.8		0.9 ~ 5.5	
		2 岁 ~ <6 岁	1.2 ~ 7.0		1.3 ~ 6.7	
		6 岁 ~ <13 岁	1.6 ~ 7.8		1.7 ~ 7.4	
		13 岁 ~ 18 岁	1.8 ~ 8.3		1.9 ~ 7.9	
中性粒细胞百分数（Neut%）	%	28 天 ~ <6 月	7 ~ 56		7 ~ 51	
		6 月 ~ <1 岁	9 ~ 57		9 ~ 53	
		1 岁 ~ <2 岁	13 ~ 55		13 ~ 54	
		2 岁 ~ <6 岁	22 ~ 65		23 ~ 64	
		6 岁 ~ <13 岁	31 ~ 70		32 ~ 71	
		13 岁 ~ 18 岁	37 ~ 77		33 ~ 74	
淋巴细胞绝对值（Lymph#）	×10⁹/L	28 天 ~ <6 月	2.4 ~ 9.5		3.2 ~ 10.7	
		6 月 ~ <1 岁	2.5 ~ 9.0		2.8 ~ 10.0	
		1 岁 ~ <2 岁	2.4 ~ 8.7		2.7 ~ 9.1	
		2 岁 ~ <6 岁	1.8 ~ 6.3		2.0 ~ 6.5	
		6 岁 ~ <13 岁	1.5 ~ 4.6		1.7 ~ 4.7	
		13 岁 ~ 18 岁	1.2 ~ 3.8		1.5 ~ 4.2	
淋巴细胞百分数（Lymph%）	%	28 天 ~ <6 月	26 ~ 83		34 ~ 81	
		6 月 ~ <1 岁	31 ~ 81		37 ~ 82	
		1 岁 ~ <2 岁	33 ~ 77		35 ~ 76	
		2 岁 ~ <6 岁	23 ~ 69		26 ~ 67	
		6 岁 ~ <13 岁	23 ~ 59		22 ~ 57	
		13 岁 ~ 18 岁	17 ~ 54		20 ~ 54	
单核细胞绝对值（Mono#）	×10⁹/L	28 天 ~ <6 月	0.15 ~ 1.56		0.25 ~ 1.89	
		6 月 ~ <1 岁	0.17 ~ 1.06		0.15 ~ 1.24	
		1 岁 ~ <2 岁	0.18 ~ 1.13		0.20 ~ 1.14	
		2 岁 ~ <6 岁	0.12 ~ 0.93		0.16 ~ 0.92	
		6 岁 ~ <13 岁	0.13 ~ 0.76		0.15 ~ 0.86	
		13 岁 ~ 18 岁	0.14 ~ 0.74		0.15 ~ 0.89	
单核细胞百分数（Mono%）	%	28 天 ~ <6 月	3 ~ 16		3 ~ 18	
		6 月 ~ <2 岁	2 ~ 13		2 ~ 14	
		2 岁 ~ 18 岁	2 ~ 11		2 ~ 11	
嗜酸性粒细胞绝对值（Eos#）	×10⁹/L	28 天 ~ <1 岁	0.07 ~ 1.02		0.06 ~ 1.22	
		1 岁 ~ 18 岁	0.00 ~ 0.68		0.04 ~ 0.74	
嗜酸性粒细胞百分数（Eos%）	%	28 天 ~ <1 岁	1 ~ 10		0.8 ~ 11	
		1 岁 ~ 18 岁	0 ~ 9		0.5 ~ 9	
嗜碱性粒细胞绝对值（Baso#）	×10⁹/L	28 天 ~ <2 岁	0.00 ~ 0.10		0.00 ~ 0.14	
		2 岁 ~ 18 岁	0.00 ~ 0.07		0.00 ~ 0.10	

续表

项目	单位	年龄	静脉血		末梢血	
			男	女	男	女
嗜碱性粒细胞 百分数（Baso%）	%	28 天 ~ 18 岁	0 ~ 1		0 ~ 1	
血小板计数（PLT）	$\times 10^9$/L	28 天 ~ <6 月	183 ~ 614		203 ~ 653	
		6 月 ~ <1 岁	190 ~ 579		172 ~ 601	
		1 岁 ~ <2 岁	190 ~ 524		191 ~ 516	
		2 岁 ~ <6 岁	188 ~ 472		187 ~ 475	
		6 岁 ~ <12 岁	167 ~ 453		177 ~ 446	
		12 岁 ~ 18 岁	150 ~ 407		148 ~ 399	

注：以上数据来源于 WS/T779—2021。

参考文献

［1］尚红，王毓三，申子瑜. 全国临床检验操作规程［M］. 4 版. 北京：人民卫生出版社，2015.

［2］许文荣，林东红. 临床基础检验学技术［M］. 北京：人民卫生出版社，2015.

［3］刘成玉，林发全. 临床检验基础［M］. 4 版. 北京：中国医药科技出版社，2019.

［4］龚道元，胥文春，郑峻松. 临床基础检验学［M］. 北京：人民卫生出版社，2017.

［5］龚道元，张时民，黄道年. 临床基础检验形态学［M］. 北京：人民卫生出版社，2019.

［6］林东红. 临床基础检验学技术实验指导［M］. 北京：人民卫生出版社，2015.

［7］闫立志，郑磊，蔡绍曦. 呼吸系统细胞学检验诊断图谱［M］. 北京：人民卫生出版社，2022.

［8］中华医学会检验医学分会血液学与体液学学组. 血细胞分析报告规范化指南［J］. 中华检验医学杂志，2020，43（6）：619－627.

［9］中华医学会检验医学分会血液学与体液学学组. 尿液检验有形成分名称与结果报告专家共识［J］. 中华检验医学杂志，2021，44（7）：574－586.

［10］白求恩精神研究会检验医学分会，中华医学会检验医学分会血液体液学组，中国医学装备协会检验医学分会基础检验设备学组. 人工智能辅助外周血细胞形态学检查的中国专家共识［J］. 中华检验医学杂志，2023，46（3）：243－258.

［11］中华医学会检验医学分会血液学与体液学学组. 阴道分泌物自动化检测与报告专家共识［J］. 中华检验医学杂志，2023，46（5）：439－444.

［12］L Palmer，C Briggs，S McFadden，et al. ICSH recommendations for the standardization of nomenclature and grading of peripheral blood cell morphological features［J］. Int J Lab Hematol，2015，37（3）：287－303.

［13］Nancy A. Brunzel. Fundamentals of urine and body fluid analysis［M］. 5th ed. Louis Missouri：Elsevier Inc，2023.

［14］World Health Organization. WHO laboratory manual for the examination and processing of human semen［M］. 6th ed. Geneva：WHO Press，2021.